"十四五"时期国家重点出版物出版专项规划项目

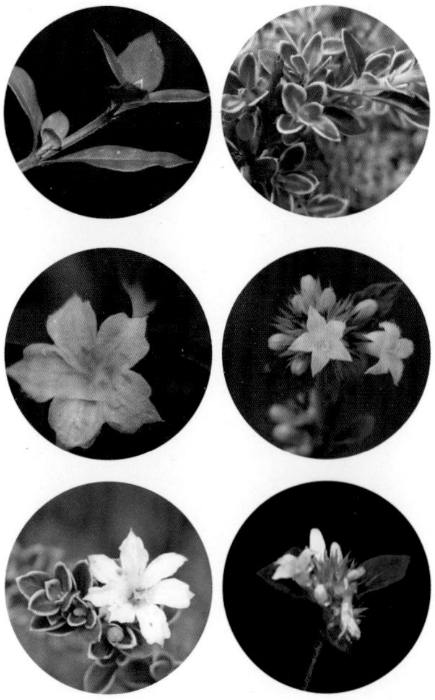

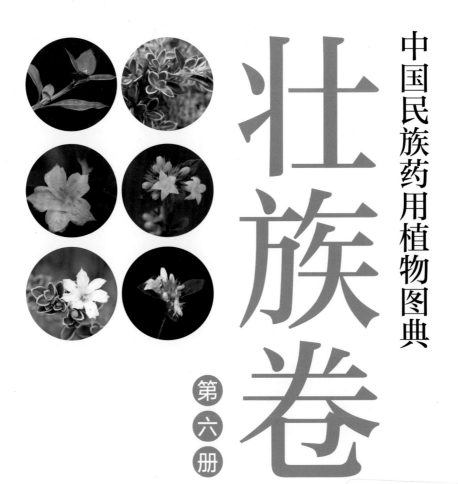

中国民族药用植物图典 壮族卷

第六册

总 主 编： 肖培根　诸国本

主　　编： 彭　勇　谢　宇　李海霞

副 主 编： 齐　菲　杨　芳　马　华　刘士勋　高楠楠　项　红　孙　玉　薛晓月

编　　委： 马　楠　王　俊　王忆萍　王丽梅　王郁松　王梅红　卢　军　卢立东　田大虎　冯　倩　吕凤涛　刘　芳　刘　艳　刘士勋　刘卫华　刘立文　孙　宇　孙瑗琨　严　洁　李　惠　李远清　李俊勇　杨　帆　杨冬华　余海文　邹智峰　宋　伟　张　坤　张印辉　陈艳蕊　陈朝霞　罗建锋　郑小玲　赵白宇　赵卓君　段艳梅　饶　佳　秦　臻　耿赫兵　莫　愚　贾政芳　翁广云　郭春芳　黄　红　蒋思琪　程宜康　翟文慧　戴　峰　鞠玲霞　魏献波

图片摄影： 周重建　谢　宇　裴　华　邬坤乾　袁井泉　孙骏威　谢　言　钟炯平　李　萍　夏云海

CHS K 湖南科学技术出版社·长沙

国家一级出版社　全国百佳图书出版单位

“十四五”时期国家重点出版物出版专项规划项目

《中国民族药用植物图典》丛书编委会

总主编： 肖培根　诸国本

编　委： 马光宇　王　庆　叶　红　田华敏　宁迪敏
朱　进　朱　宏　任智标　全继红　刘士勋
刘卫华　刘立文　刘建新　齐　菲　孙　真
孙瑗琨　严　洁　芦　军　李建军　杨　帆
肖　卫　吴　晋　吴卫华　何清湖　汪　冶
汪　昕　张在其　陈艳蕊　罗建锋　周　芳
周重建　赵志远　赵来喜　赵梅红　莫　愚
徐　娜　郭　号　程宜康　谢　宇　谢　言
路　臻　蔡　伟　裴　华　翟文慧　曾朝辉

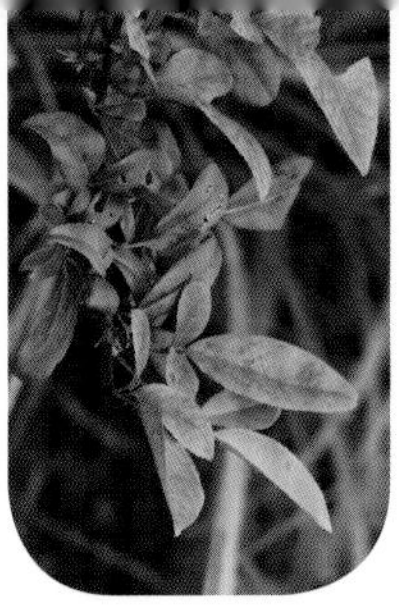

目 录

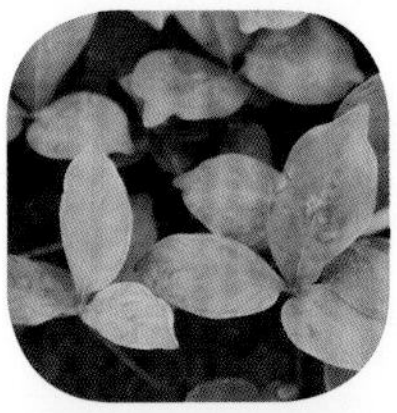

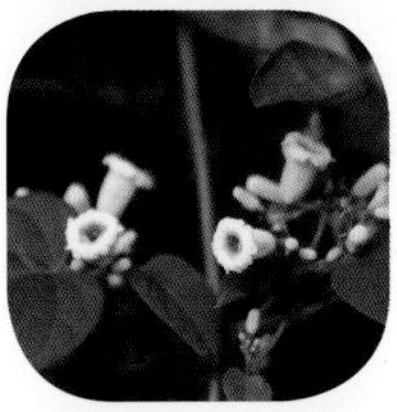

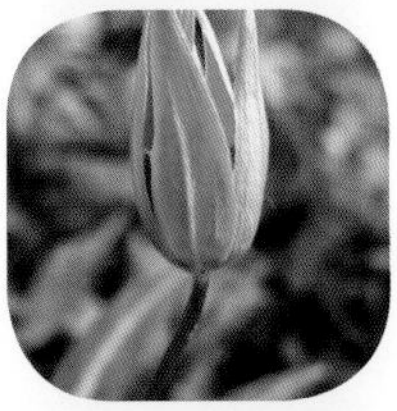

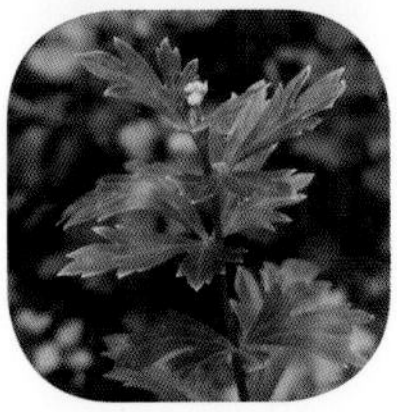

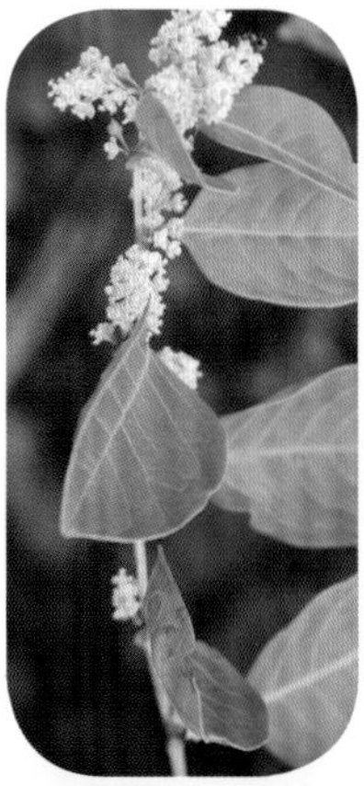

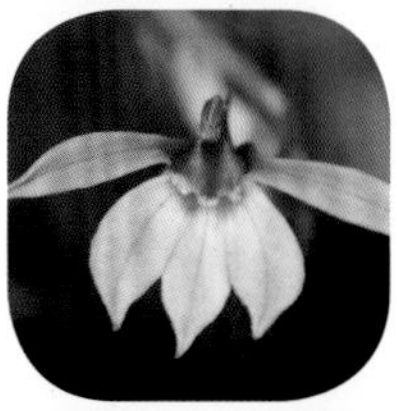

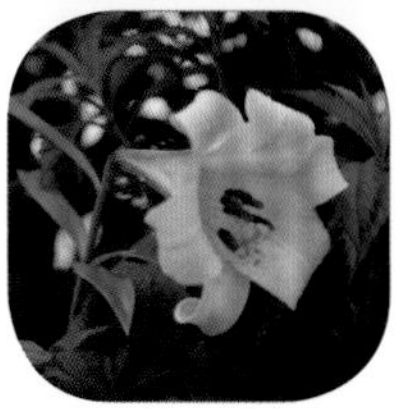

中国民族药用植物图典（第一辑）

壮族卷（第六册）

中国民族药用植物图典·苗族卷
中国民族药用植物图典·壮族卷
中国民族药用植物图典·藏族卷
中国民族药用植物图典·蒙古族卷
中国民族药用植物图典·水族卷
中国民族药用植物图典·维吾尔族卷

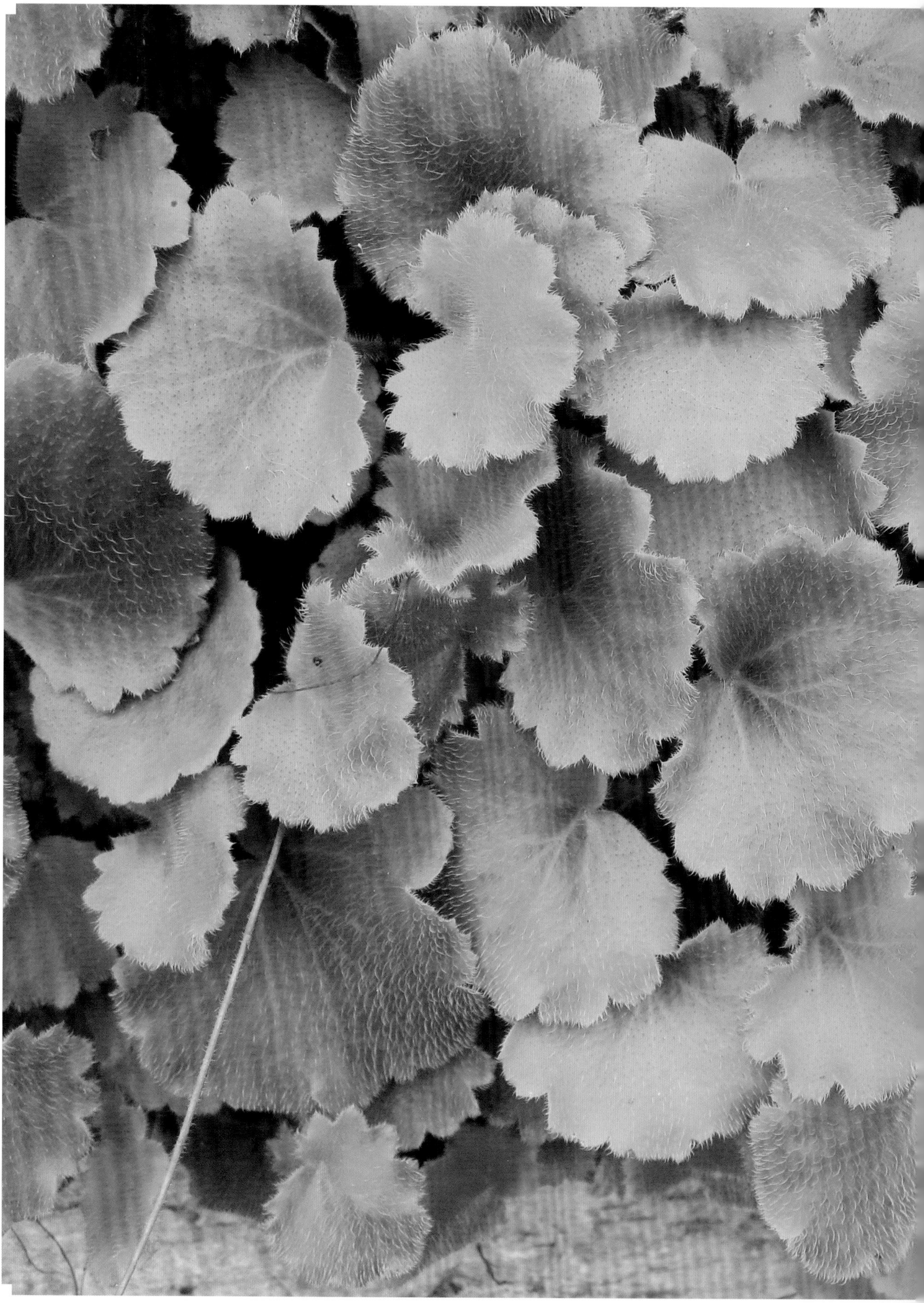

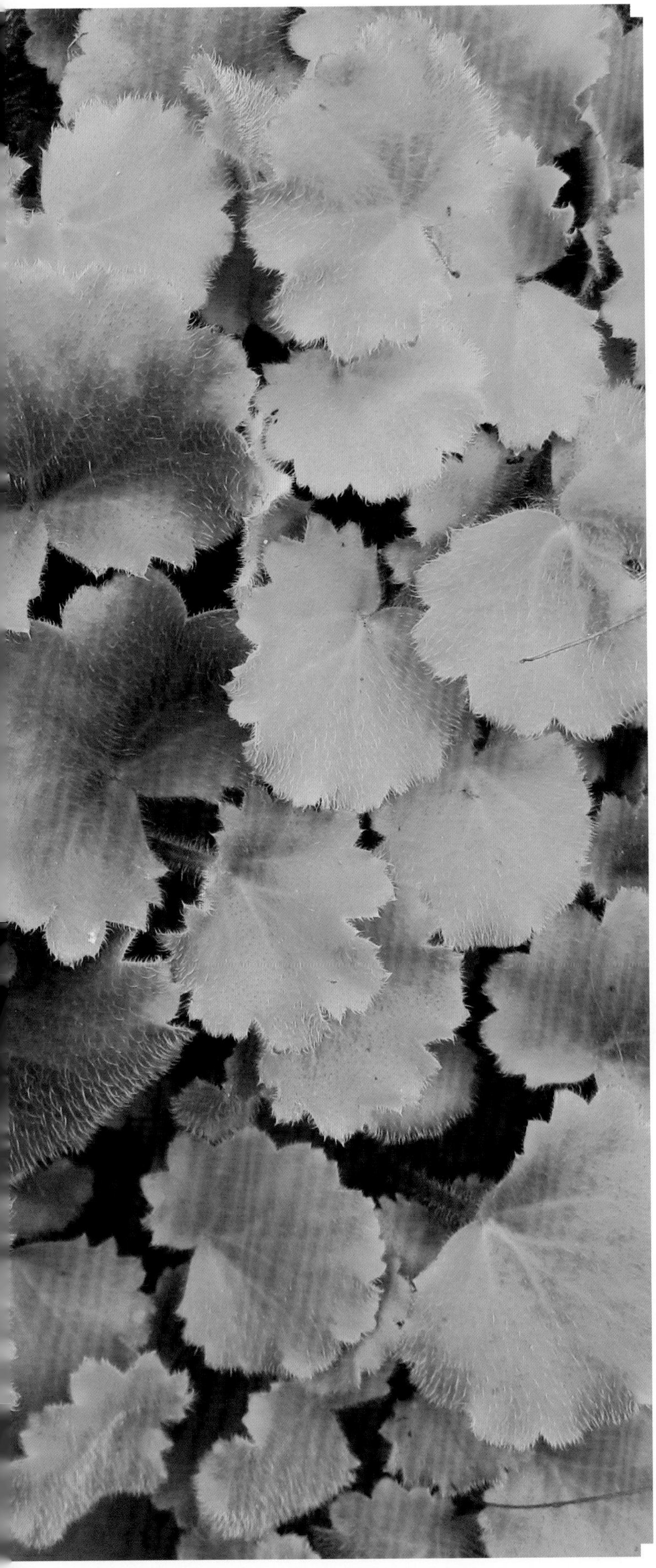

虎耳草

【壮药名】涯丘西。

【别　名】石荷叶、耳聋草、狮子耳、金丝荷叶、金丝吊芙蓉。

【来　源】本品为虎耳草科植物虎耳草 *Saxifraga stolonifera* Meerb. 的全草。

【性味归经】味苦、辛，性冷；有小毒。归肺、脾、大肠经。

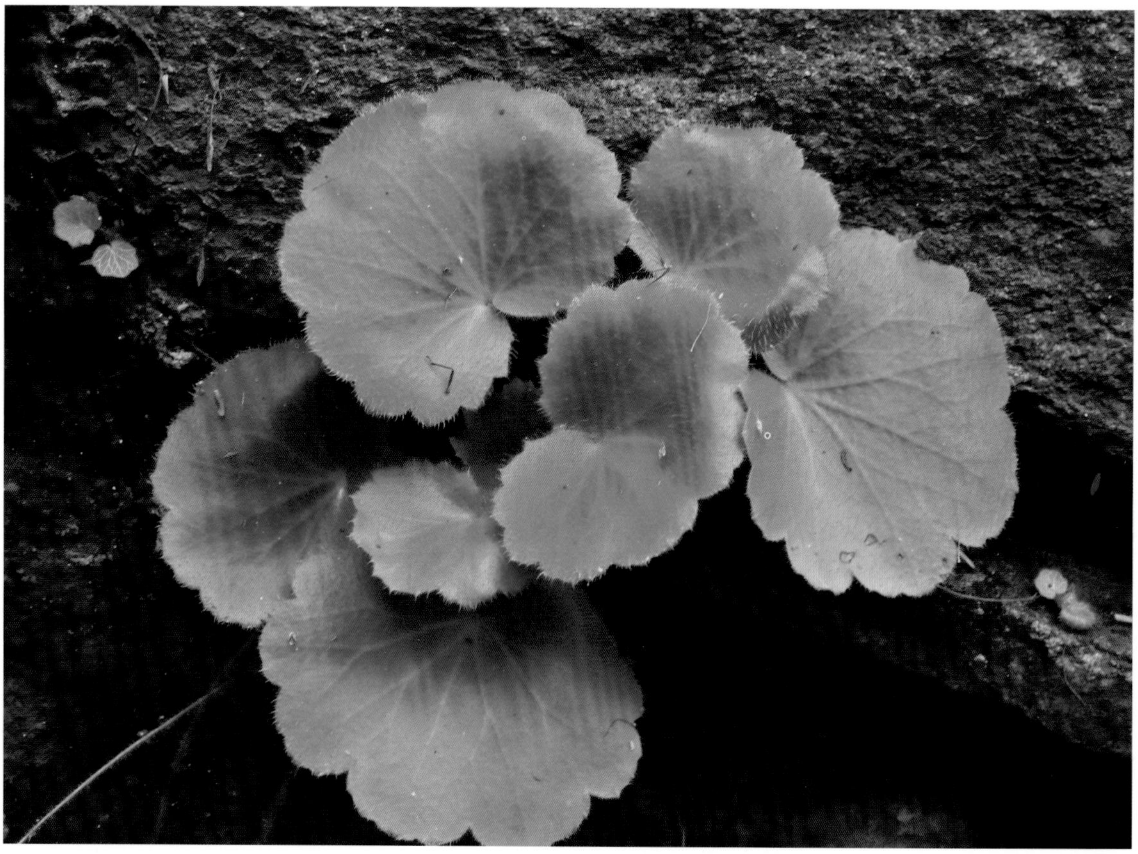

虎耳草

识别特征

多年生常绿草本植物，高达 45 cm。匍匐茎细长，红紫色，有时生出叶与不定根。单叶，基部丛生，叶柄长 2 ~ 10 cm，柄上密生长柔毛；稍扭曲，有纵皱纹，基部鞘状；叶片肉质，圆形或肾形，长 2 ~ 6 cm，宽 3 ~ 7 cm，边缘有浅裂片和不规则细锯齿。叶两面有长伏毛，上面绿色，常有白色斑纹，下面紫红色。花茎高达 25 cm，直立或稍倾斜，有分枝；圆锥状花序稀疏，花梗有短腺毛及茸毛；苞片披针形，被柔毛；萼片卵形，先端尖，向外伸展；花瓣 5，白色或粉红色，其中下方 2 瓣较大，披针形，倒垂，形似虎耳，长 1.5 ~ 1.8 cm，宽 2 ~ 3 mm，上方 3 瓣较小，卵形，基部有黄色斑点；雄蕊 10，不等长；雌蕊 1，子房球形，上位，花柱 2 歧，柱头细小。蒴果卵圆形，先端 2 深裂，呈喙状。花期 5—8 月，果期 7—11 月。

生境分布

生长于阴湿处、溪旁树阴下、山间小溪旁或岩石上。分布于山东、河南、江苏、安徽、浙江、江西、湖南、湖北、四川、云南、贵州、广东、福建、广西等省区。

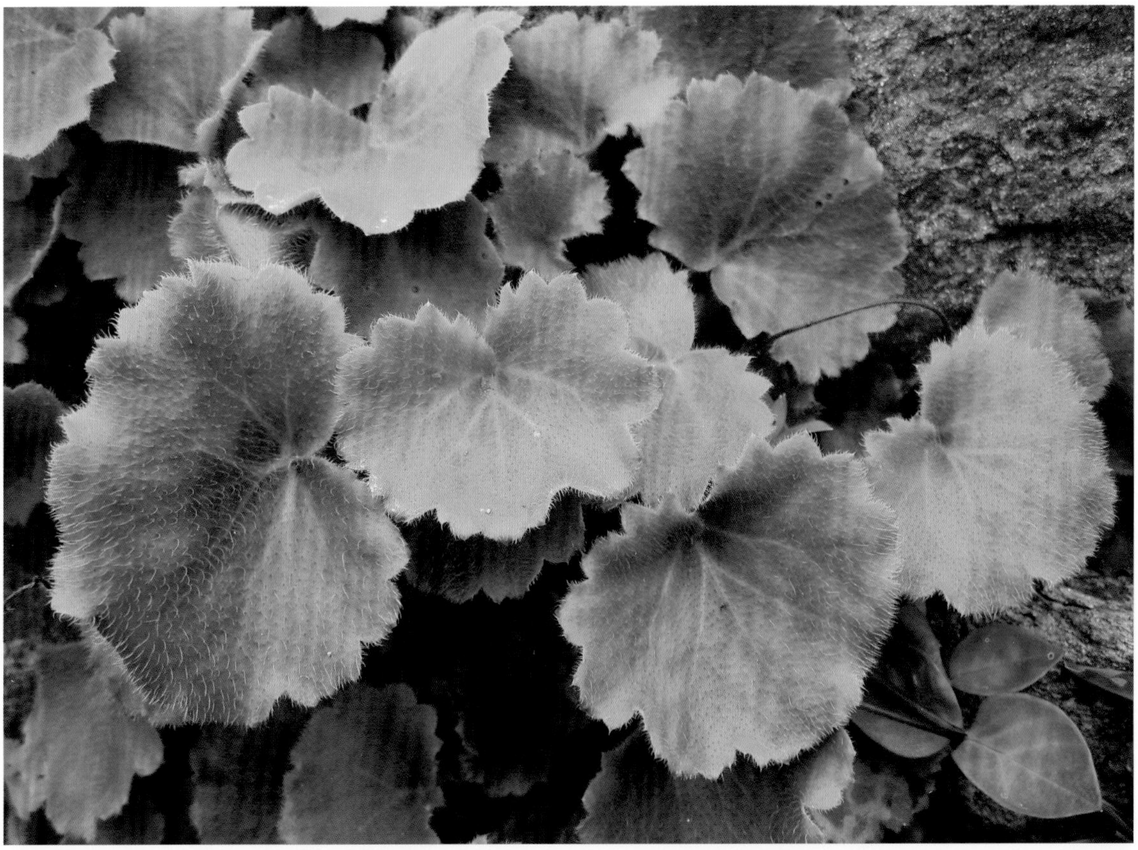

虎耳草

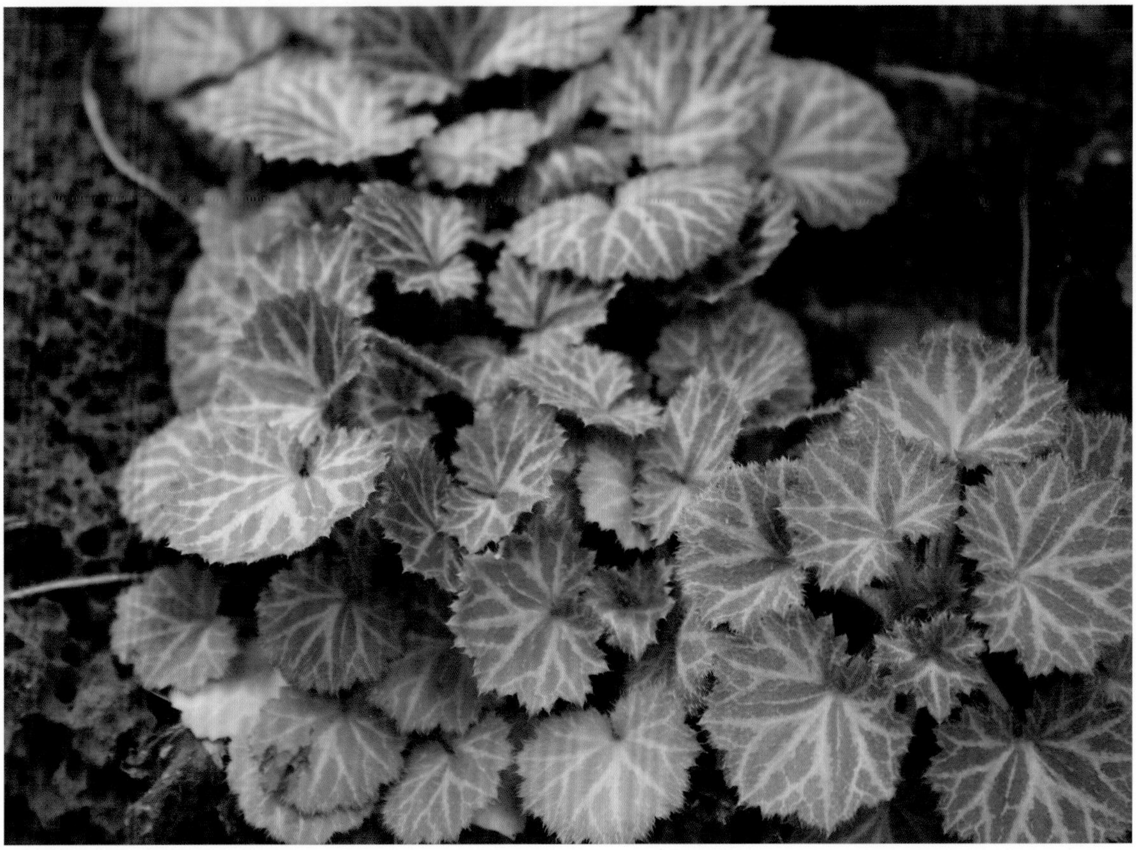

虎耳草

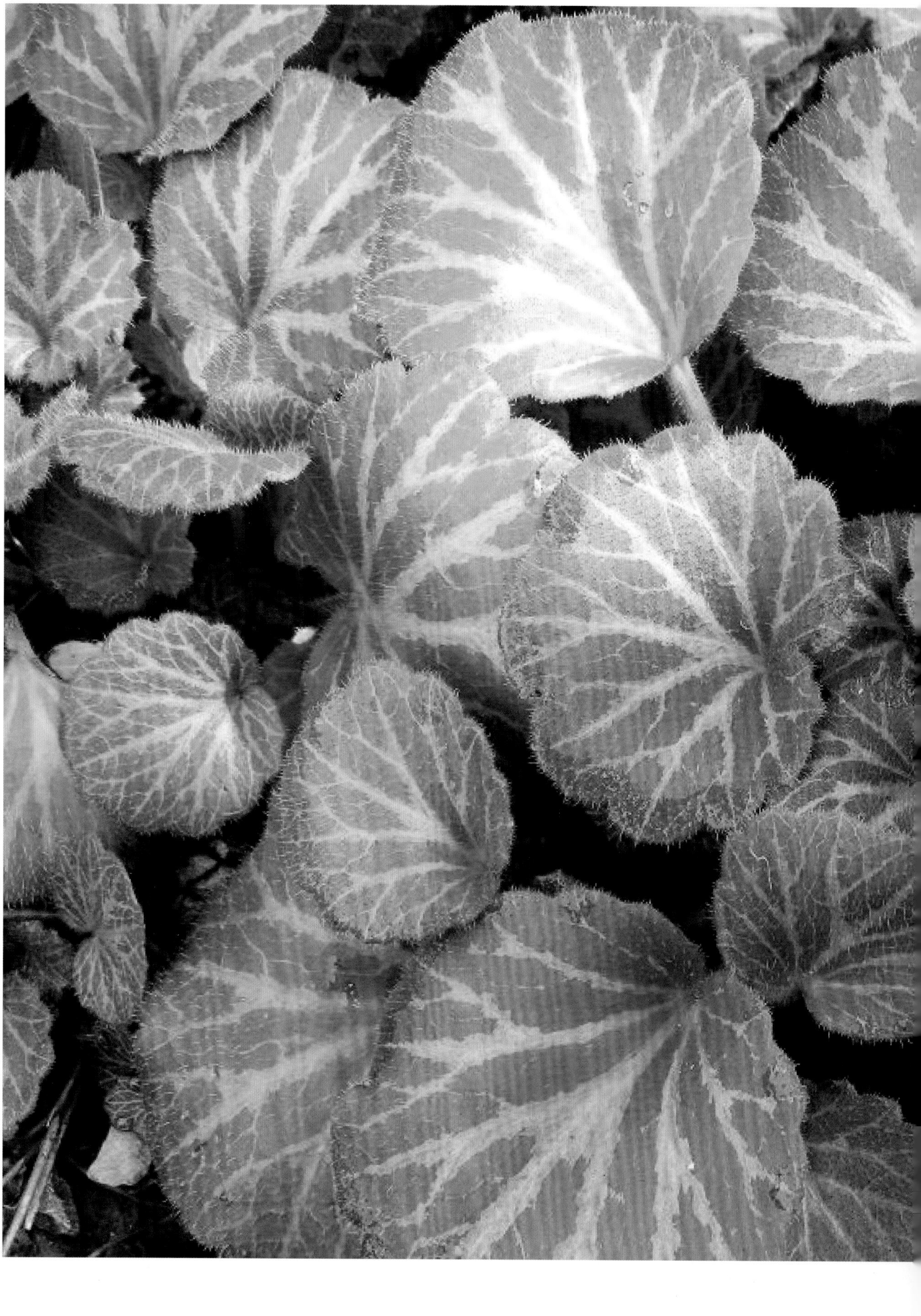

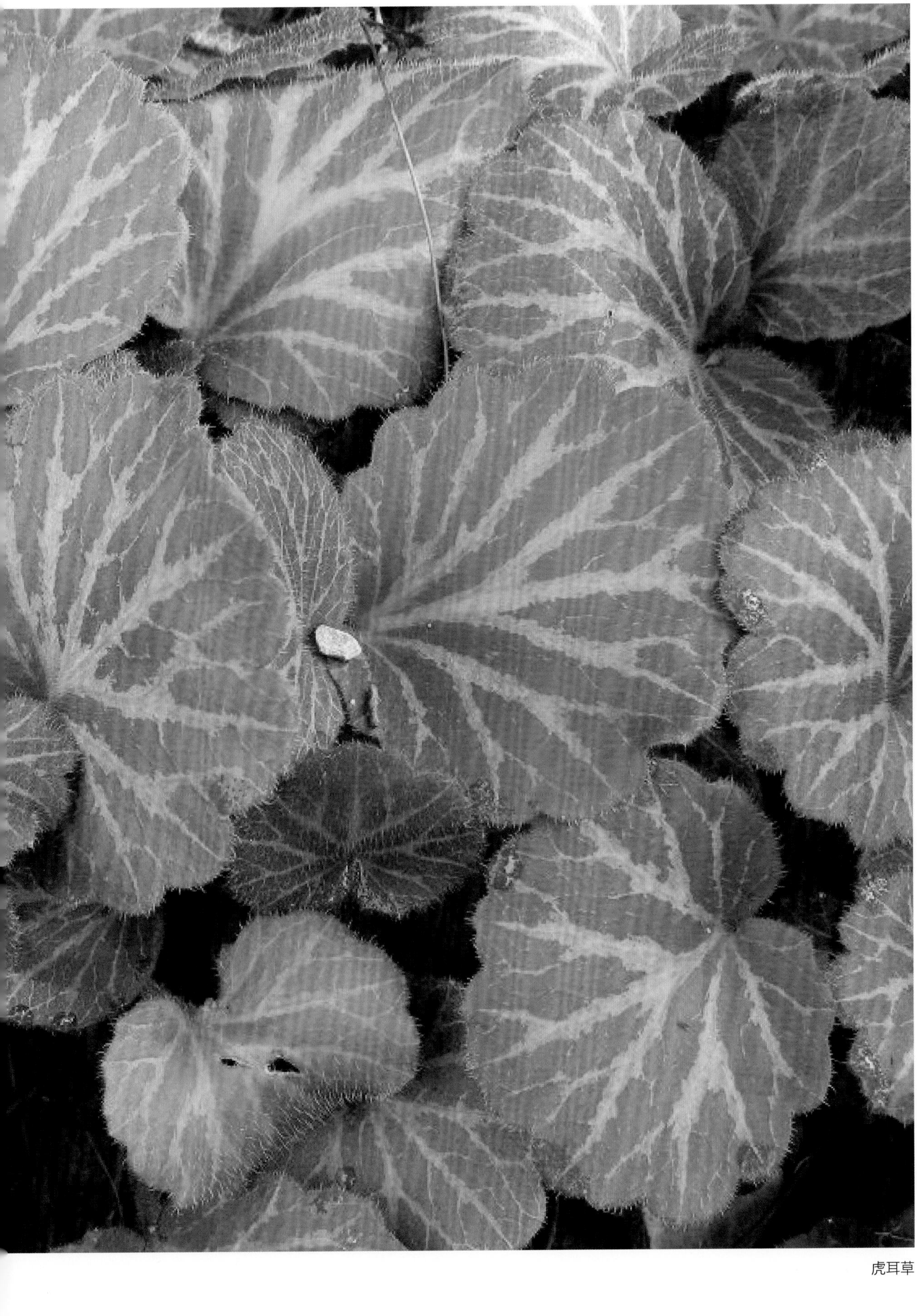

虎耳草

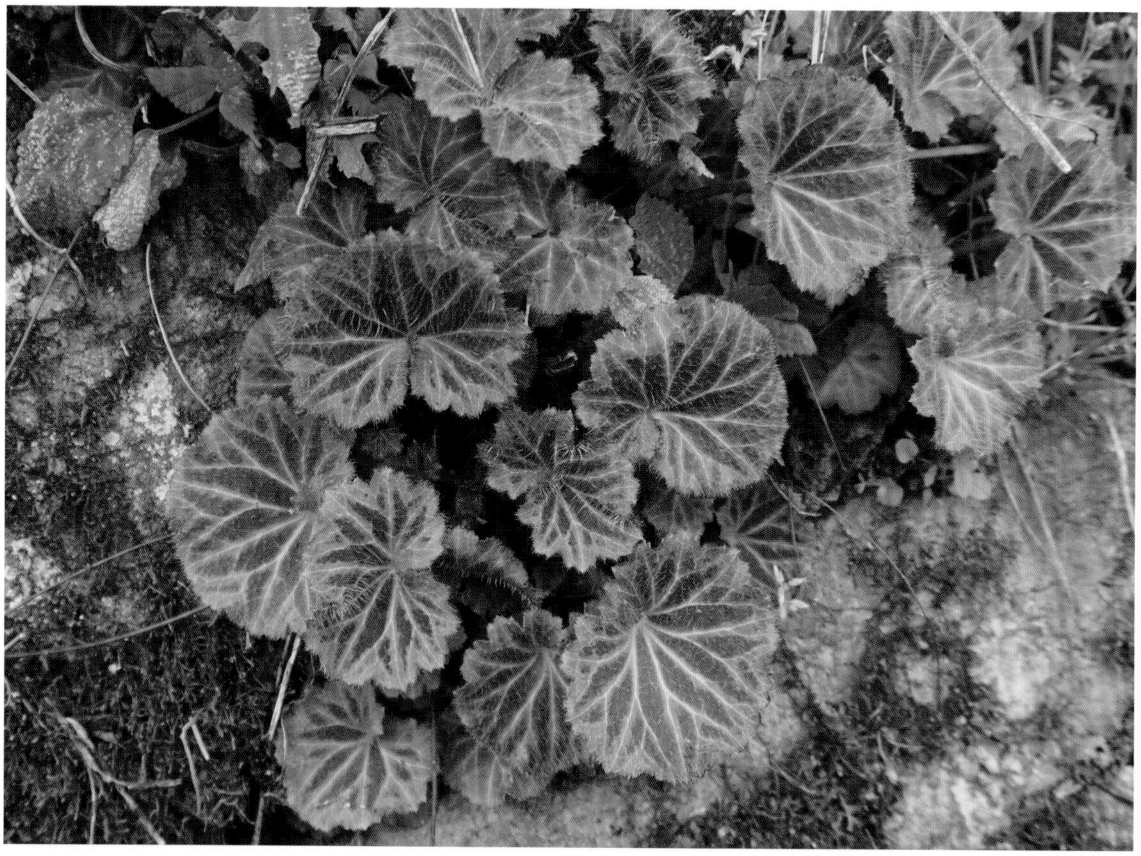

虎耳草

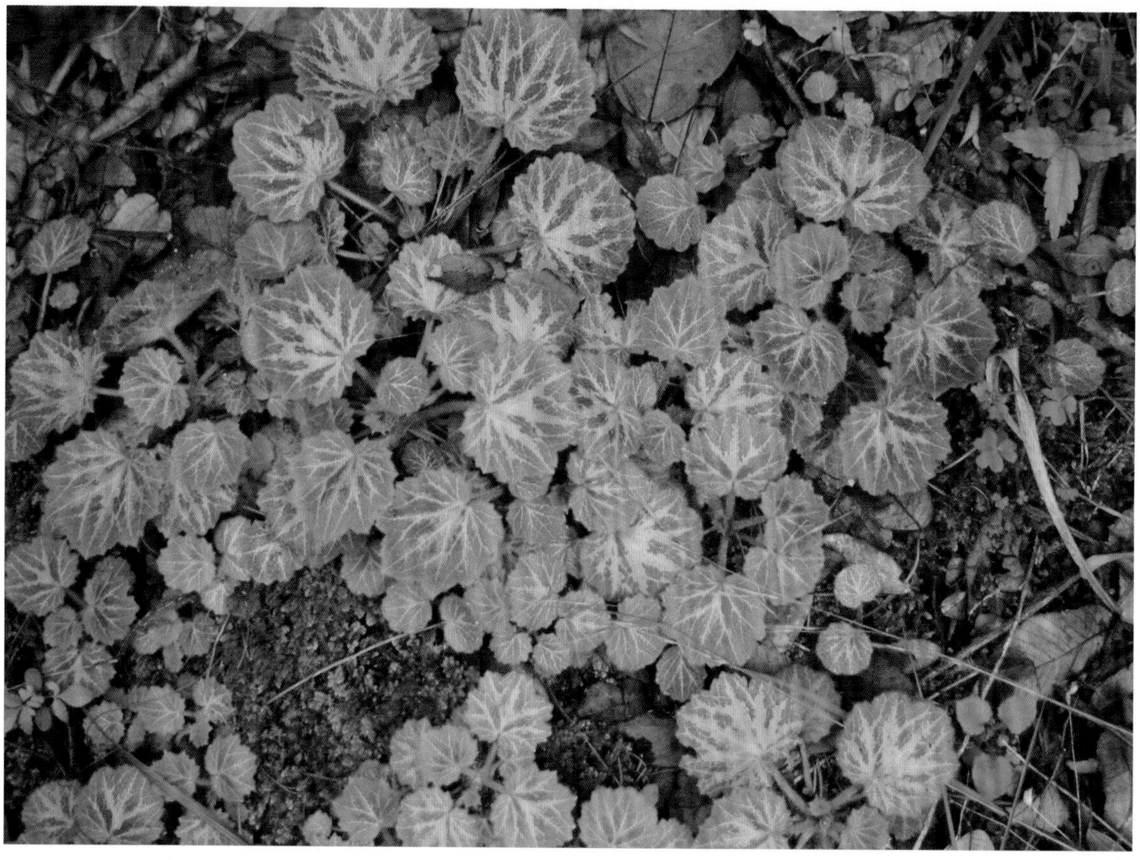

虎耳草

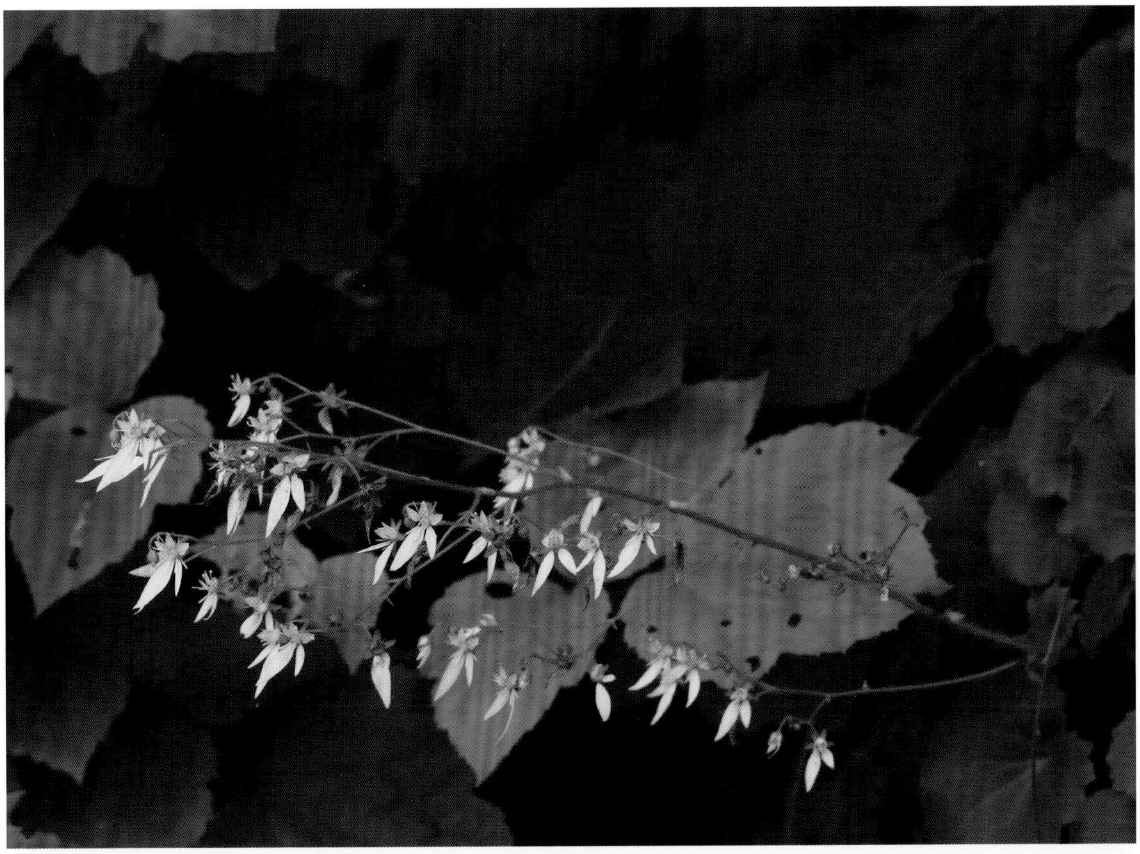

虎耳草

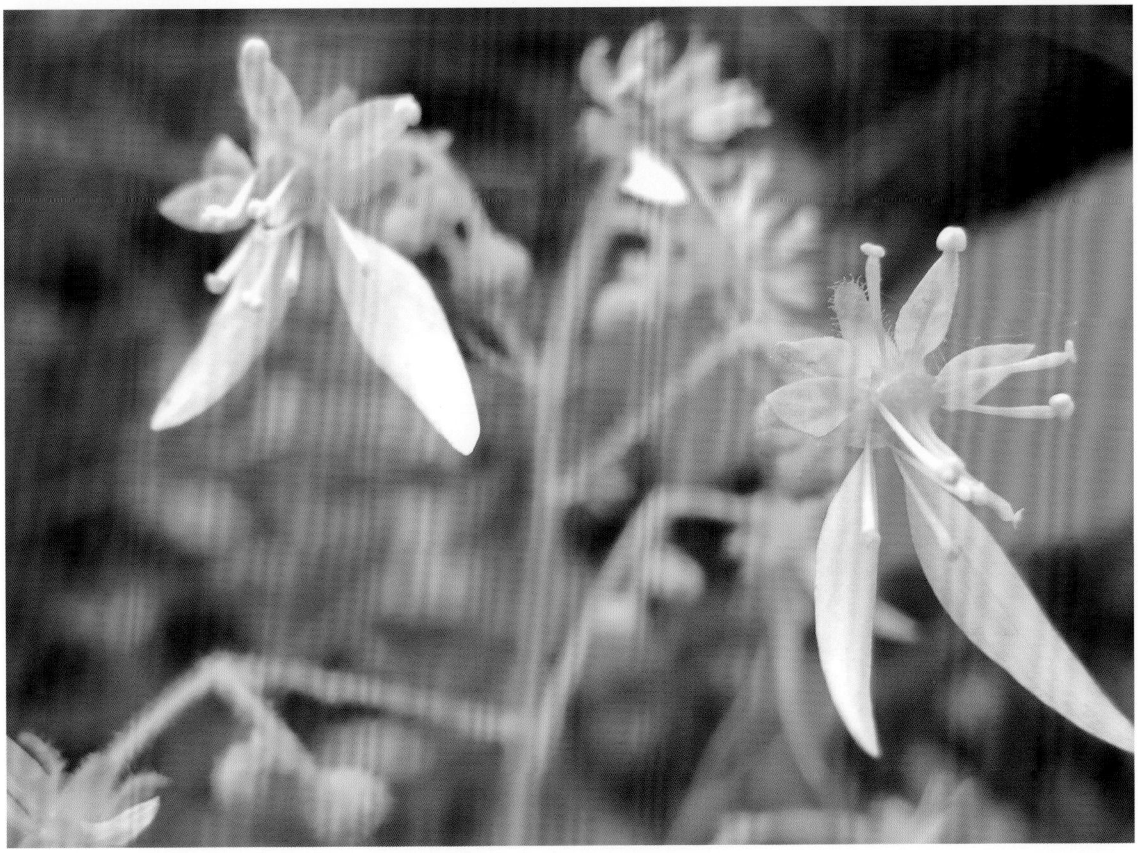

虎耳草

采收加工

四季均可采收，以花开后采为好。将全草拔出，洗净，鲜用或晾干备用。

药材鉴别

本品多蜷缩呈团状，全体被毛。根茎短，丛生细短须状根，灰褐色；匍匐枝线状。基生叶数片，密被黄棕色茸毛；叶柄长 2 ~ 10 cm，稍扭曲，有纵皱纹，基部鞘状；叶片稍厚，展平后呈圆形或肾形，红棕色或棕褐色，长 2 ~ 6 cm，宽 3 ~ 7 cm，边缘具不规则齿。狭圆锥花序顶生，花有梗，花瓣 5 片，其中 2 片较大。无臭，味微苦。以叶厚、花红棕色者为佳。

功效主治

疏风清热，凉血解毒。主治风热咳嗽，急性中耳炎，大疱性鼓膜炎，风疹瘙痒，湿疹。

用法用量

内服：10 ~ 15 g，煎汤。外用：适量，煎水洗；鲜品捣烂外敷；或绞汁滴耳及涂布。

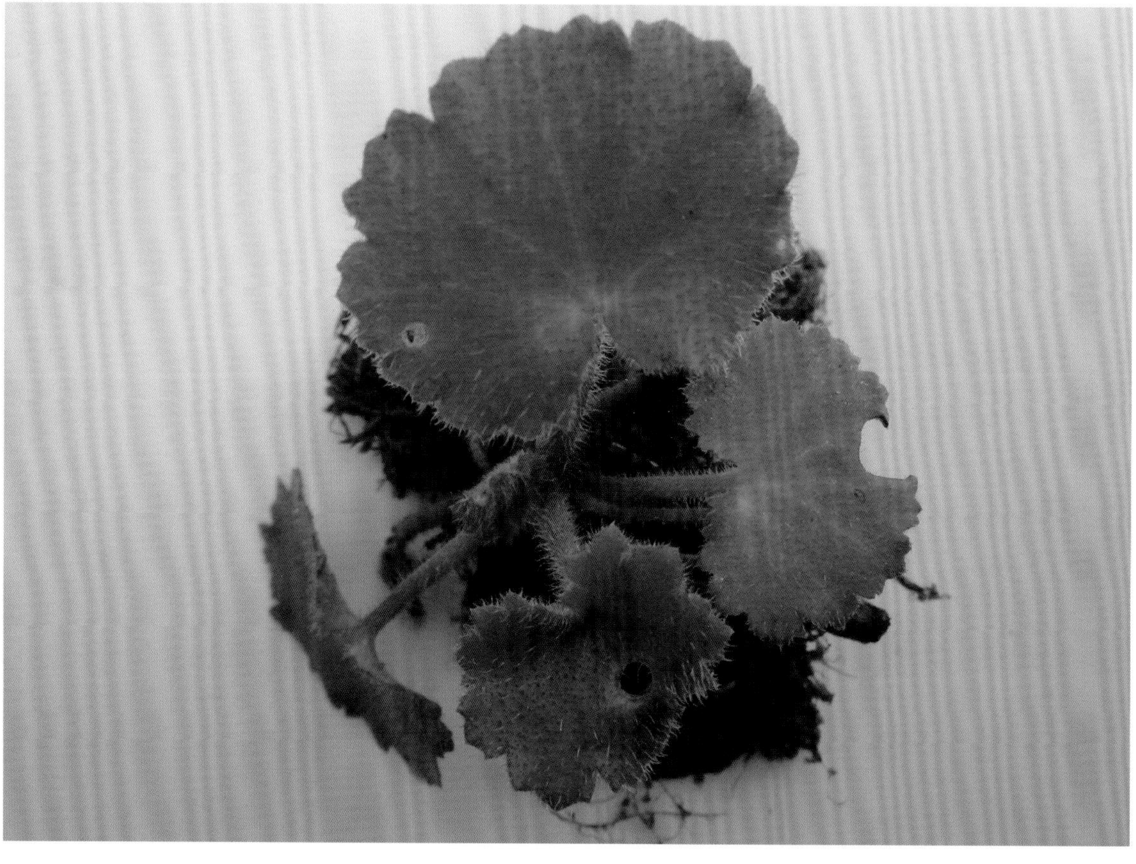

虎耳草药材

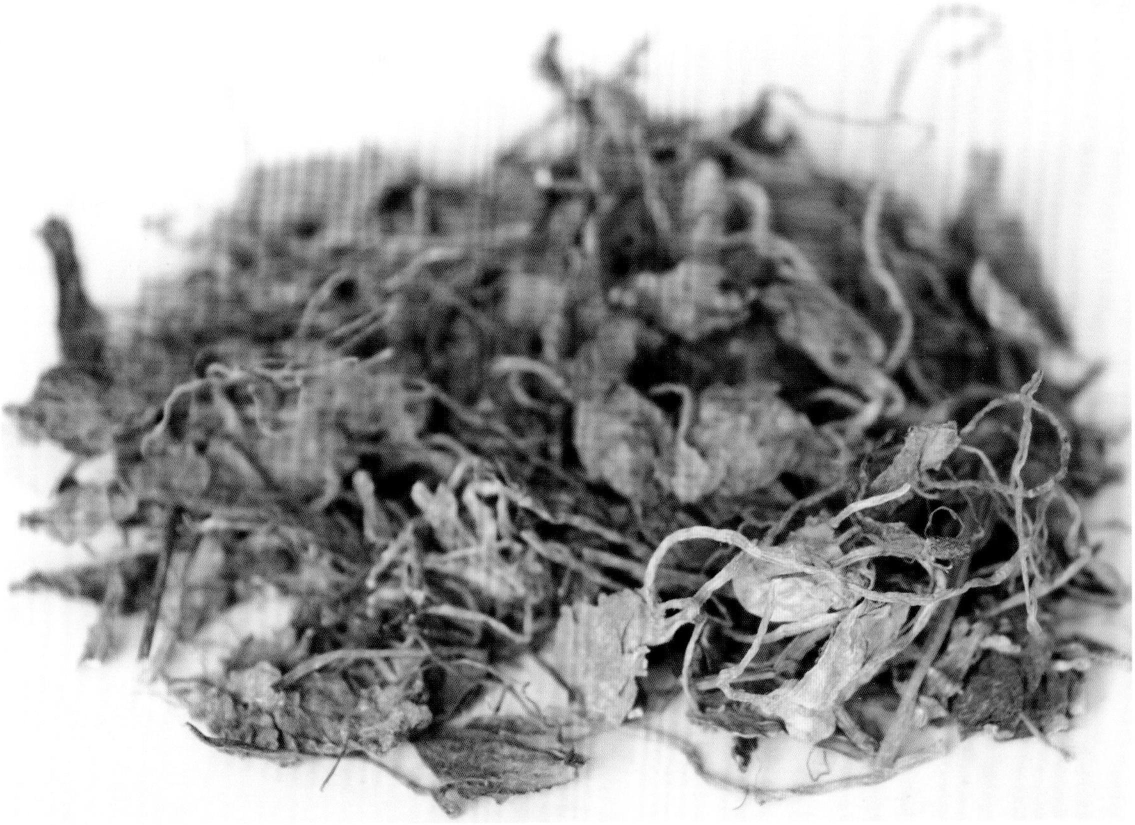

虎耳草饮片

民族药方

1．中耳炎，外耳道湿疹　鲜虎耳草 15 g。捣烂，取汁滴耳，每日 4 次。

2．肺热咳嗽　虎耳草 12 g，菊花、紫花地丁各 10 g。水煎服，每日 1 剂。

3．下肢慢性溃疡　虎耳草 12 g，九节茶 8 g。研成细粉，调茶籽油，取适量外敷。

4．急惊风　虎耳草鲜叶 15 g。捣烂，冲淘米水一小杯服。

5．白口疮　虎耳草、五匹风、枳实、枯矾各等份。研末敷患处。

6．带下症，外阴瘙痒　虎耳草 50 g，金钱草 20 g。水煎服。

7．皮肤风疹　虎耳草、苍耳子、紫草、芦根各 15 g。水煎服，每日早、中、晚分 3 次服。

8．风丹热毒　鲜虎耳草 30 g。煮甜酒吃。

使用注意

本品有毒，勿过量服用。

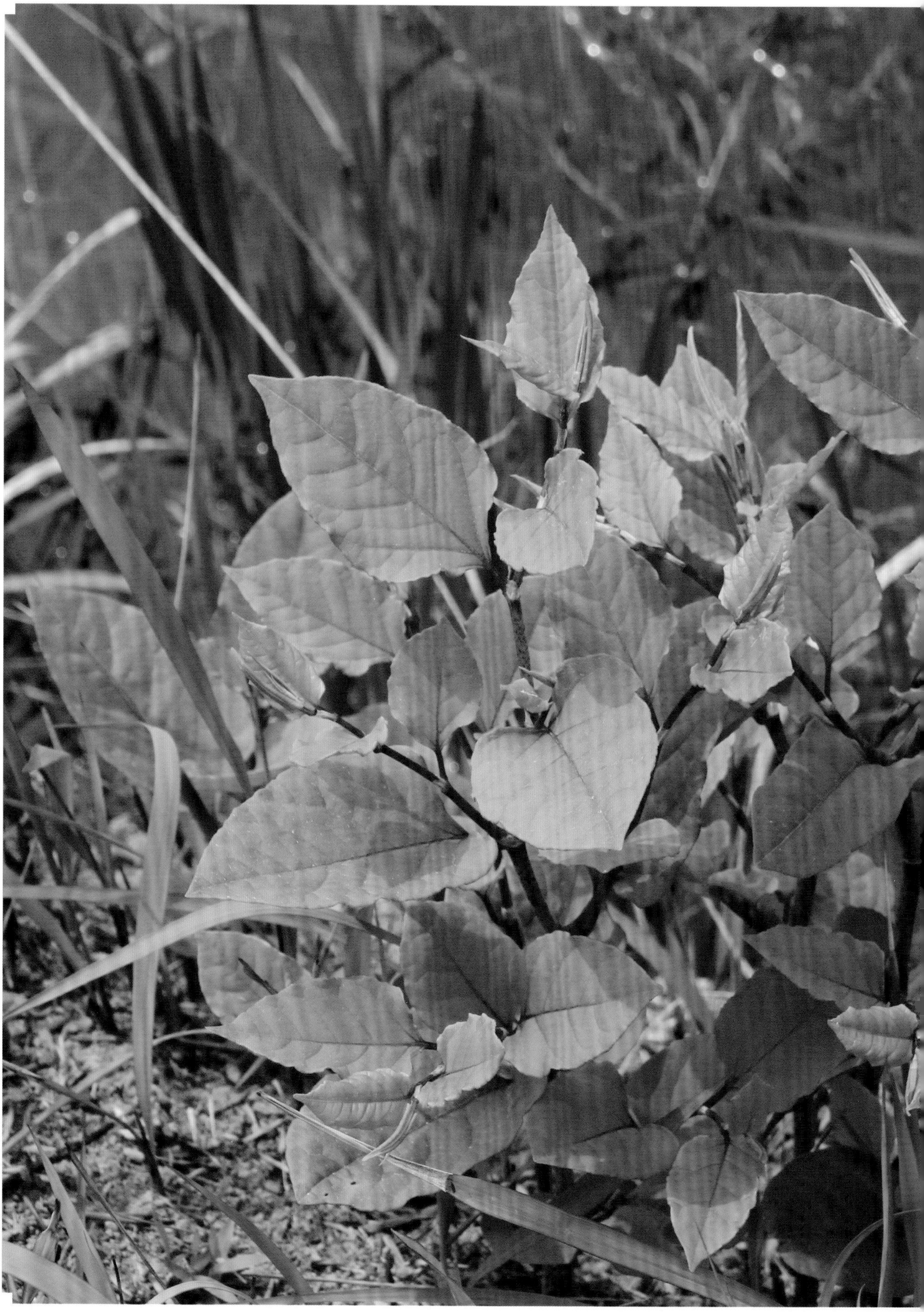

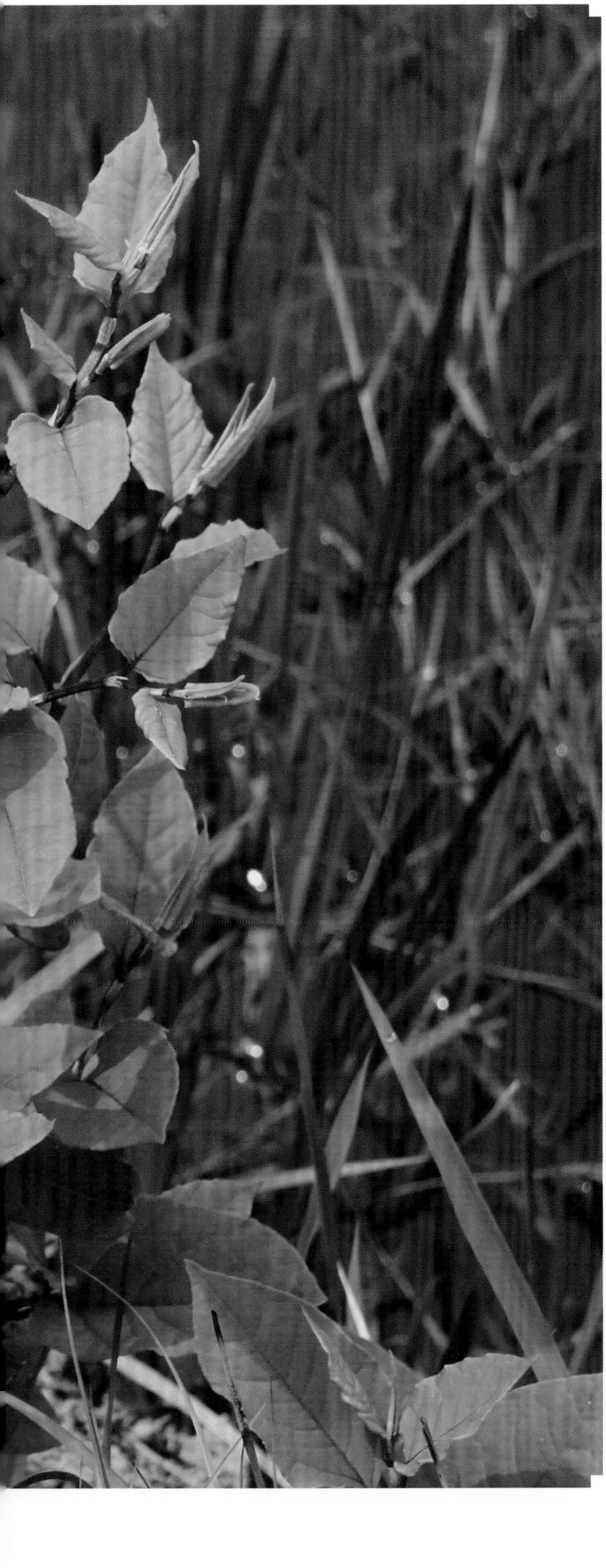

虎杖

【壮药名】棵添岗。

【别　名】花斑竹、酸筒杆、酸汤梗、川筋龙、斑杖根、大叶蛇总管、黄地榆。

【来　源】本品为蓼科植物虎杖 *Polygonum cuspidatum* Sieb. et Zucc. 的干燥根茎或根。

【性味归经】味苦，性微冷。归肝、胆、肺经。

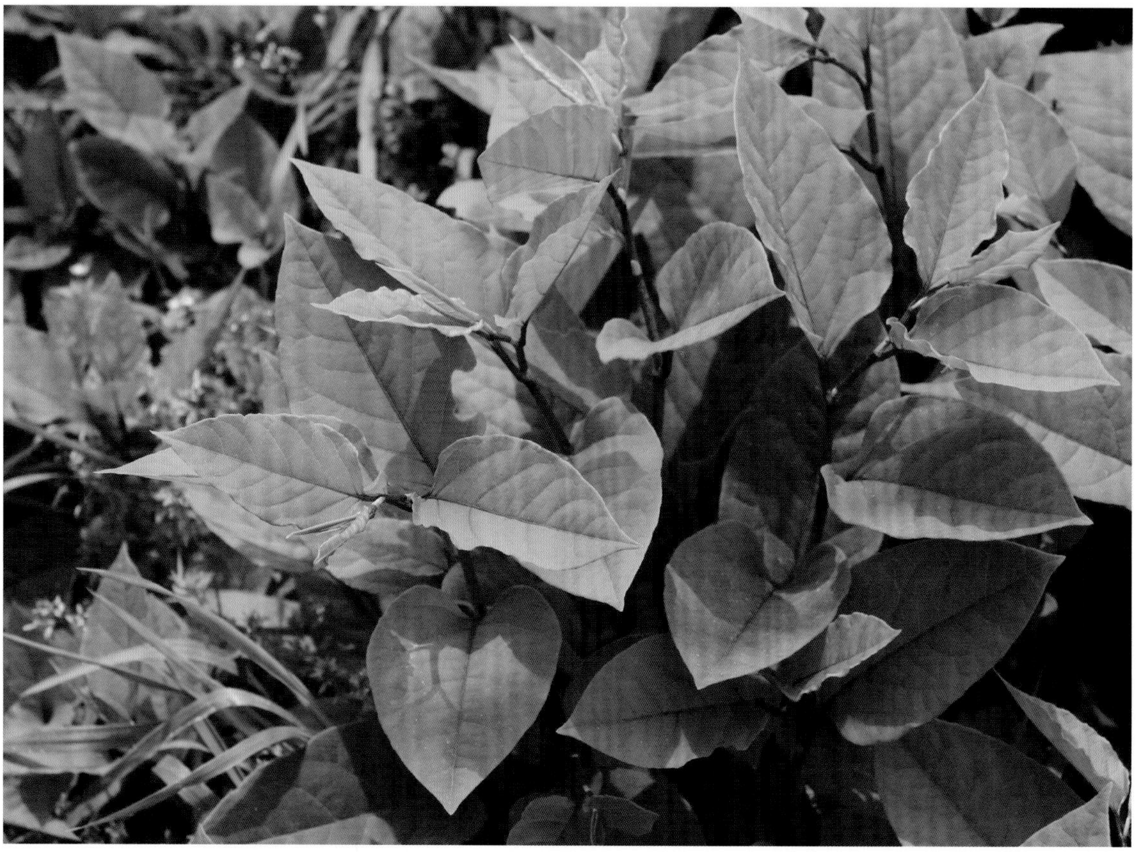

虎杖

识别特征

多年生灌木状草本植物，高达 1.3 m。根茎横卧地下，粗大，带木质节明显，外皮棕色，断面黄色。茎直立，丛生，中空，无毛，基部木质化，散生红色或紫红色斑点。叶互生，具短柄，托叶鞘膜质，褐色，早落，叶中宽卵形或卵状椭圆形，长 6 ~ 12 cm，宽 5 ~ 9 cm，先端短骤尖，基部圆形或楔形，全缘，无毛，花单性，雌雄异株，呈腋生密集的圆锥花序；花梗细长，中部有关节，上部有翅；花被 5 深裂，白色或淡绿白色，2 轮排列，外轮 3 片在果期增大，背部生翅；雄花的雄蕊 8，具退化雌蕊；雌蕊具退化雄蕊，子房上位，花柱3，分离，柱头扩展，呈鸡冠状。瘦果卵形，长34 mm，黑褐色，光亮，包于宿存的翅状花被内，翅倒心状卵形，长 6 ~ 10 mm，基部圆形，下延至果梗。花期 6—8 月，果期 9—10 月。

生境分布

生长于湿润而深厚的土壤，常见于山坡山麓及溪谷两岸的灌木丛边、沟边草丛及田野路旁，常成片生长。分布于华东、中南、西南及河北、陕西、甘肃、贵州等省区。

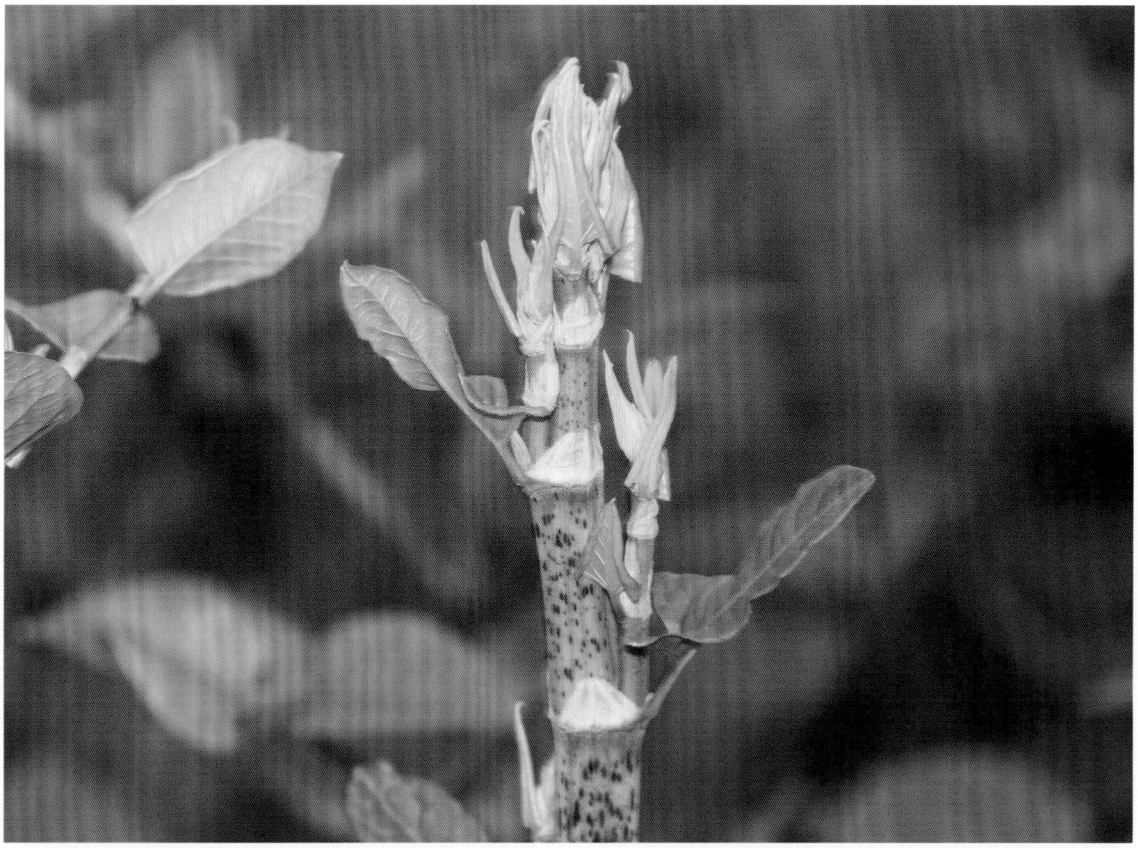

虎杖

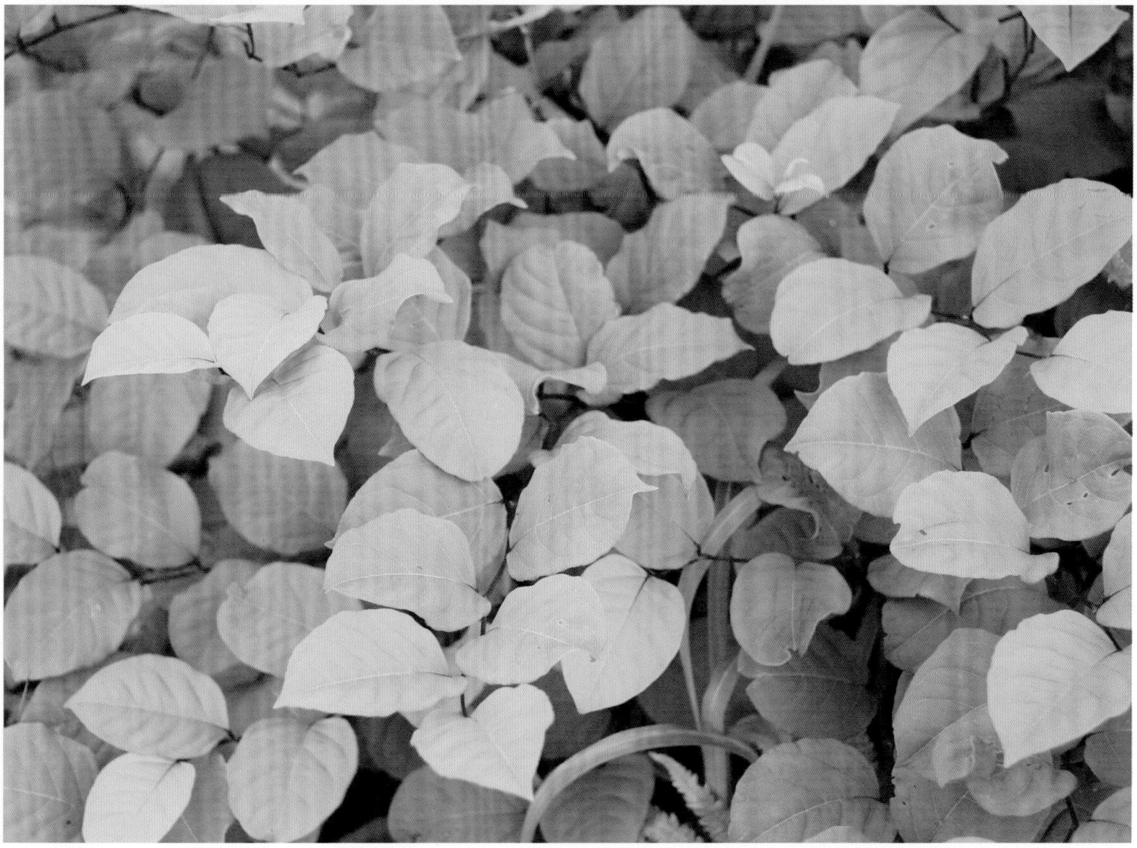

虎杖

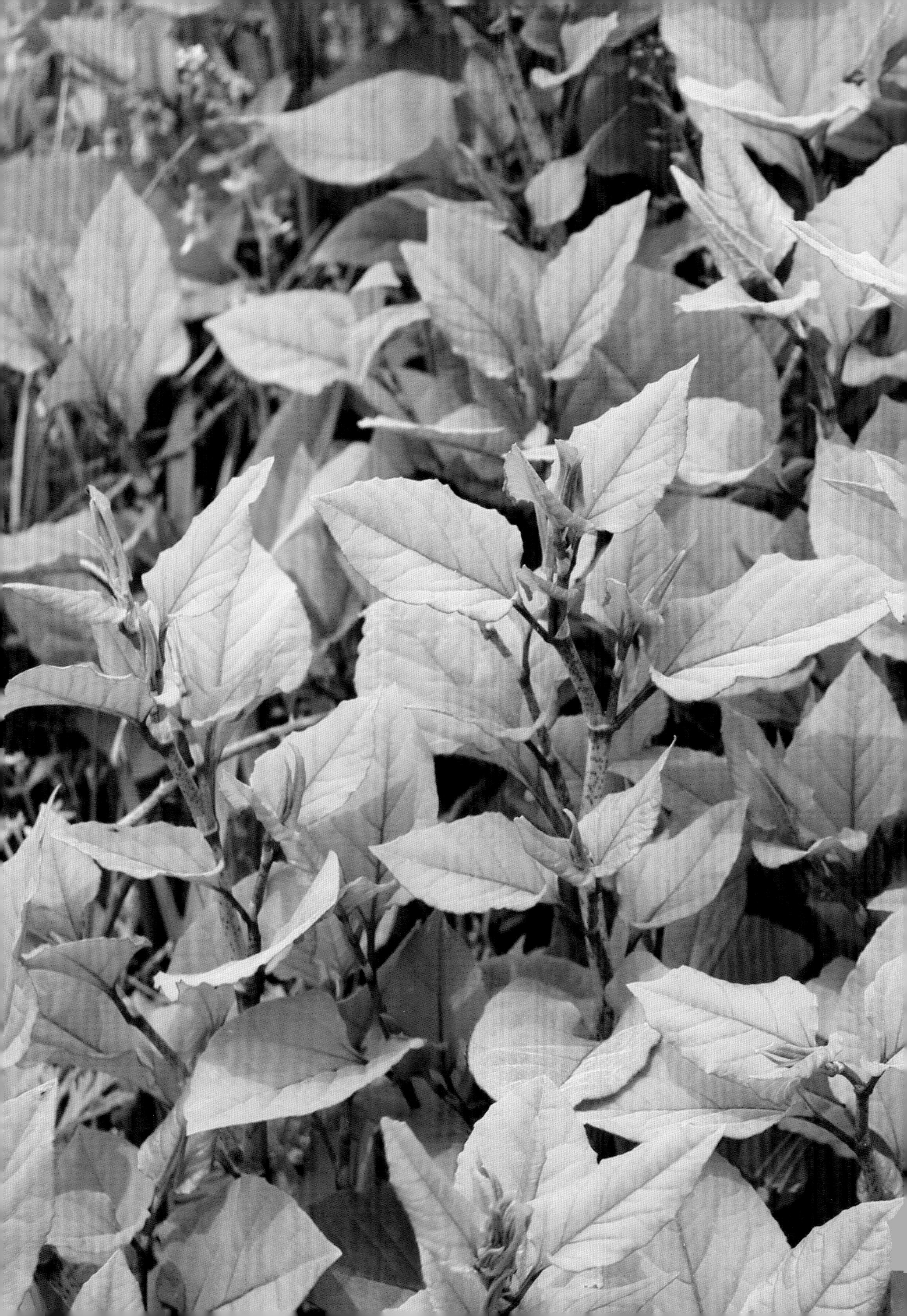

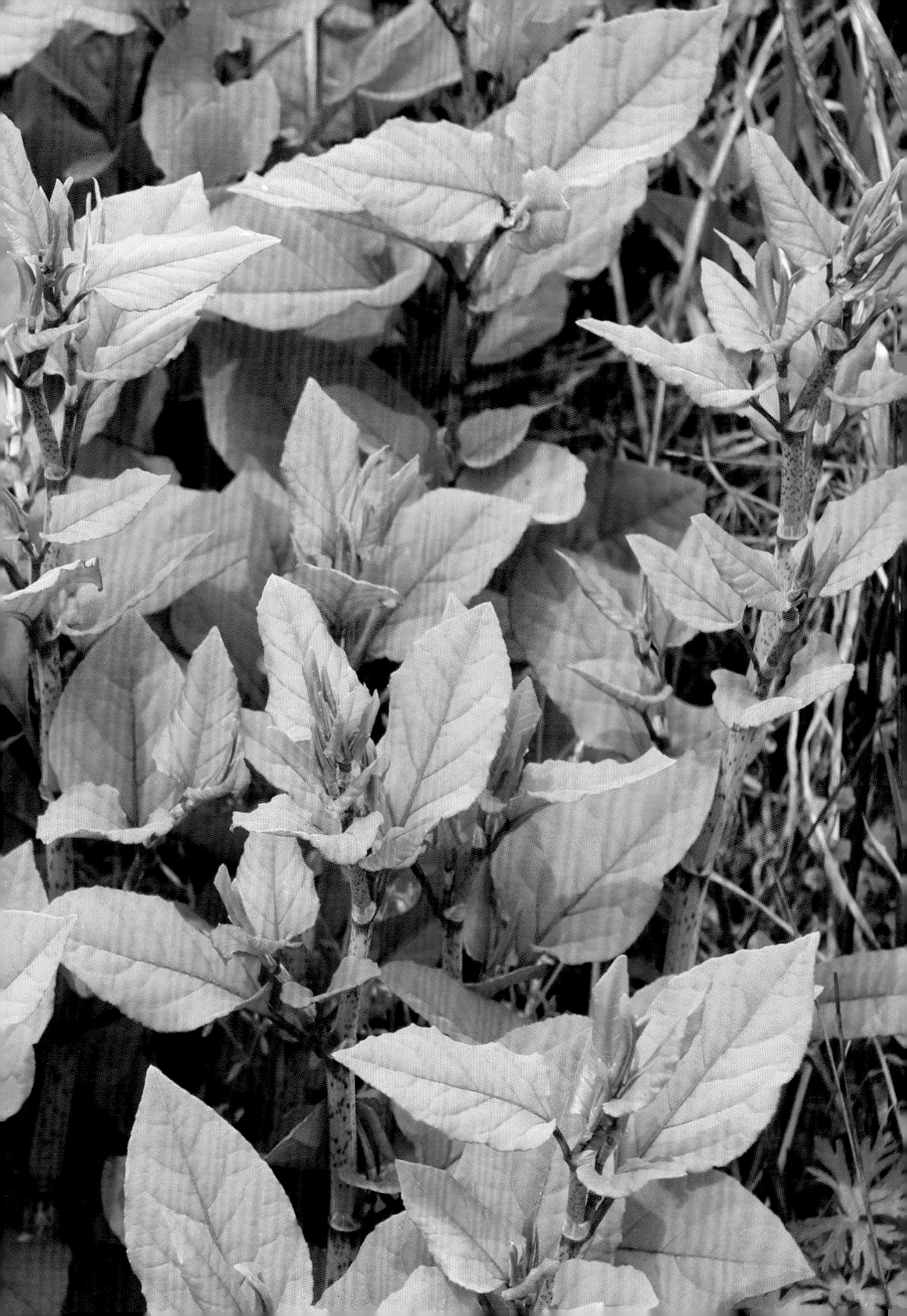

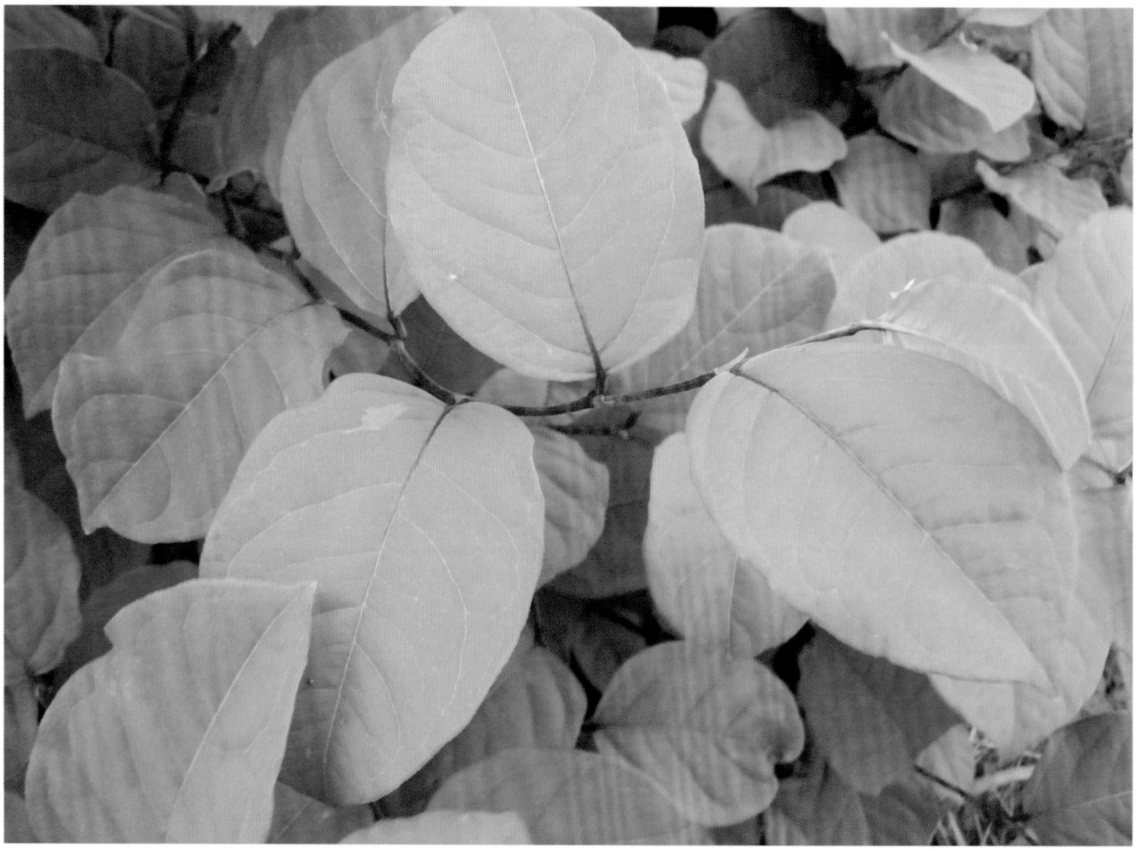

虎杖

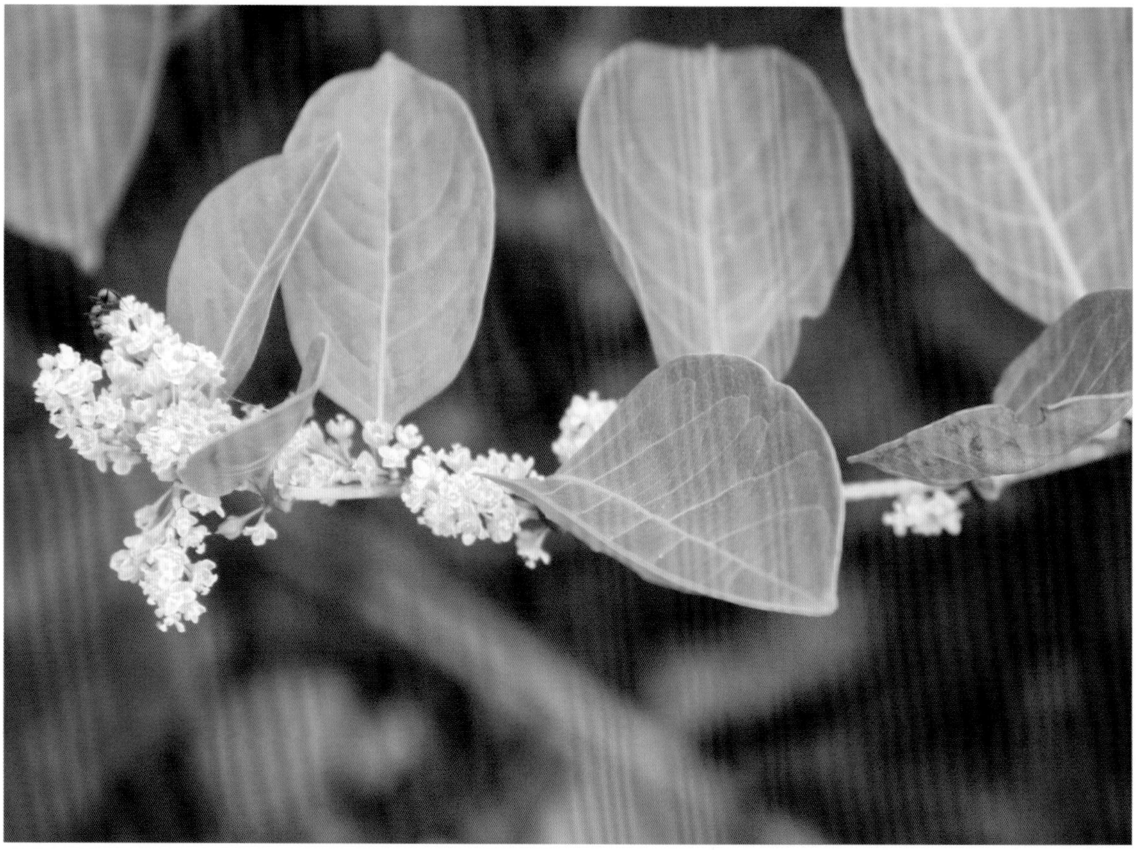

虎杖

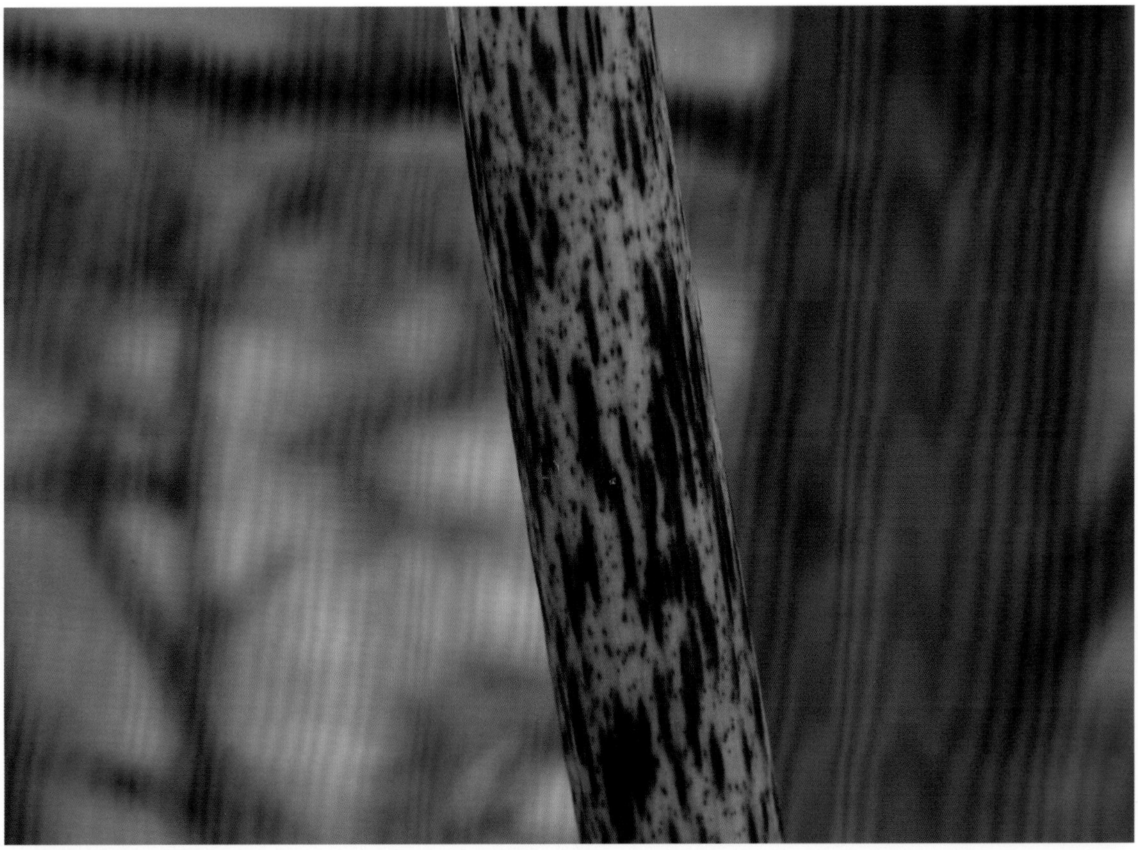

虎杖

采收加工

分根繁殖第 2 年或播种第 3 年，春、秋二季将根挖出，除去须根，洗净，晒干。鲜根可随采随用。

药材鉴别

本品根茎呈圆柱形，有分枝，长短不一，有时可长达 30 cm，直径 0.5 ~ 2.5 cm，节部略膨大。表面棕褐色至灰棕色，有明显的纵皱纹，须根和点状须根痕，分枝顶端及节上有芽痕及鞘状鳞片。节间 2 ~ 3 cm。质坚硬，不易折断，折断面棕黄色，纤维性，皮部与木部易分离，皮部较薄，木部占大部分，呈放射状，中央有髓或呈空洞状，纵剖面具横隔。气微，味微苦涩。以粗壮、坚实、断面色黄者为佳。

功效主治

活血散瘀，祛风通络，清热利湿，解毒。主治妇女经闭，痛经，产后恶露不下，跌扑损伤，风湿痹痛，湿热黄疸，淋浊带下，疮疡肿毒，毒蛇咬伤，水火烫伤。

用法用量

内服：煎汤 10 ~ 15 g；或浸酒；或入丸、散用。外用：适量，研末调敷；或煎浓汁湿敷；或熬膏涂搽。

民族药方

1．筋骨痰火，手足麻木，颤摇，痿软 虎杖根 30 g，川牛膝、川茄皮、防风、肉桂各 15 g，木瓜 9 g，烧酒 1500 ml。泡服，每次 10 ml，每日 2 次。

2．红白痢 虎杖、红茶花、何首乌各 9 g，天青地白 6 g。煎水对红糖服。

3．慢性肝炎 虎杖、齐头蒿各 15 g。水煎服。

4．痈肿疼痛 虎杖、土大黄各等份。研为细末，调浓茶外敷。

5．急性黄疸性肝炎 虎杖 90 g。加水浓煎至 300 ml 时，每日分 3 次服，小儿依次减量。或虎杖 30 g（鲜品 60 g）。煎水分 3 次服。或服虎杖浸青片 2.4 ~ 3 g（每 0.2 g 相当于生药 1 g），每日 3 次，平均用药 38 日。

6．HBsAg 阳性慢性活动性肝炎 虎杖浸膏片。口服，每次 6 片，每日 3 次；另生山楂 30 g 代茶饮，维生素类药做辅助治疗，3 个月为 1 个疗程。

7．烧伤 虎杖 100 g。加水 5 L 煎煮 2 小时，过滤去渣，浓缩至 500 ml，加苯甲酸、尼泊金等防腐剂备用。患者局部用 0.1% 苯丙溴铵溶液洗净后外涂虎杖液，不用敷料，一般不做水疱刺破排液。

8．上消化道出血 ①从虎杖中提取大黄素及大黄酚各 20 mg，海螵蛸粉 1 g 混匀组成复方虎杖止血粉（1 包，为 1 次量），每日 3 ~ 4 次，重症病例每次 2 包，每日 3 ~ 4 次，直至大便转黄或隐血试验转阴停服，除呕血者外均不禁食，给予流质饮食，卧床休息。②虎杖粉适量。口服，每次 4 g，每日 3 ~ 4 次。

9．真菌性阴道炎 虎杖根 100 g。加水 1500 ml，煎取 1000 ml，过滤，待温，坐浴 10 ~ 15 分钟，每日 1 次，7 日为 1 个疗程。

使用注意

孕妇禁用。

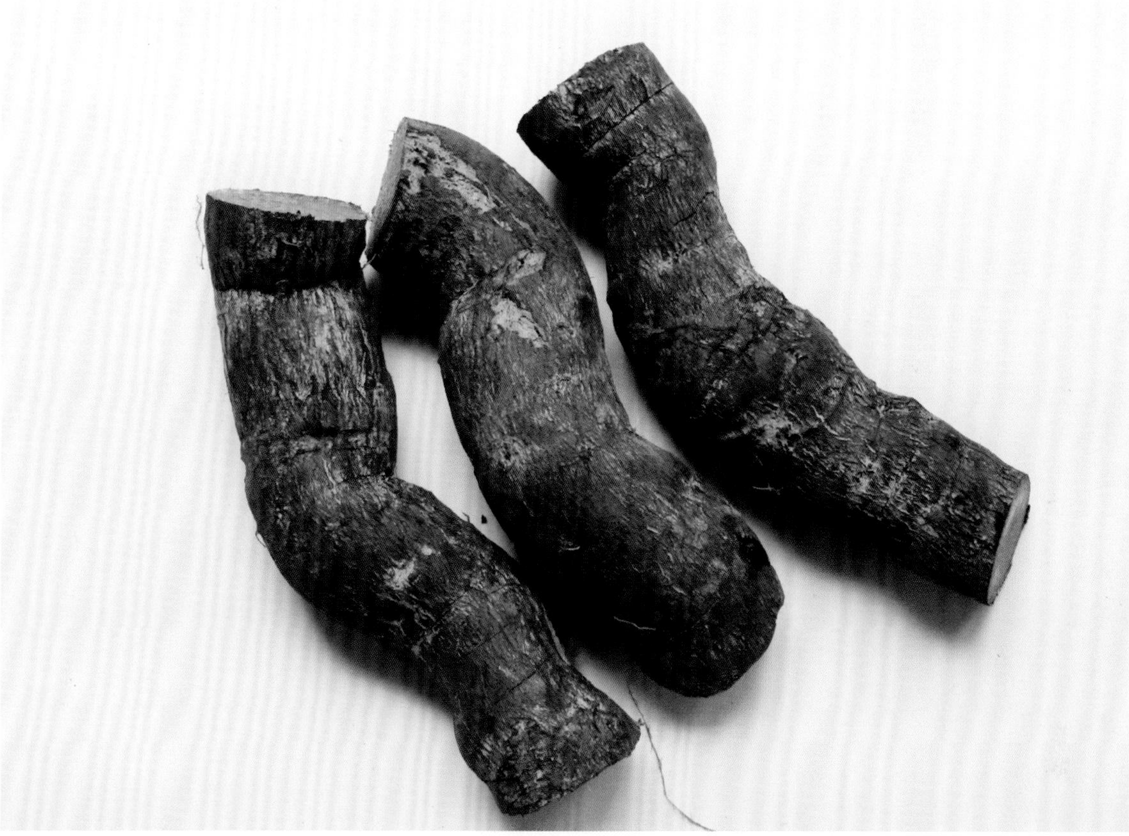

虎杖药材

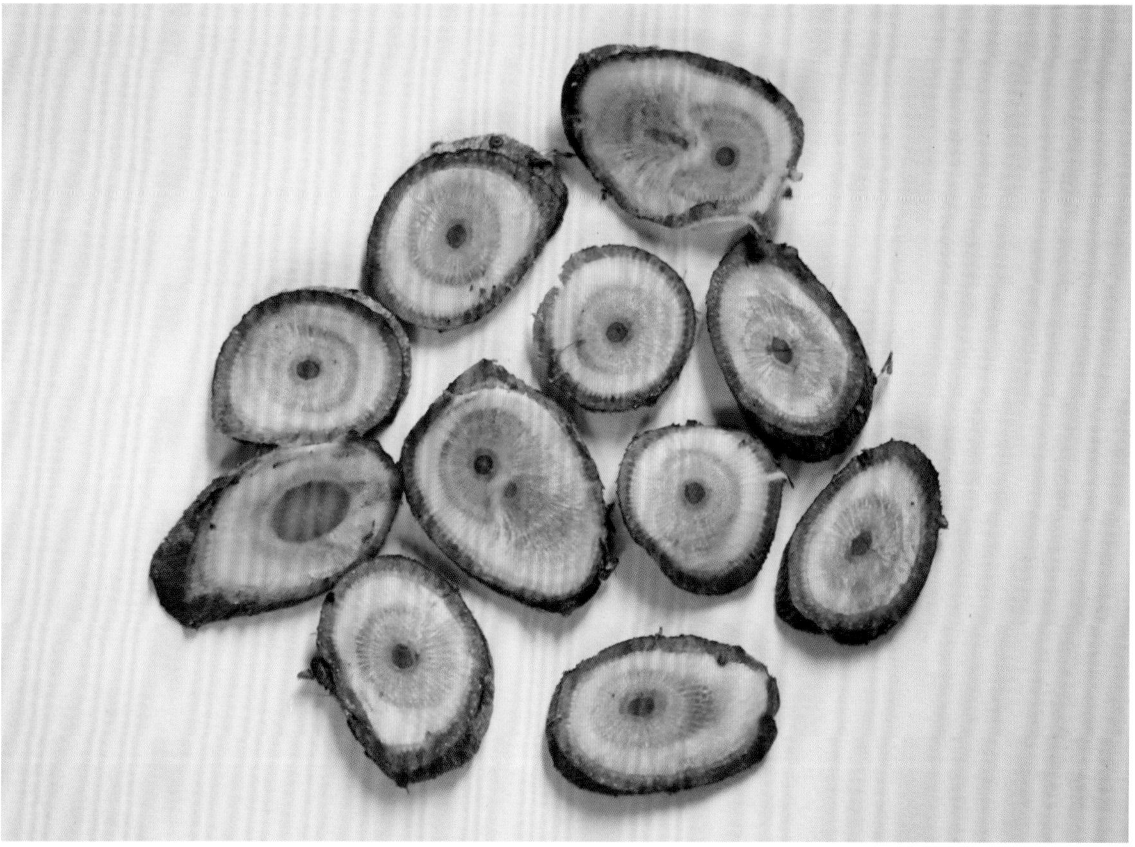

虎杖药材

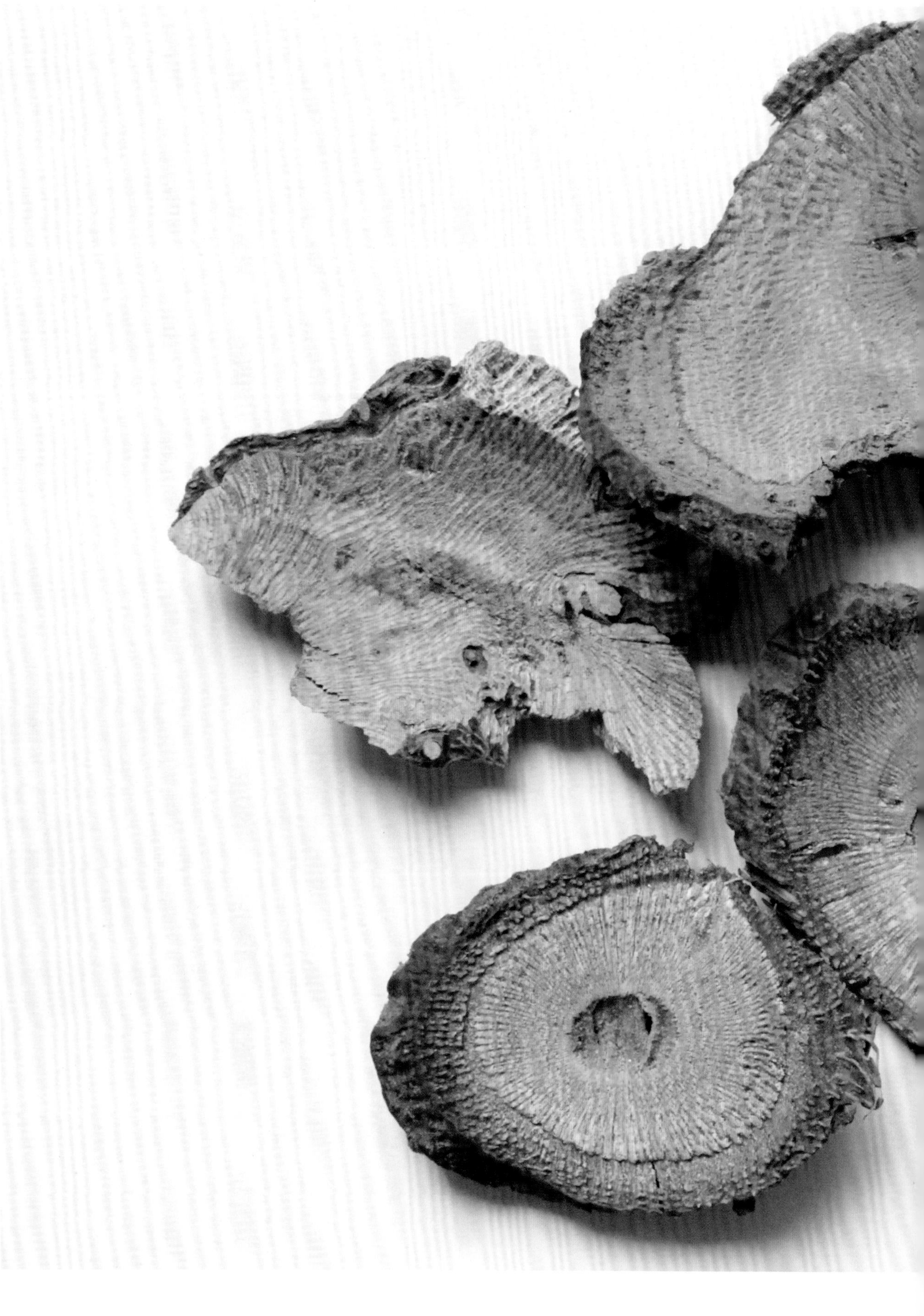

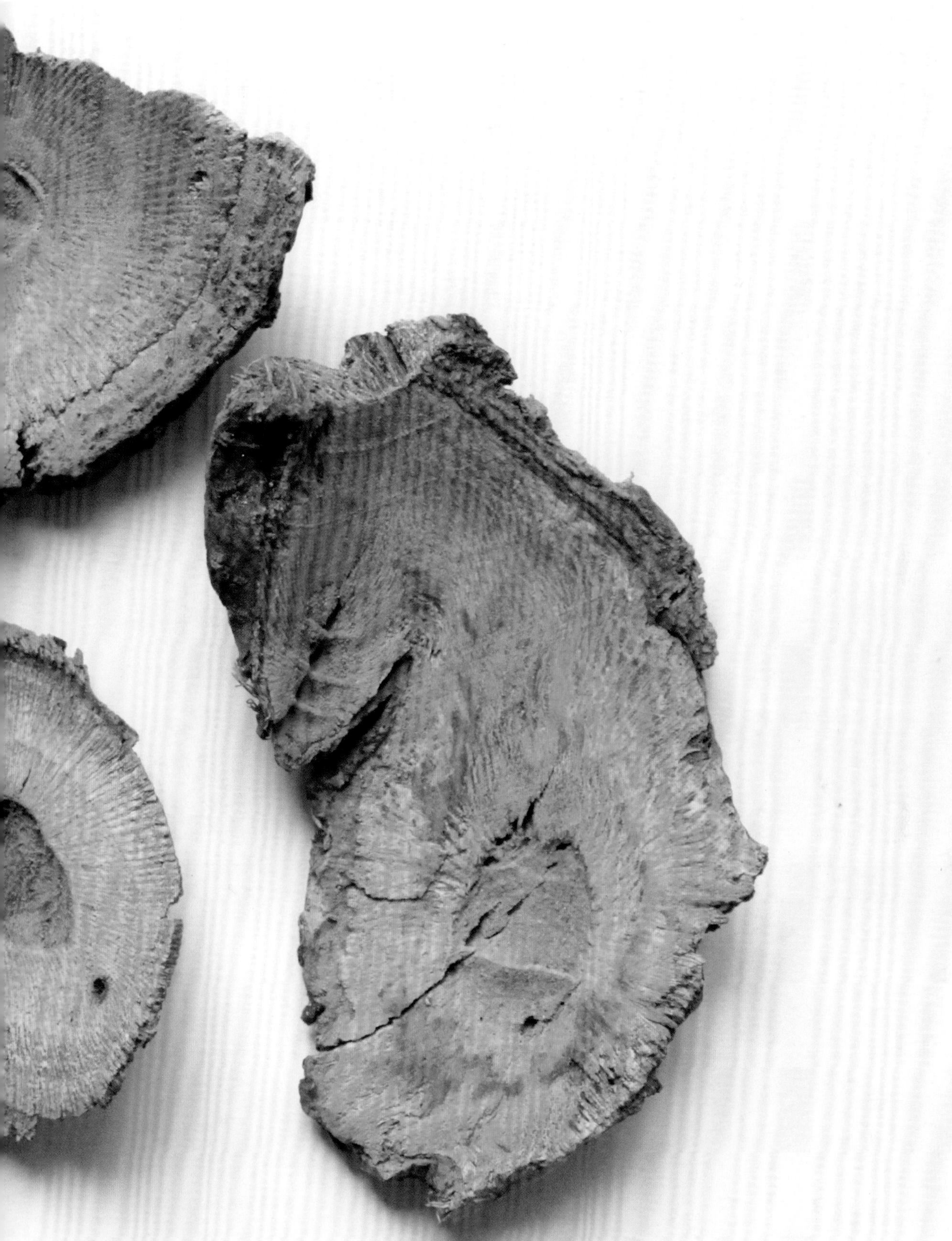

虎杖饮片

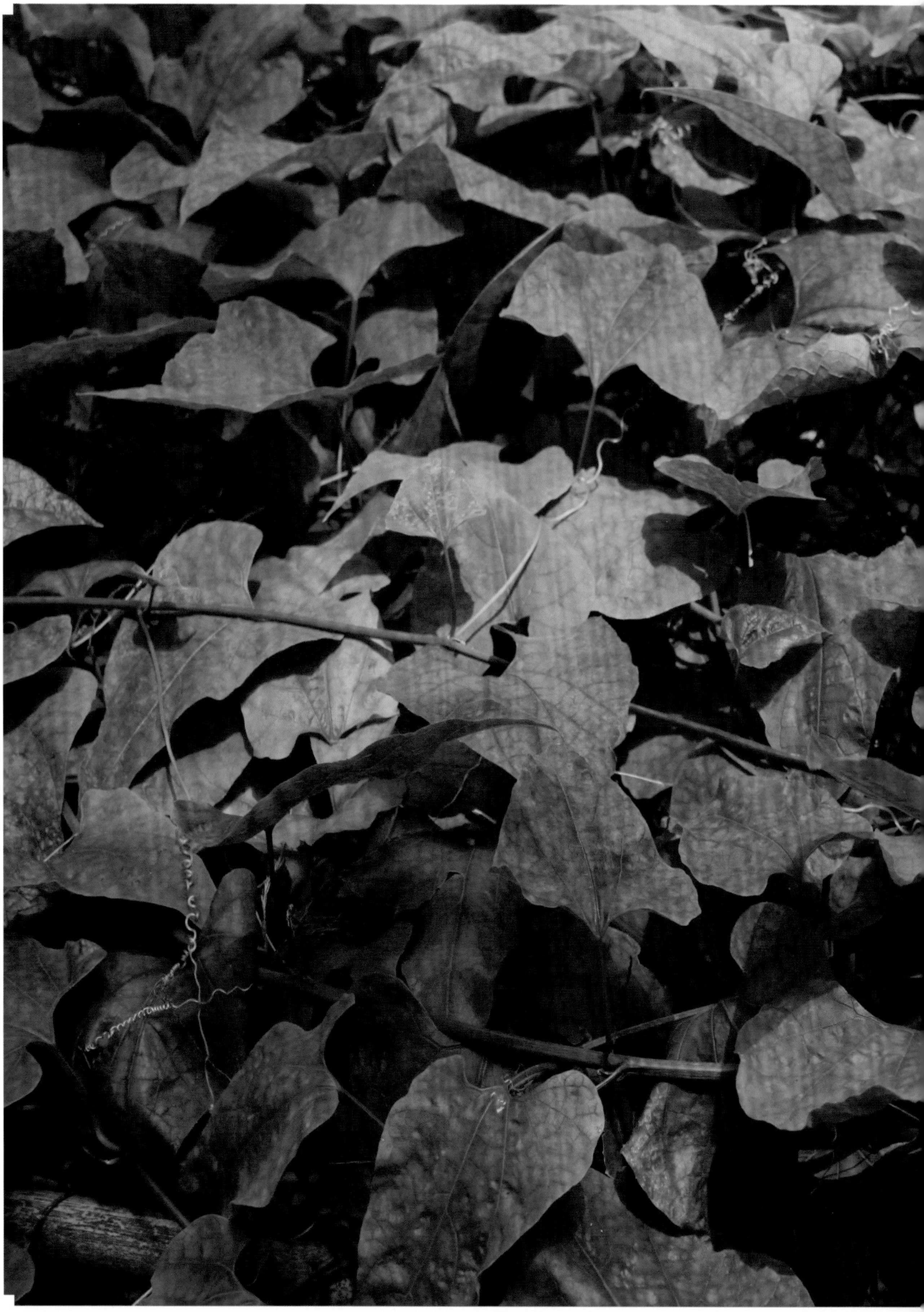

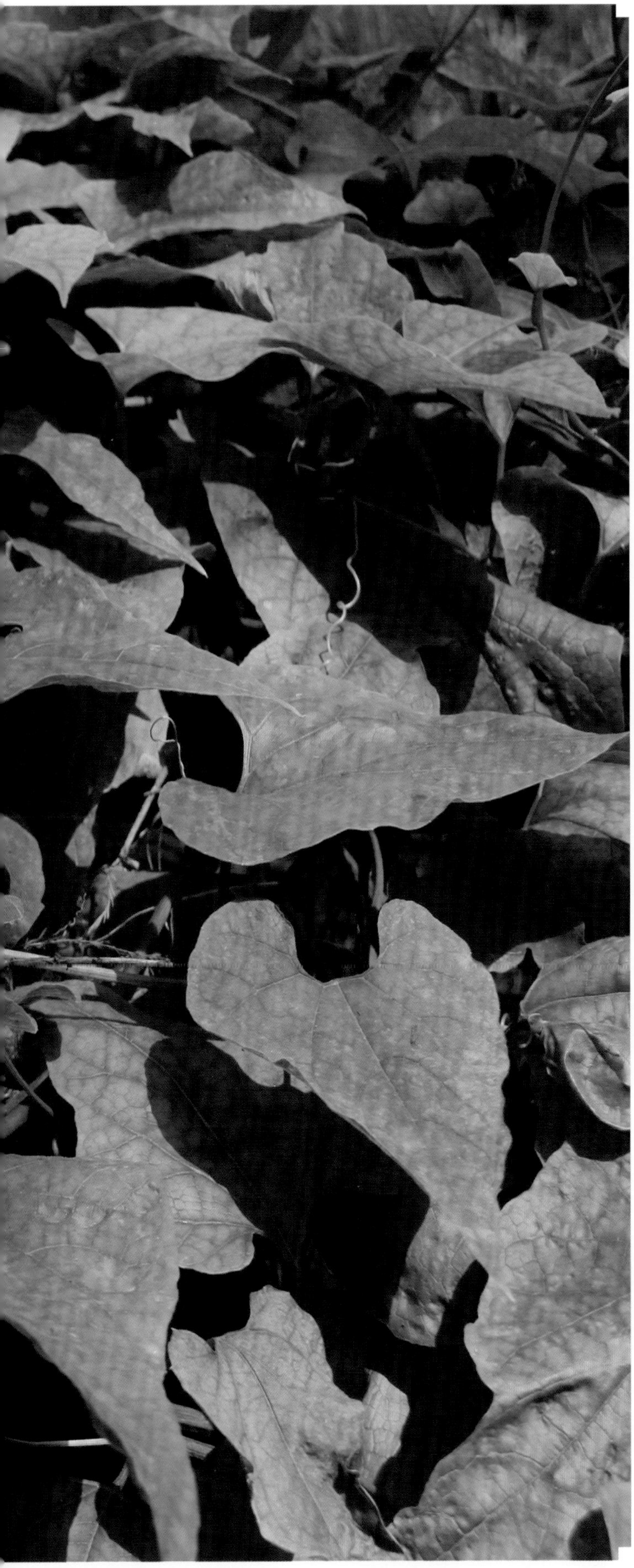

罗汉果

【壮药名】芒裸寒。

【别　名】拉汗果、金不换、假苦瓜、罗汉表、裸龟巴、光果木鳖。

【来　源】本品为葫芦科植物罗汉果 *Siraitia grosvenorii*（Swingle）C. Jeffrey ex A. M. Lu et Z. Y. Zhang 的干燥果实。

【性味归经】甘，凉。归肺、大肠经。

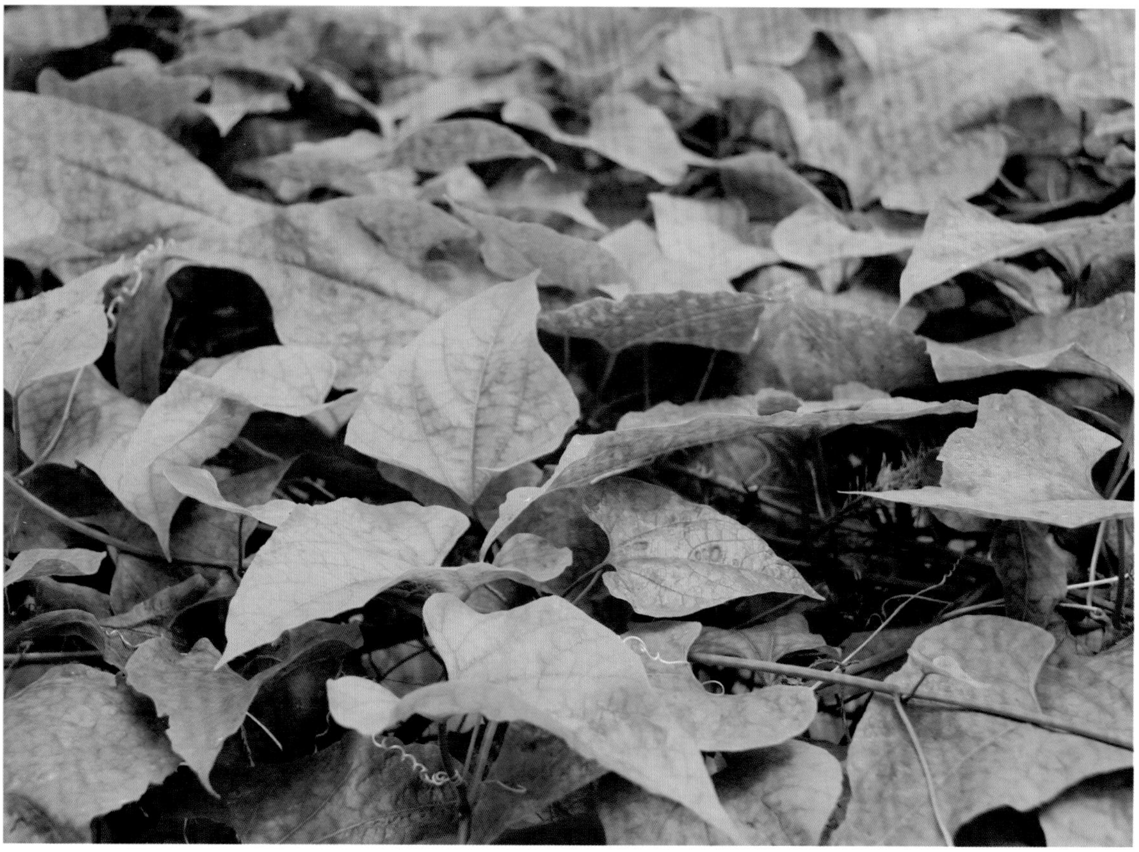

罗汉果

识别特征

多年生攀缘藤本，嫩茎被白色柔毛和红色腺毛，茎暗紫色，具纵棱。叶互生，卵形或长卵形，长 11 ~ 16 cm，宽 10 ~ 13 cm，先端急尖或渐尖，基部心形，全缘，上面绿色，被短柔毛，沿叶脉分布较密，下面暗绿色；嫩叶呈暗棕红色，密布红色腺毛，沿叶脉密被短柔毛；叶柄长 4 ~ 5 cm，卷须侧生。花单性，雌雄异株；花序柄、花柄、萼片、花瓣均被柔毛及腺毛；雄花腋生，5 ~ 7 朵排列呈总状；苞片 1，矩圆形；萼 5 浅裂，裂片具线状尖尾；花瓣 5，淡黄色，微带红色，卵形，长约 2 cm，先端具尖尾；雄蕊 3，花药分离。1 枚 1 室，其余 2 枚 2 室；雌花单生于叶腋，萼管先端 5 裂；花瓣 5，倒卵形，先端短尖，子房下位，与萼管合生，花柱 3，柱头 2 歧，有退化雄蕊 3。瓠果圆形、长圆形或倒卵形，幼时深棕红色，成熟时青色，被茸毛。花期 6—8 月，果期 8—10 月。

生境分布

生长于海拔 400 ~ 1400 m 以上的山坡林下及河边湿地、灌丛。分布于江西、湖南、广东、贵州、广西等省区。

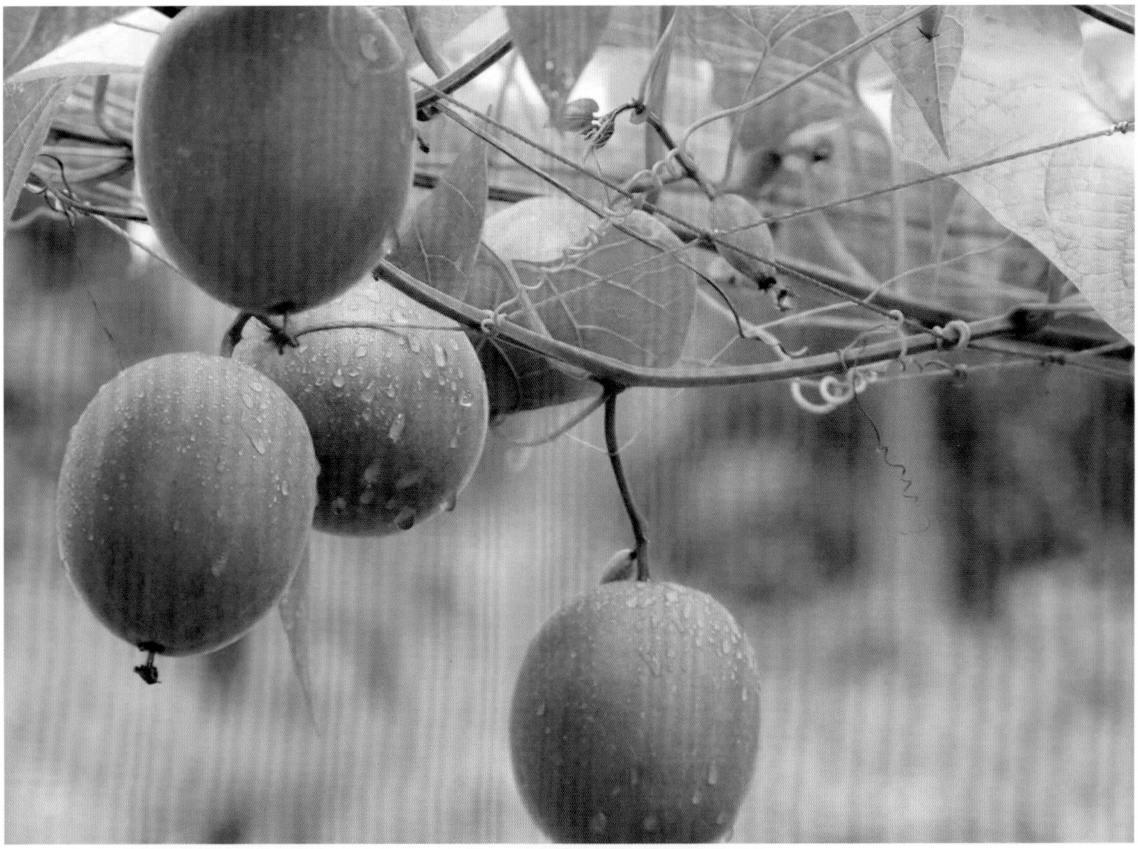

罗汉果

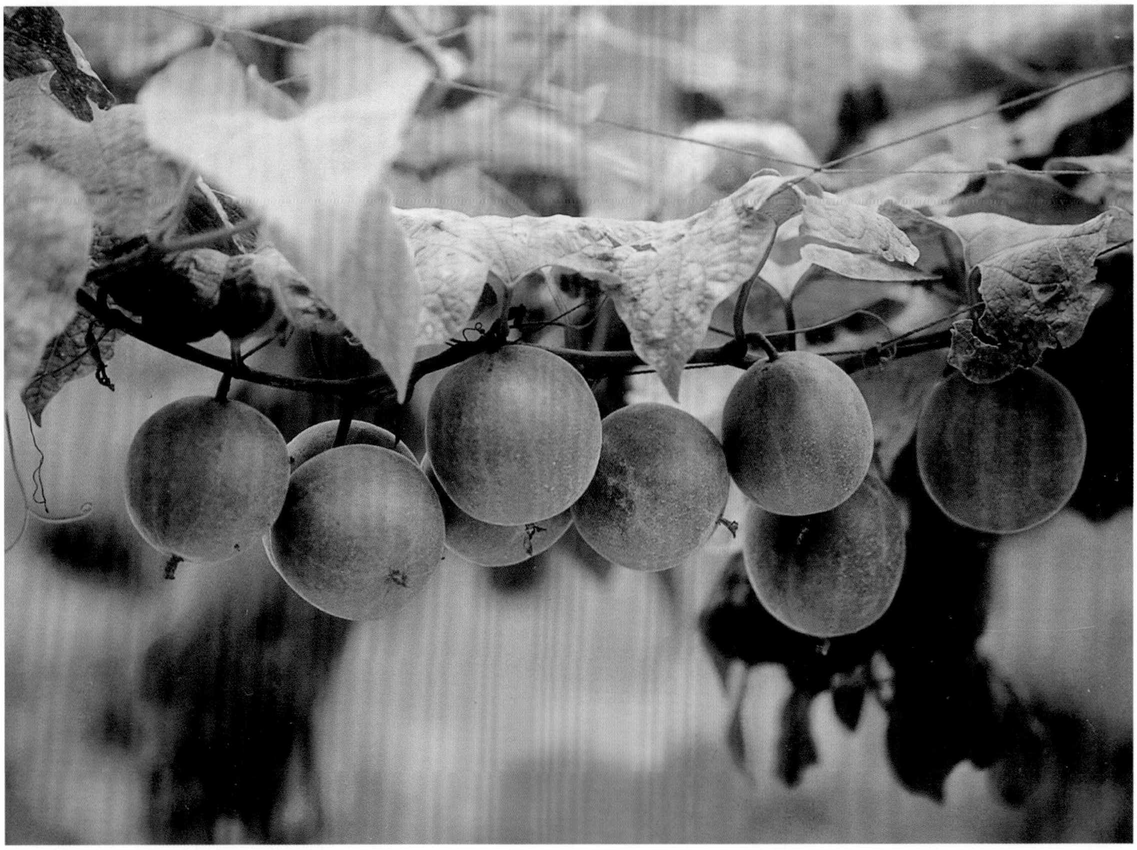

罗汉果

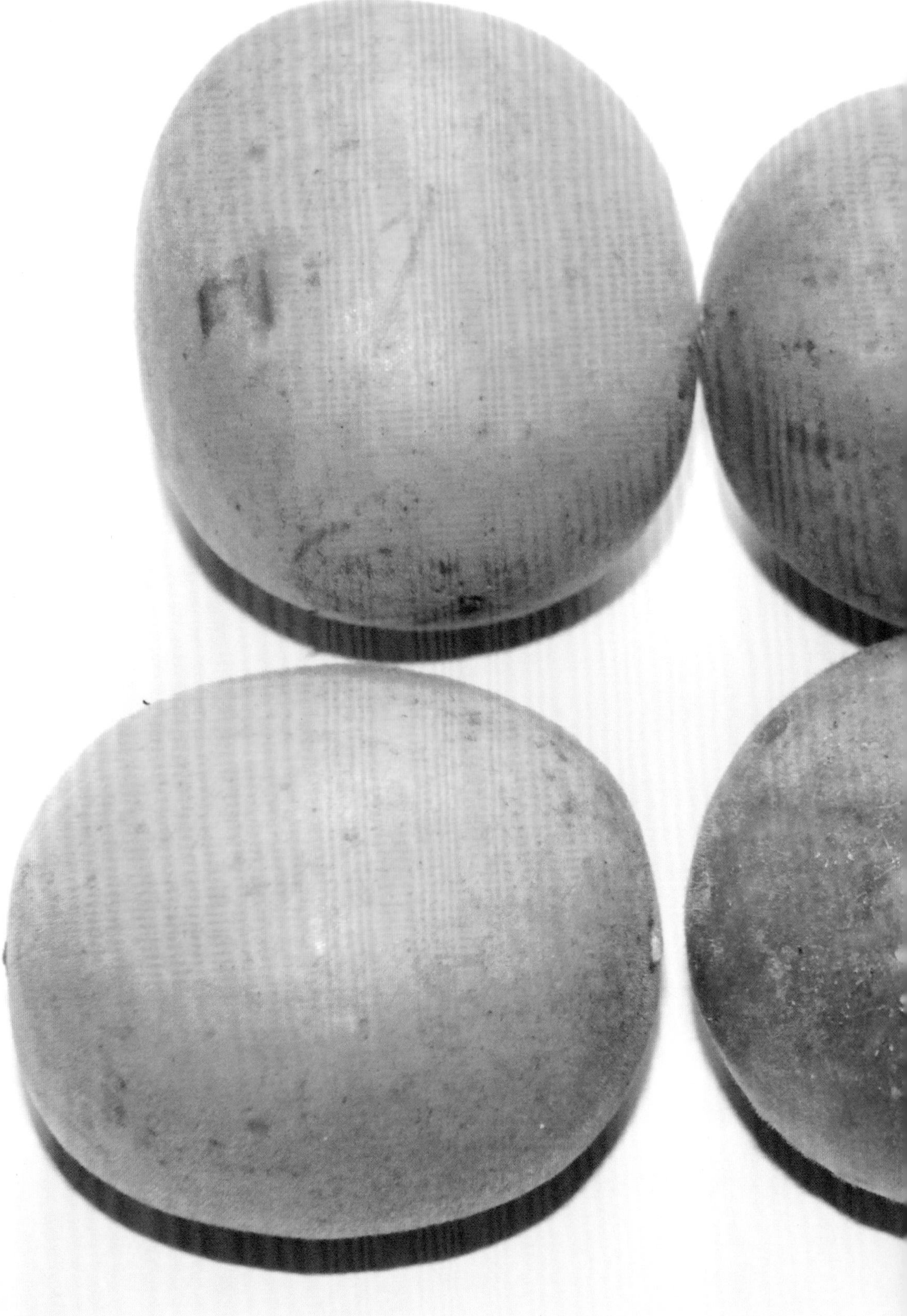

罗汉果

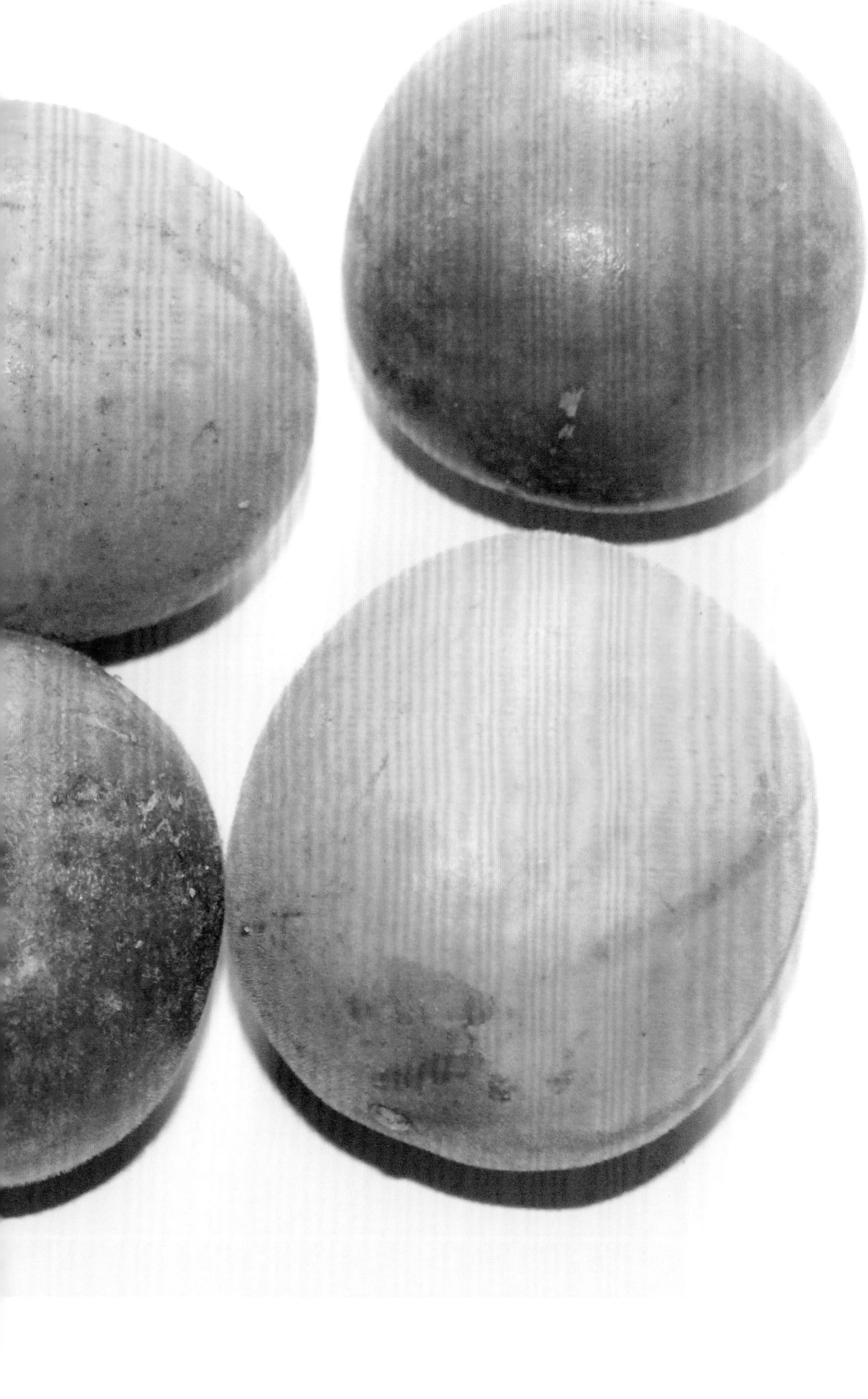

罗汉果

采收加工

秋季果熟时采摘，用火烘干，刷毛，生用。

药材鉴别

本品干燥果实呈圆形至长圆形，直径 5 ~ 8 cm，外表黄褐色至深棕色，较光泽，微具残留毛茸，少数有较深色的纵条纹。顶端膨大，中央有一圆形的花柱基痕，基部略狭，有果柄痕。质脆易碎，破碎后内表面黄白色，疏松似海绵状。除去中果皮，可见明显的纵脊纹 10 条。种子扁平，矩圆形或类圆形，棕色，边缘较厚，中央微凹，内有子叶 2 枚。味甜。以形圆、个大、坚实、摇之不响、色黄褐者为佳。

功效主治

清热润肺，利咽开音，滑肠通便。主治肺火燥咳，咽痛失音，肠燥便秘。

用法用量

内服：9 ~ 15 g，煎服；或开水泡服。

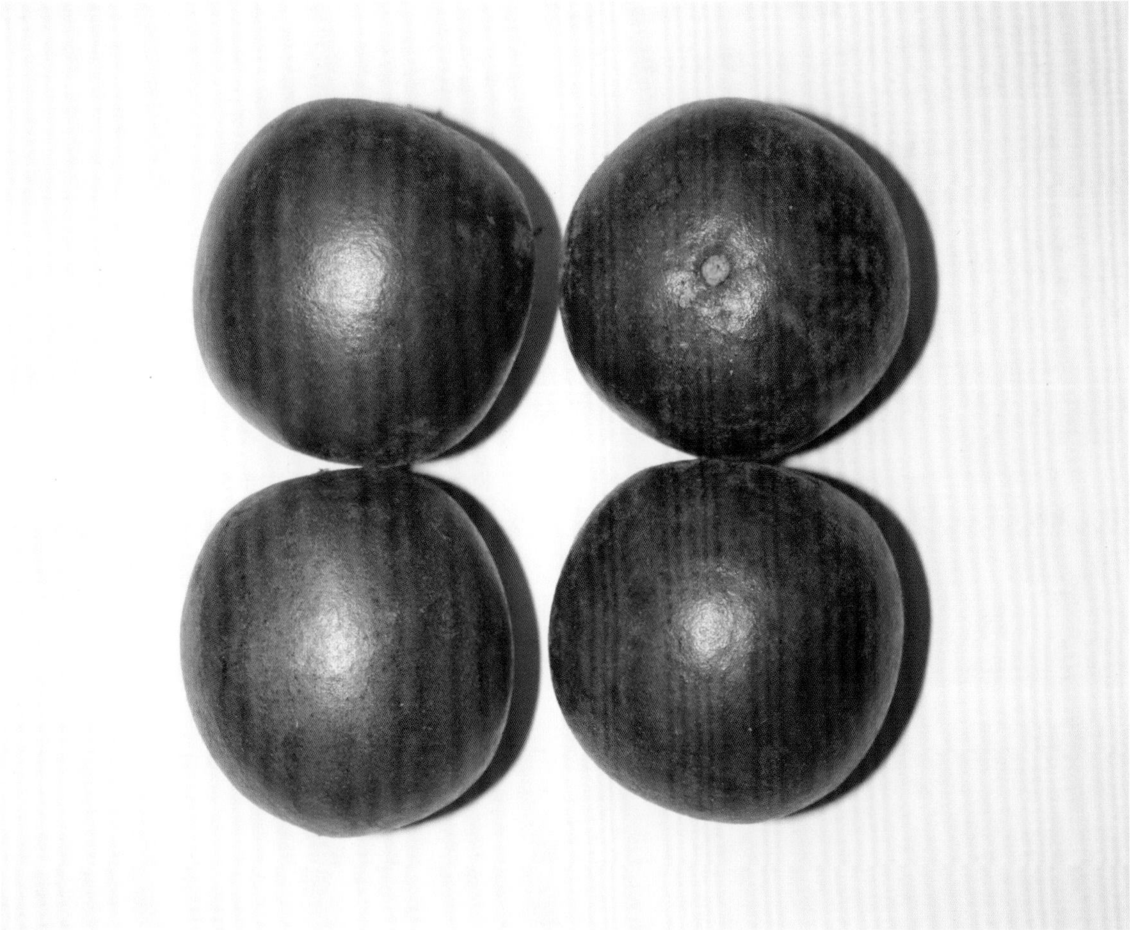

罗汉果

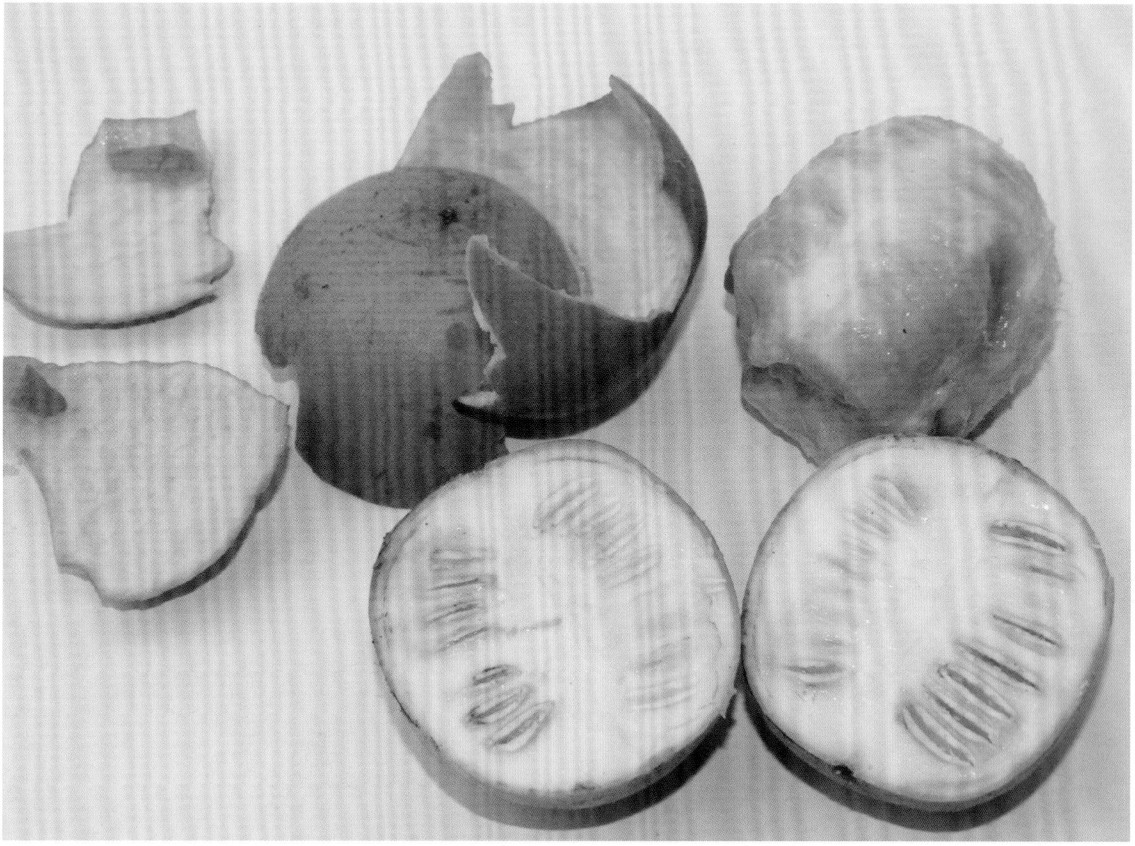
罗汉果药材

民族药方

1．百日咳　罗汉果 1 个，柿饼 15 g。水煎服。

2．声音嘶哑，咽干口渴　罗汉果 20 g。沸水浸泡 15 分钟后代茶饮用。

3．妇女咳嗽、月经不调　罗汉果 15 g，益母草 10 g。水煎服。

4．放射治疗、慢性咽炎所致的咽部不适、异物感、咳嗽　罗汉果 1 枚，橄榄 30 g。加水煮沸 10 ~ 20 分钟，取汁代茶饮。

5．肺燥咳嗽痰多、咽干口燥　罗汉果半个，陈皮 6 g，猪瘦肉 100 g。先将陈皮浸泡后刮去橘白，再与罗汉果、猪瘦肉共煮汤，熟后去罗汉果、陈皮，饮汤食肉。

使用注意

脾胃虚寒者忌服。

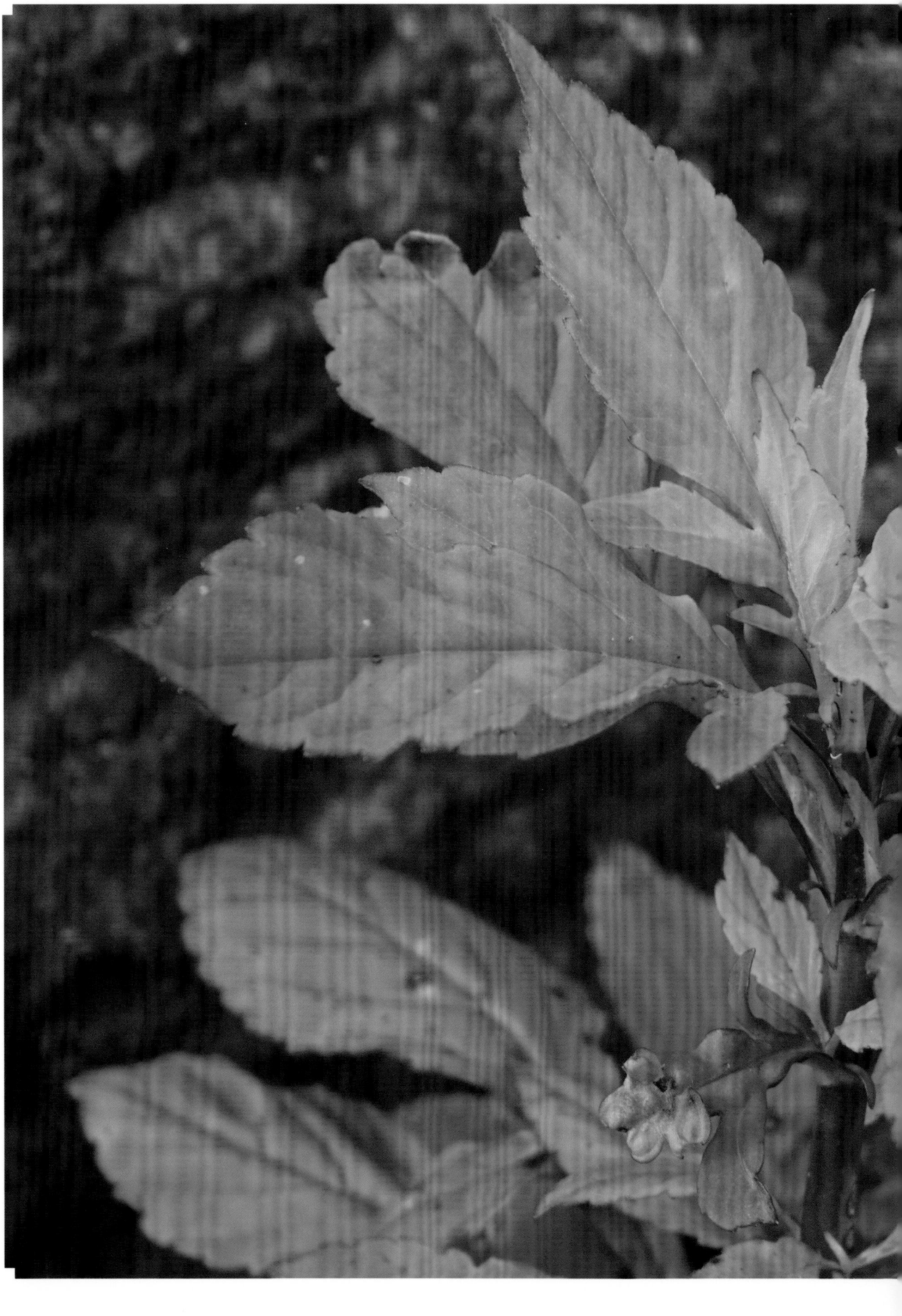

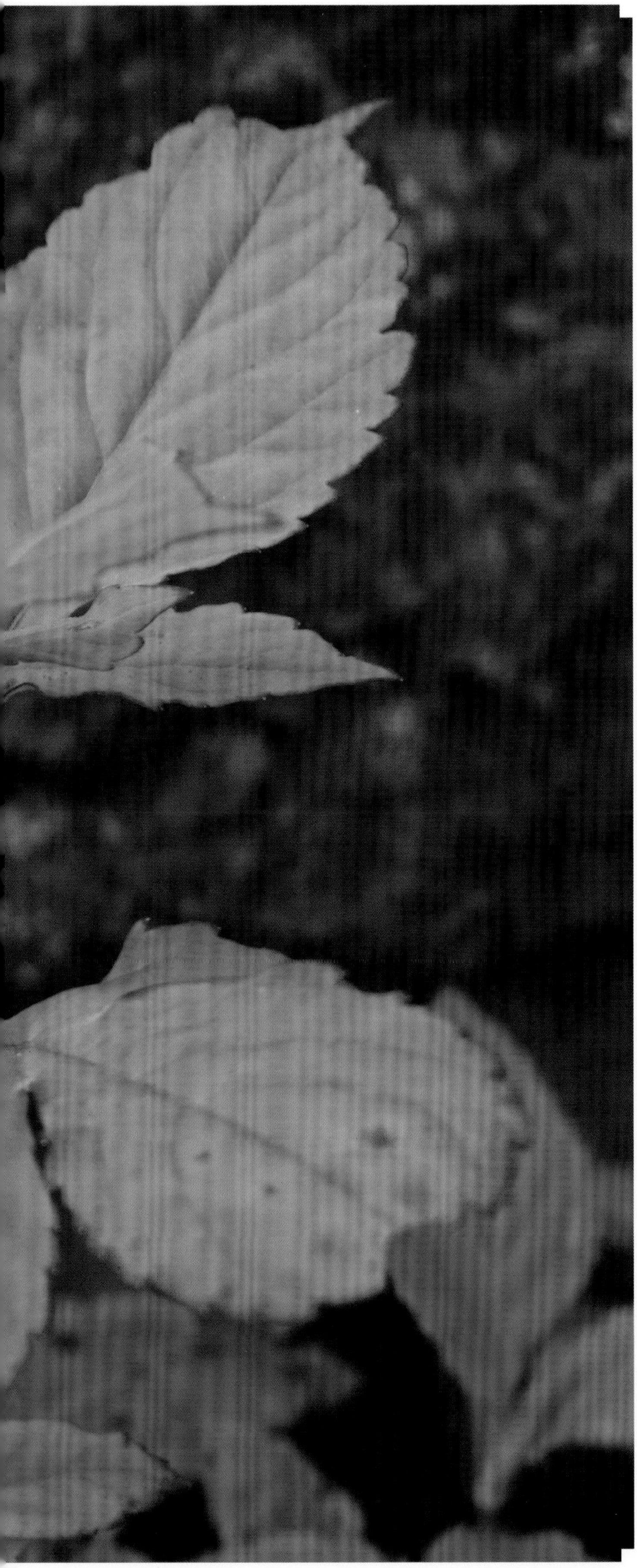

败酱

【壮药名】棵败唱。

【别　名】豆豉草、豆渣草、土柴胡、鸡肠风、黄花参、黄花芽。

【来　源】本品为败酱科植物黄花败酱 *Patrinia scabiosaefolia* Fisch. ex Trev. 或白花败酱 *Patrinia villosa*（Thunb.）Juss. 的干燥全草。

【性味归经】味苦，性寒。归肝、胃、大肠经。

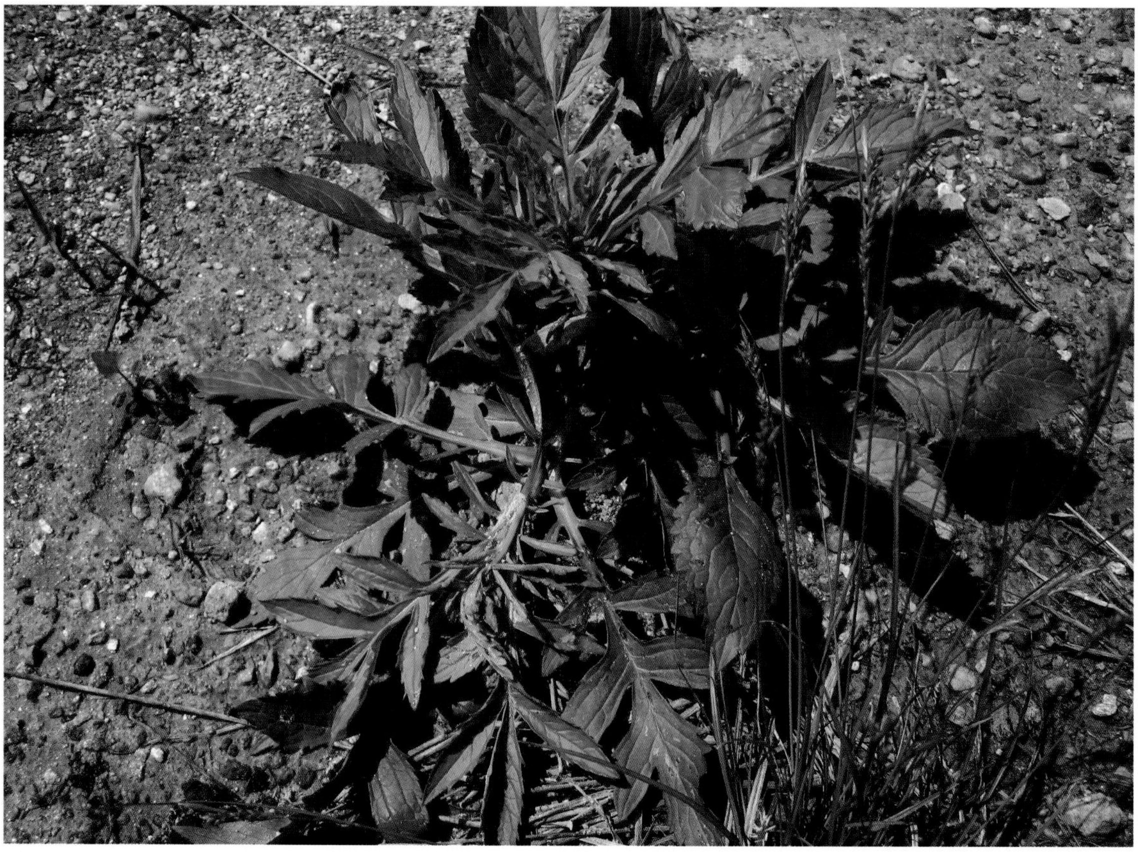

黄花败酱

识别特征

1. 黄花败酱 多年生草本植物，高 70 ~ 130 cm。地下根茎细长，横卧或斜生，有特殊臭气。基生叶丛生，有长柄，花时叶枯落；茎生叶对生，柄长 1 ~ 2 cm，上部叶渐无柄，叶片 2 ~ 3 对羽状深裂，长 5 ~ 15 cm，中央裂片最大，椭圆形或卵形，两侧裂片窄椭圆形至线形，先端渐尖，叶缘有粗锯齿，两面疏被粗毛或无毛。聚伞状圆锥花序集成疏而大的伞房状花序，腋生或顶生；总花梗常仅相对两侧或仅一侧被粗毛，花序基部有线性总苞片 1 对，甚小；花直径约 3 mm，花萼短，萼齿 5，不明显；花冠黄色，上部 5 裂，冠筒短；雄蕊 4，与花冠近等长；子房 3 室，1 室发育。瘦果长椭圆形，长 3 ~ 4 mm；边缘稍扁，由背部向两侧延展呈窄翅状。花期 7—9 月。

2. 白花败酱 多年生草本，高 50 ~ 100 cm。根茎有特臭味，茎枝被粗白毛，后毛渐脱落。基生叶丛生，叶柄较叶片稍长；叶片宽卵形或近圆形，边缘有粗锯齿；茎生叶对生；叶柄长 1 ~ 3 cm，上部叶渐近无柄；叶片卵形、菱状卵形或窄椭圆形，长 4 ~ 11 cm，宽 2 ~ 5 cm，先端渐尖至窄长渐尖。基部楔形下延，叶 2 对羽状分裂，两面疏具糙伏毛或近无毛。聚伞圆锥花序，集成疏生大伞房状，总苞叶卵状披针形；花萼小，萼齿 5，不明显；花冠白色，直径约 5 mm，冠筒短，先端 5 裂，雄蕊 4，伸出；子房下位，花柱稍短于雄蕊。瘦果倒卵形，宿存苞片贴生，苞片近圆形，膜质，网脉明显。

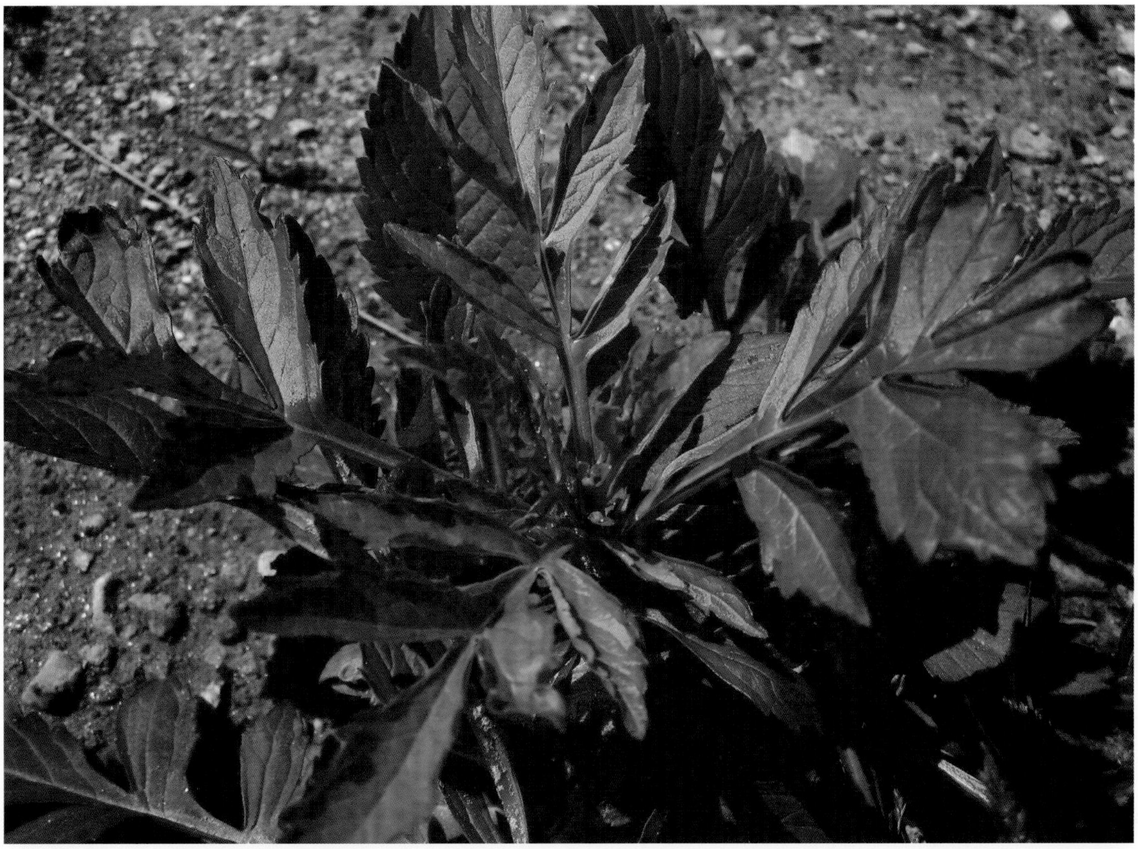

黄花败酱

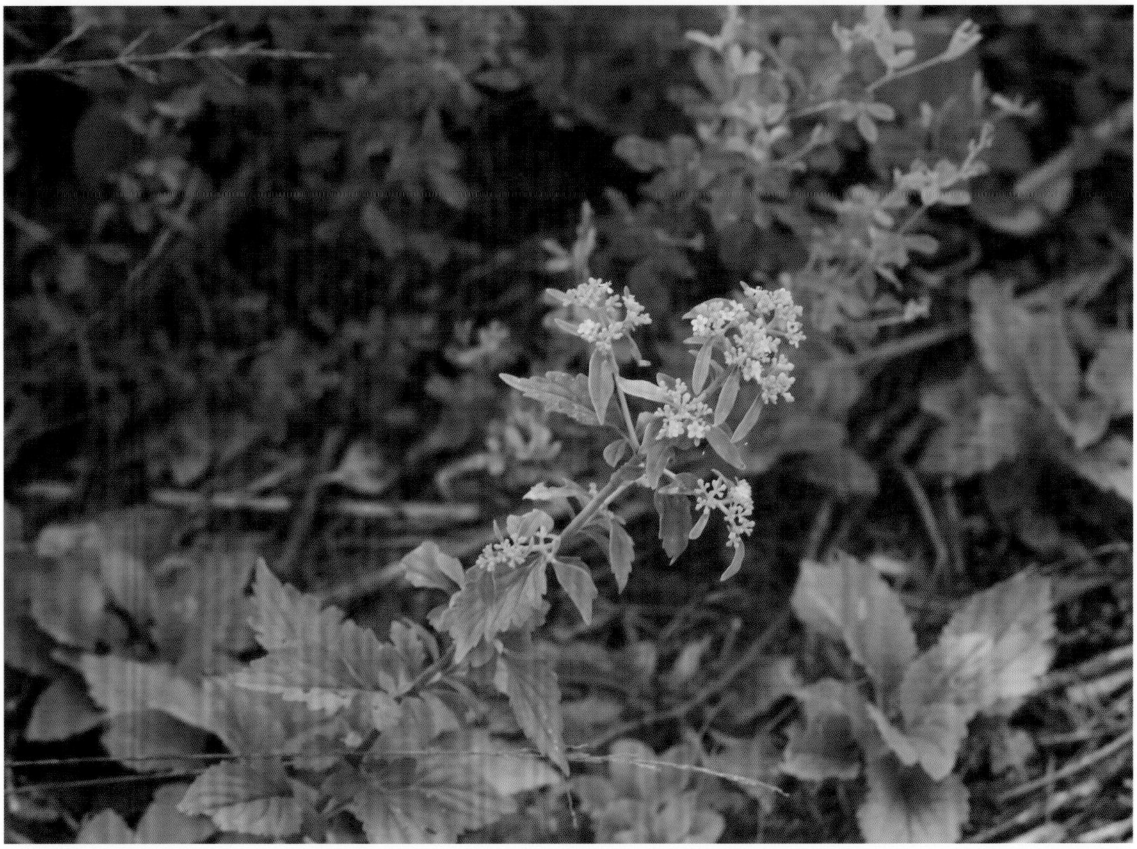

黄花败酱

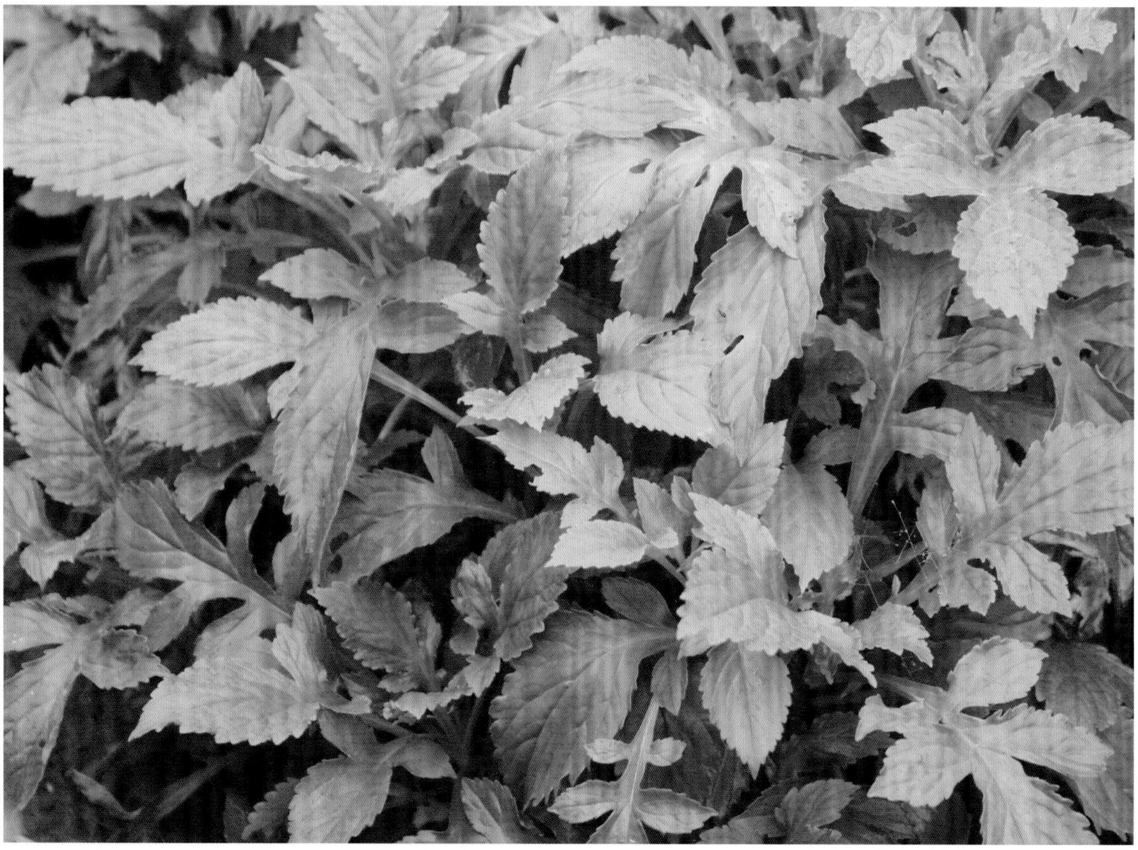

黄花败酱

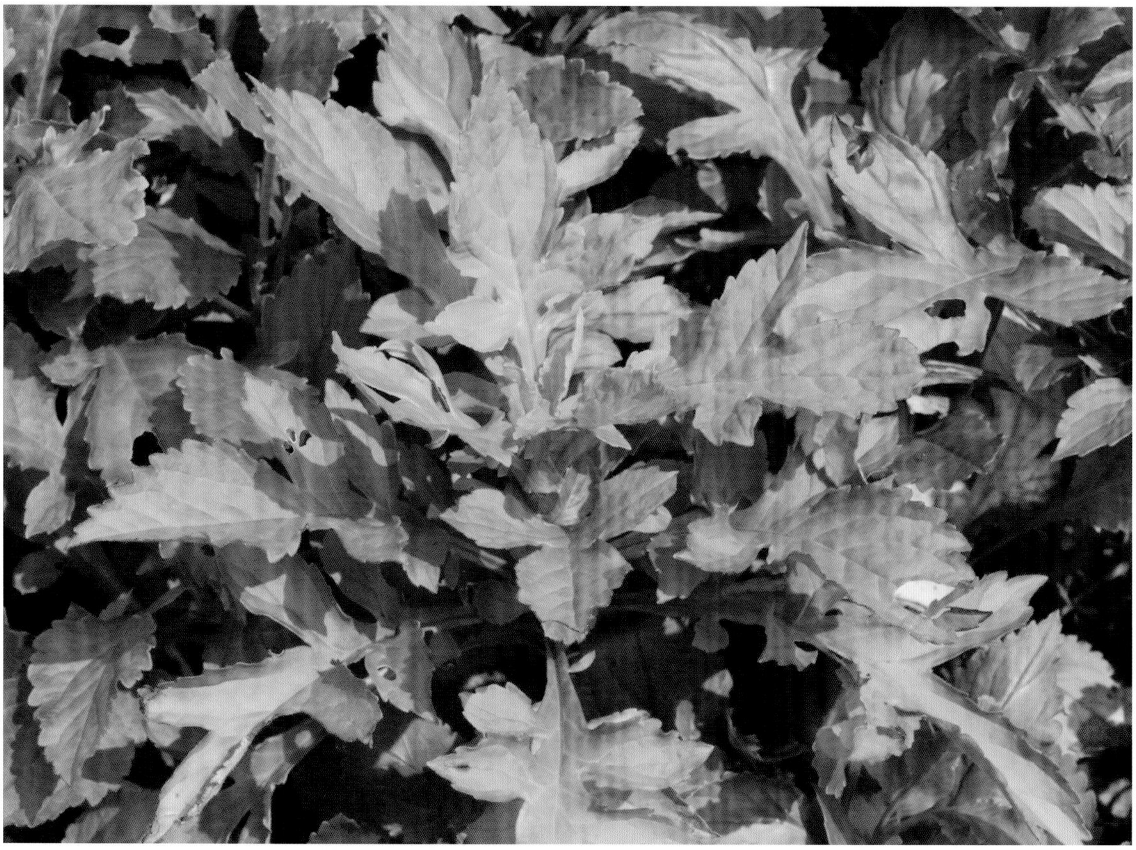

黄花败酱

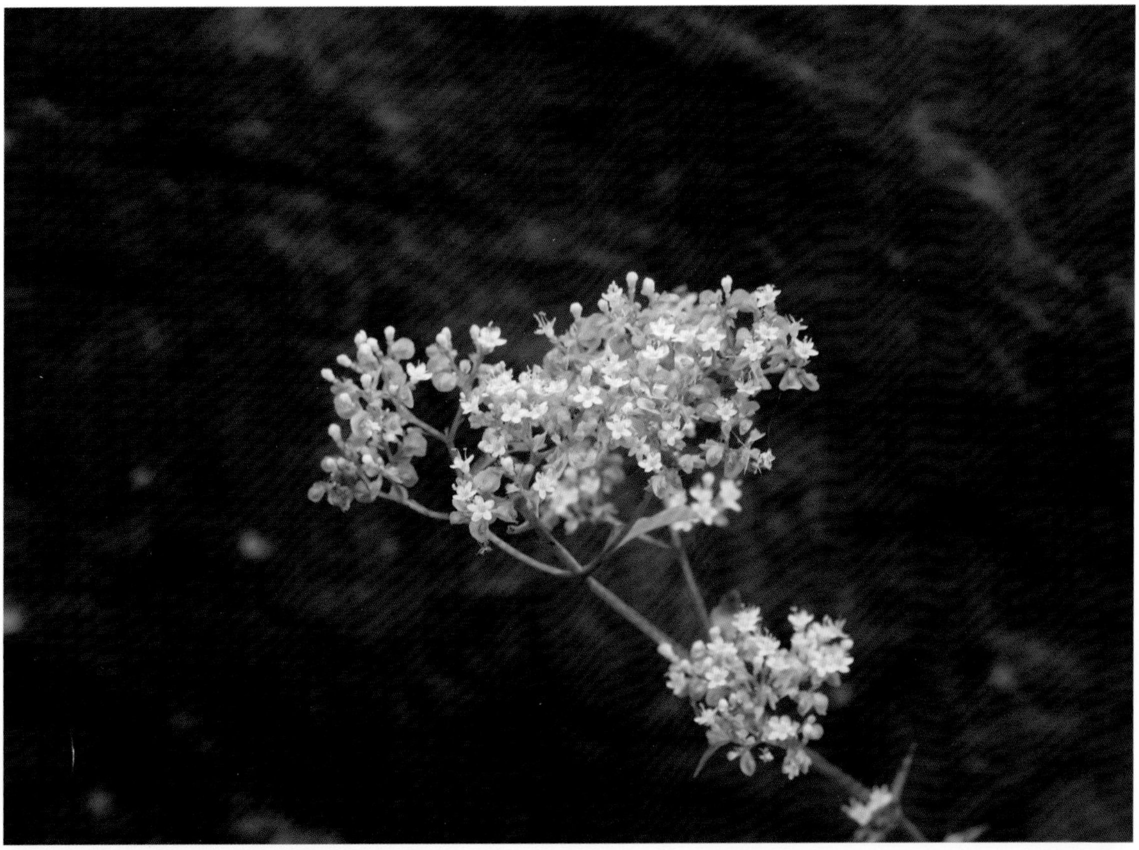

黄花败酱

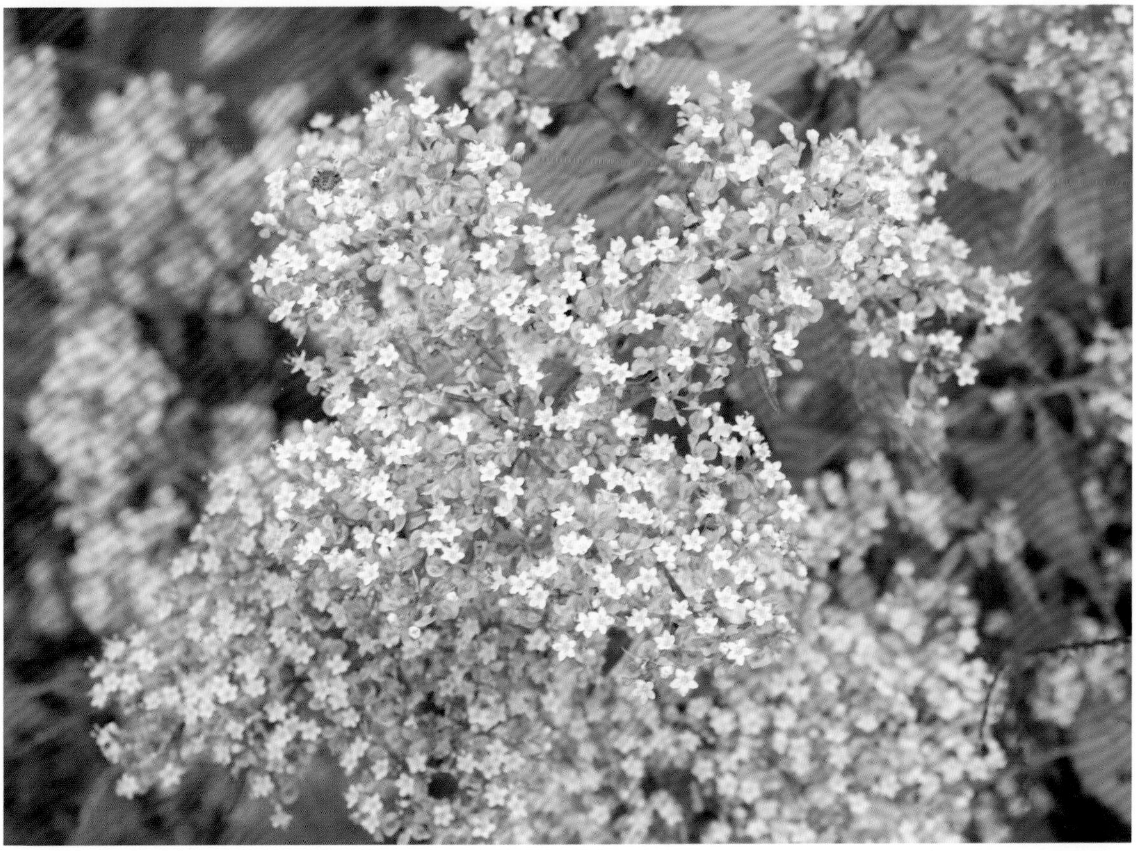

黄花败酱

生境分布

黄花败酱生长于山坡沟谷灌木丛边、林缘草地或半湿草地。分布于东北、华北、华东、华南以及四川、贵州等省区。白花败酱生长于海拔 500 ~ 800 m 的高山草地、林缘灌木丛中。分布于我国西南、东北、华北、华东、华南各地区。

采收加工

野生者夏、秋二季采挖，栽培者可在当年开花前采收，洗净、晒干。

药材鉴别

1. 黄花败酱 根茎圆柱形，弯曲，长 5 ~ 15 cm，直径 2 ~ 5 mm，顶端粗达 9 mm；表面有栓皮，易脱落，紫棕色或暗棕色，节疏密不等，节上有芽痕及根痕；断面纤维性，中央具棕色“木心”。根长圆锥形或长圆柱形，直径 2 ~ 8 mm；表面黄绿色或黄棕色，具纵棱及细纹理，有倒生粗毛。茎圆柱形，具纵棱及节，表面黄绿色至黄棕色，常有倒生粗毛，质脆，断面中部有髓。茎生叶多蜷缩或破碎。两面疏被白毛，完整呈多羽状深裂或全裂，裂片 5 ~ 11，边缘有锯齿；茎上部叶较小，常 3 裂。有的枝端有花序或果序；小花黄色。瘦果长椭圆形，无膜质翅状苞片。气特异，味微苦。

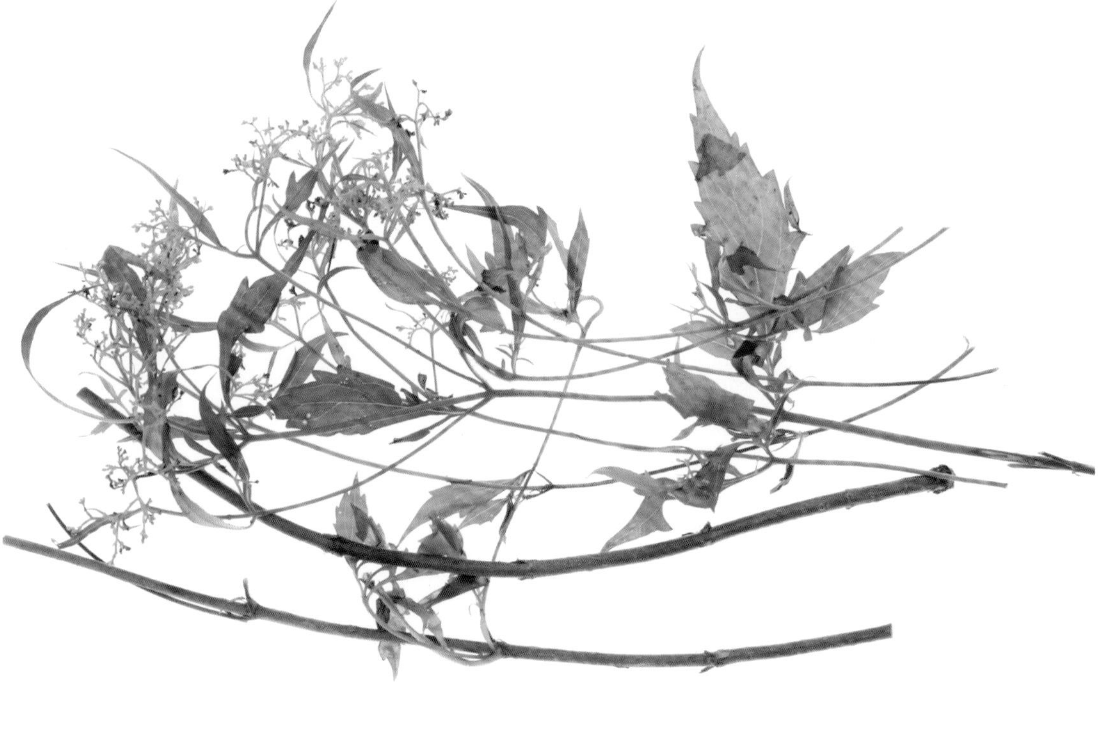

败酱草药材

2．白花败酱　根茎短，长约 10 cm，有的具细长的匍匐茎，断面无棕色“木心”；茎光滑，直径可达 1.1 cm；完整叶卵形或长椭圆形，不裂或基部具 1 对小裂片；花白色，苞片膜质，多具 2 条主脉。

功效主治

清热解毒，活血排脓。主治肠痈，肺痈，痈肿，痢疾，肠炎，肝炎，结膜炎，产后瘀滞腹痛。

用法用量

内服：10 ~ 15 g，煎汤。外用：鲜品适量，捣烂外敷患处。

民族药方

1．风湿关节痛　败酱草、木瓜各 15 g，白胡椒 20 粒。炖肉吃。

2．伤风感冒　败酱草、秤杆升麻各 10 g。水煎服。

3．腹泻　败酱草 10 g，鼠曲草 12 g。水煎服。

4．盆腔炎　败酱草、菝葜各 15 g，乳香、没药各 5 g。水煎服。

5．扁桃体炎　败酱草、大青叶各 30 g。均用鲜品，绞汁加水煎，分 2 次服。

6．流行性腮腺炎　鲜败酱草 30 g，生石膏 15 g。共捣如泥，加鸡蛋清调和外敷。

7．毒蛇咬伤　败酱草 250 g。煎汤顿服。另以鲜草适量捣烂外敷。

8．胃及食管反流病　败酱草 30 ~ 50 g。水煎服，每日 2 次。

9．鼻窦炎　败酱草 60 ~ 90 g，炒苍耳 30 g。水煎服，每日 3 次。

10．口腔溃疡　败酱草鲜品 150 ~ 200 g。煎水 5 分钟，捞出调菜，每日 2 次，连汤服用。

11．妇女外阴炎、宫颈炎、阴道炎、盆腔炎　败酱草 60 ~ 100 g。水煎服，每日 3 次。

12．扁平疣　败酱草鲜品适量。榨汁外涂。或加木贼 50 g，香附 15 g。煎水外洗。

13．疮痈肿痛　败酱草鲜品适量。捣烂外敷。或败酱草鲜品 60 g（干品 30 g）。水煎服，每日 2 ~ 3 次。

14．前列腺炎　败酱草 30 ~ 60 g。水煎服。

使用注意

孕妇和哺乳期妇女禁用。

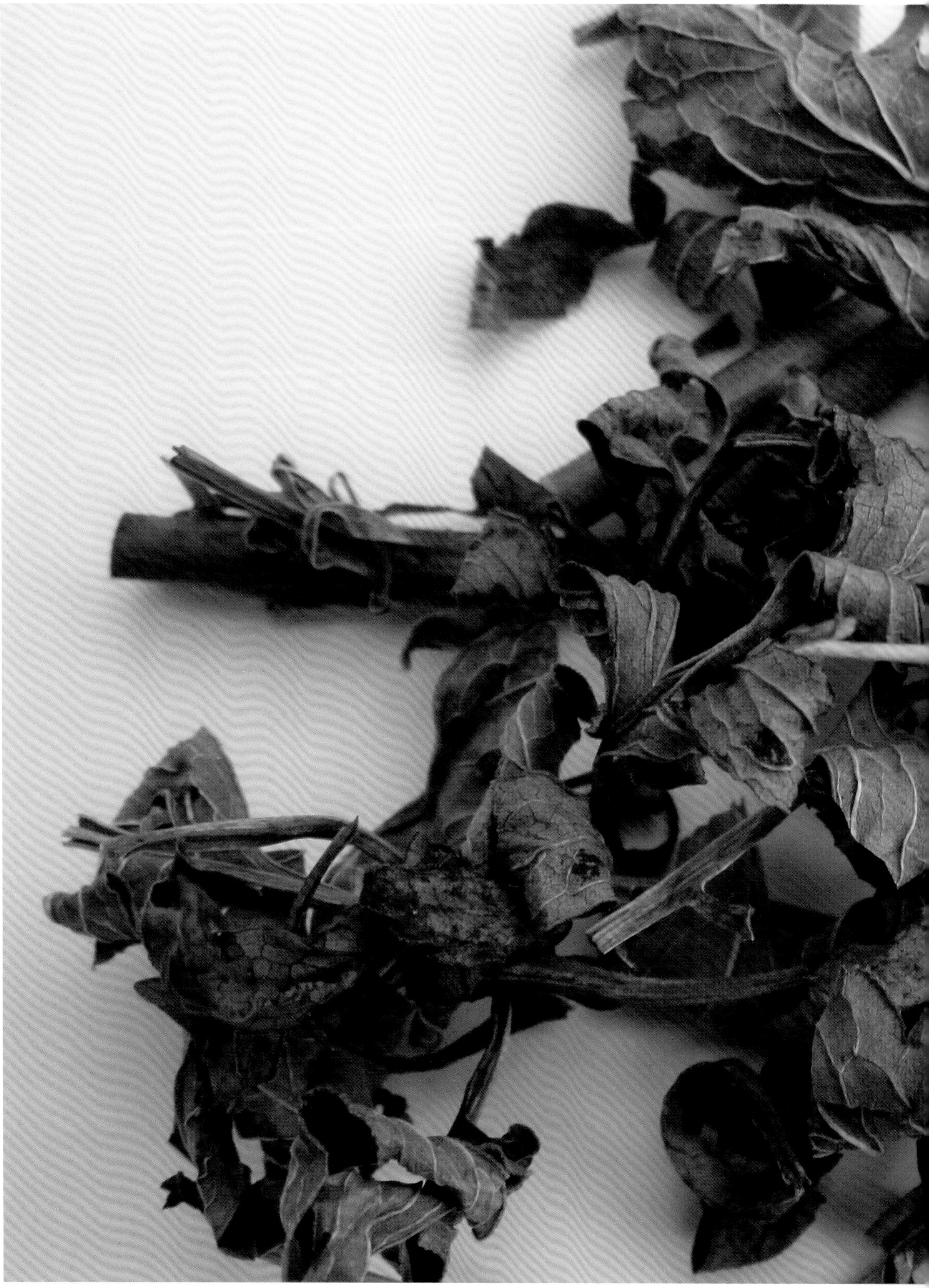

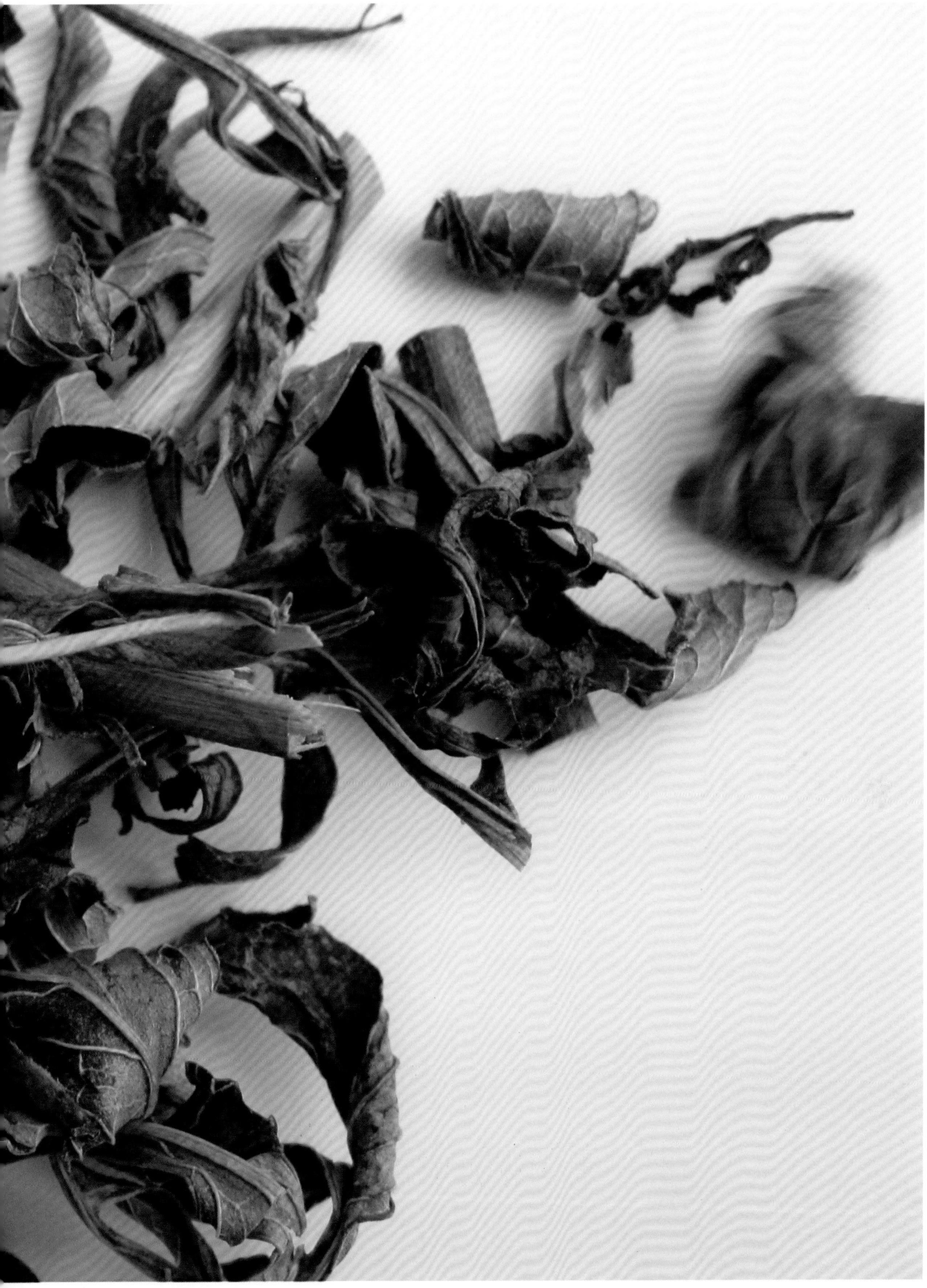

败酱饮片

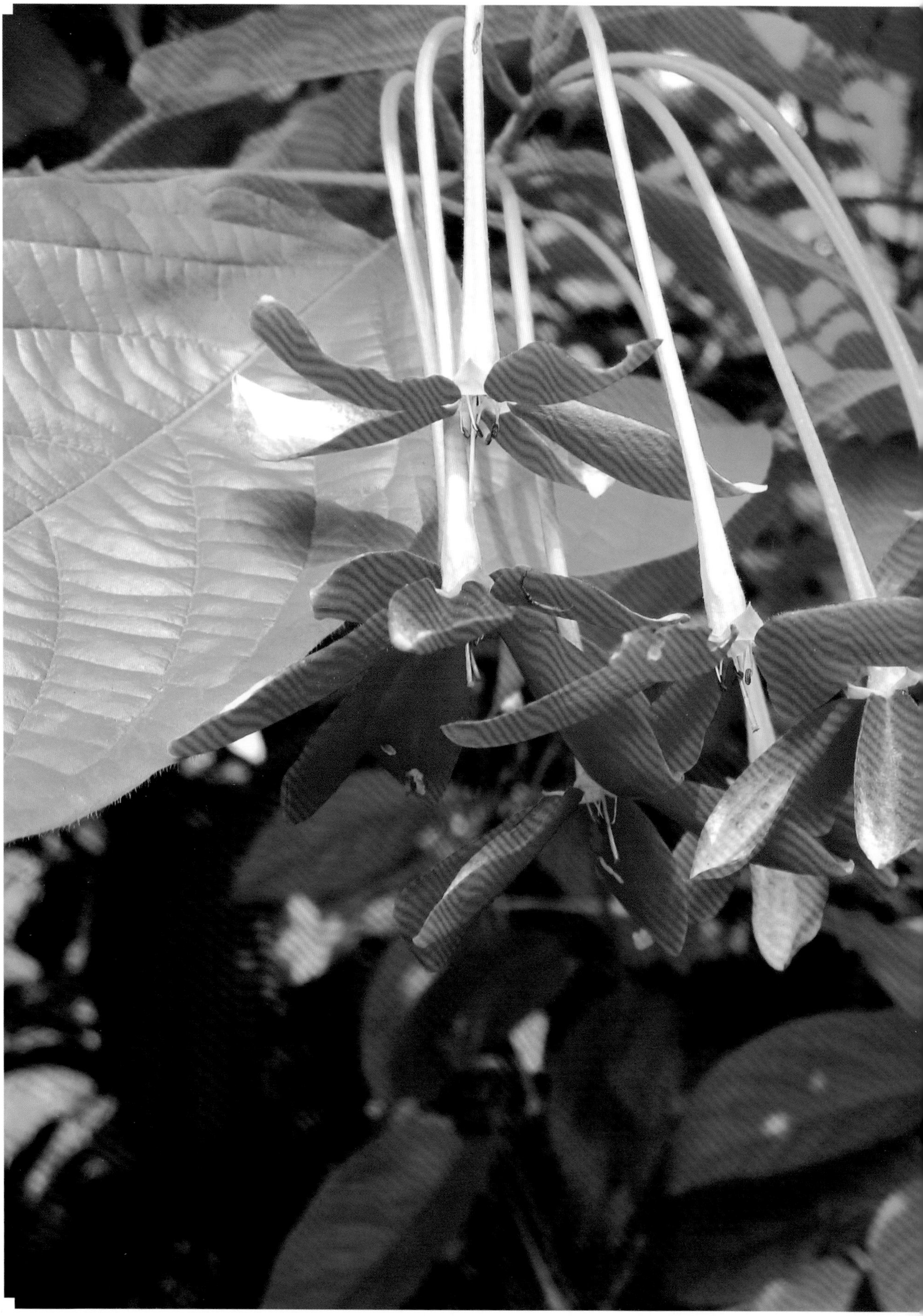

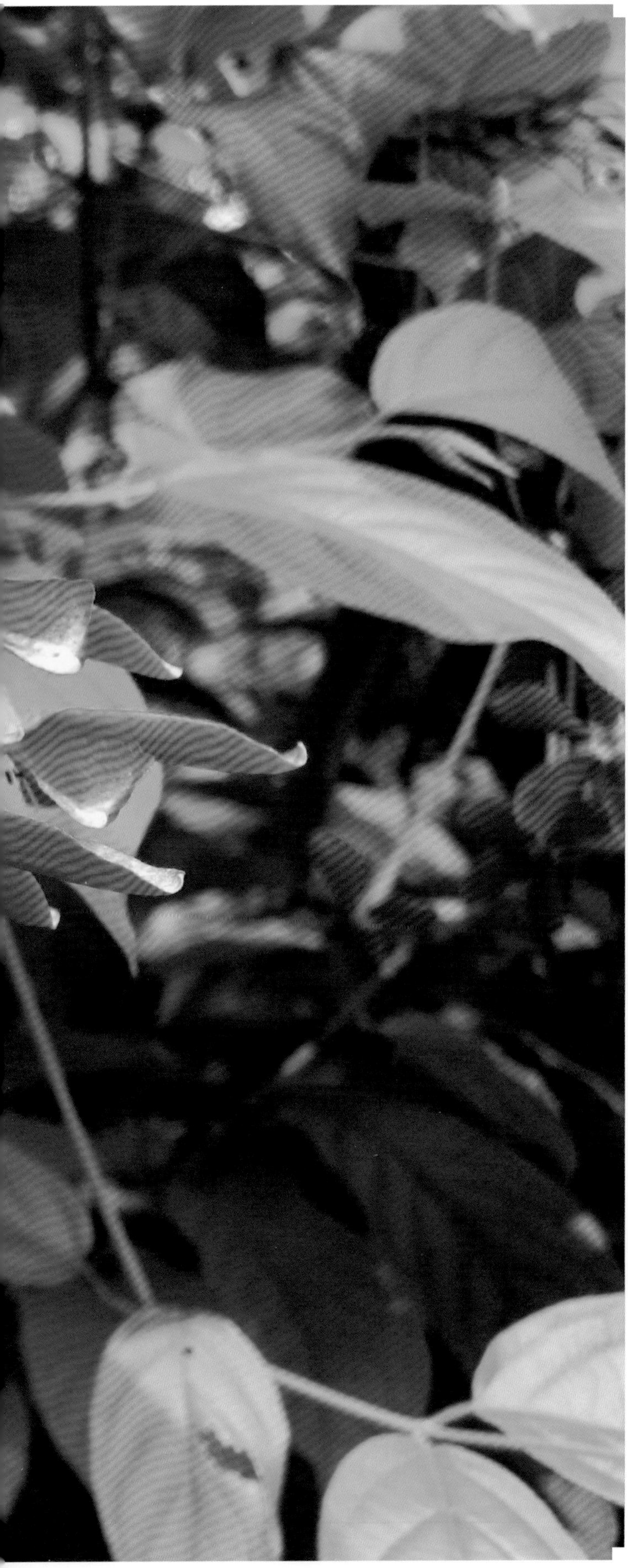

使君子

【壮药名】食具从勒。

【别　名】留求子、史君子、五棱子、冬均子、病柑子、君子仁、冬君子。

【来　源】本品为使君子科植物使君子 *Quisqualis indica* L. 的干燥成熟果实。

【性味归经】味涩，气清香，性温。归脾、胃经。

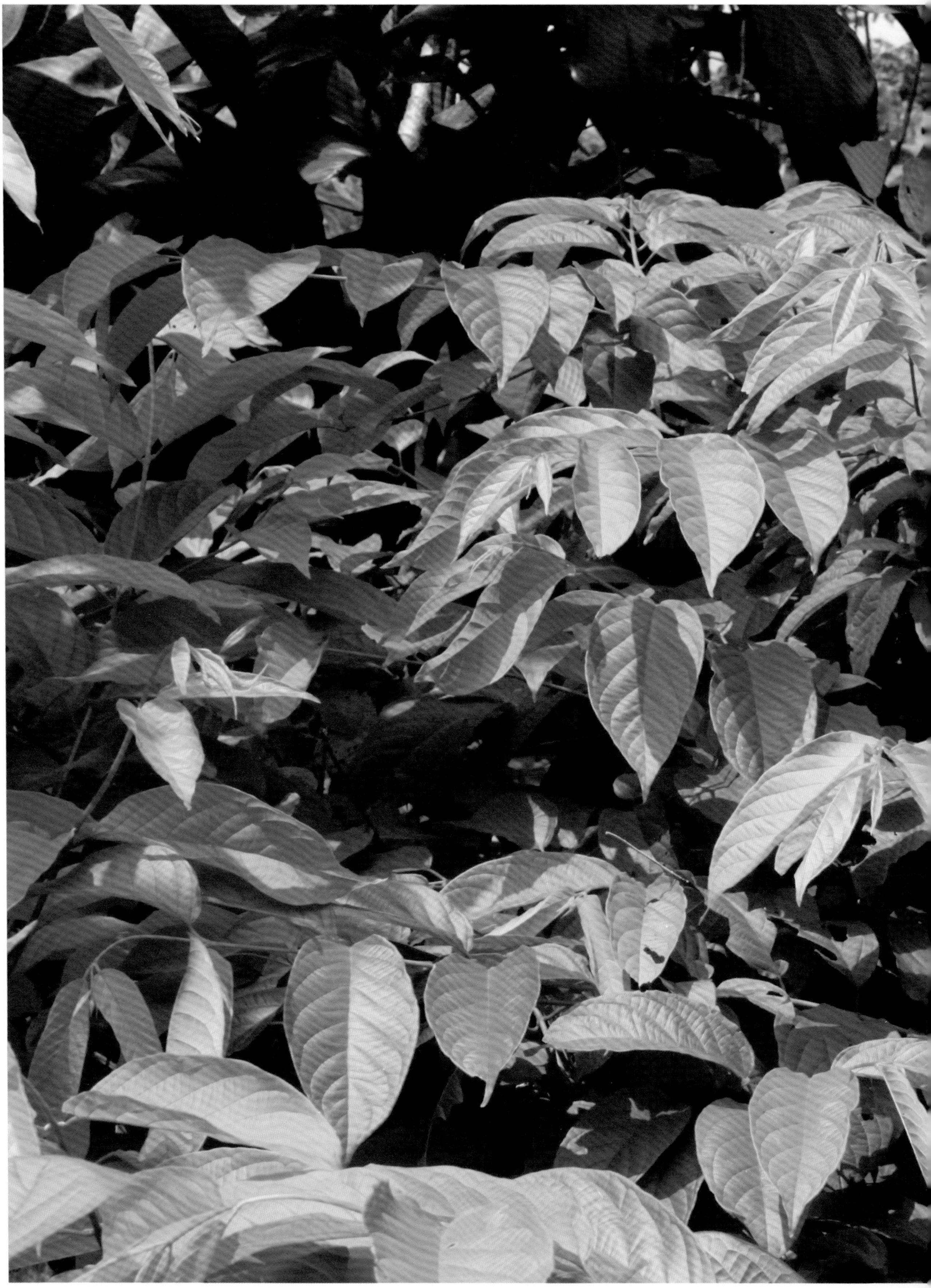

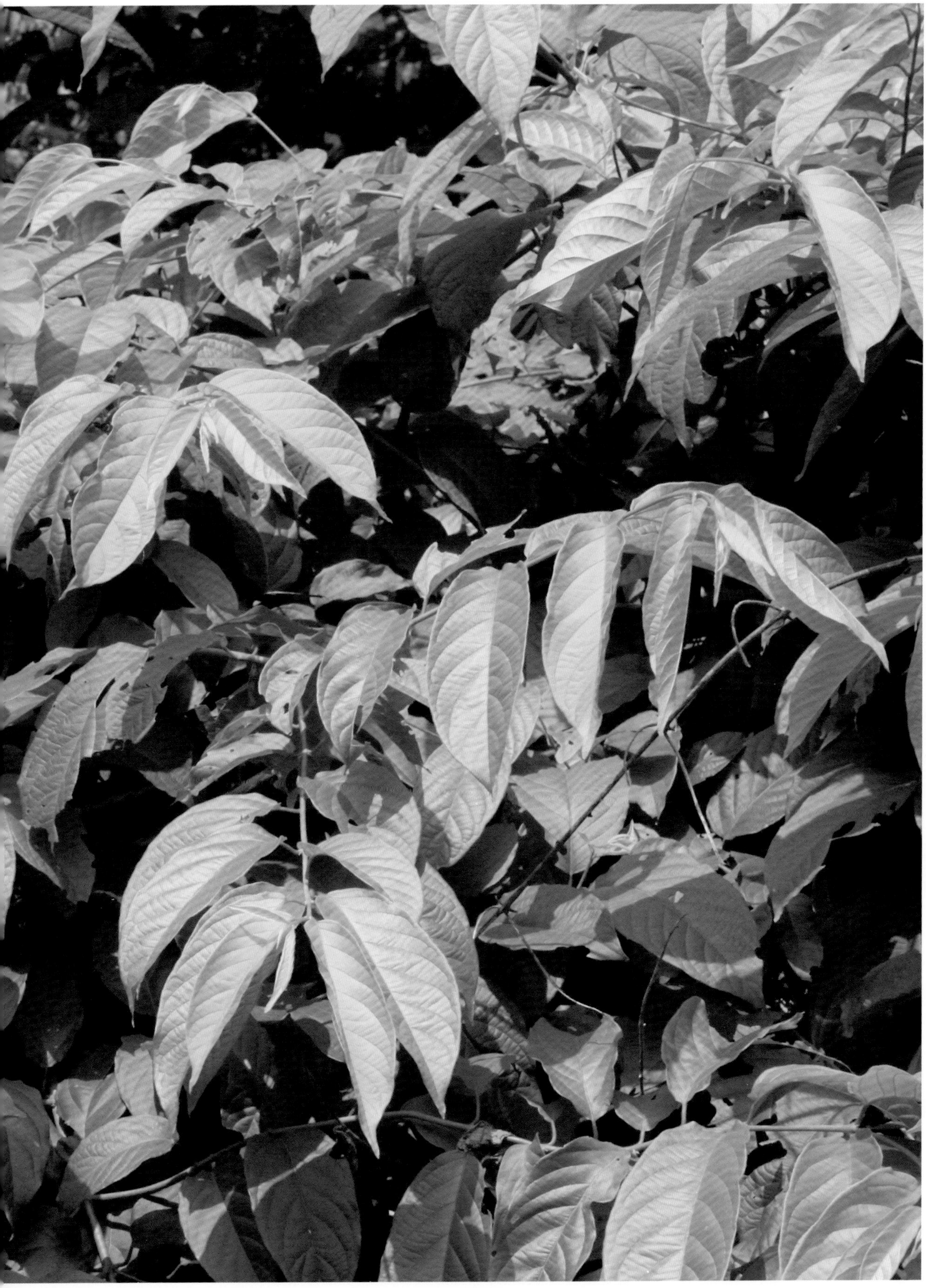

使君子

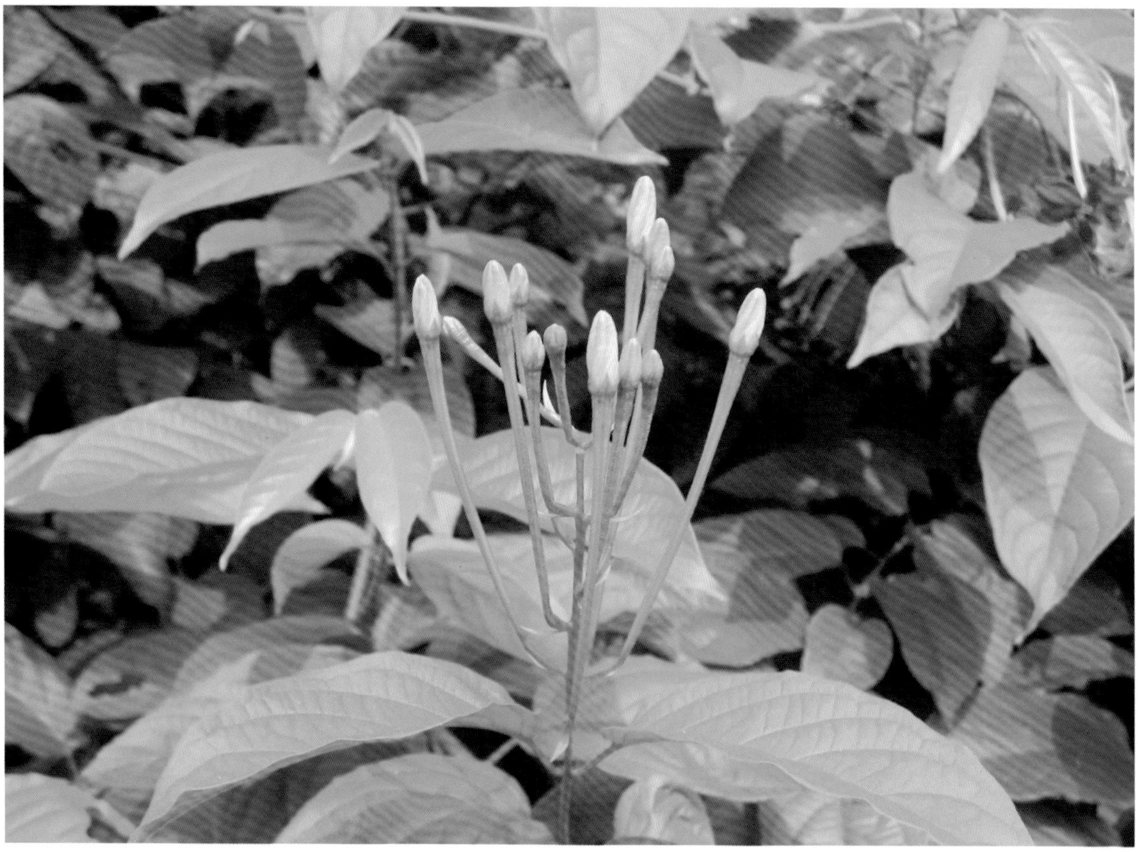

使君子

识别特征

藤状灌木，嫩枝幼叶具黄色柔毛。叶对生，长圆形或长圆状披针形，长 4.5 ~ 15 cm，宽 2 ~ 6 cm，先端渐尖，基部圆形或略呈心脏形，全缘，老叶下面，尤以叶脉及边缘处存留柔毛；叶柄长 5 ~ 15 mm，下部有关节，叶落后关节以下部分成为棘状物。穗状花序生长于枝条的顶端，下垂，略有芳香；每花下具有苞片 1 枚，披针形或线形；萼筒细管状，伸出于子房上，长约 6 cm，先端 5 裂齿，短三角形，有柔毛及腺毛；花瓣 5，长圆形或倒卵形，长 1 ~ 2 cm，先端圆，基部宽楔形，与萼齿互生，花蕾呈紫红色，而被覆盖的 1/2 部分呈白色，开放后渐转紫红色；雄蕊 10，排成上下两轮，花丝着于萼筒，上轮 5 枚外露；雌蕊 1，子房下位，圆柱状纺锤形，有 5 纵棱，具柔毛及腺毛，花柱细长，外露，下部与萼筒合生，柱头短。果实橄榄状，长 2.5 ~ 4 cm，黑褐色或棕色，有 5 棱。花期 5—9 月，果期 6—10 月。

生境分布

生长于平原灌木丛或路旁。分布于福建、台湾、广西、江西、湖南、四川、贵州、云南、广东、海南等省区。

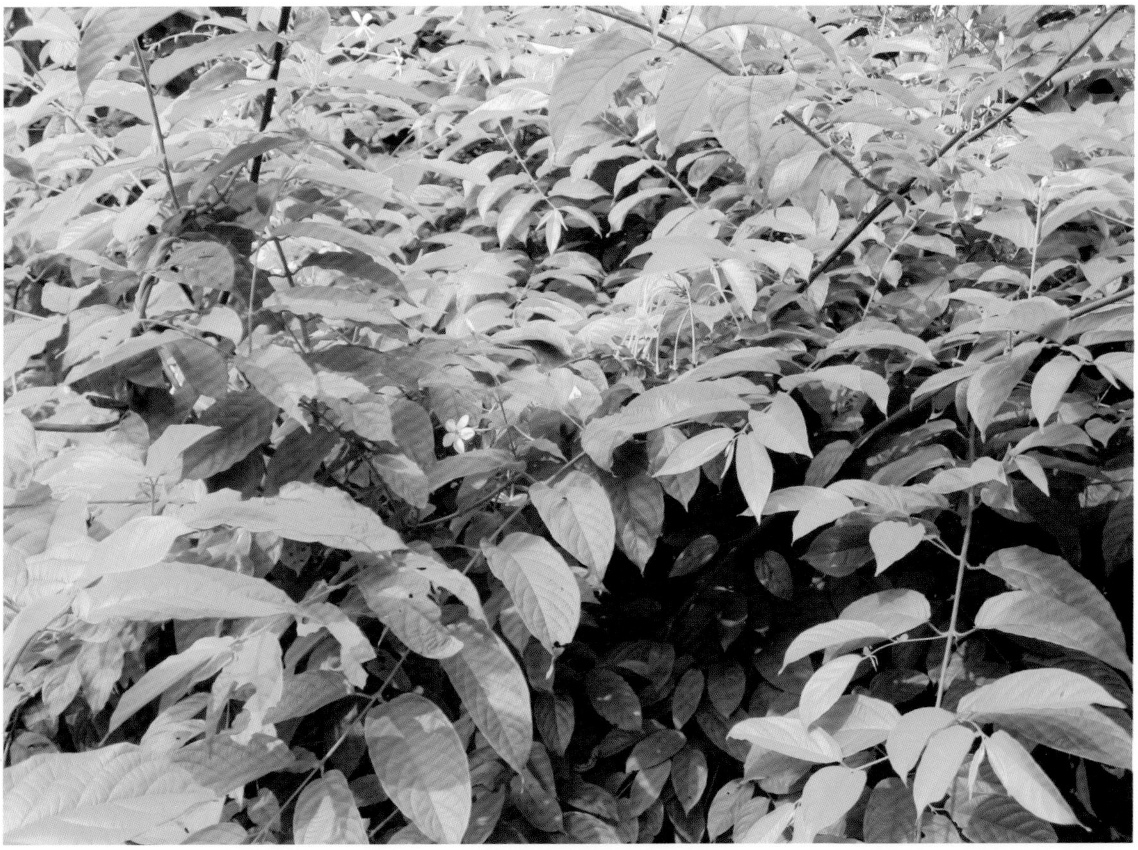

使君子

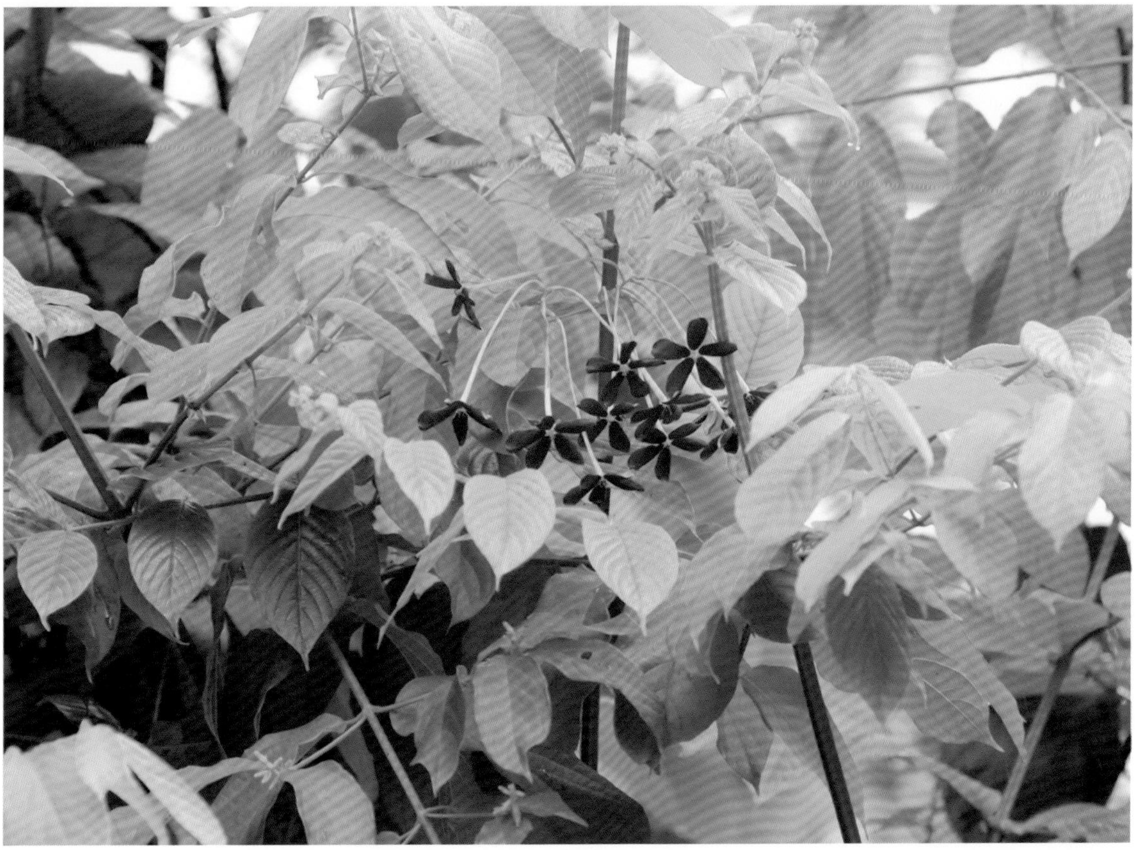

使君子

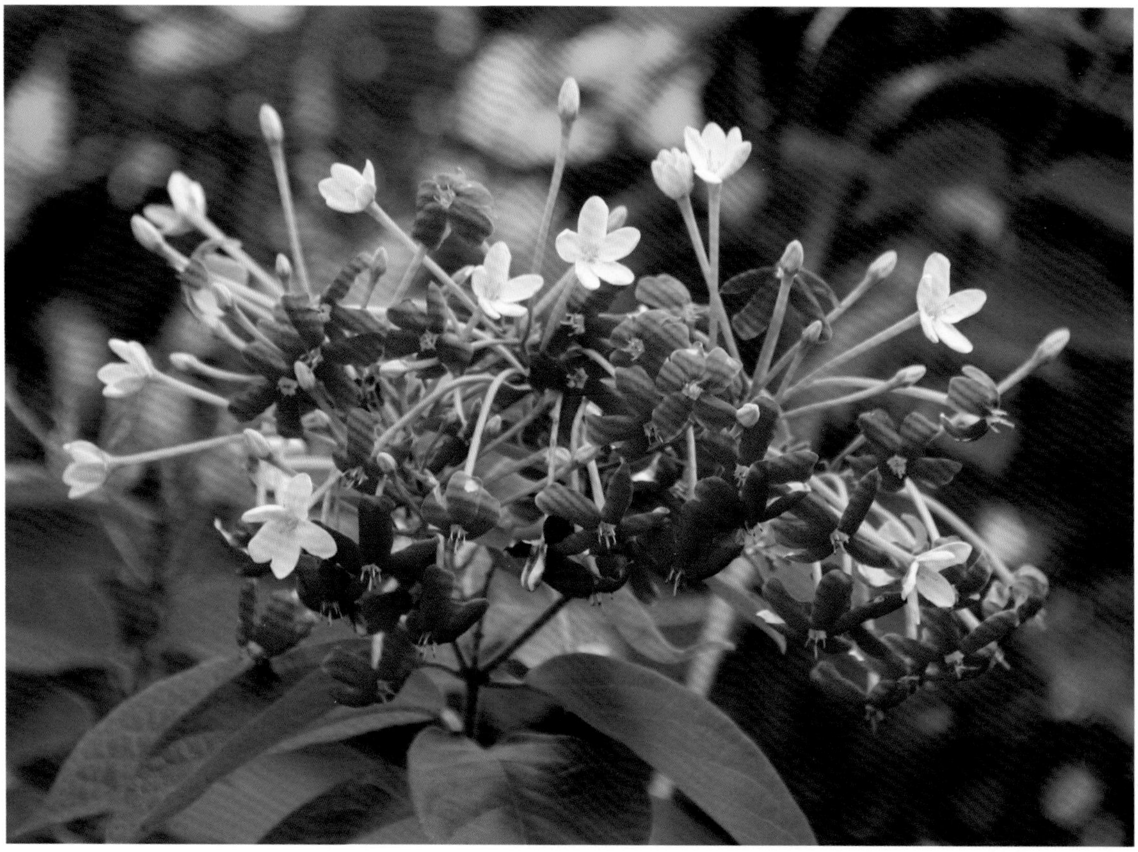

使君子

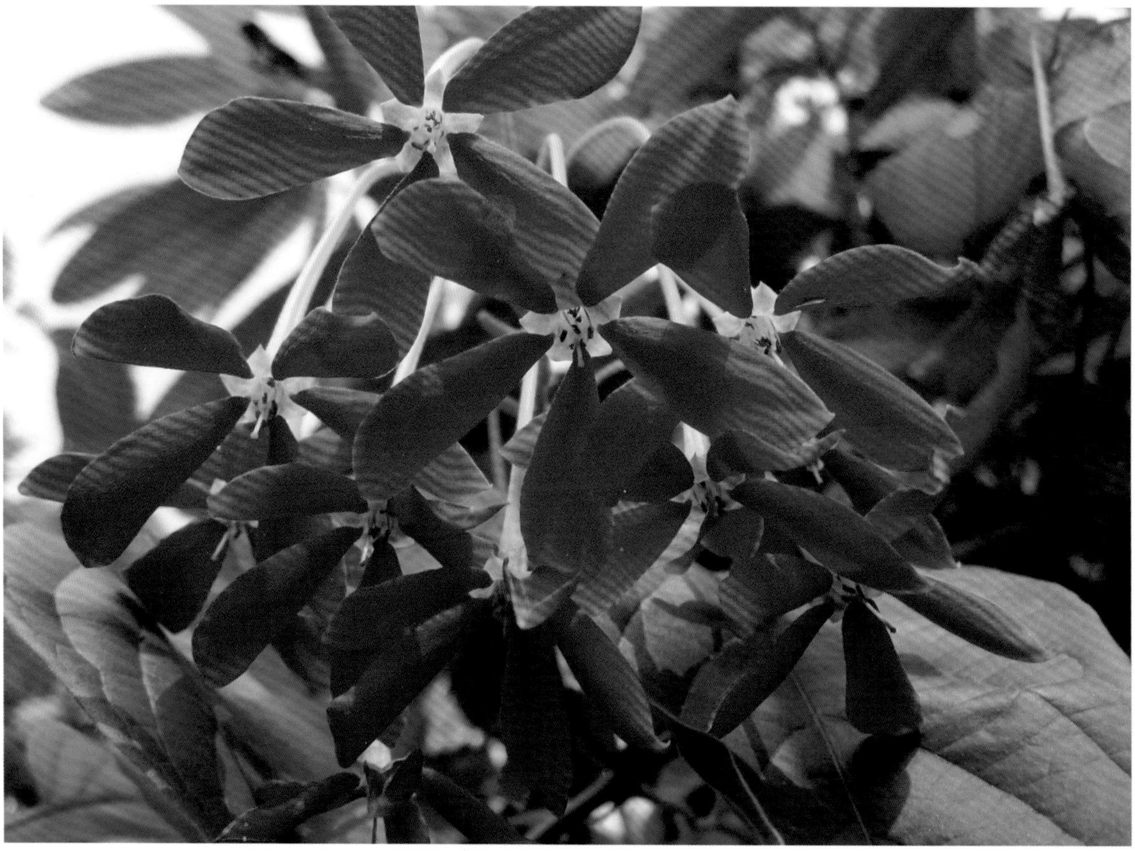

使君子

采收加工

9—10 月间种子成熟，果皮变黑色时采摘，晒干或用微火烘干，即为使君子，又称壳君子。置通风干燥处，防蛀。

药材鉴别

果实椭圆形或卵圆形，具 5 条纵棱，偶有 4 ~ 9 棱，长 2.5 ~ 4 cm，直径约 2 cm，表面黑褐色至紫褐色，平滑，微具光泽，先端狭尖，基部钝圆，有明显圆形的果梗痕；质坚硬，横切面多呈五角星形，棱角外壳较厚，中间呈类圆形空腔。种子呈椭圆形或纺锤形，长约 2 cm，直径约 1 cm，表面棕褐色或黑褐色，有多数纵皱纹；种皮薄，易剥离；子叶 2，黄白色，有油性，断面有裂纹。气微香，味微甜。以个大、颗粒饱满、种仁色黄、味香甜而带油性者为佳。

功效主治

清火解毒，凉血止血，涩肠止泻，补土健胃，驱虫。主治尿血，产后体弱多病，腹痛腹泻，赤白下痢，肠道寄生虫。

用法用量

内服：9 ~ 12 g，煎汤；或炒黄去壳嚼服。

民族药方

1．尿血　使君子 30 g。水煎服。

2．产后体弱多病　使君子 30 g，竹叶兰 10 g，人字树 50 g。水煎服。

3．腹痛腹泻，赤白下痢　使君子 30 g，红蓖麻根 15 g，青葙子 20 g。水煎服。

4．肠道寄生虫　使君子 10 枚。炒黄去壳取仁嚼服。

使用注意

服药时忌饮热茶。大量服用可引起呃逆、眩晕、呕吐等反应。

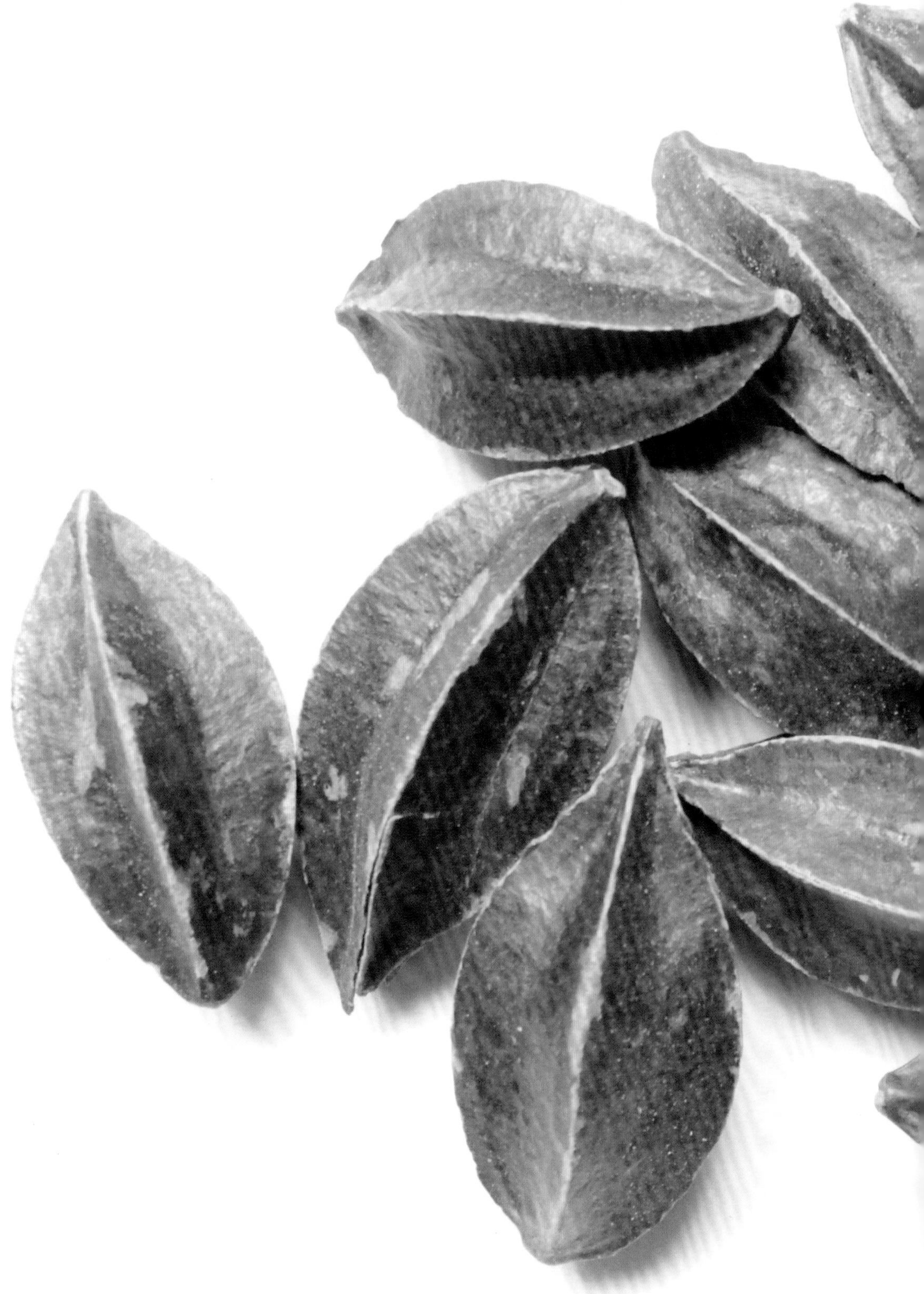

使君子

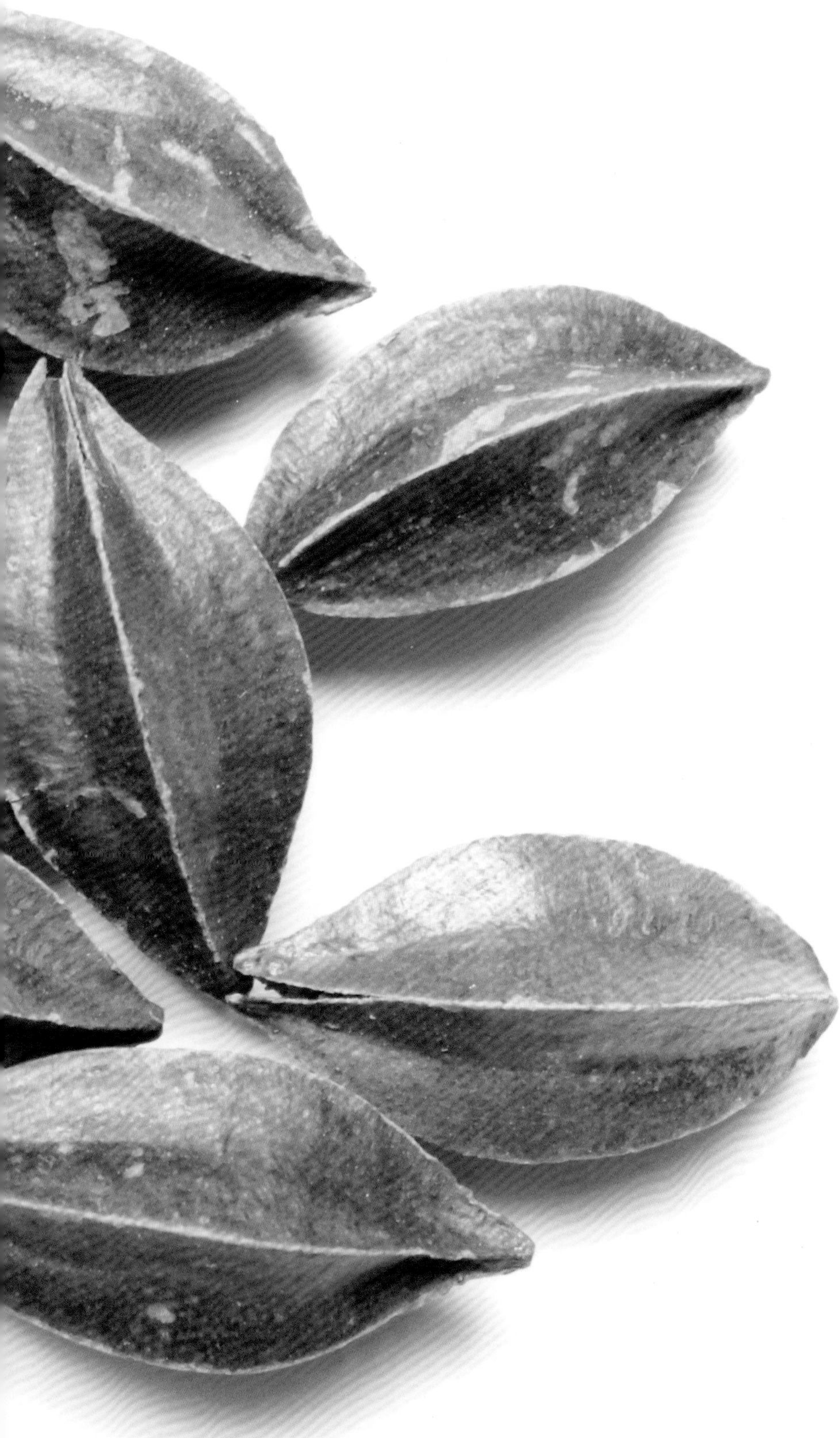

使君子饮片

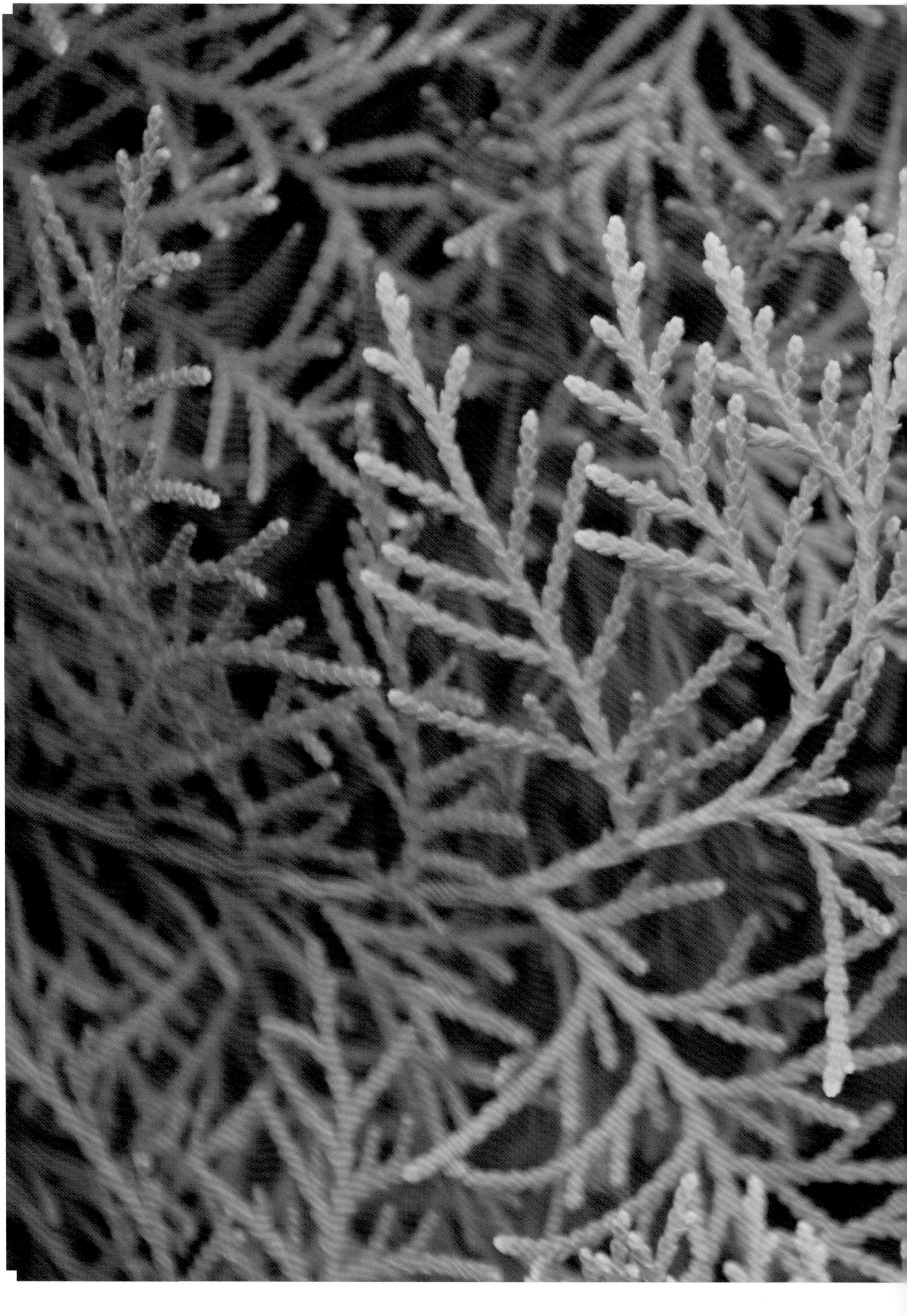

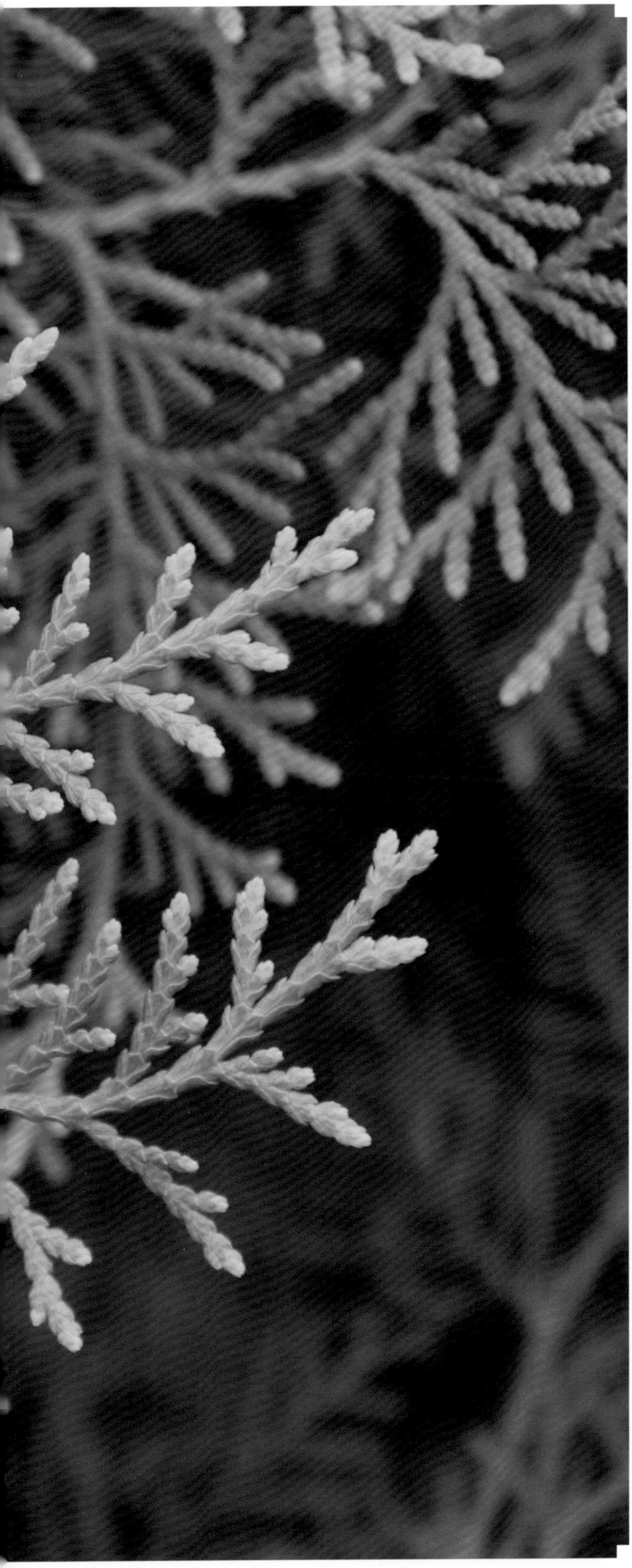

侧柏叶

【壮 药 名】柏变。

【别　 名】扁柏、柏叶、柏树叶、丛柏叶。

【来　 源】本品为柏科植物侧柏 *Platycladus orientalis*（L.）Franch. 的干燥枝梢或叶。

【性味归经】味苦、涩，性寒。归肺、肝、脾经。

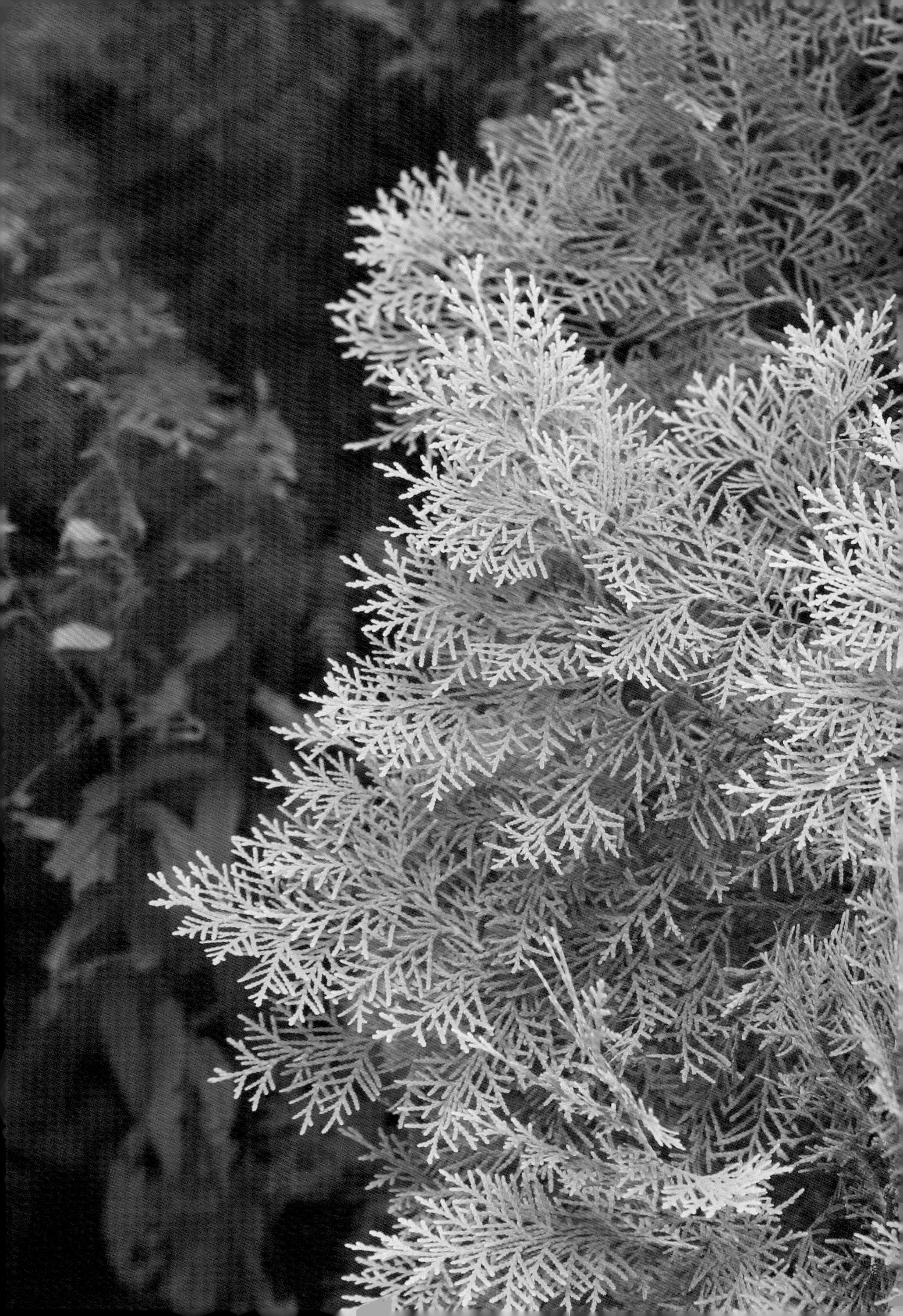

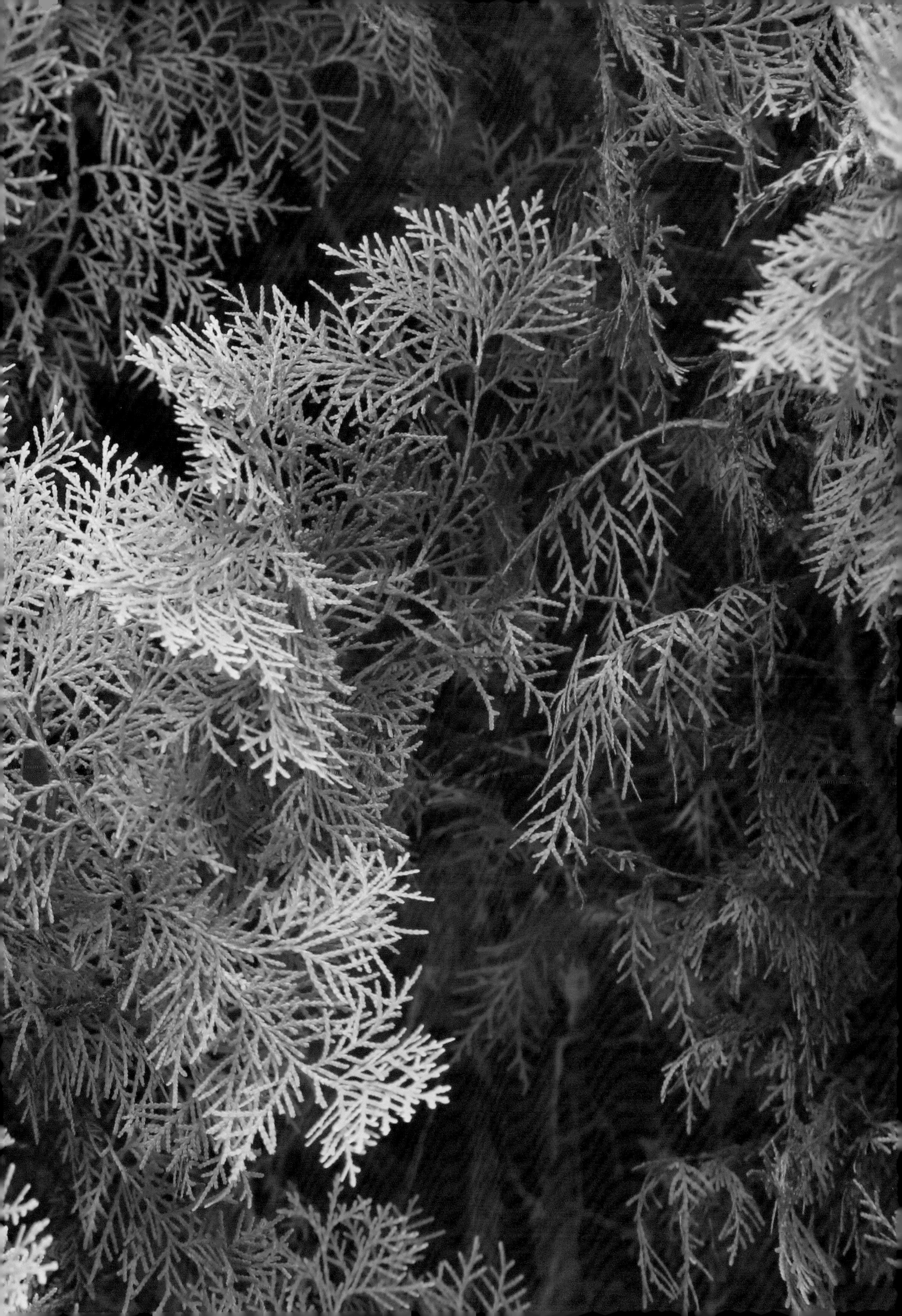

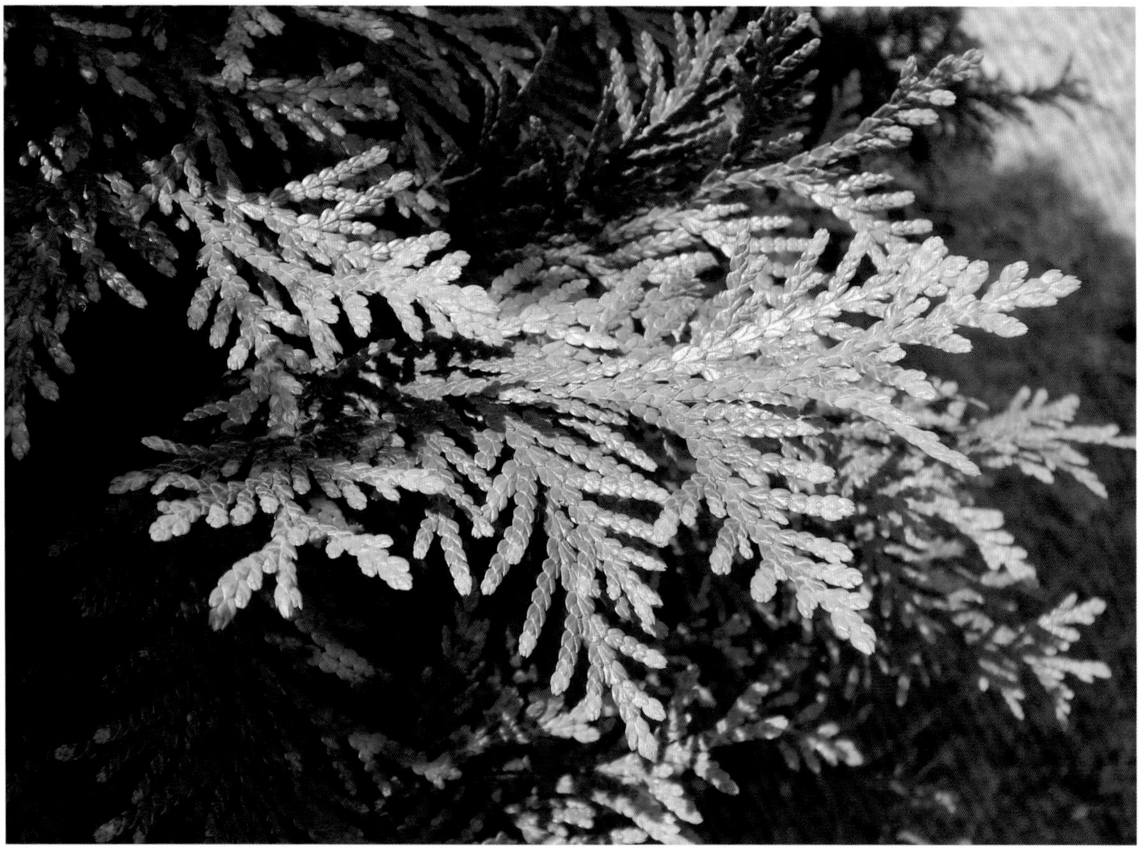

侧柏

识别特征

常绿乔木，高达 20 m，直径可达 1 m，树冠圆锥形，分枝多，树皮红褐色，呈鳞片状剥落。小枝扁平，呈羽状排列。叶十字对生，细小鳞片状，紧贴于小枝上，亮绿色，端尖，背有凹陷的腺体 1 个。雌雄同株，雄球花多生在下部的小枝上，呈卵圆形，长 2 ~ 3 mm，具短柄，有 5 ~ 10 对雄蕊；雌球花生于上部的小枝上，球形，无柄，直径 3 ~ 4 mm，鳞片 3 对，有时 4 对，下面 2 对下半部肉质突起，基部各生有 2 个直立胚珠，球果卵圆形，长 1.2 ~ 2.5 cm，肉质，浅蓝色，后变为木质，深褐色而硬，裂开，果鳞的顶端有一钩状刺，向外方卷曲。种子椭圆形，无刺，淡黄色，质柔软，长 0.5 cm，径 0.3 cm。花期 4 月，果期 9—10 月。

生境分布

生长于湿润肥沃的平原、山坡、路旁。全国大部分地区均有分布。

采收加工

夏、秋二季采收，剪取小枝，晾干。

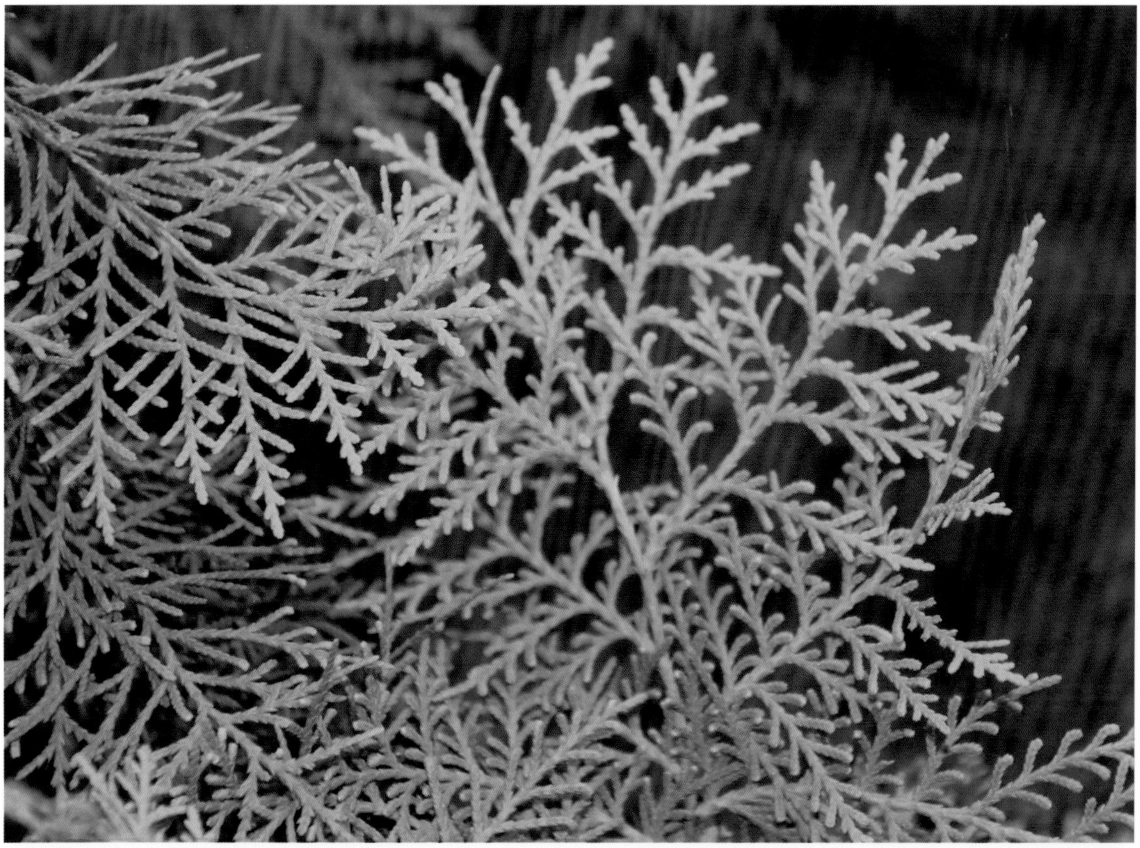

侧柏

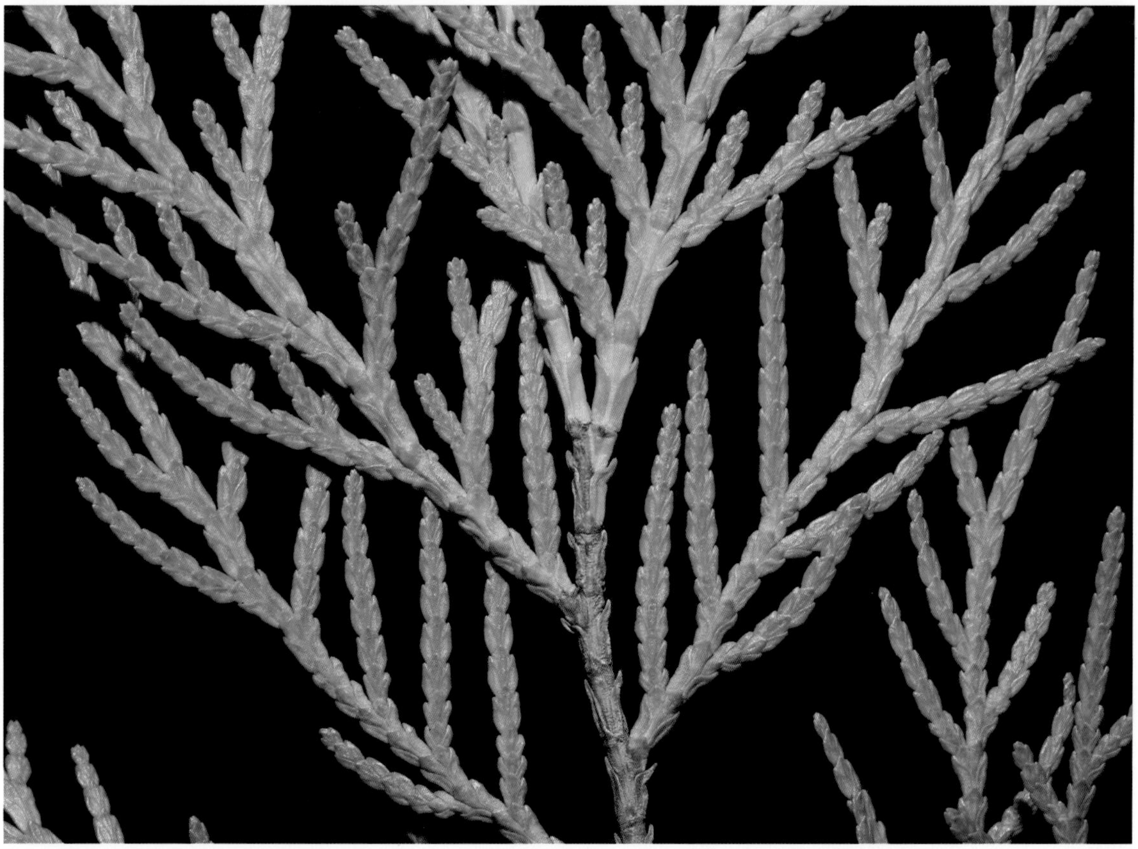

侧柏

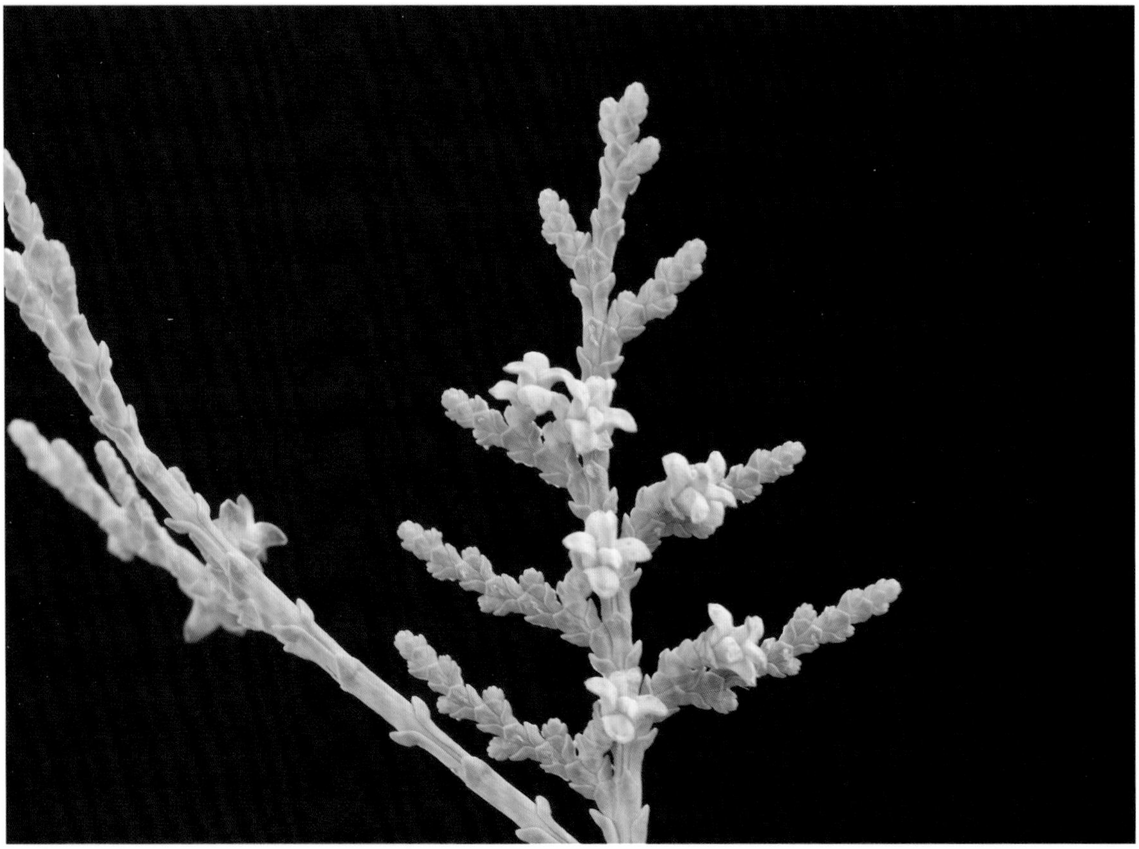

侧柏

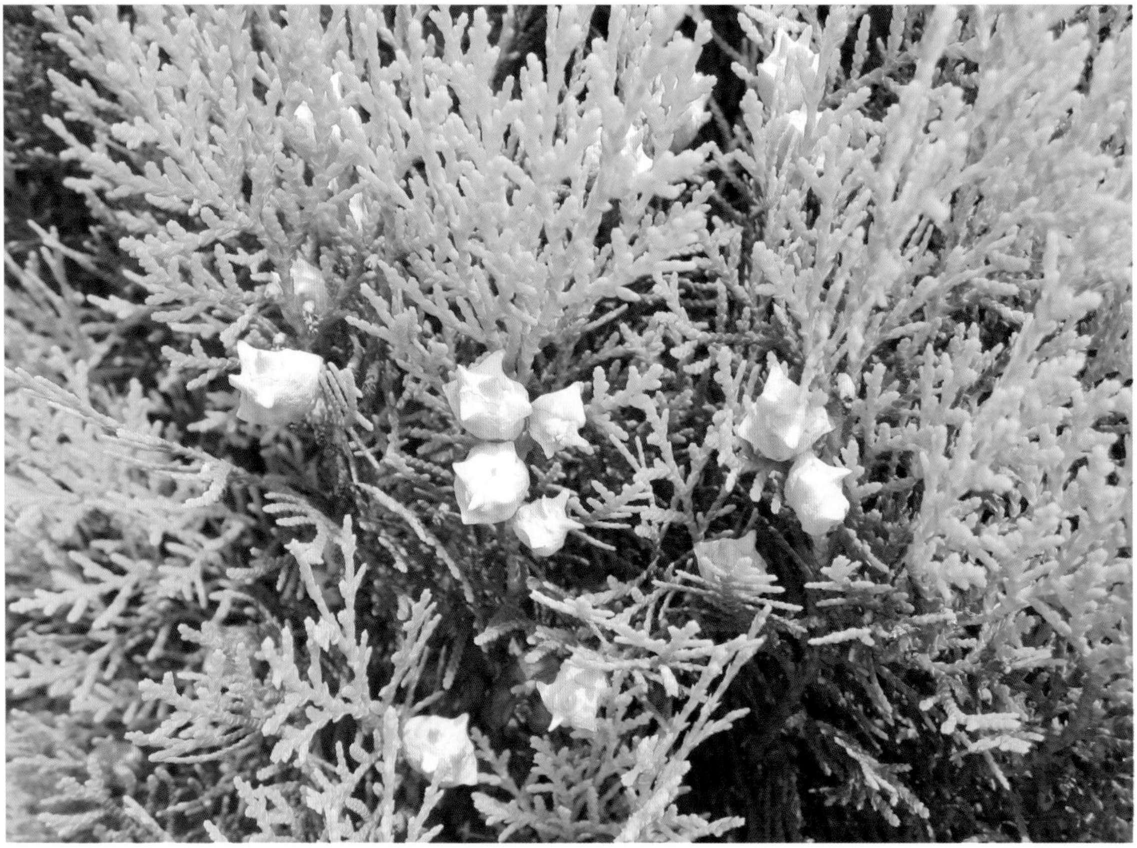

侧柏

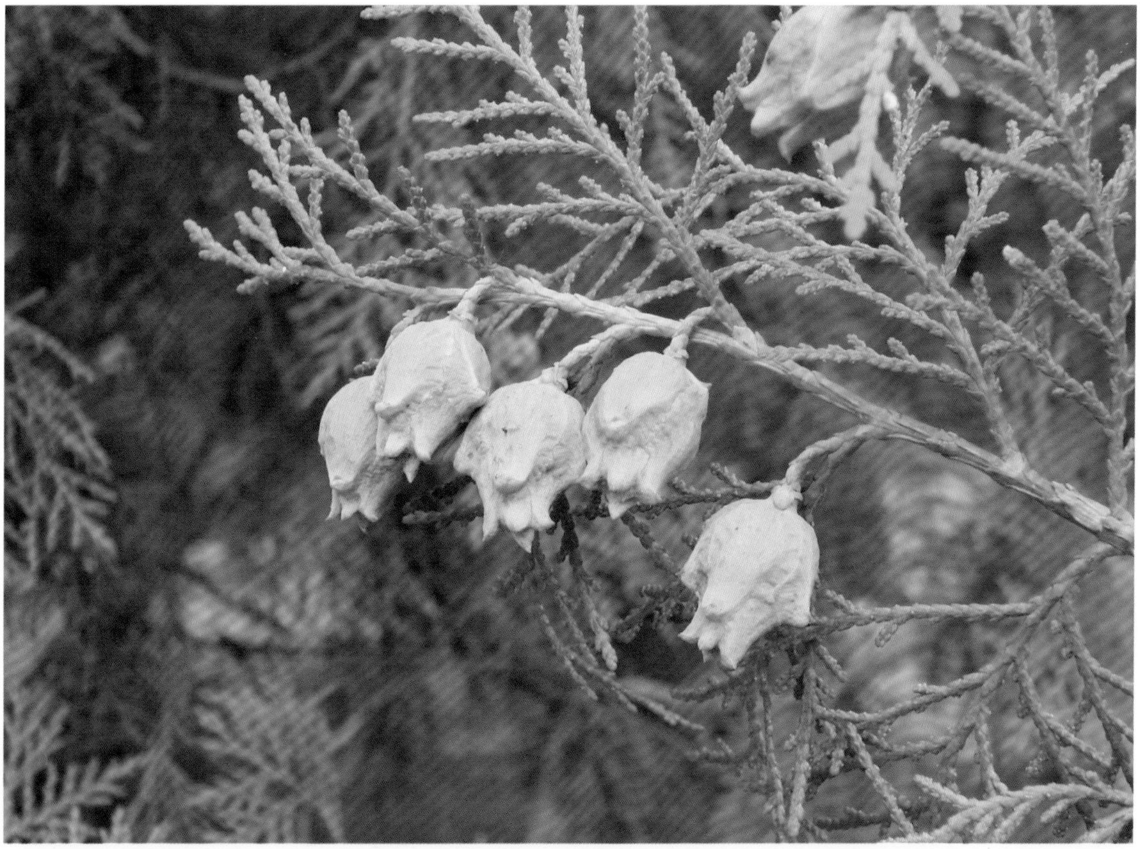

侧柏

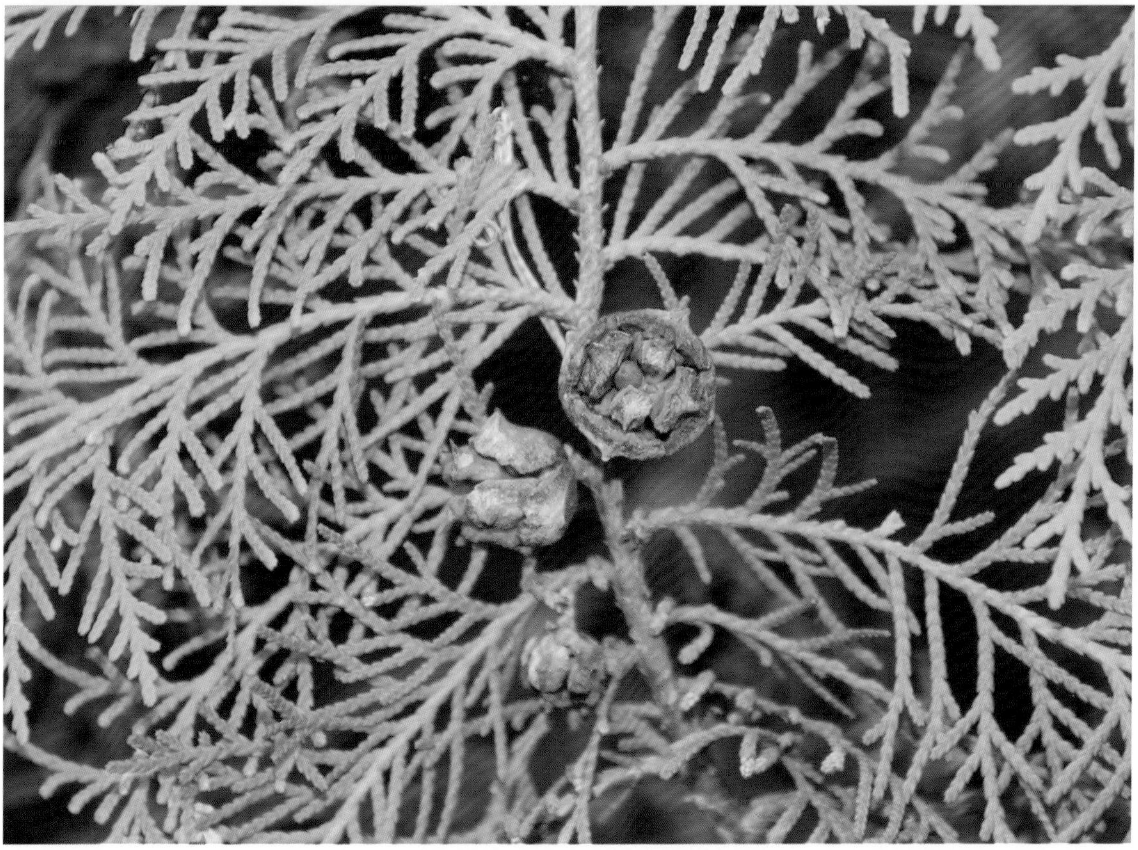

侧柏

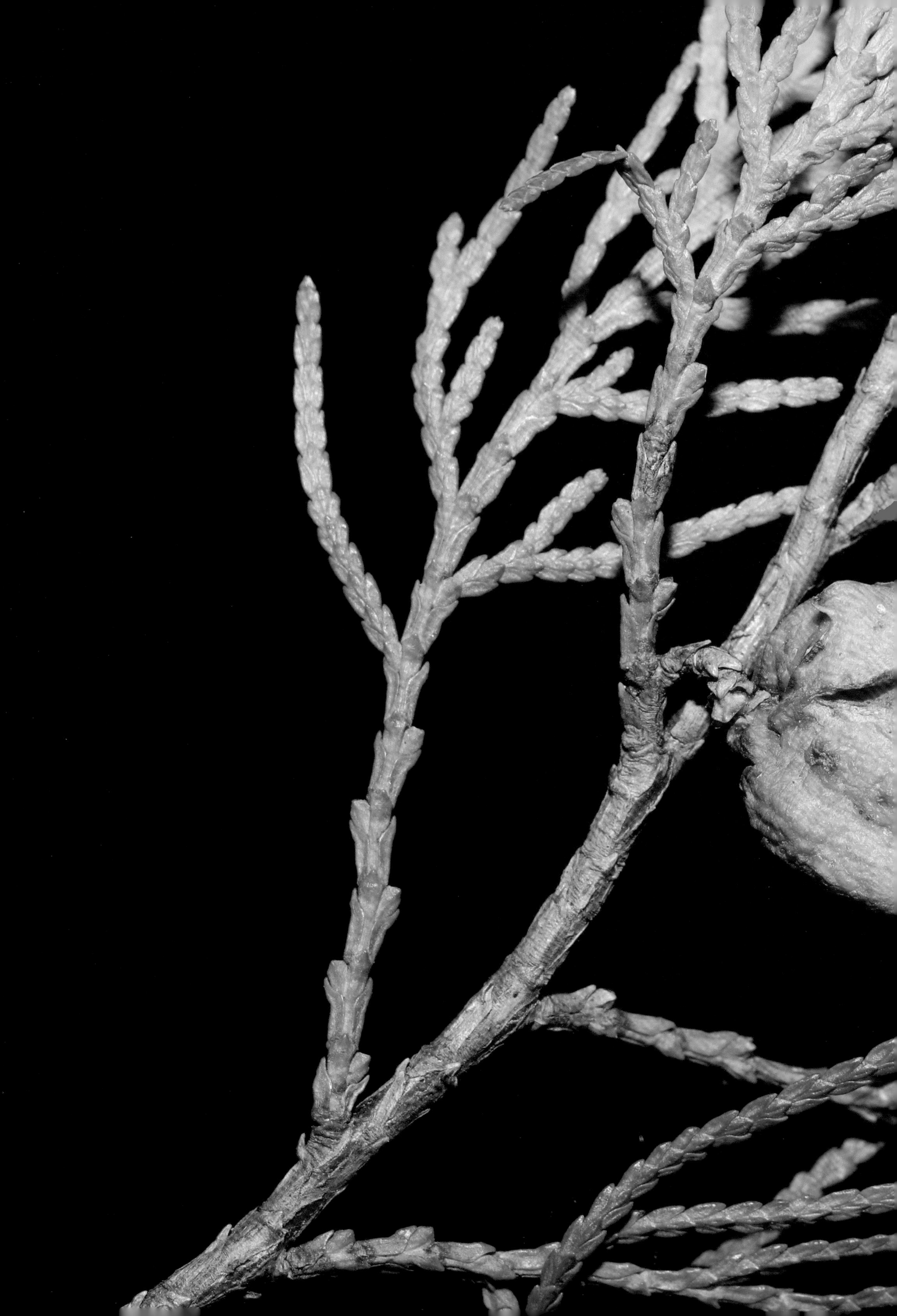

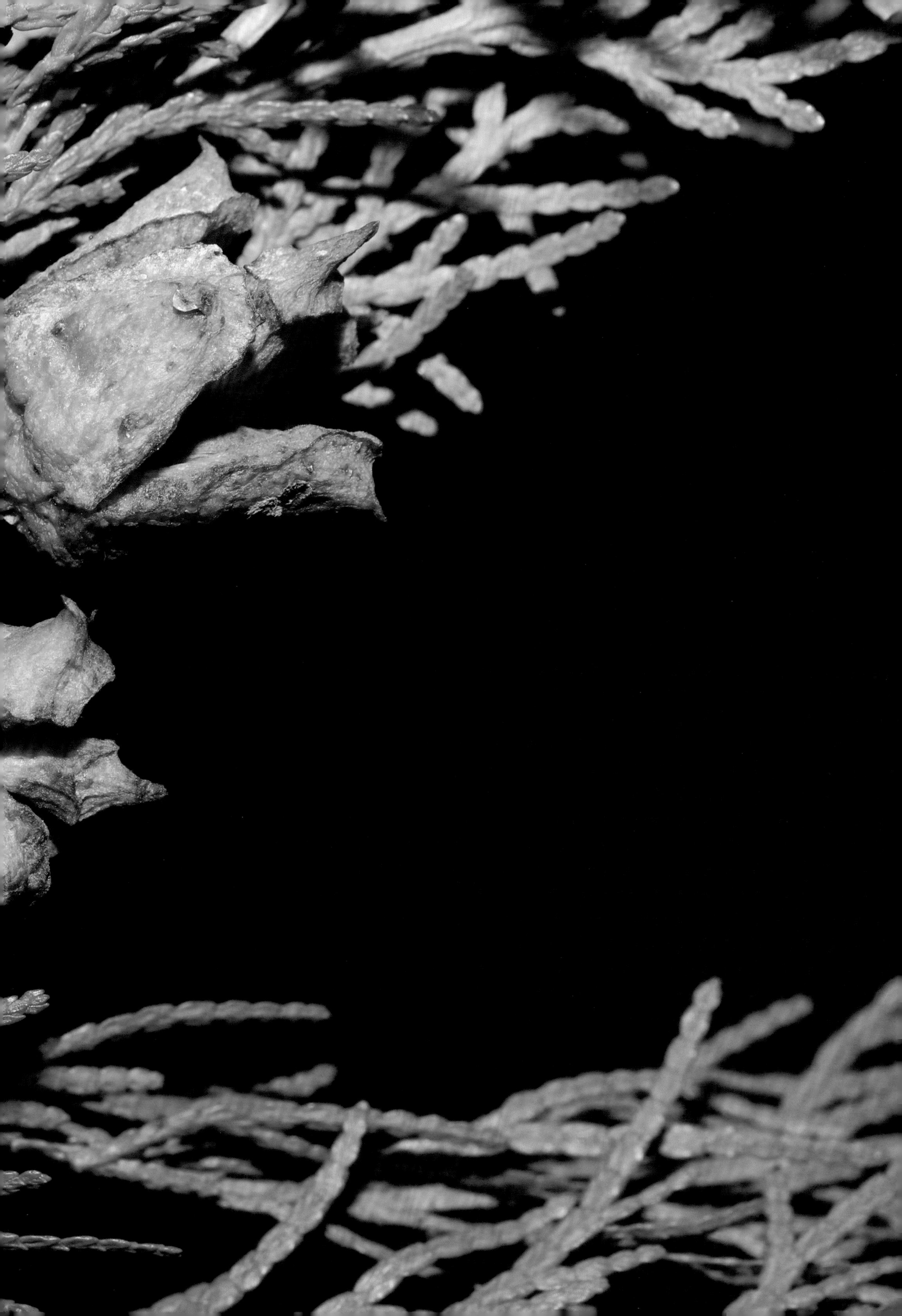

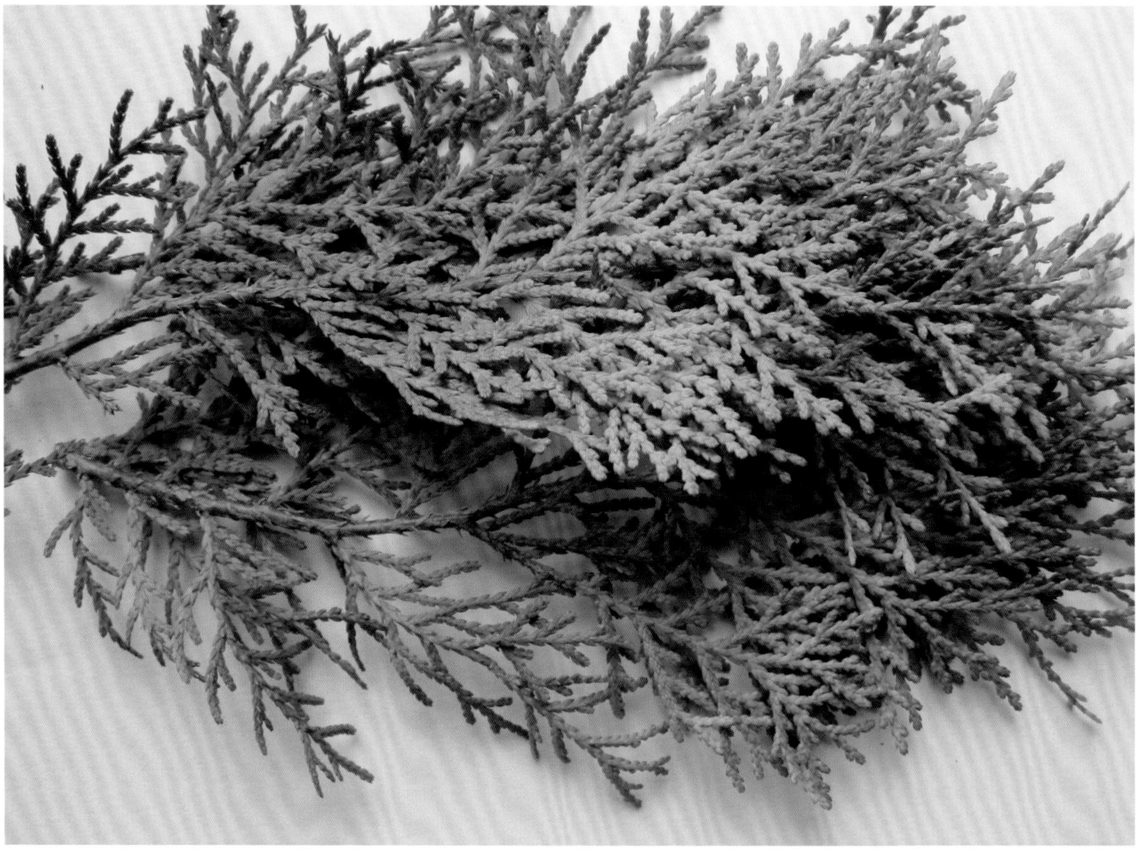

侧柏叶药材

药材鉴别

枝长短不一，多分枝，小枝扁平。叶细小鳞片状，交互对生，贴伏于枝上，深绿色或黄绿色。质脆，易折断。气清香，味苦、涩、微辛。以叶嫩、青绿色、无碎末者为佳。

功效主治

凉血止血，止咳祛痰，祛风湿，散肿毒。主治咯血，吐血，衄血，尿血，肠风下血，崩漏不止，咳嗽痰多，风湿痹痛，丹毒，痄腮，烫伤。

用法用量

内服：6 ~ 12 g，煎汤；或入丸、散服。外用：煎水洗，捣敷或研末调敷。

民族药方

1．久咳不止 侧柏叶 100 g。水煎服。

2．流鼻血，吐血，下血 侧柏叶、棕树心各 10 g，乌梅 5 g。煨水服。

3．止血 侧柏叶 15 g。水煎服。或侧柏叶粉适量。每次服 3 g，每日 3 次。

4．慢性气管炎 侧柏叶 30 g。煎水成 150 ml，加蜂蜜 30 ml，1 岁以内每次服

10 ~ 15 ml，4 岁以上 30 ~ 50 ml，每日 3 次。

5．脂溢性脱发 侧柏叶 250 ~ 300 g。用 75% 乙醇溶液 1000 ml 浸渍 7 日后过滤，每次取适量涂患处，每日 1 ~ 5 次。

6．吐血 鲜侧柏叶 25 g，鲜墨旱莲 15 g。两味药洗净，共绞汁服。

7．咯血，吐血 侧柏叶、墨旱莲各 15 g，蒲黄 12 g。水煎服。

8．出鼻血，头昏 侧柏叶、栀子各 12 g，白茅根 35 g。水煎服。

9．妇女月经过多 侧柏叶、生地黄各 15 g，墨旱莲、茜草炭、炙女贞子各 12 g。水煎服。

10．妇女子宫出血 侧柏叶、蒲黄炭、艾叶炭各 12 g。水煎服。

11．百日咳 鲜侧柏叶 18 g，大枣 5 枚。水煎服。

12．高血压 侧柏叶、当归各 12 g，夏枯草 18 g。水煎服，早、晚各 1 次。或侧柏叶 15 g。切碎，煎水代茶饮，至血压正常为止。

13．秃发，脂溢性皮炎 鲜侧柏叶 40 g，60%乙醇溶液 100 ml。将鲜药加乙醇溶液浸泡 7 日后，取药液涂擦患处，每日 4 ~ 5 次。

14．流行性腮腺炎 扁柏叶适量。洗净捣烂，加鸡蛋白调成泥状外敷，每日换药 2 次。

15．鹅掌风 鲜侧柏叶适量。放锅内水煮 2 ~ 3 沸，先熏后洗，每日 2 ~ 3 次。

使用注意

不可久服、多服，易致胃脘不适及食欲减退。

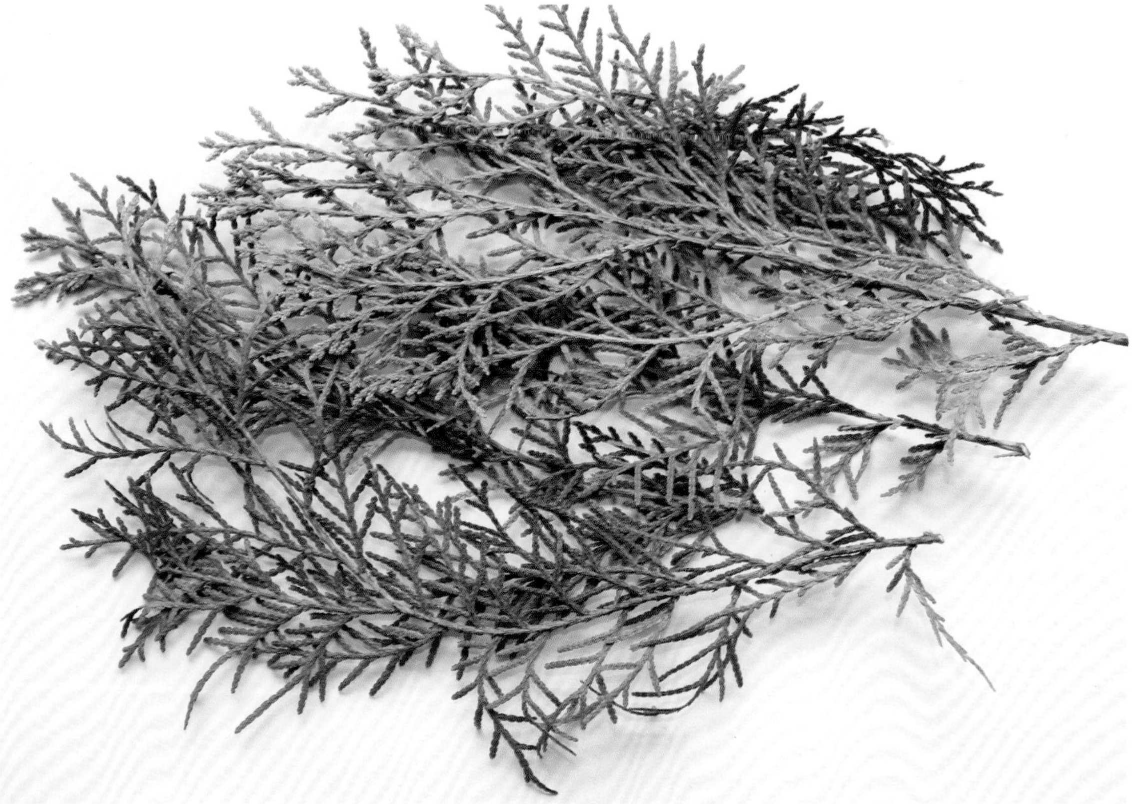

侧柏叶药材

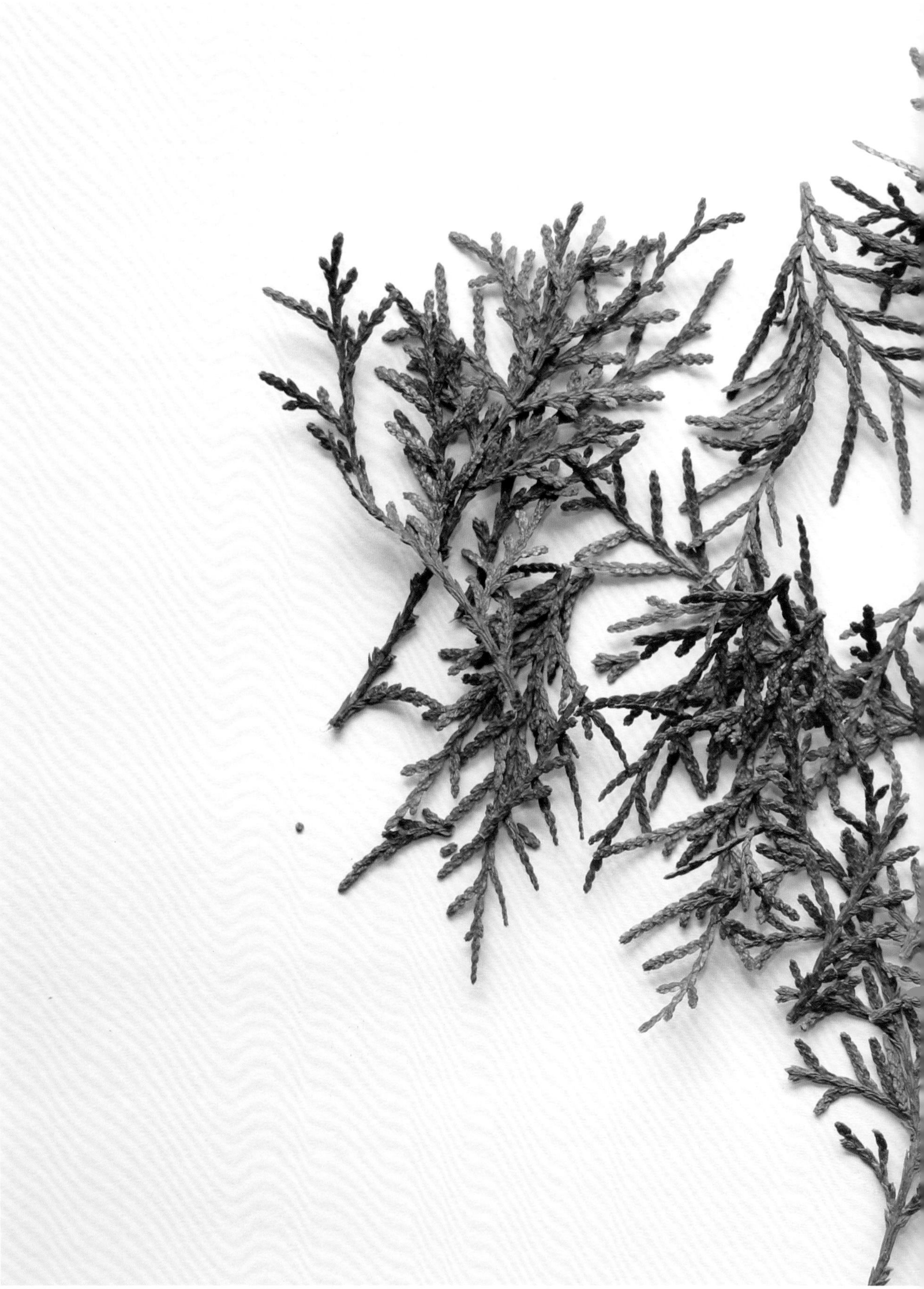

侧柏叶

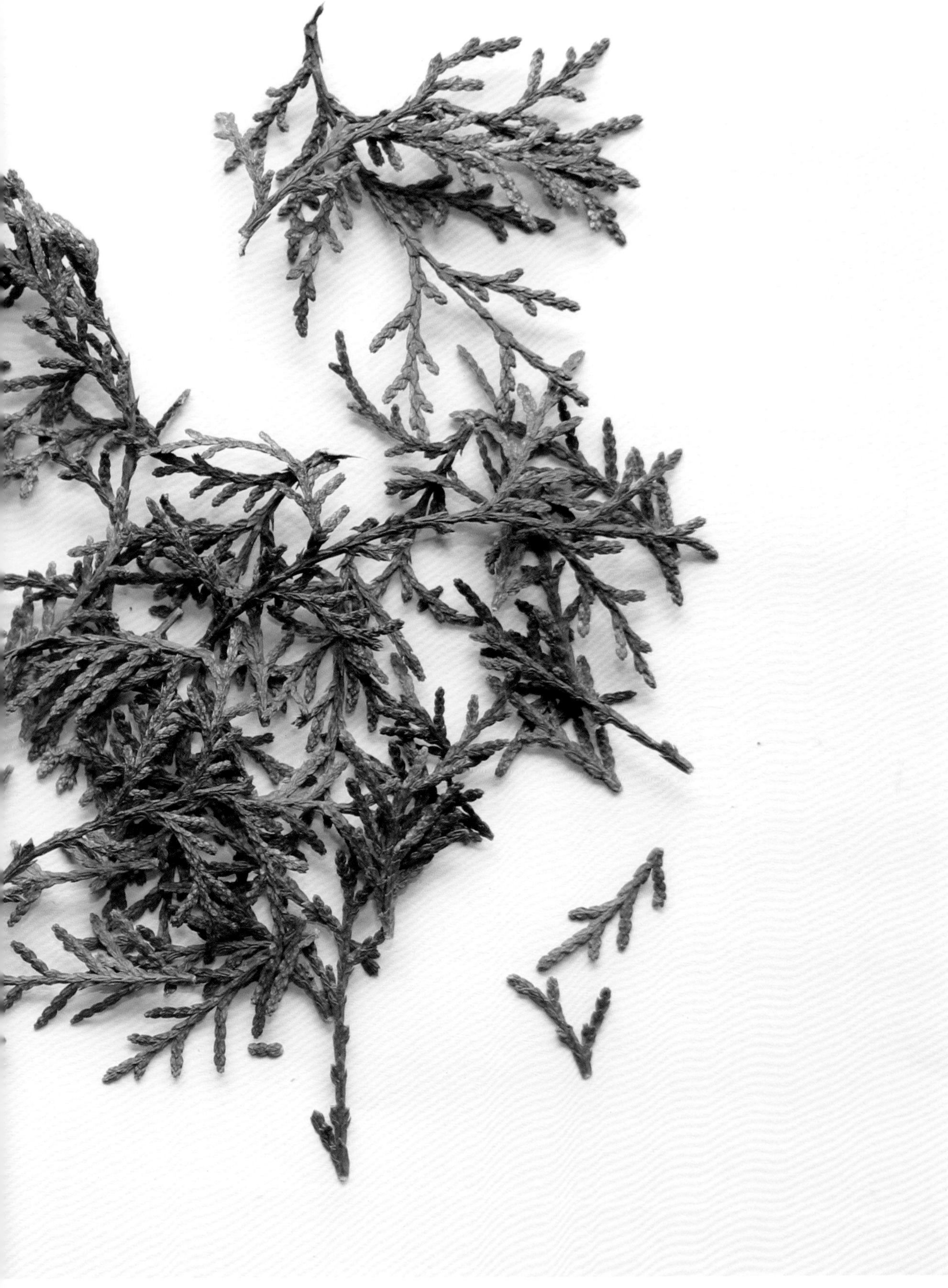

侧柏叶饮片

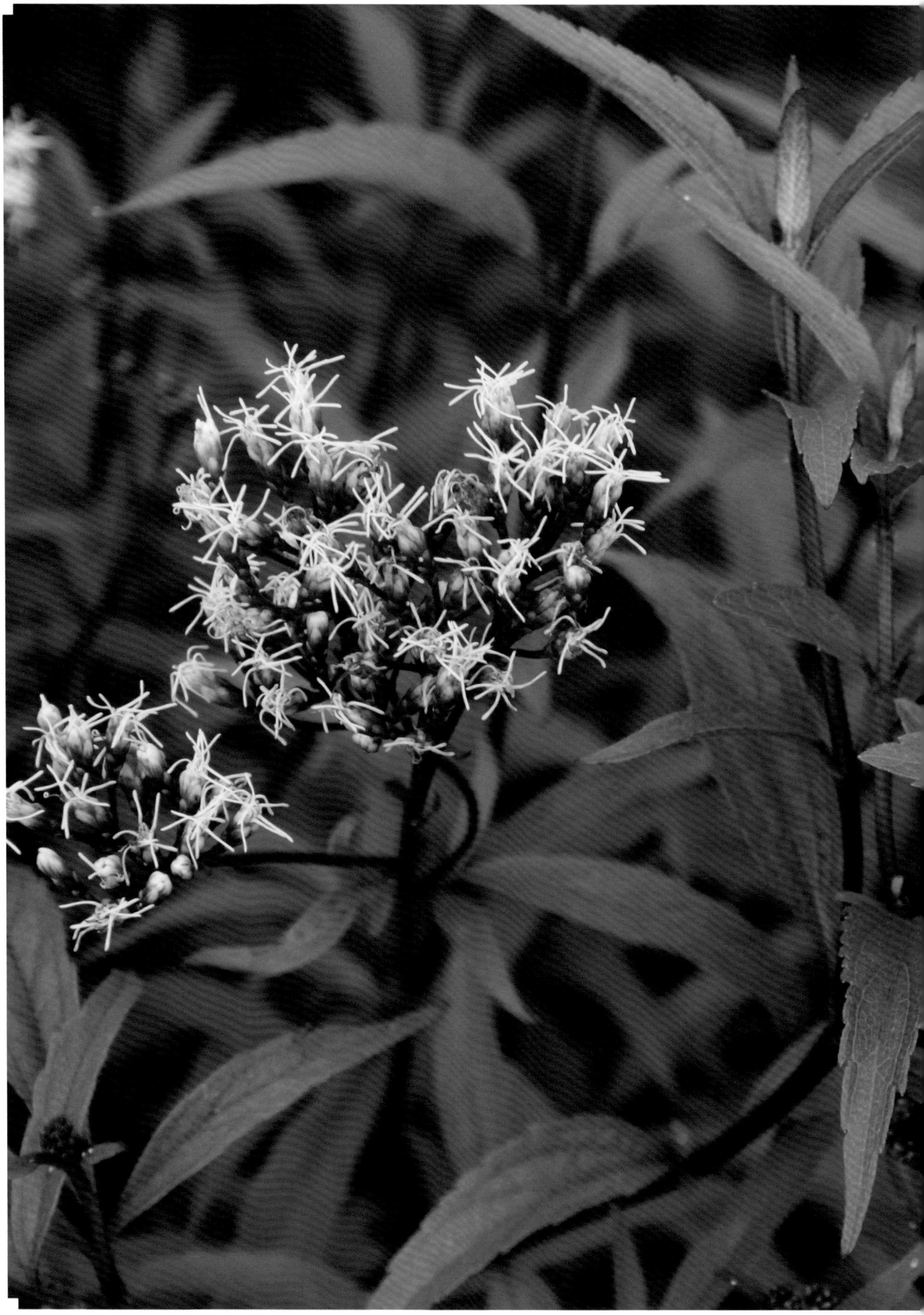

佩兰

【壮药名】棵培兰。

【别　名】兰草、都梁香、大泽兰、燕尾香、香水兰、泽兰、圆梗泽兰、省头草。

【来　源】本品为菊科植物佩兰 *Eupatorium fortunei* Turcz. 的干燥地上部分。

【性味归经】味甘、香，性微寒。归脾、胃、肺经。

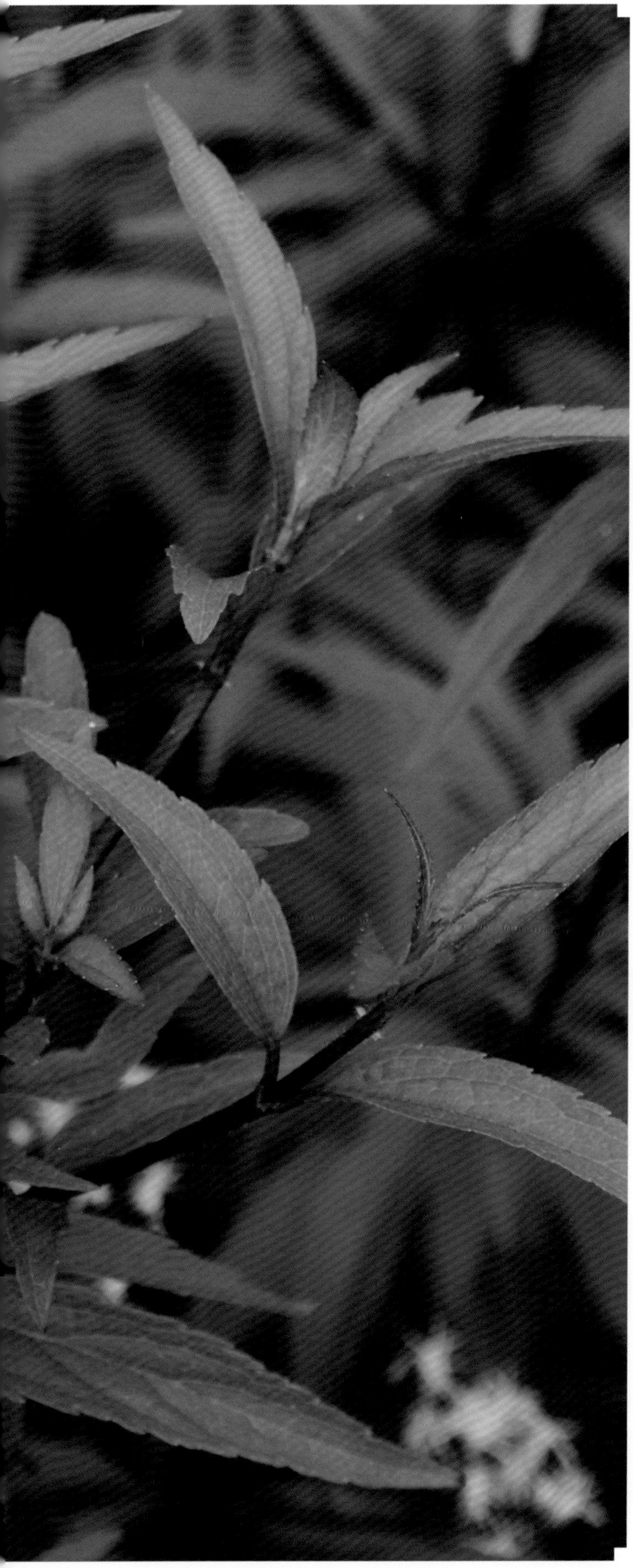

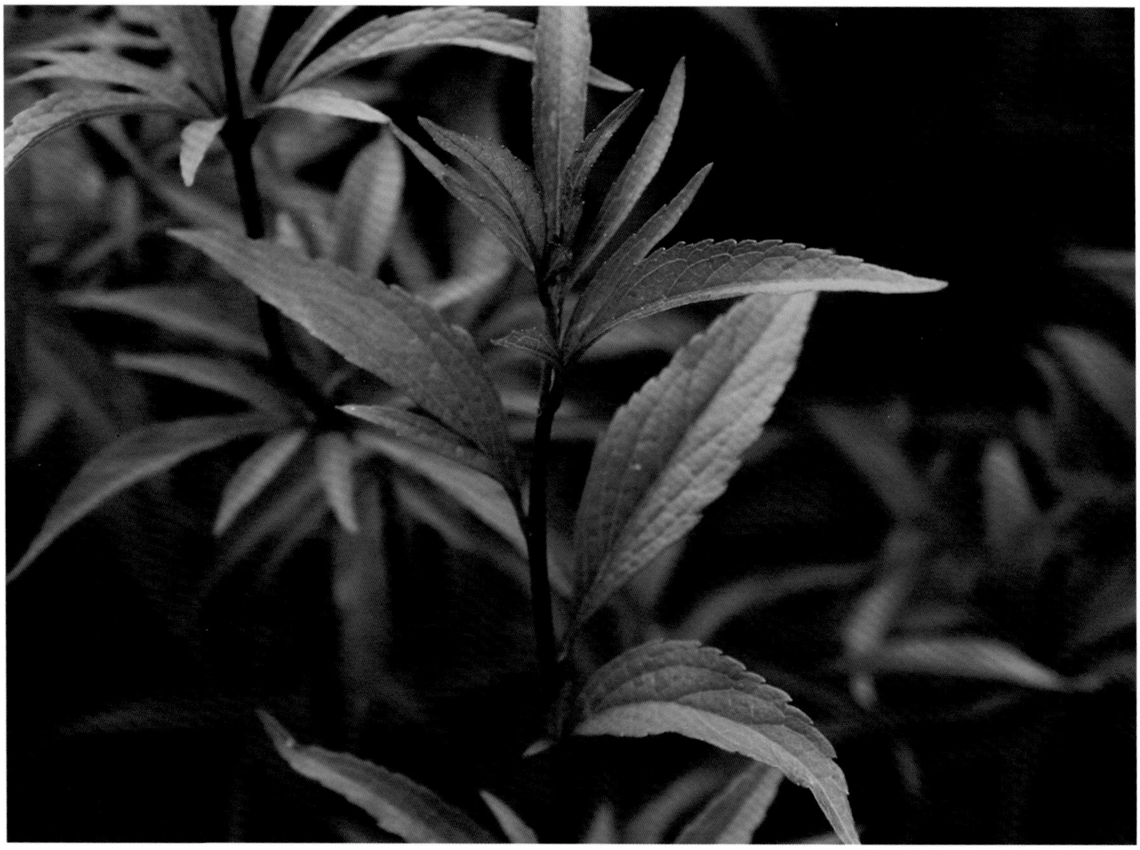

佩兰

识别特征

多年生草本植物，高 40 ~ 100 cm。根茎横走。茎直立，绿色或红紫色，下部光滑无毛。叶对生，在下部的叶常枯萎；中部的叶有短柄，叶片较大，通常 3 全裂或 3 深裂，中裂片较大，长椭圆形或长椭圆状披针形，长 5 ~ 10 cm，宽 1.5 ~ 2.5 cm；上部的叶较小，常不分裂，或全部茎叶不分裂，先端渐尖，边缘有粗齿或不规则细齿，两面光滑或沿脉疏被柔毛，无腺点。头状花序多数在茎顶及枝端排成复伞房花序，花序直径 3 ~ 6 cm；总苞钟状，长 6 ~ 7 mm；总苞片 2 ~ 3 层，覆瓦状排列，外层短，卵状披针形，中、内层苞片渐长，全部苞片紫红色，外面无毛、无腺点，先端钝；每个头状花序具花 4 ~ 6 朵，花白色或带微红色，全部为管状花，两性，花冠外面无腺点，先端 5 齿裂；雄蕊 5，聚药；雌蕊 1，子房下位，柱头 2 裂，伸出花冠外。瘦果圆柱形，熟时黑褐色，5 棱，长 3 ~ 4 mm，无毛、无腺点；冠毛白色，长约 5 mm。花期、果期 7—11 月。

生境分布

生长于路边灌木丛中或溪边。野生或栽培。分布于河北、陕西、山东、江苏、安徽、浙江、江西、湖北、湖南、广东、广西、四川、云南、贵州等省区。

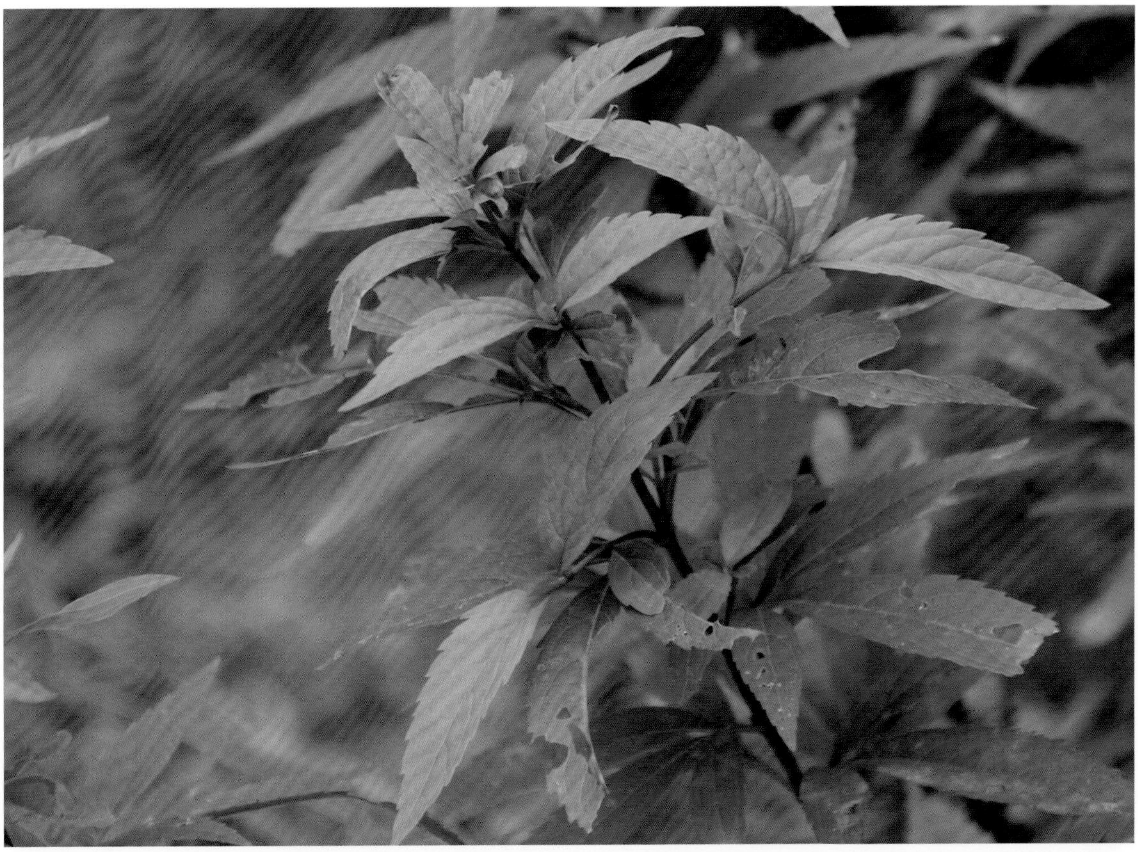

佩兰

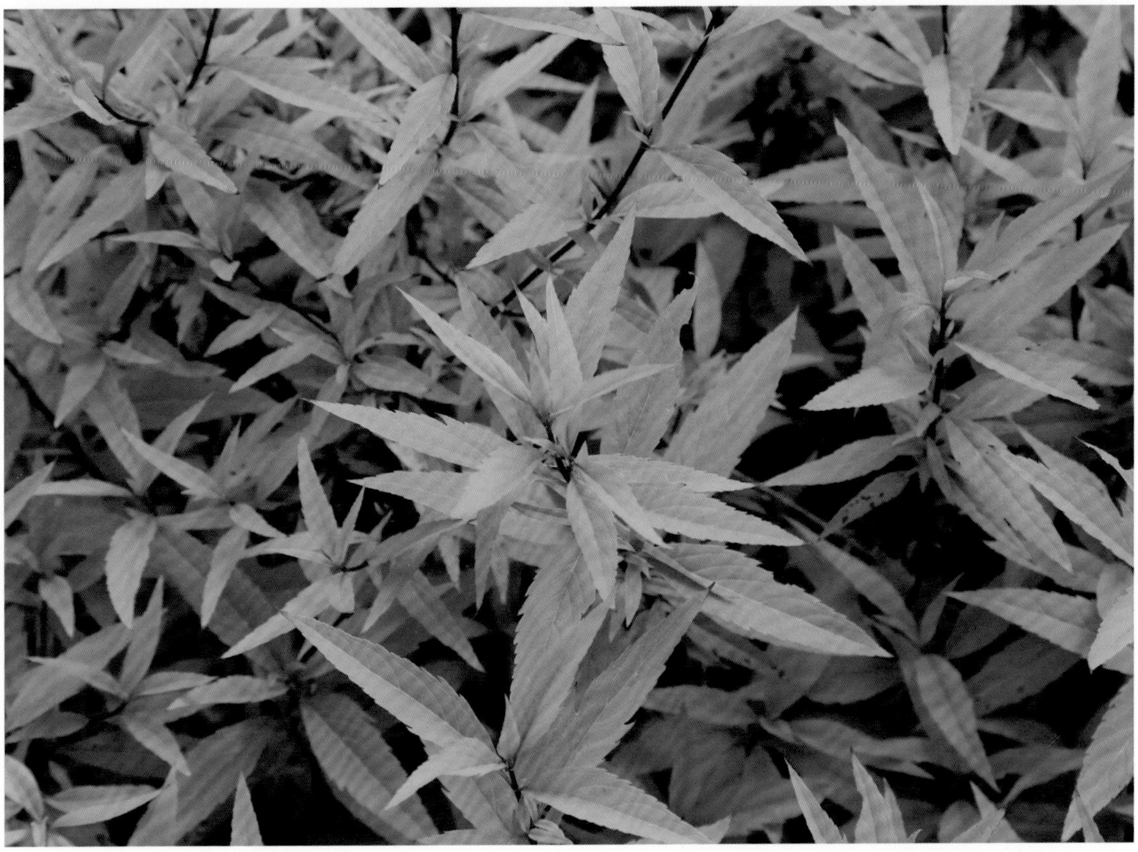

佩兰

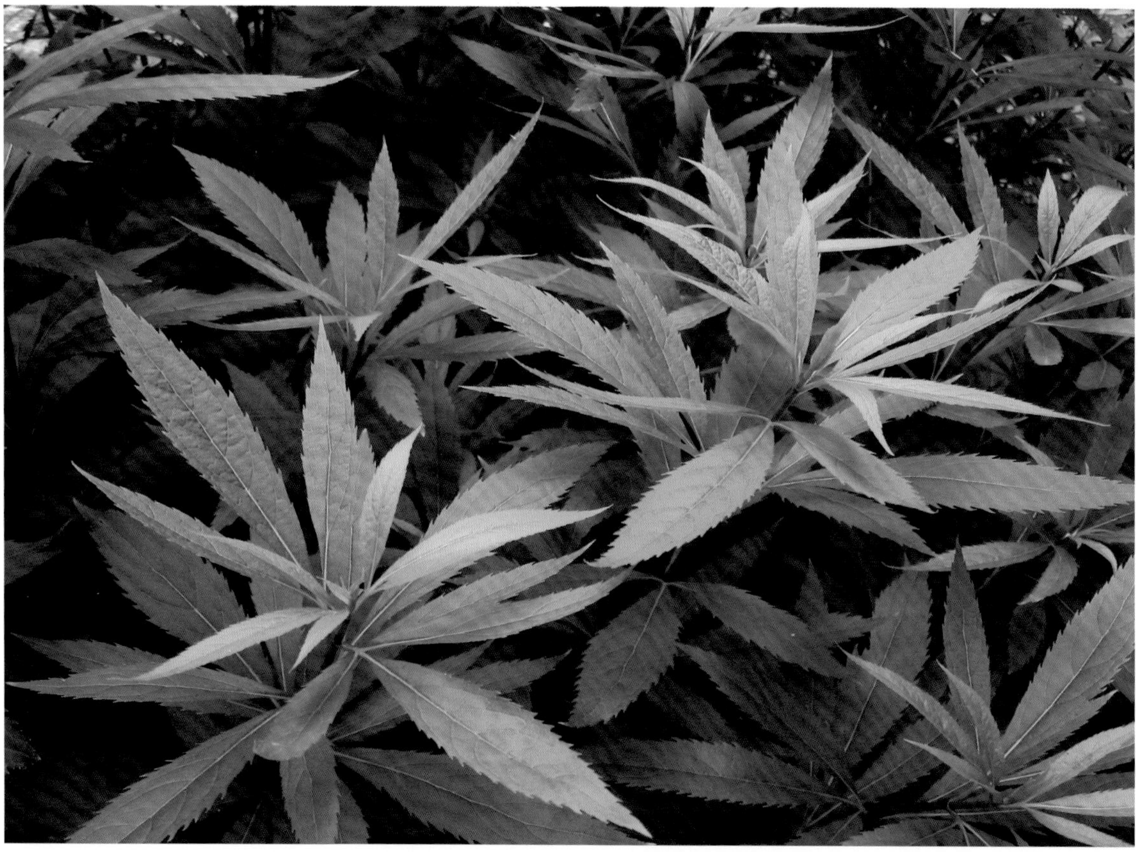

佩兰

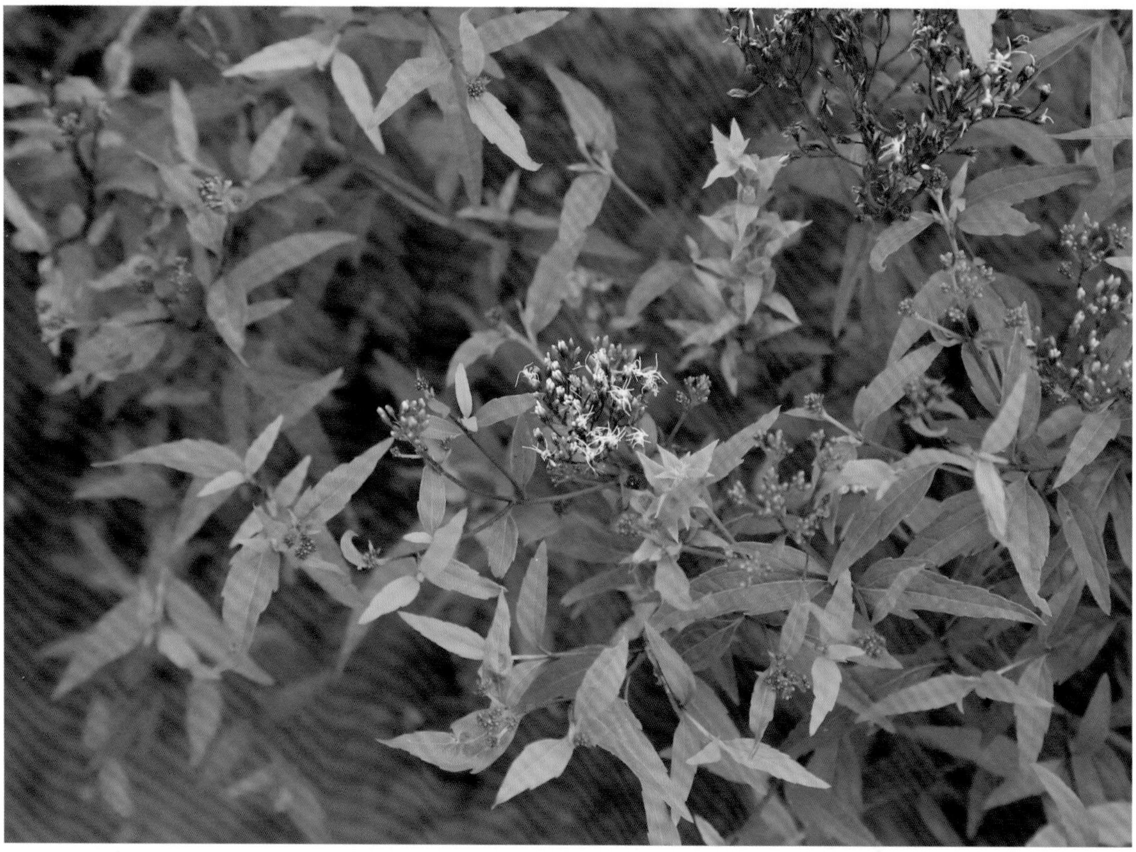

佩兰

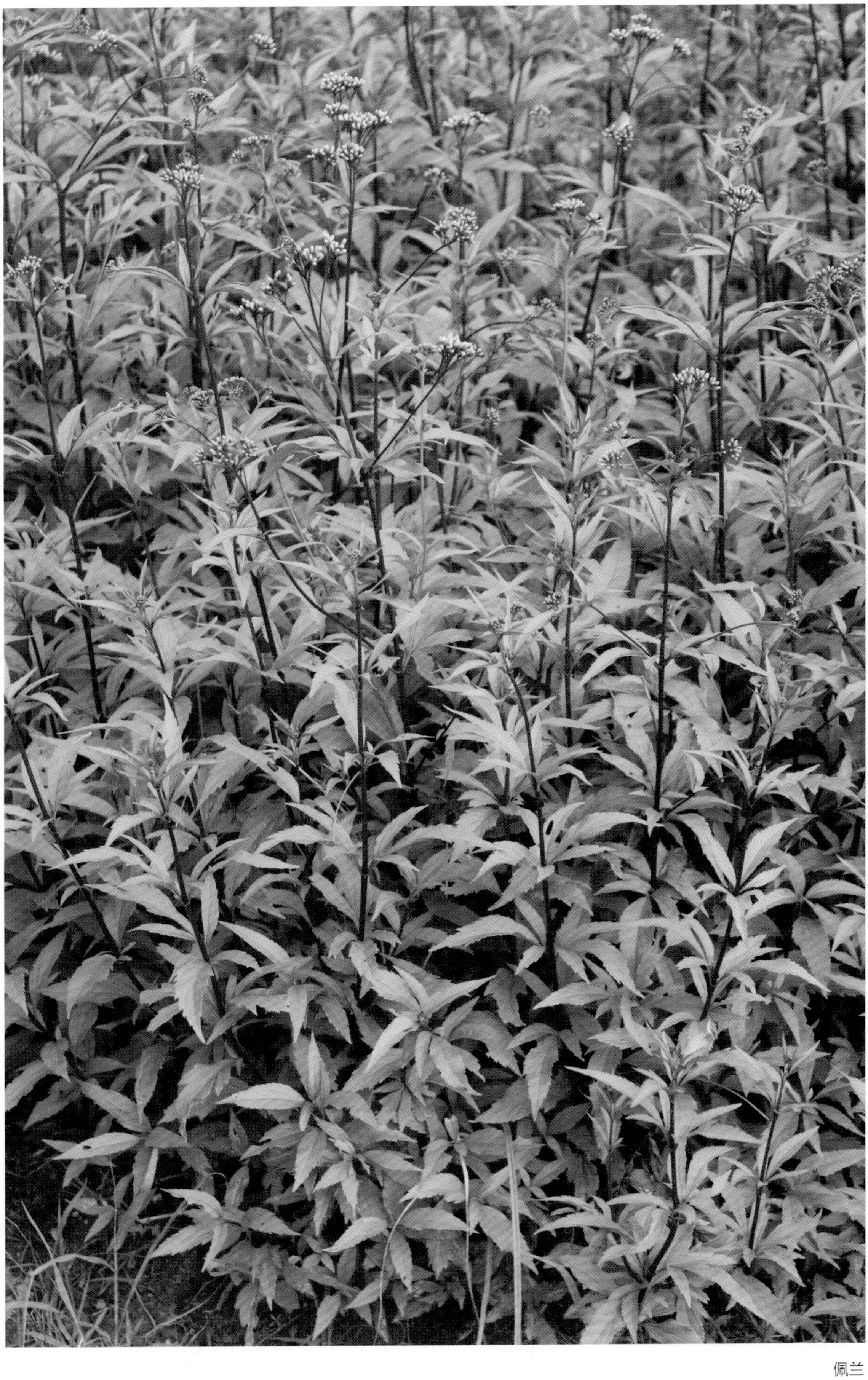

佩兰

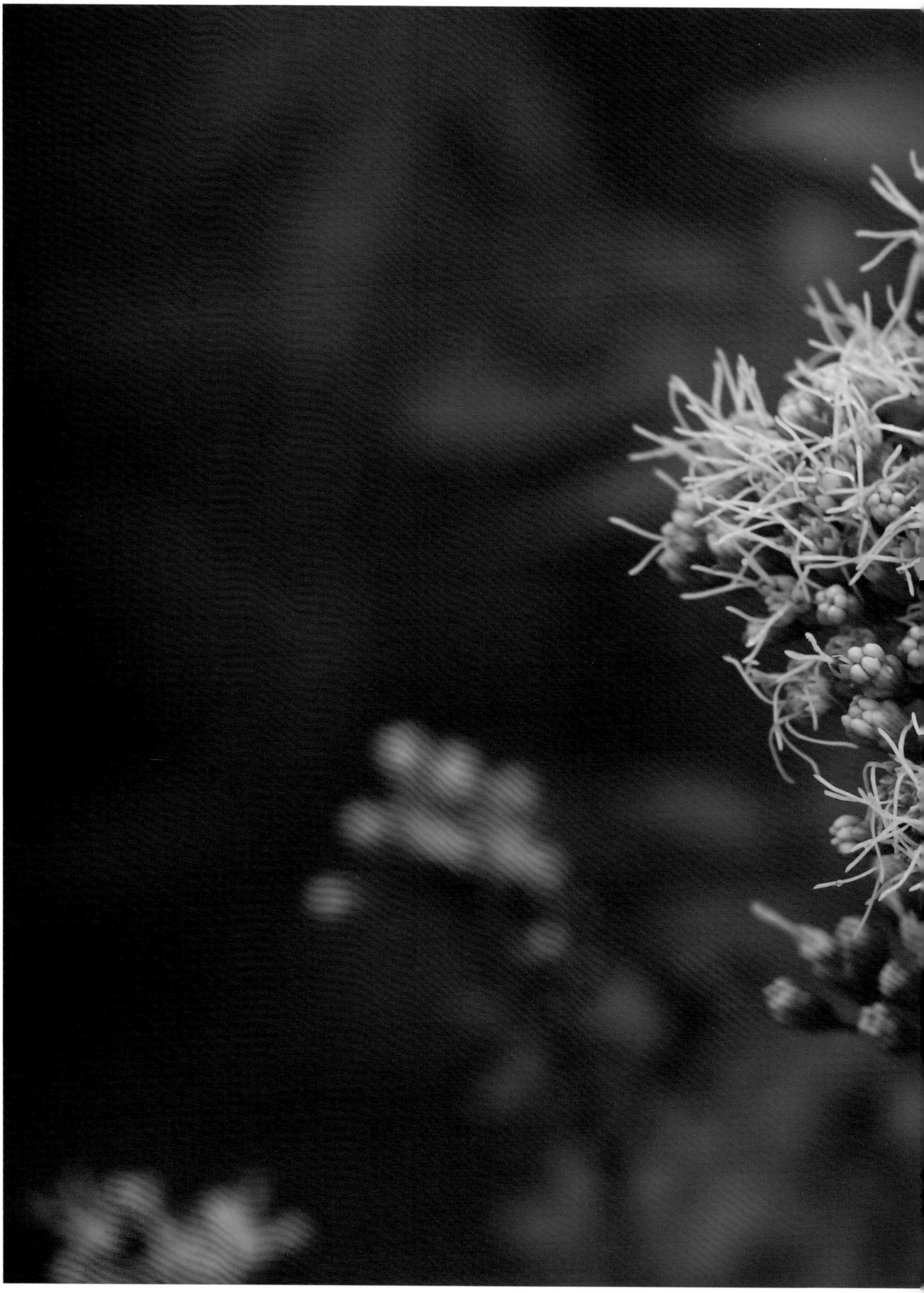

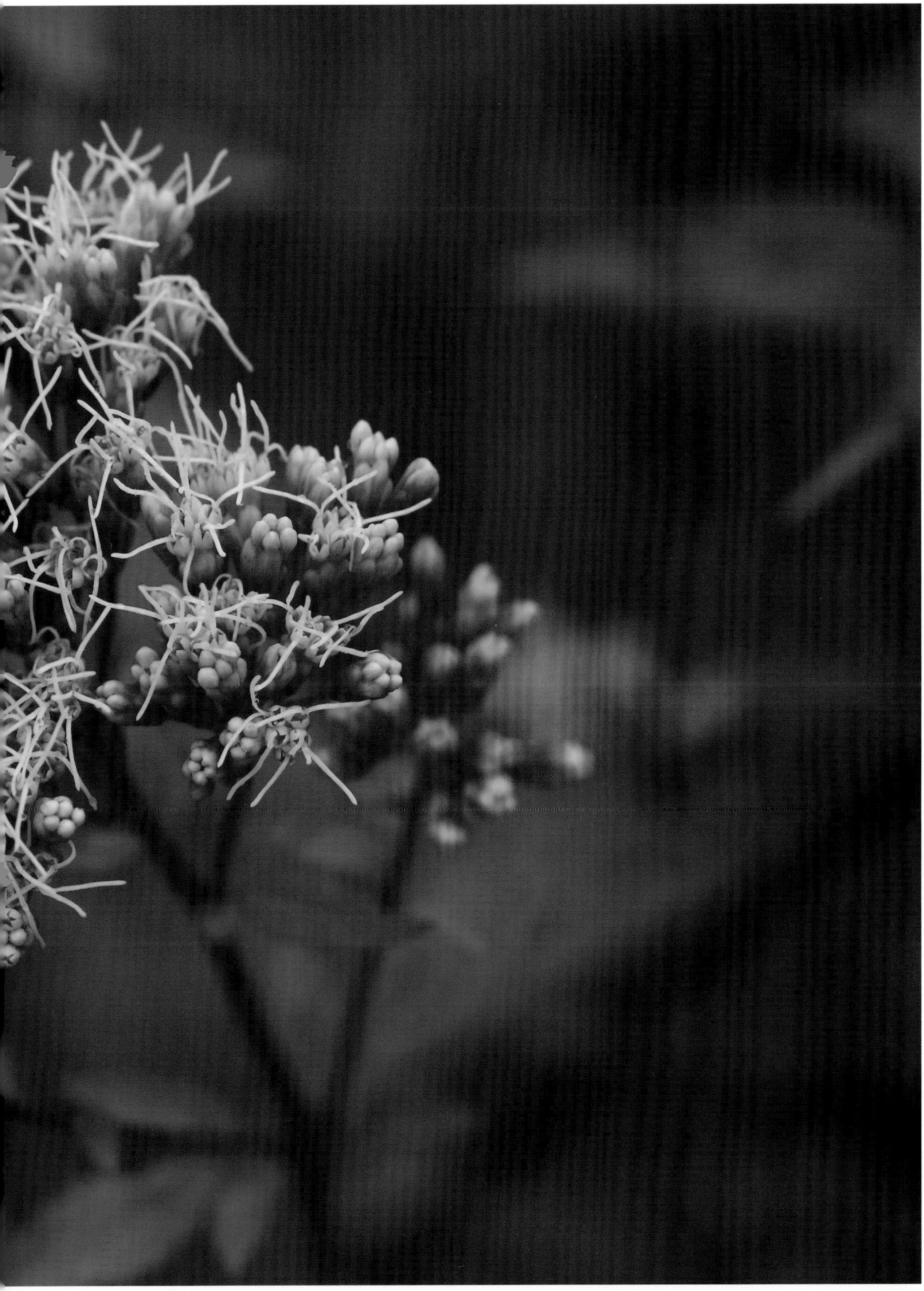

佩兰

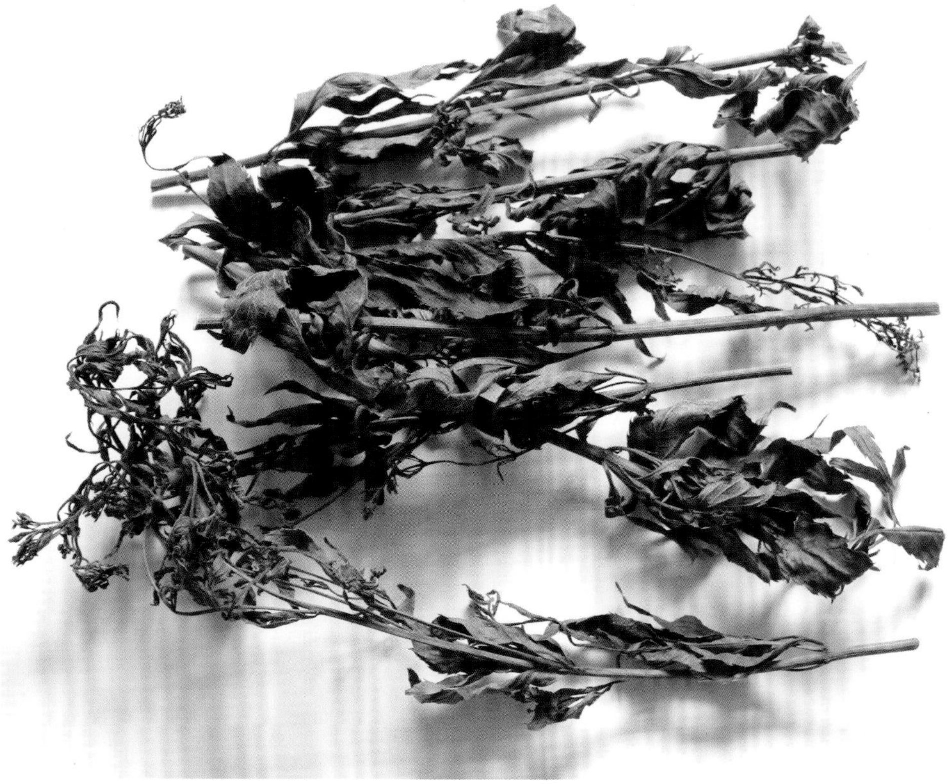

佩兰药材

采收加工

每年可收割地上部分 2 ~ 3 次，在 7 月、9 月各收割 1 次，有些地区秋后还可收割 1 次。连续收割 3 ~ 4 年。选晴天中午收割，此时植株内含挥发油量最高，收回后立即摊晒至半干，扎成束，放回室内回潮，再晒至全干。亦可晒 12 小时后，切成 10 cm 长小段，晒至全干。

药材鉴别

本品茎呈圆柱形，长 30 ~ 100 cm，直径 2 ~ 5 mm。表面黄棕色或黄绿色，有明显的节及纵棱线，节间长 3 ~ 7 cm；质脆，断面髓部白色或中空。叶对生，多皱缩破碎，完整叶展平后，通常 3 裂，裂片长圆形或长圆状披针形，边缘有锯齿，表面绿褐色或暗绿色。气芳香，味微苦。以质嫩、叶多、色绿、香气浓郁者为佳。

功效主治

解暑化湿，辟秽和中。主治感冒暑湿，寒热头痛，湿浊内蕴，脘痞不饥，恶心呕吐，口中甜味。

用法用量

内服：6 ~ 10 g，鲜品 15 ~ 30 g，煎汤。

民族药方

1．跌打损伤 佩兰、续断、四瓦块各 8 g，大血藤、杜仲各 10 g，香附 6 g。泡白酒内服。

2．暑湿感冒 佩兰注射液（每 1 ml 含生药 1 g）。肌内注射，每次 2 ~ 4 ml，每日 2 次，小孩酌减。

3．百日咳 佩兰适量。水煎服，1 ~ 3 岁 30 g，3 ~ 5 岁 45 g，5 岁以上适量递增，每日 1 剂。

4．解酒醒脑 佩兰 10 g。用开水冲泡饮用。

5．蛇咬伤 佩兰适量。局部清理吸出蛇毒后，将鲜佩兰叶捣敷患处，每日换药 2 ~ 3 次。

使用注意

阴虚、气虚者忌服。

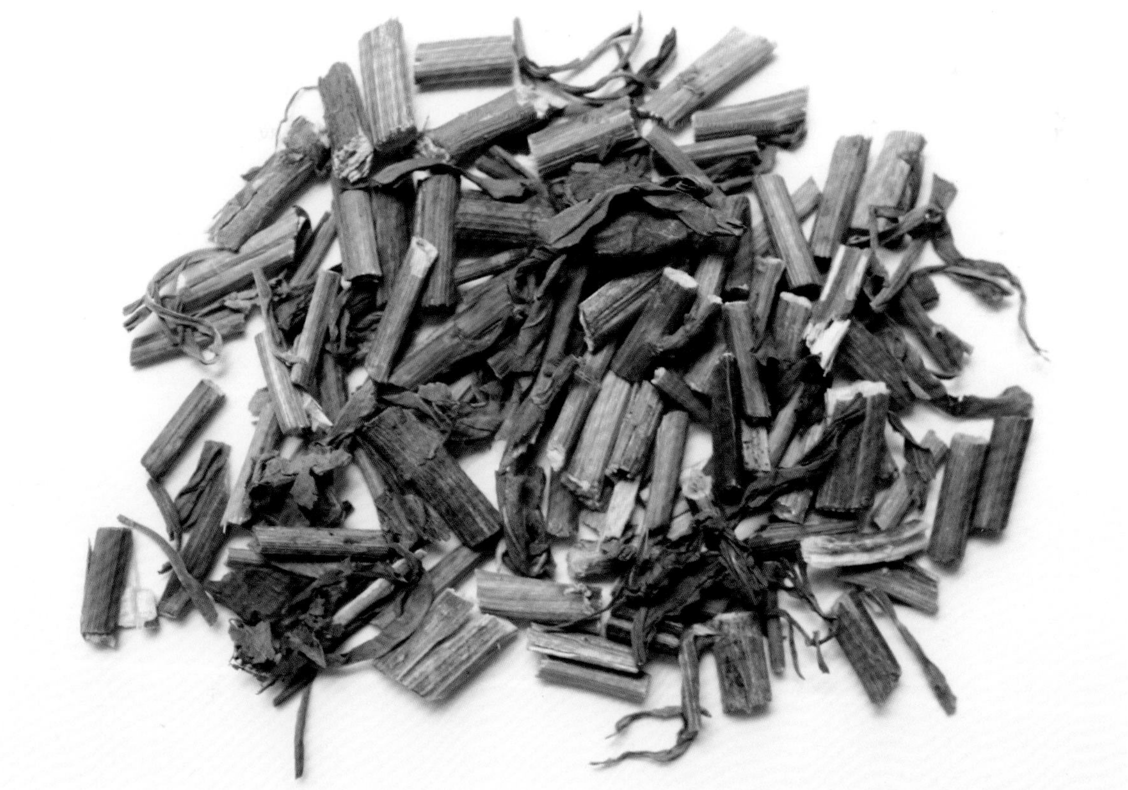

佩兰饮片

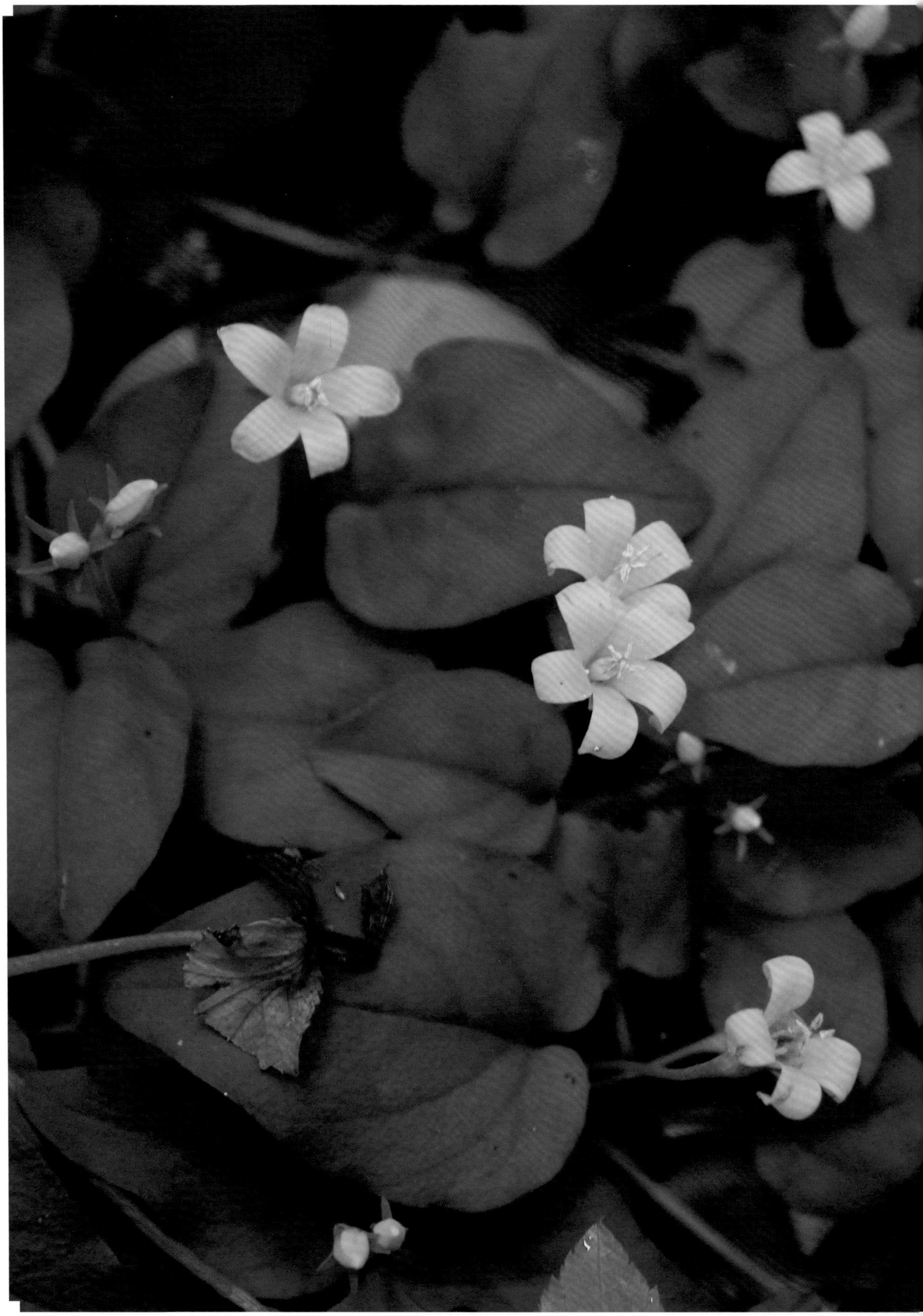

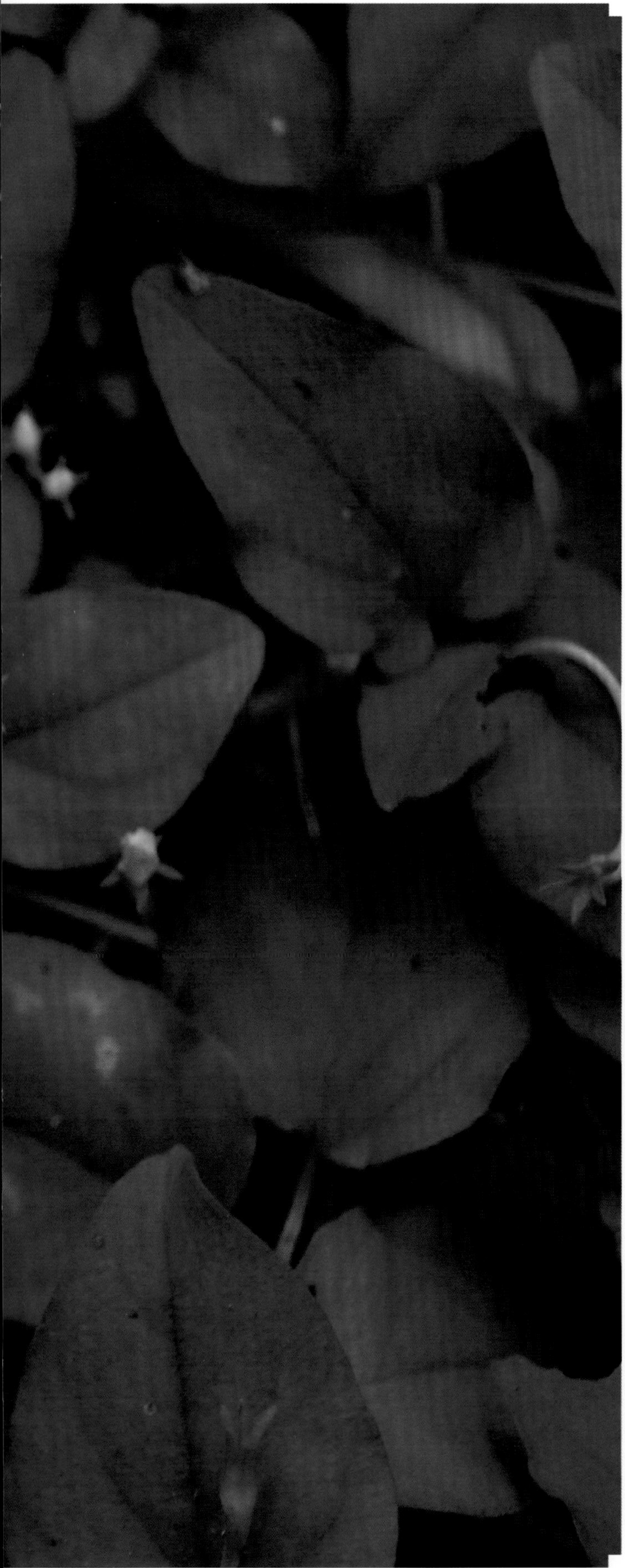

金钱草

【壮药名】棵医胚。

【别　名】神仙对坐草、铜钱草、真金草、遍地黄、对坐草、路边黄、一串钱。

【来　源】本品为报春花科植物过路黄 *Lysimachia christinae* Hance 的干燥全草。

【性味归经】味苦、酸、涩，性冷。归肝、胆、肾、膀胱经。

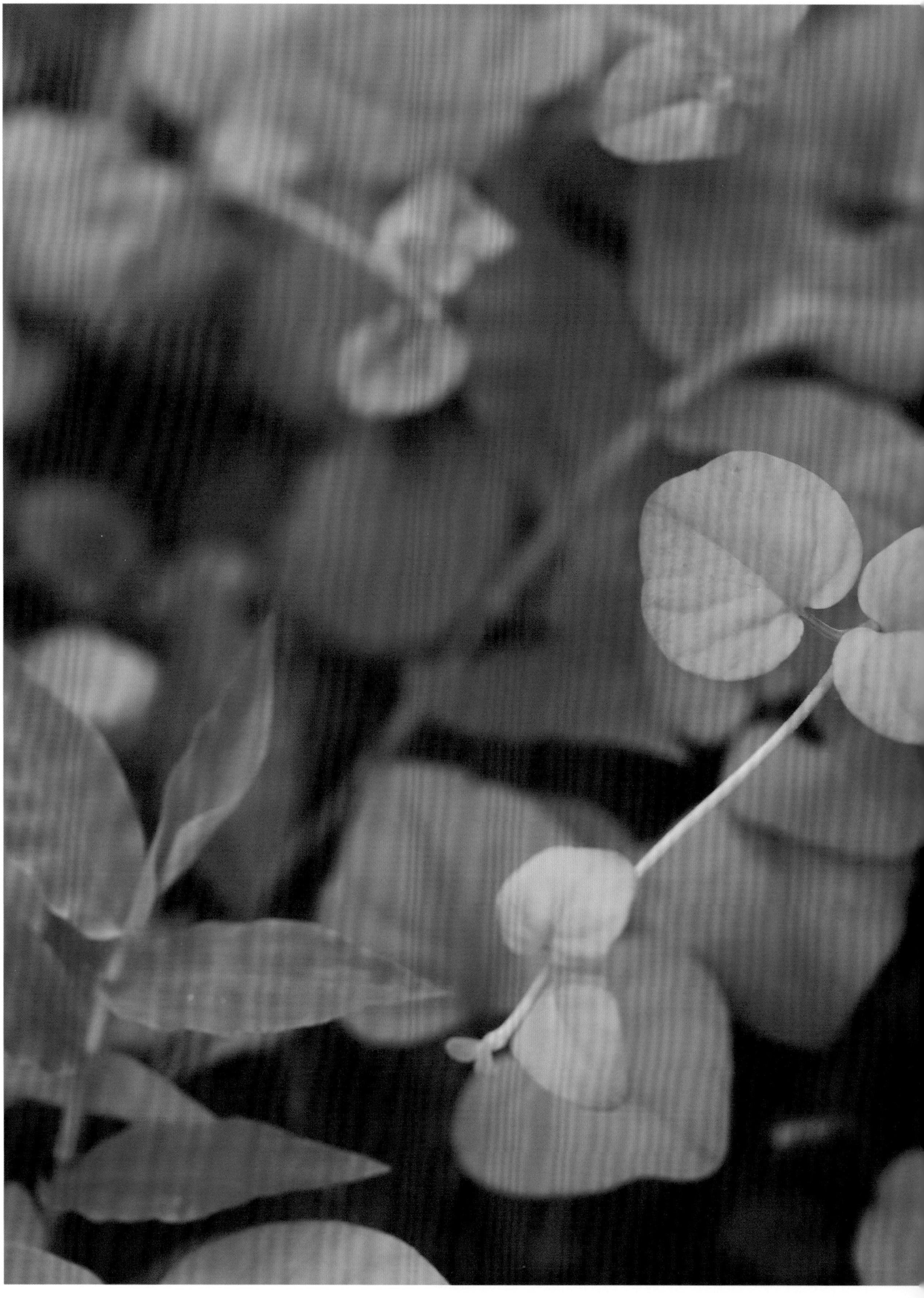

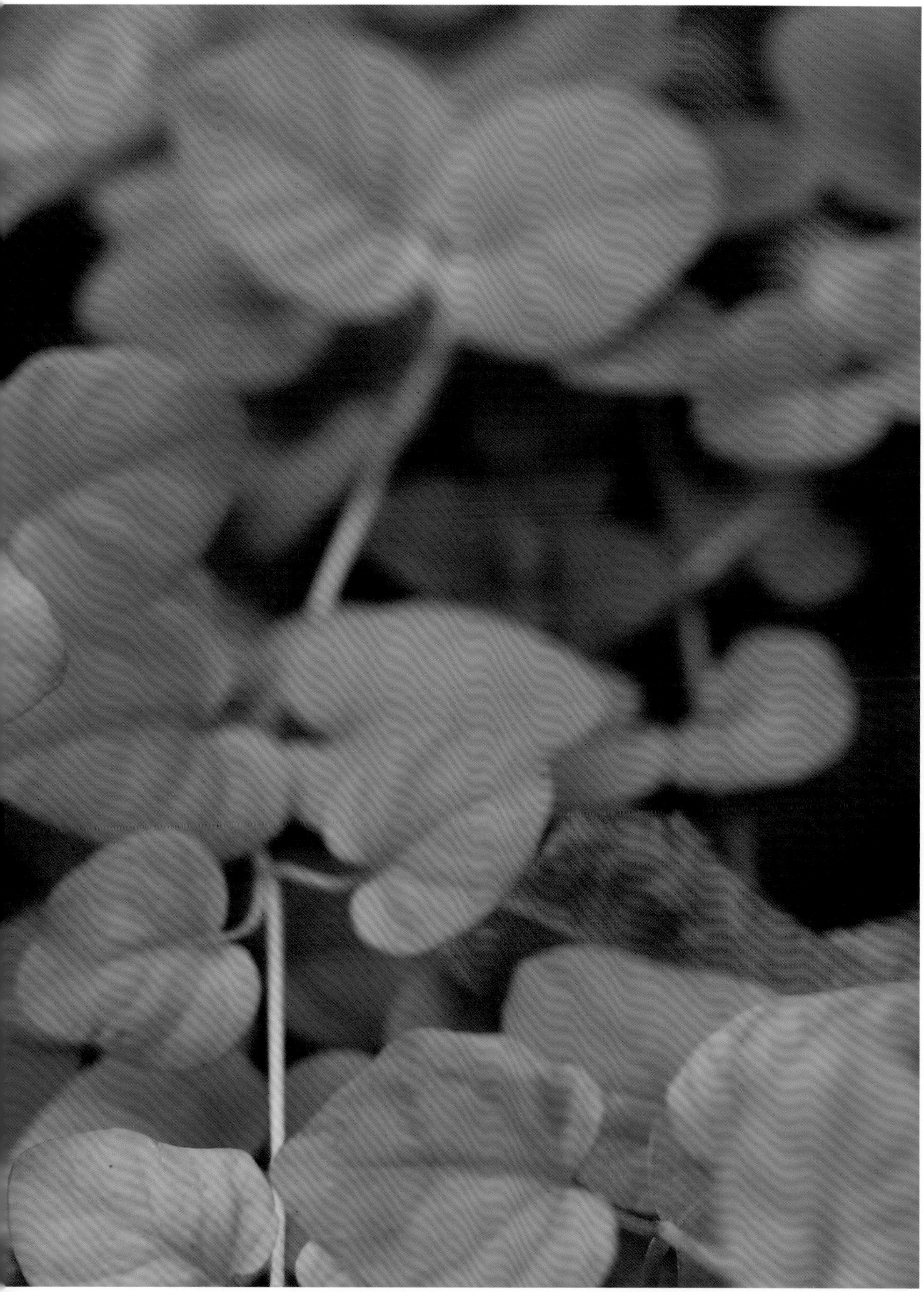

过路黄

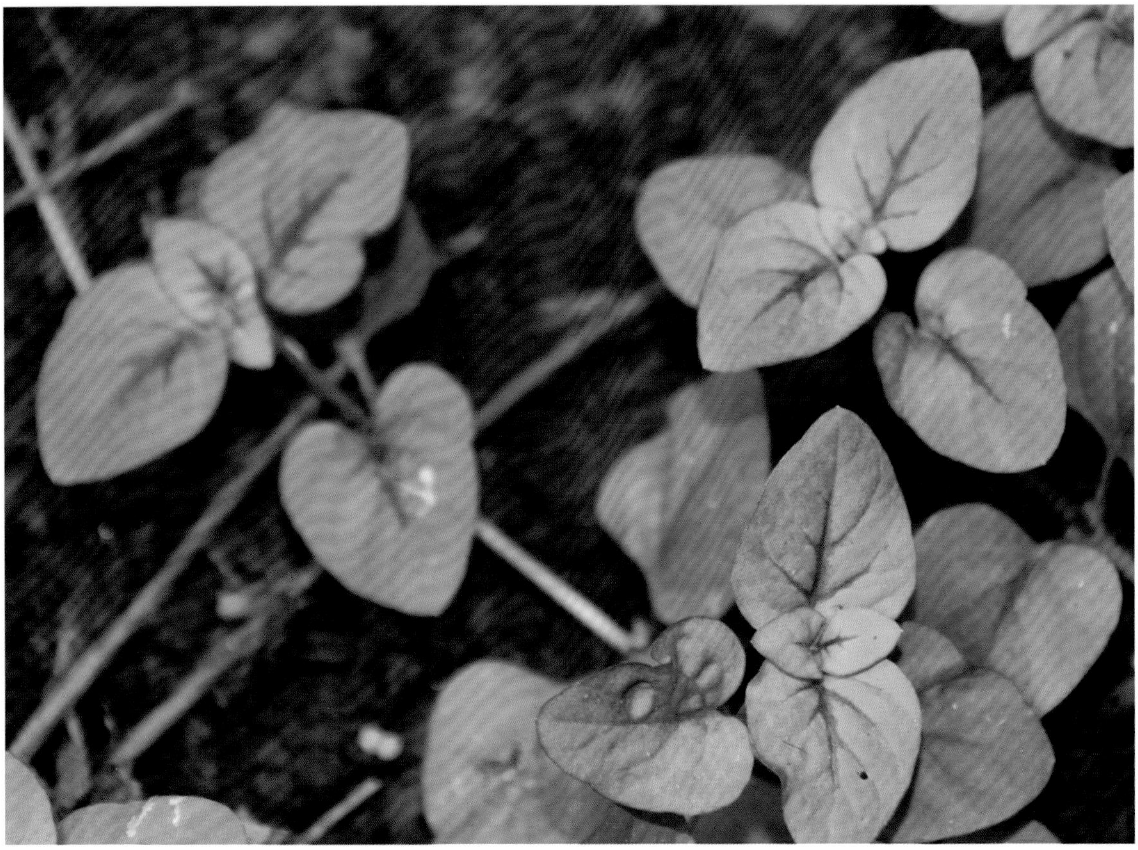

过路黄

识别特征

多年生蔓生草本植物。茎柔弱，平卧匍匐生，长 20 ~ 60 cm，表面灰绿色或带红紫色，全株无毛或被疏毛，幼嫩部分密被褐色无柄腺体，下部节间较短，常发出不定根，中部节间长 1.5 ~ 5.0 cm。叶对生，叶柄长 1 ~ 3 cm，无毛，叶片卵圆形、近圆形至椭圆形，长 2.0 ~ 6.0 cm，宽 1 ~ 4 cm，先端锐尖或圆钝至圆形，基部截形至浅心形，稍肉质，透光可见密布的透明腺条，干时腺条变黑色，两面无毛。花单生长于叶腋；花梗长 1 ~ 5 cm，通常不超过叶长，花梗幼嫩时稍有毛，多为褐色无柄腺体；花萼长 5 ~ 7 mm，5 深裂，分裂近达基部，裂片披针形、椭圆状披针形至线形或上部稍扩大而近匙形，先端锐尖或稍钝，无毛、被柔毛或仅边缘具缘毛。花冠黄色，辐状钟形，长 7 ~ 15 mm，5 深裂，基部合生部分长 2 ~ 4 mm，裂片狭卵形至近披针形，先端锐尖或钝，具黑色长腺条；雄蕊 5，花丝长 6 ~ 8 mm。下半部合生成筒，花药卵圆形，长 1.0 ~ 1.5 mm；子房卵球形，花柱长 6 ~ 8 mm。蒴果球形，直径 3 ~ 5 mm，无毛，有稀疏黑色腺条，瓣裂。花期 5—7 月，果期 9—10 月。

生境分布

生长于土坡路边、沟边及林缘较阴湿处，垂直分布可达海拔 2300 m 处。分布于中南及山西、甘肃、江苏、安徽、浙江、江西、福建、贵州等省区。

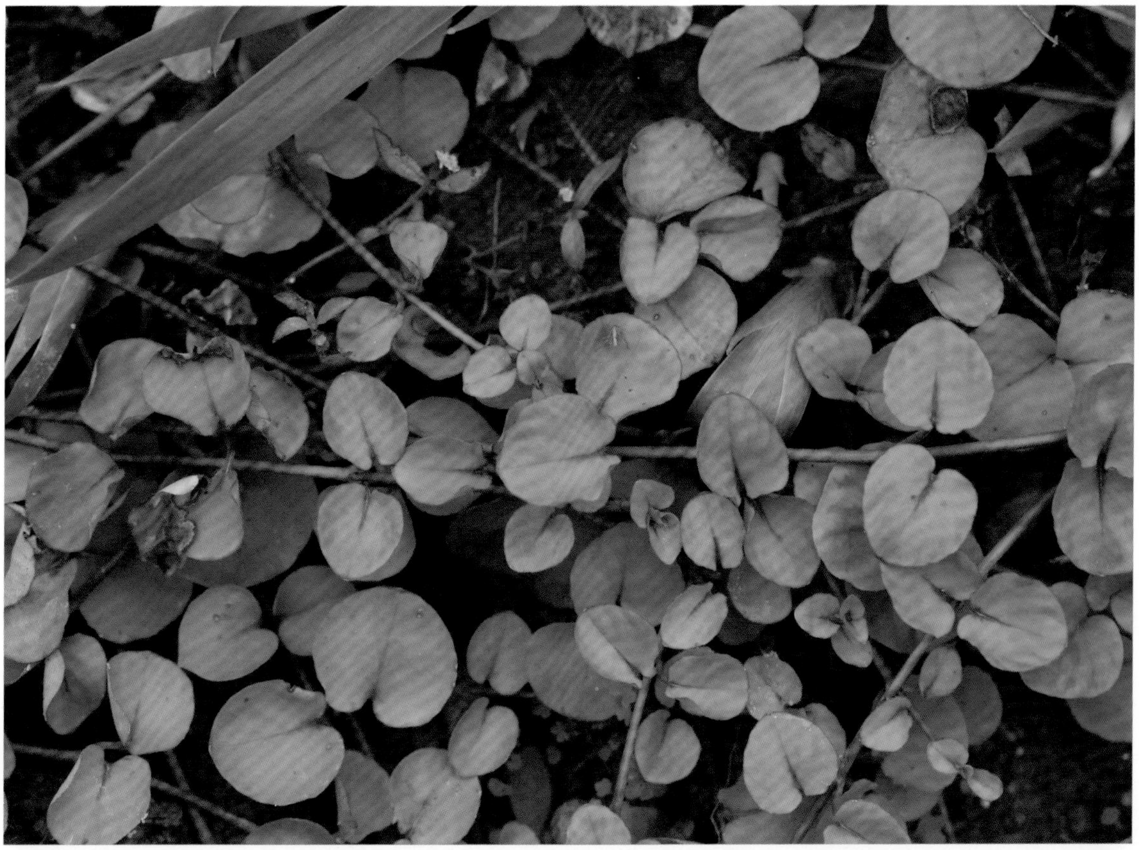

过路黄

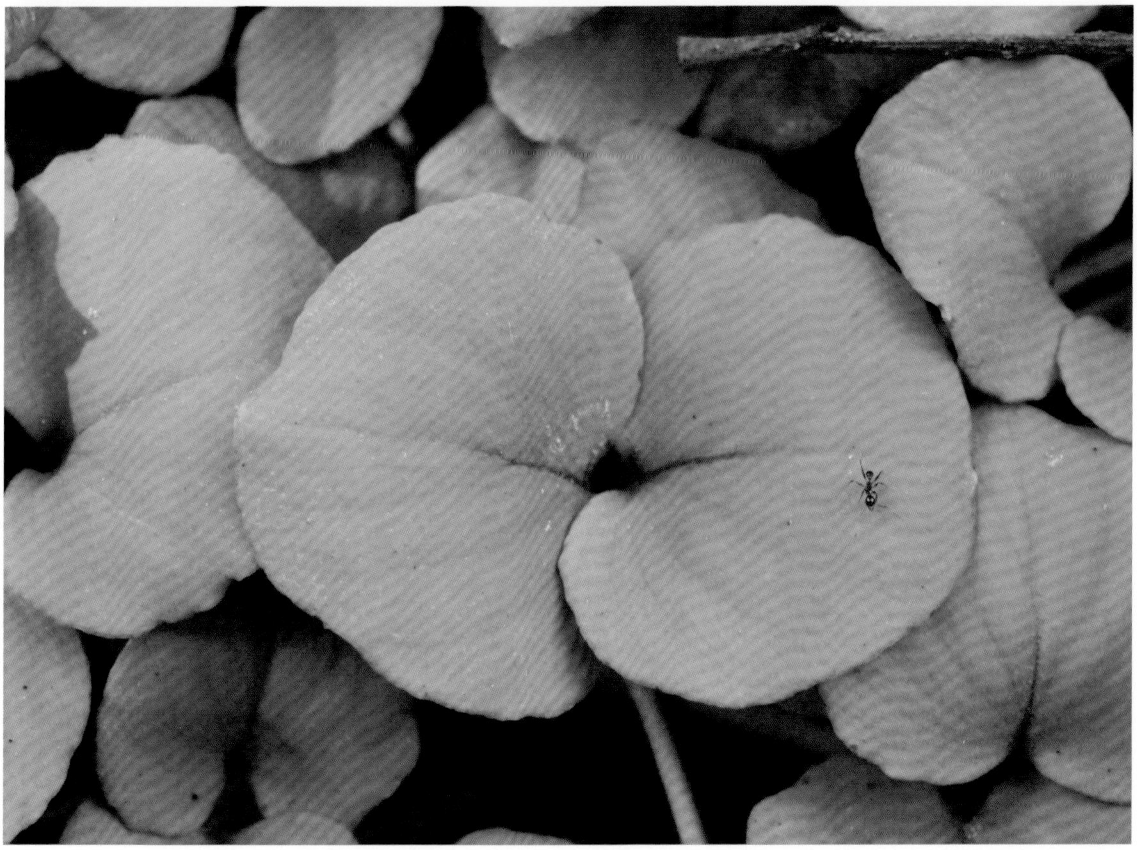

过路黄

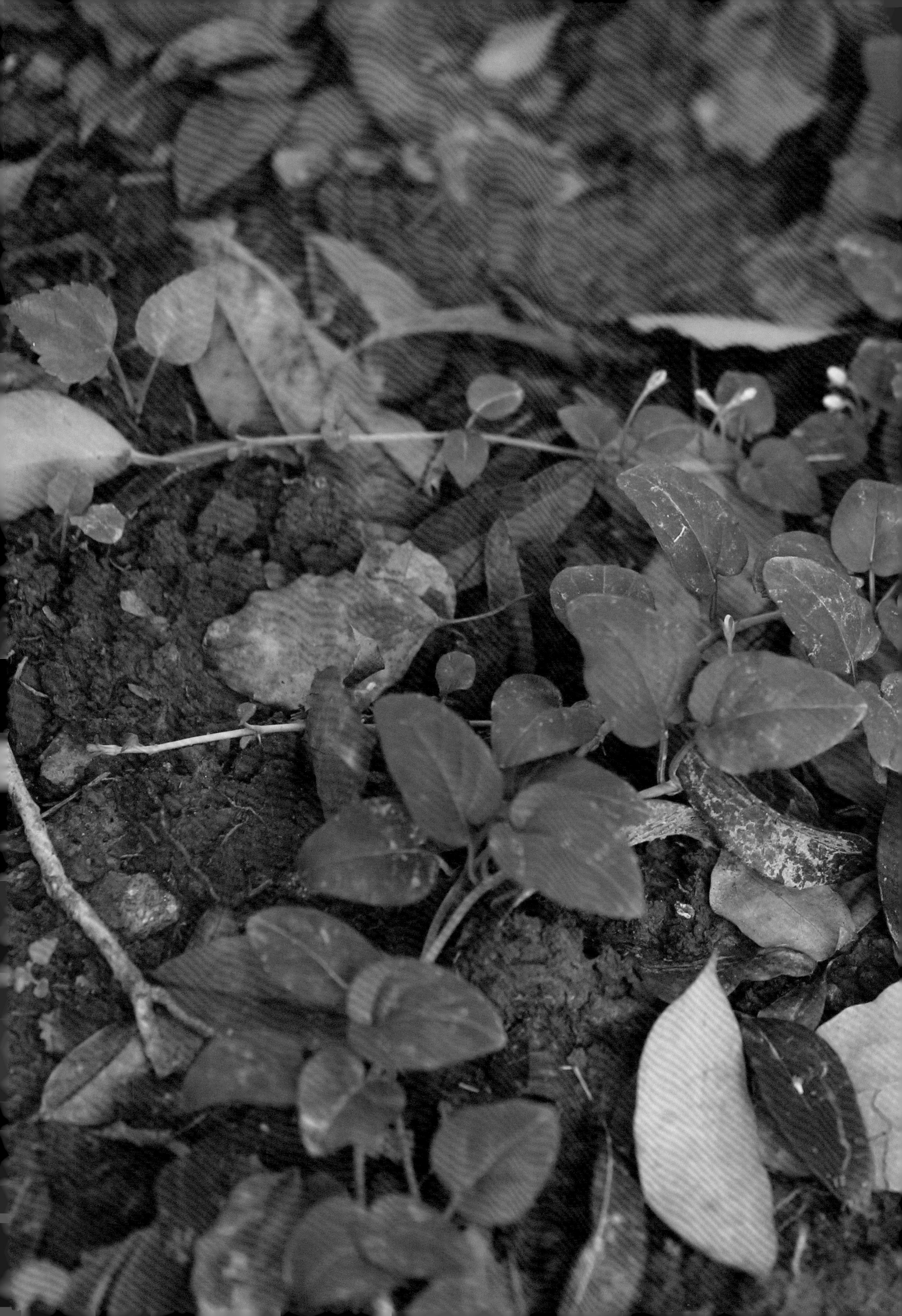

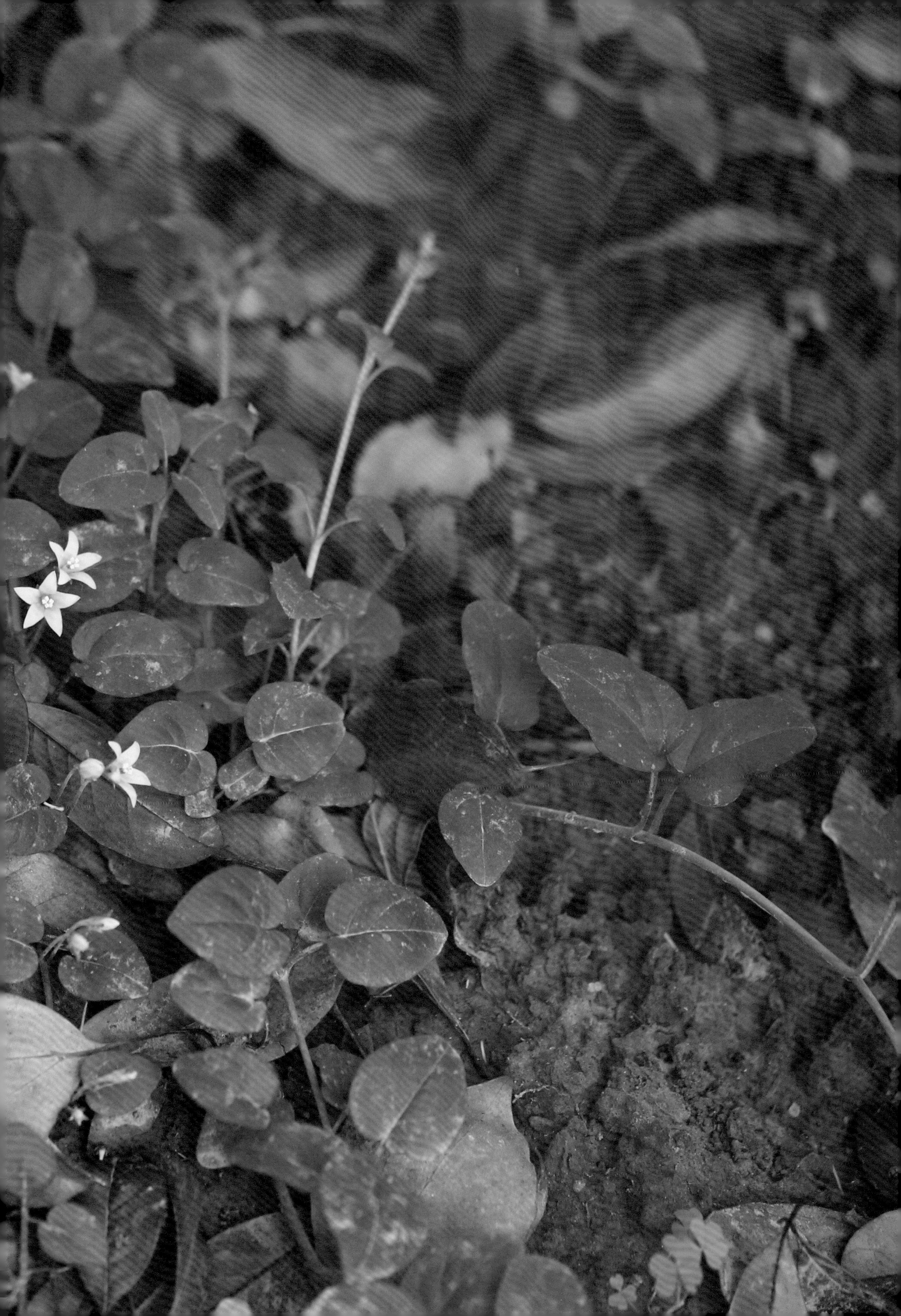

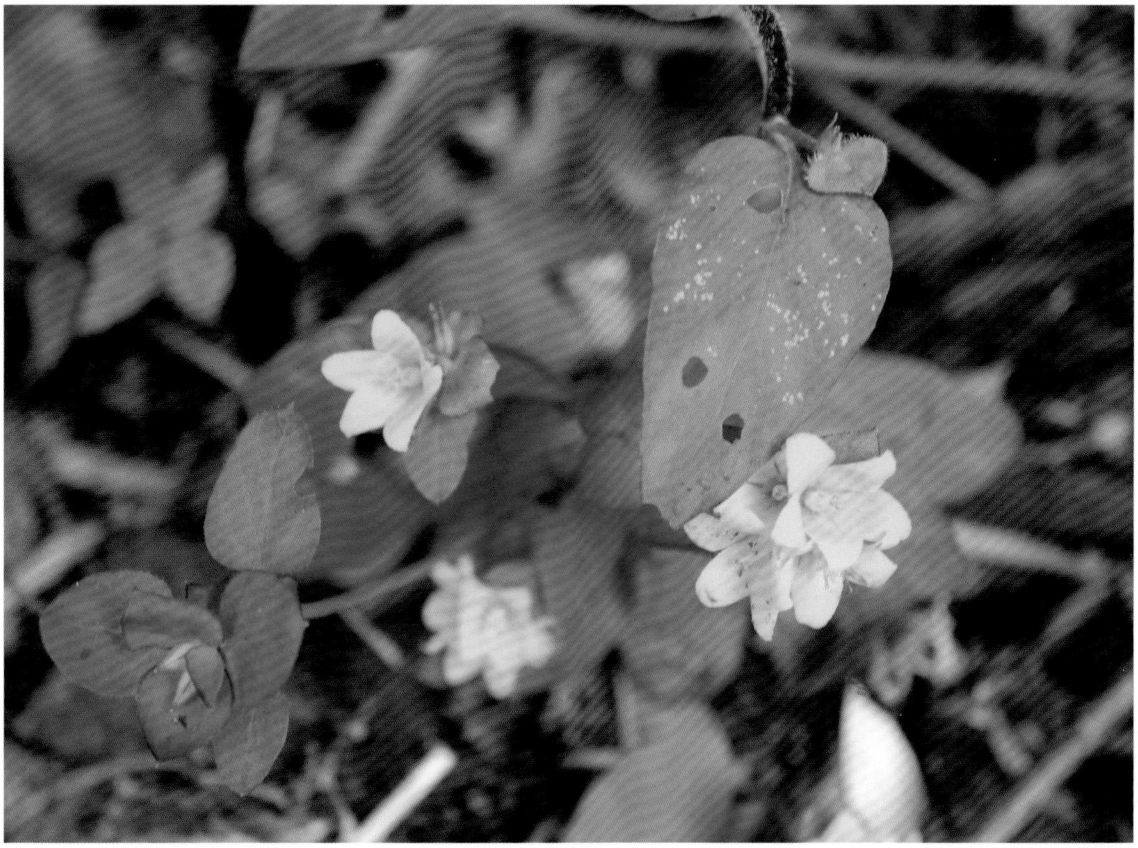

过路黄

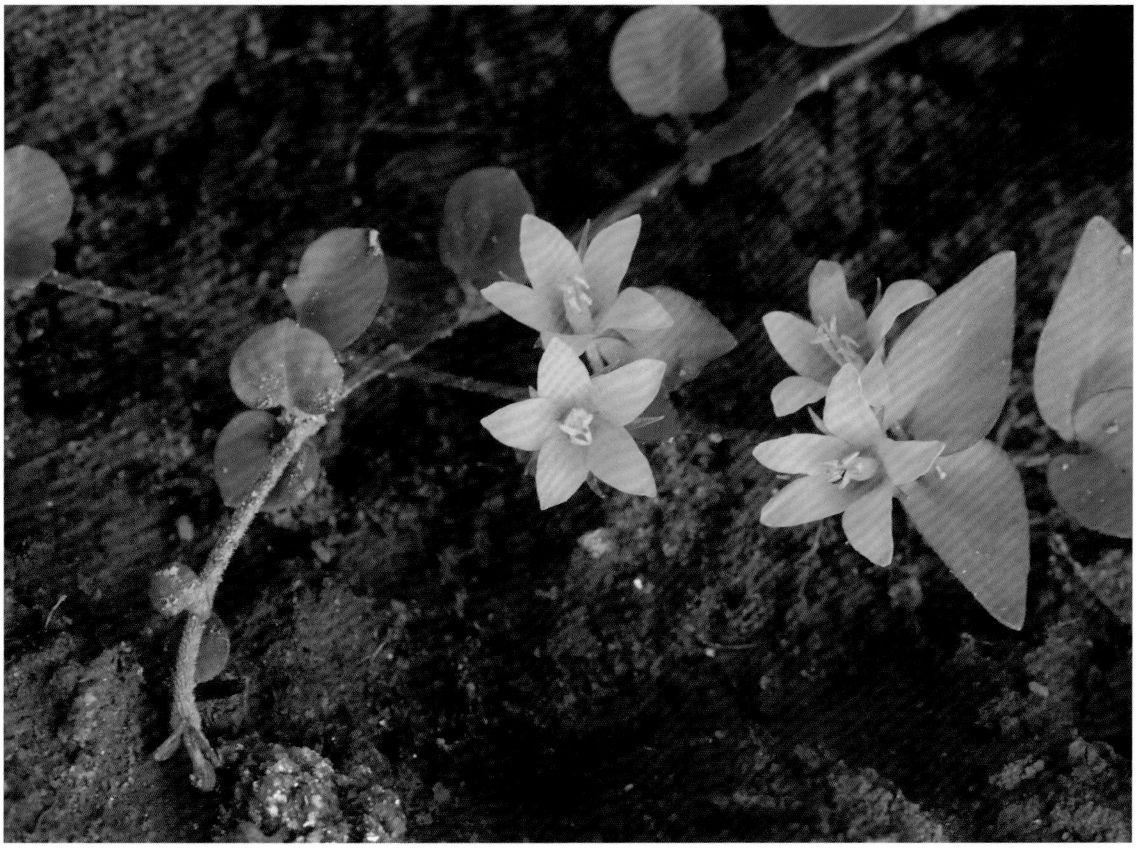

过路黄

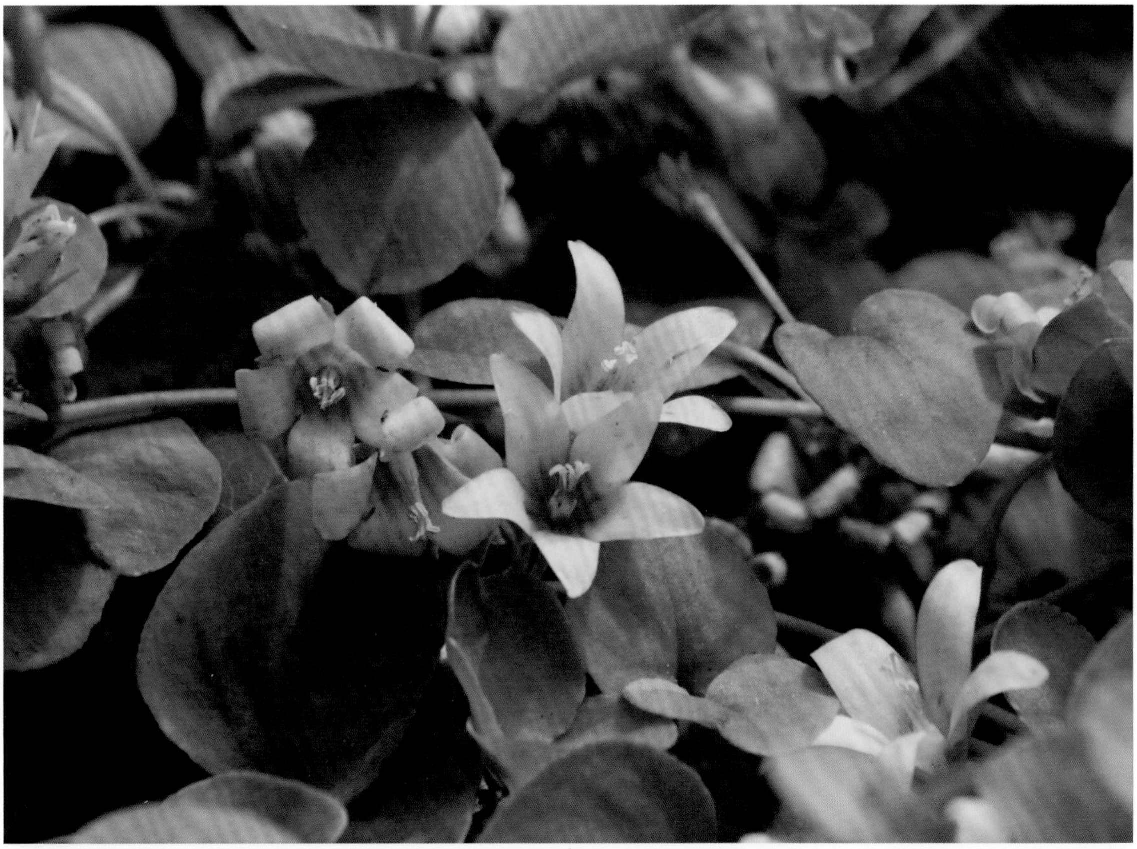
过路黄

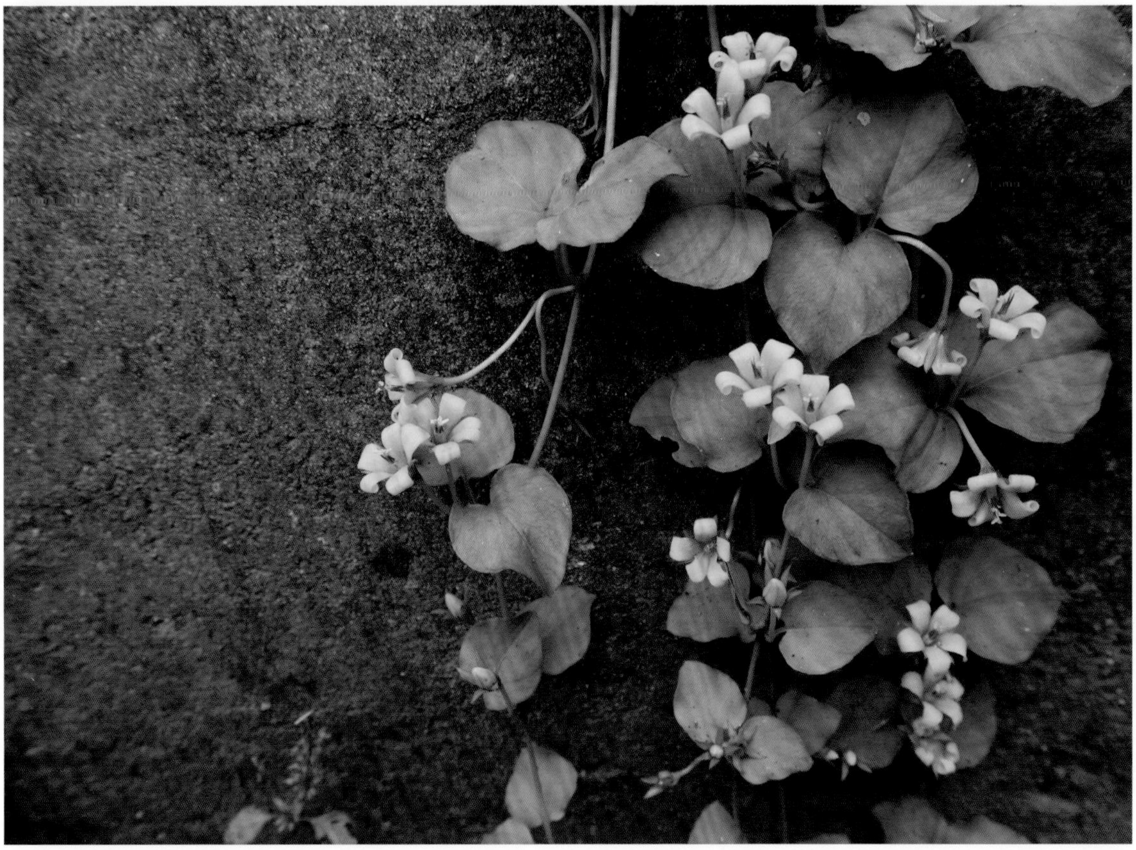
过路黄

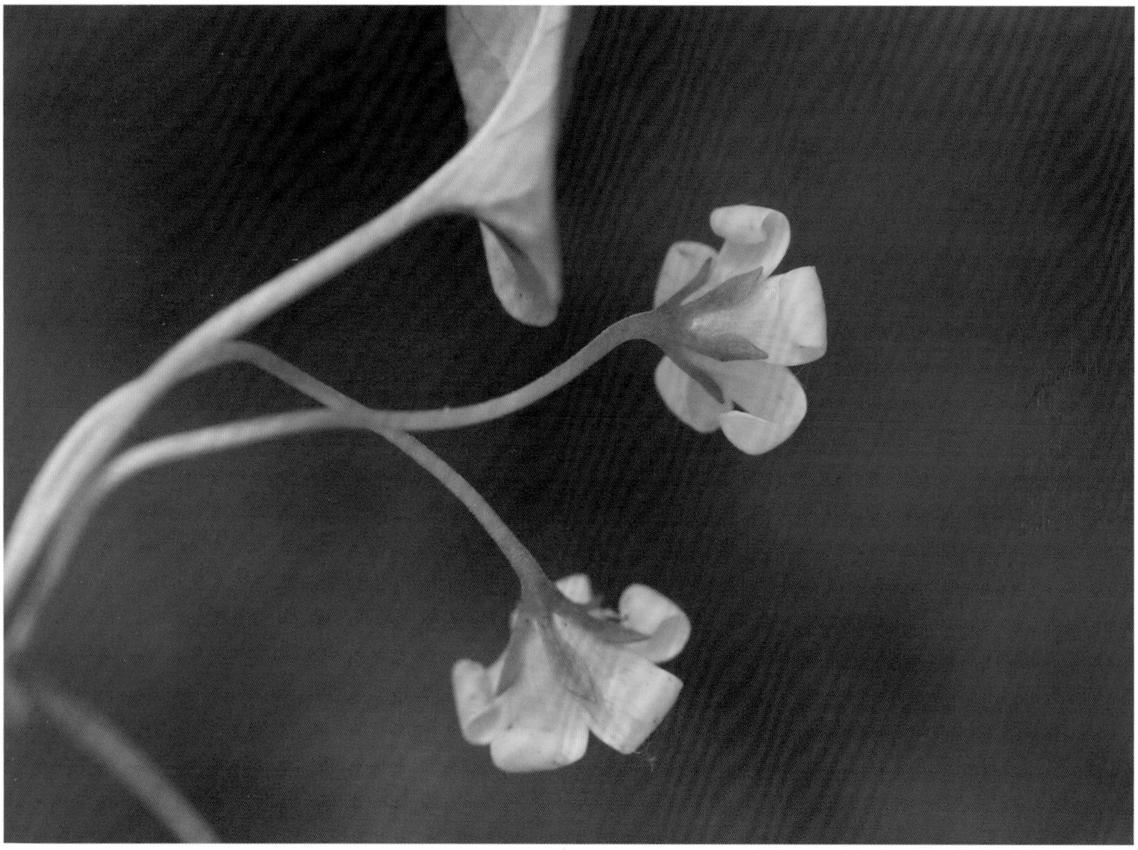

过路黄

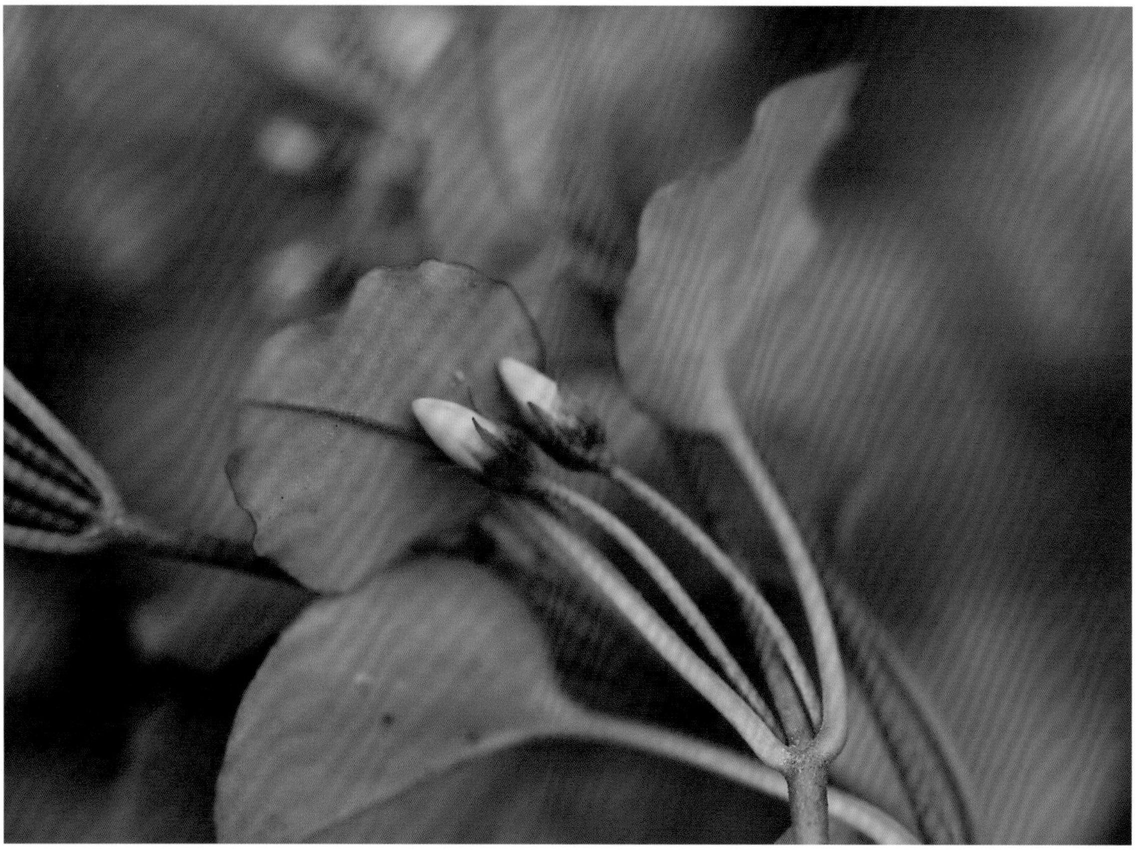

过路黄

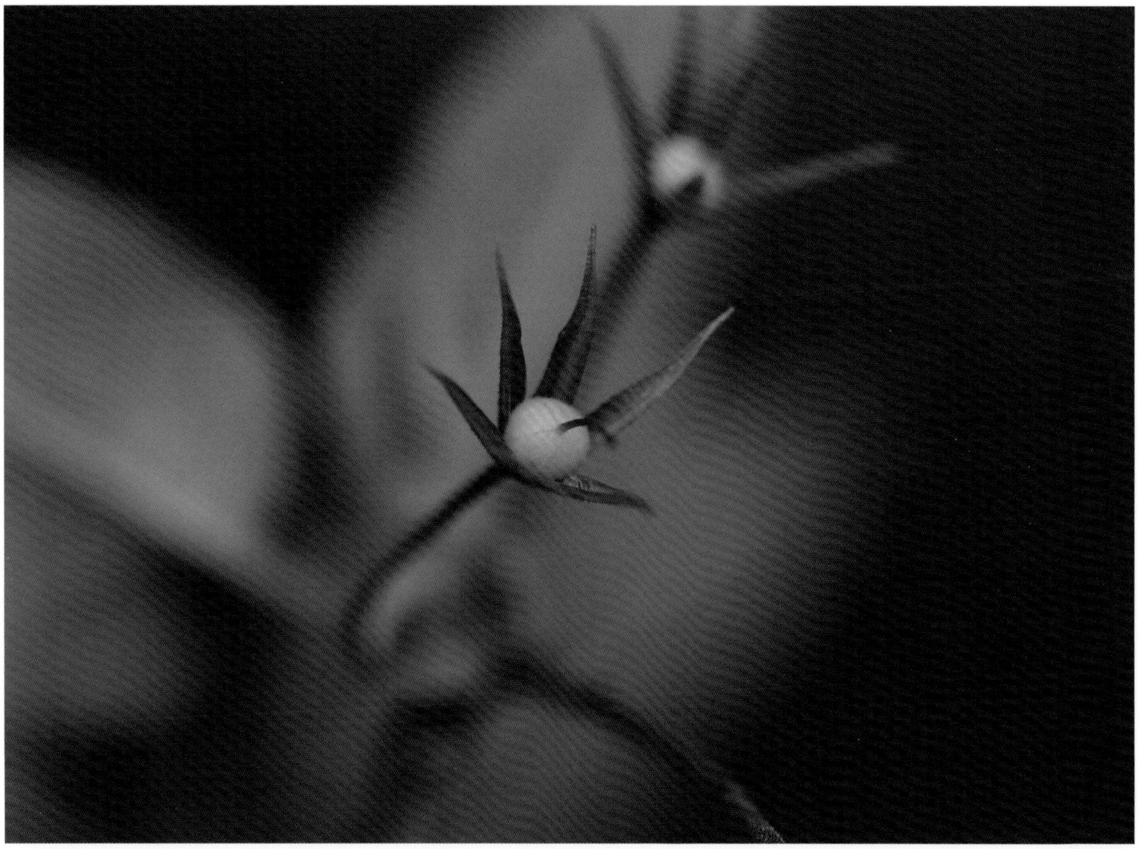
过路黄

采收加工

栽种当年的9—10月收获。以后每年收获2次，第1次在6月，第2次在9月。用镰刀割取，留茬10 cm左右，以利萌发。割下的全株，除去杂草，用水洗净，晒干或烘干即成。

药材鉴别

本品全草多皱缩成团，下部茎节上有时着生纤细须根。茎扭曲，直径约1 mm；表面红棕色，具纵直纹理。断面实心，灰白色。叶对生，多皱缩破碎，完整叶宽卵形或心形，全缘，上面暗绿色至棕绿色，下面色较浅，用水浸后，透光可见黑色短条纹；叶柄细长，叶腋有时可见花或果实。气微，味淡。以叶大、色绿者为佳。

功效主治

利水通淋，清热解毒，散瘀消肿。主治肝、胆及泌尿系结石，热淋，肾炎性水肿，湿热黄疸，疮毒痈肿，毒蛇咬伤，跌打损伤。

用法用量

内服：15 ~ 60 g，鲜品加倍，煎汤；或捣汁饮。外用：适量，鲜品捣烂外敷。

民族药方

1．石淋 金钱草、车前草各 9 ~ 15 g。水煎服。

2．肾盂肾炎 金钱草 60 g，海金沙 30 g，青鱼胆草 15 g。每日 1 剂，水煎分 3 次服。

3．肿毒 金钱草、苦参各适量。捣烂敷。

4．疔疮 金钱草适量。捣汁，兑淘米水或酒服。

5．烫火伤 金钱草花、叶适量。捣汁，加石灰和桐油搅匀，搽伤处。

6．疝气 金钱草 15 g，青香木 6 g。捣汁冲酒服。

7．膀胱结石 金钱草、海金沙各 15 g，凤尾草、石韦各 10 g。水煎服。

8．腹泻 金钱草、海蚌含珠各 10 g。水煎服。

9．黄疸 金钱草、车前草、茵陈蒿各 15 g，萹蓄 10 g。水煎服。

10．婴儿肝炎综合征 金钱草 30 ~ 60 g。煎水 100 ml，分 2 次服，配合每次口服葡醛内酯 0.1 g、维生素 C 0.1 g、维生素 B 0.01 g，每日 3 次。

使用注意

凡阴疽诸毒，脾虚泄泻者，忌捣汁生服。

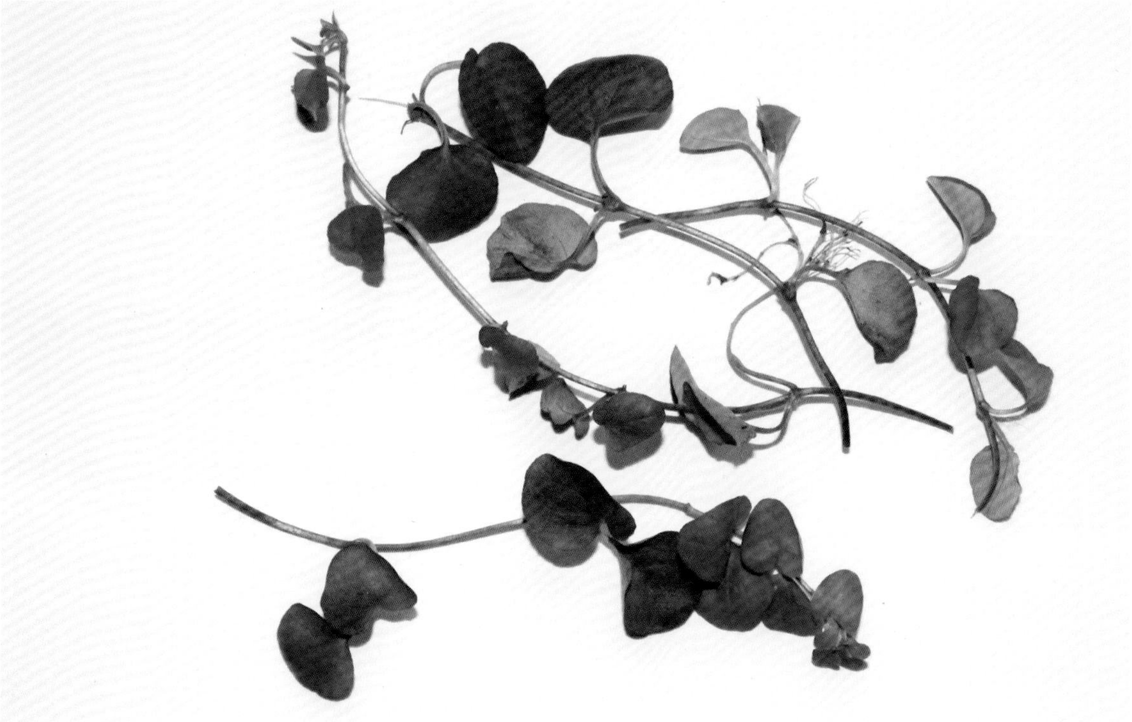

过路黄药材

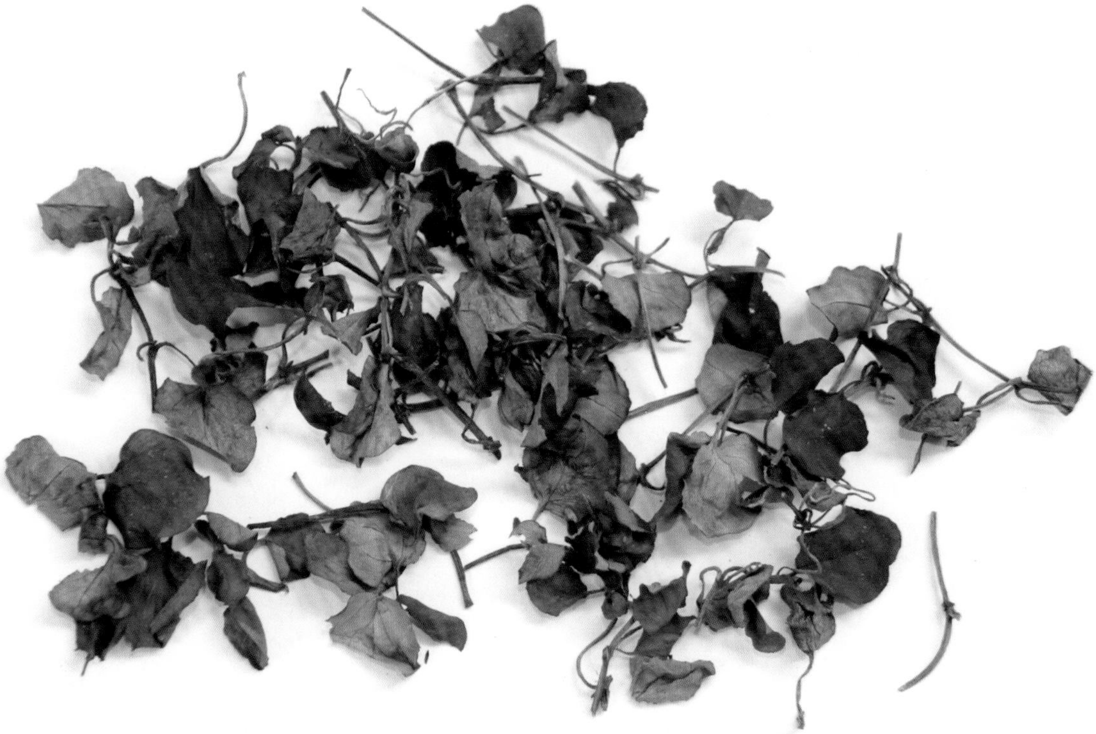

过路黄药材

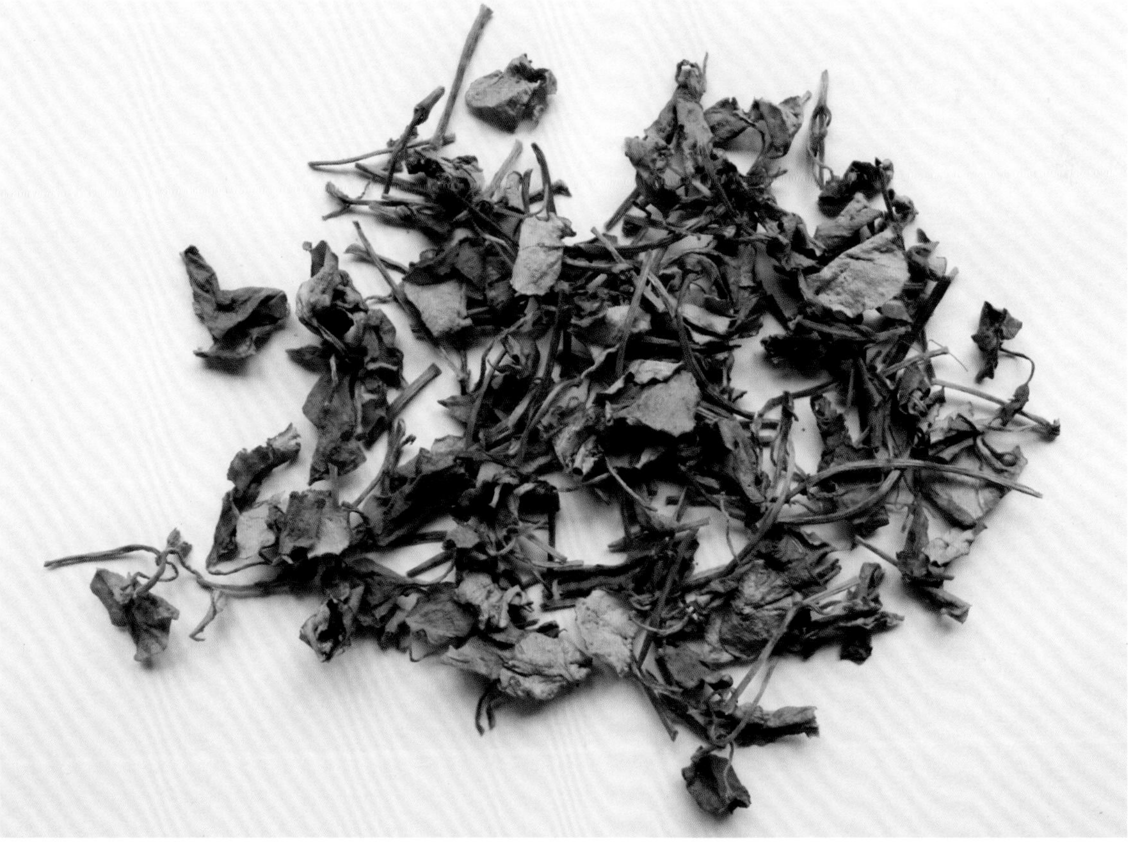

过路黄饮片

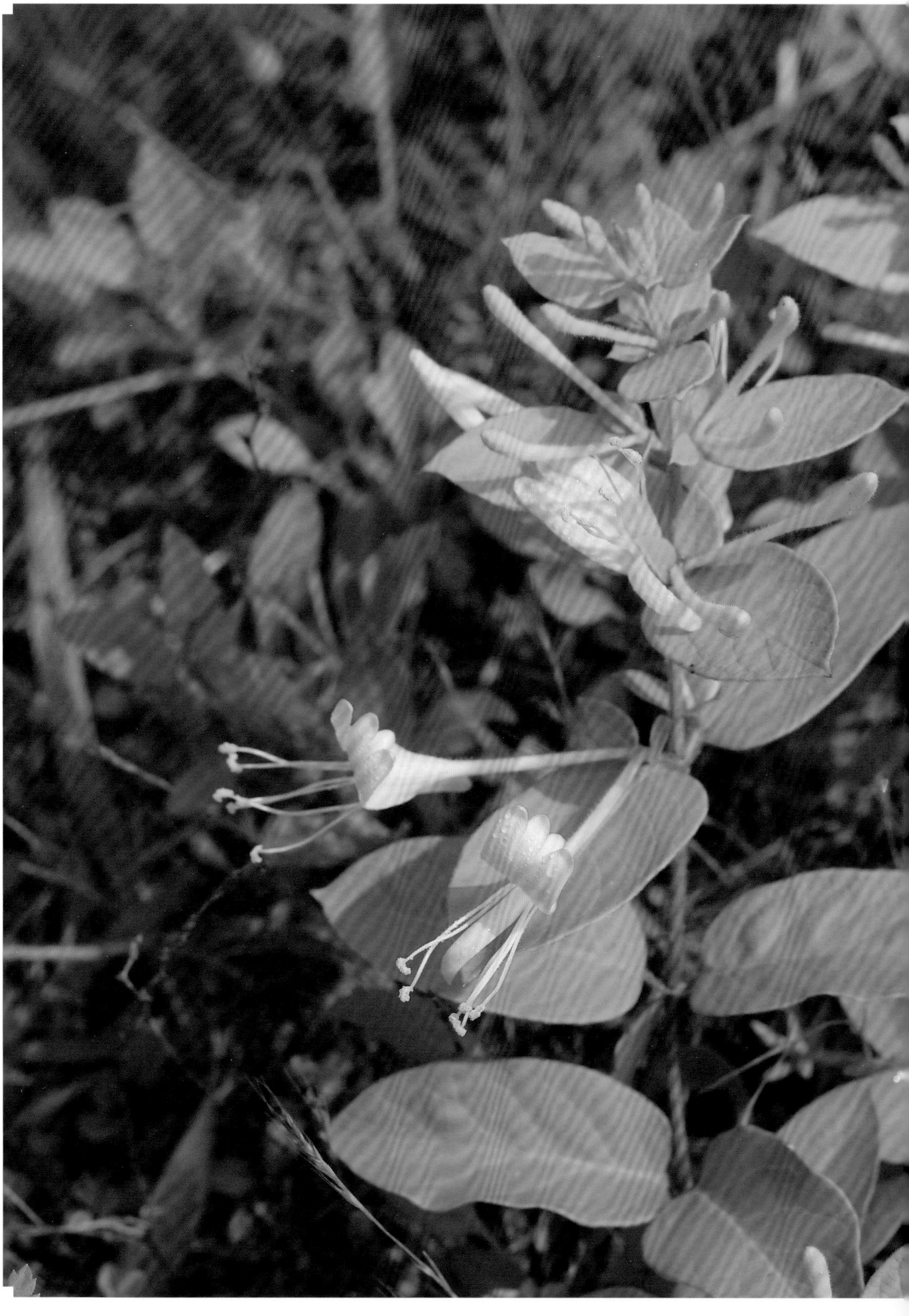

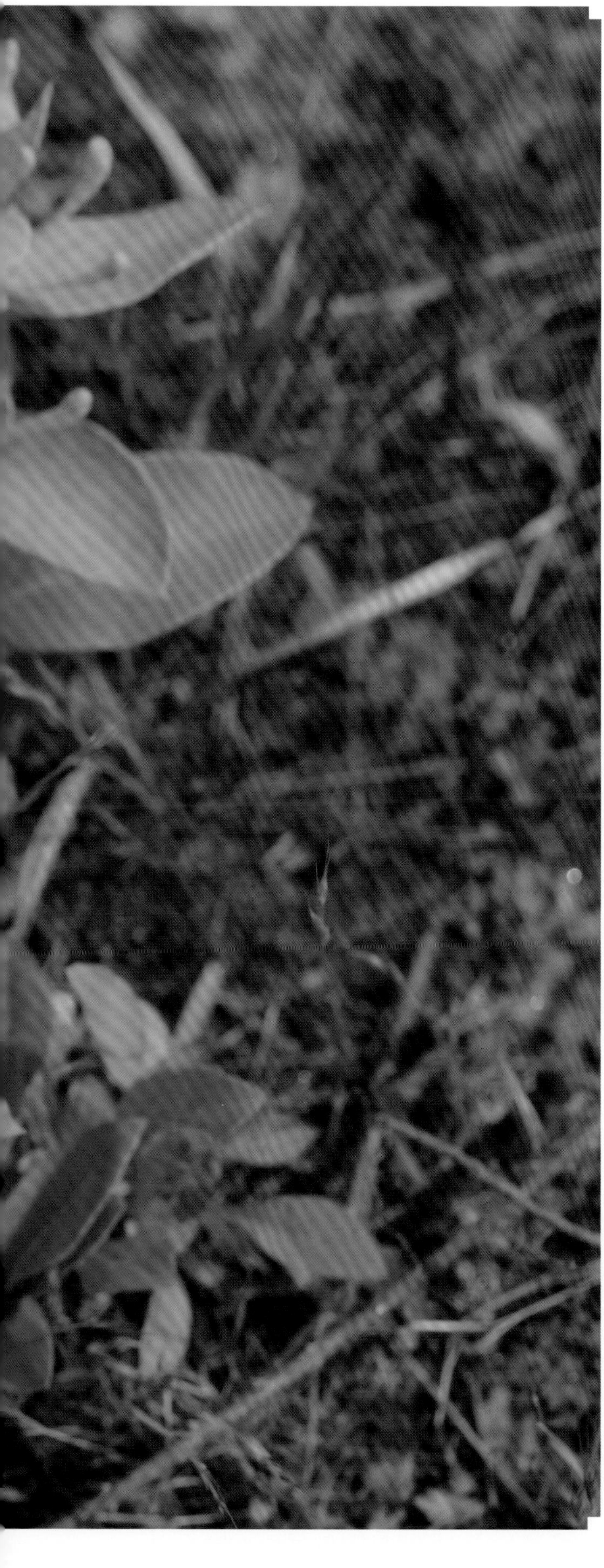

金银花

【壮药名】恩华。

【别　名】银花、双花、二宝花、忍冬花、金银藤。

【来　源】本品为忍冬科植物忍冬 *Lonicera japonica* Trunb. 的干燥花蕾或带初开的花。

【性味归经】甘，寒。归肺、心、胃经。

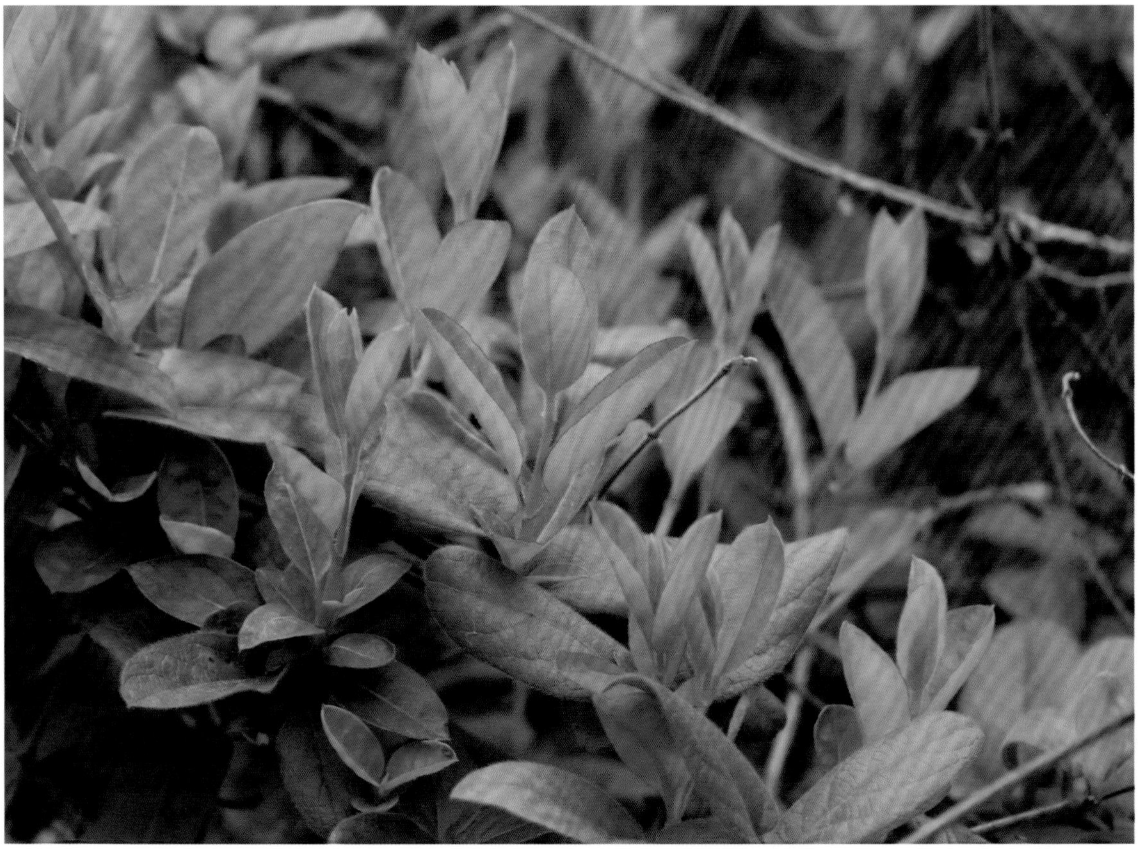

忍冬

识别特征

多年生半常绿缠绕木质藤本，长达 9 m。茎中空，多分枝，幼枝密被短柔毛和腺毛。叶对生，叶柄长 4 ~ 10 cm，密被短柔毛；叶纸质，叶片卵形、长圆卵形或卵状披针形，长 2.5 ~ 8 cm，宽 1 ~ 5.5 cm，先端短尖、渐尖或钝圆，基部圆形或近心形，全缘，两面和边缘均被短柔毛。花成对腋生，花梗密被短柔毛和腺毛；总花梗通常单生于小枝上部叶腋，与叶柄等长或稍短，生于下部者长 2 ~ 4 cm，密被短柔毛和腺毛；苞片 2 枚，叶状，广卵形或椭圆形，长约 3.5 mm，被毛或近无毛；小苞片长约 1 mm，被短毛及腺毛；花萼短小，萼筒长约 2 mm，无毛，5 齿裂，裂片卵状三角形或长三角形，先端尖，外面和边缘密被毛；花冠唇形，长 3 ~ 5 cm，上唇 4 浅裂，花冠筒细长，外面被短毛和腺毛，上唇 4 裂片先端钝形，下唇带状且反曲，花初开时为白色，2 ~ 3 日后变金黄色；雄蕊 5，着生于花冠内面筒口附近，伸出花冠外；雌蕊 1，子房下位，花柱细长，伸出。浆果球形，直径 6 ~ 7 mm，成熟时蓝黑色，有光泽。花期 4—7 月，果期 6—11 月。

生境分布

生长于路旁、山坡灌木丛或疏林中。全国大部分地区有分布。

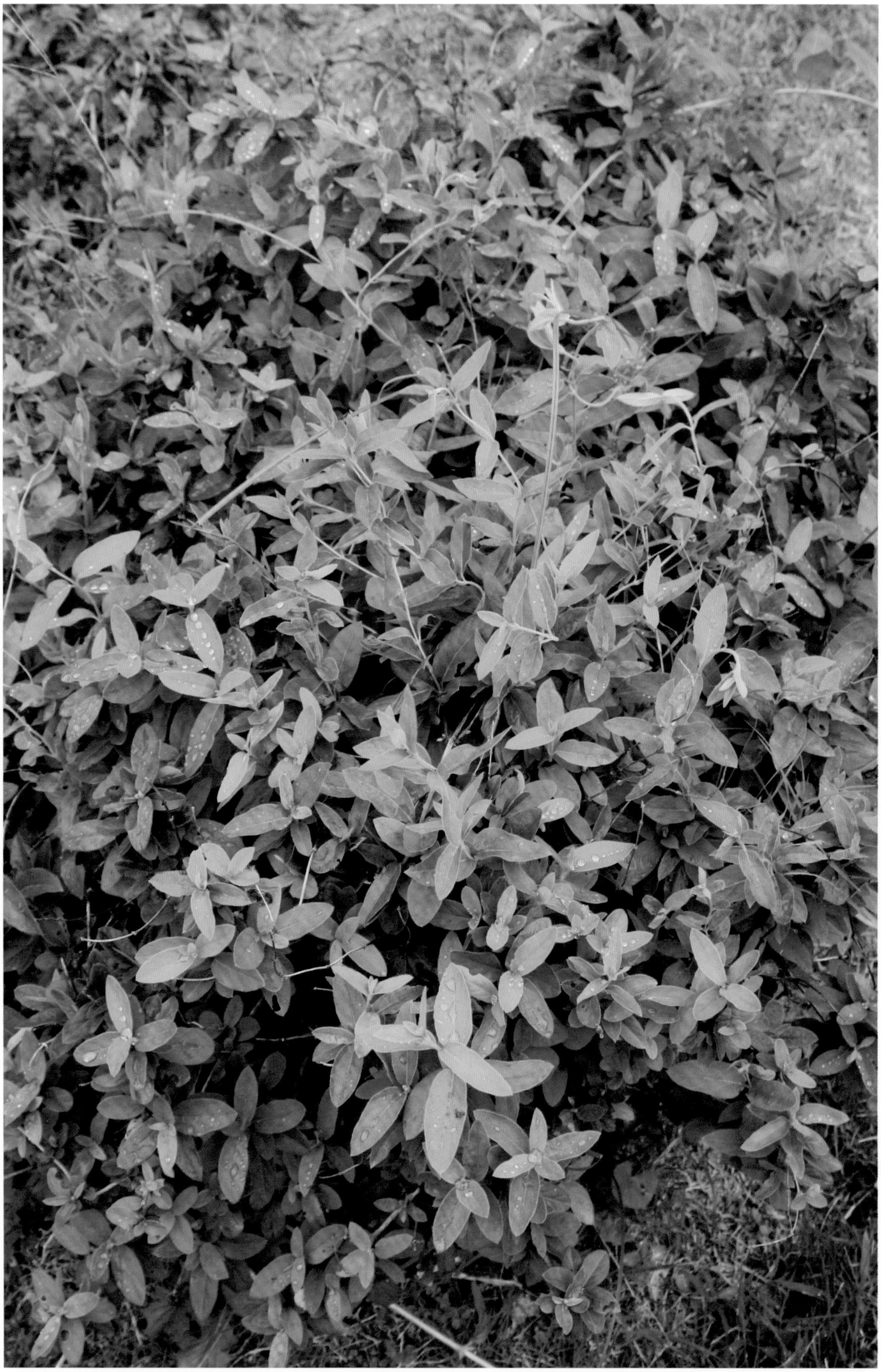

忍冬

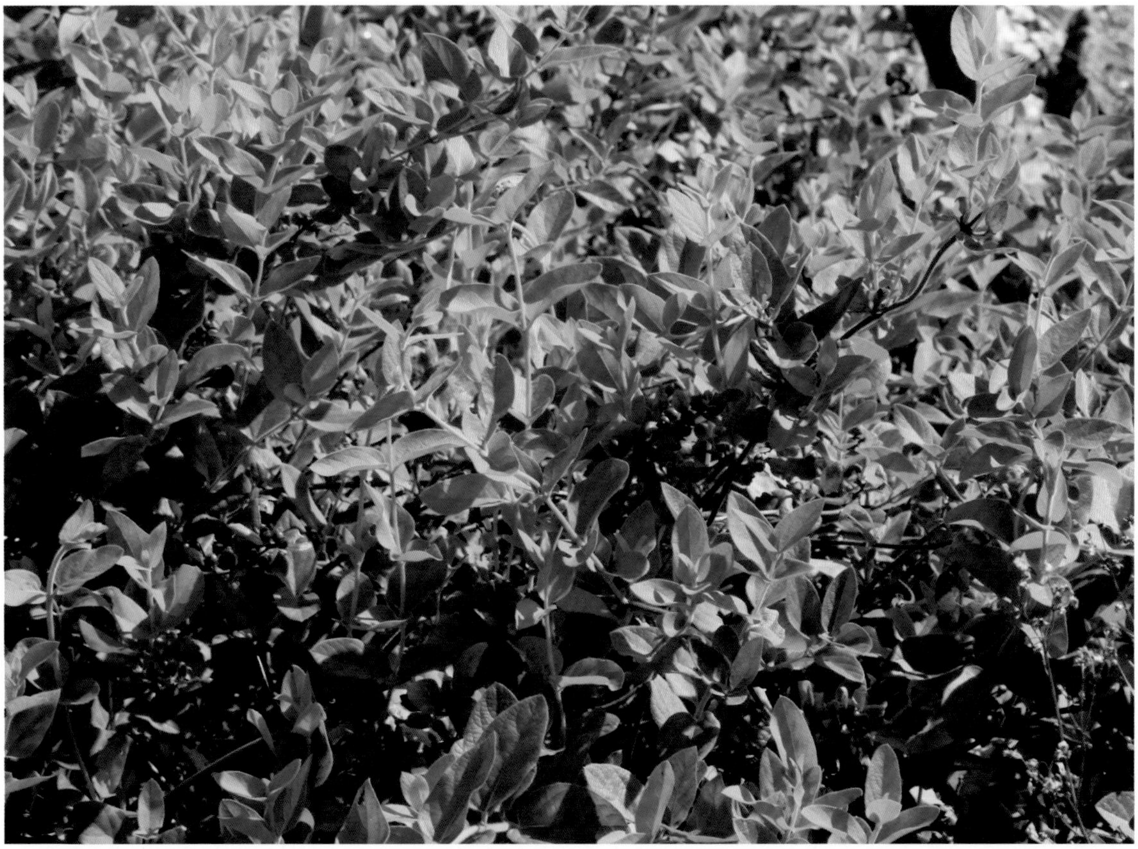

忍冬

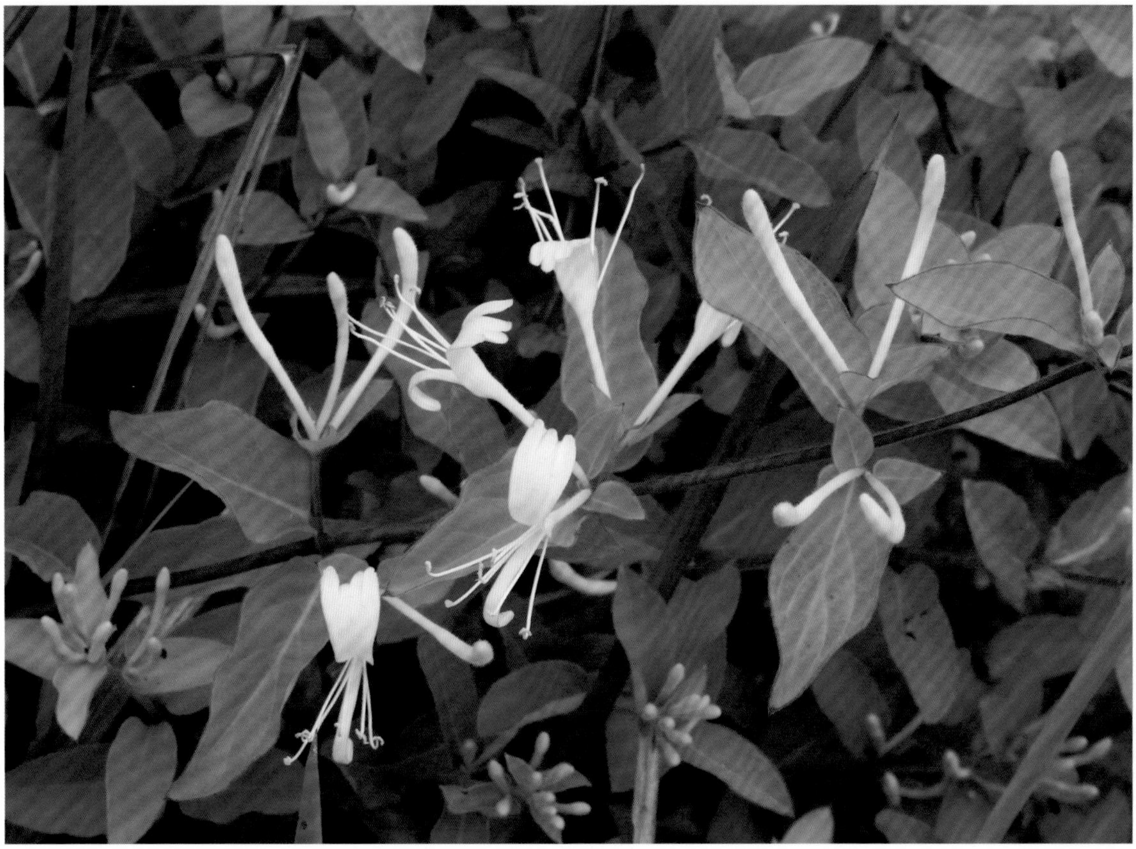

忍冬

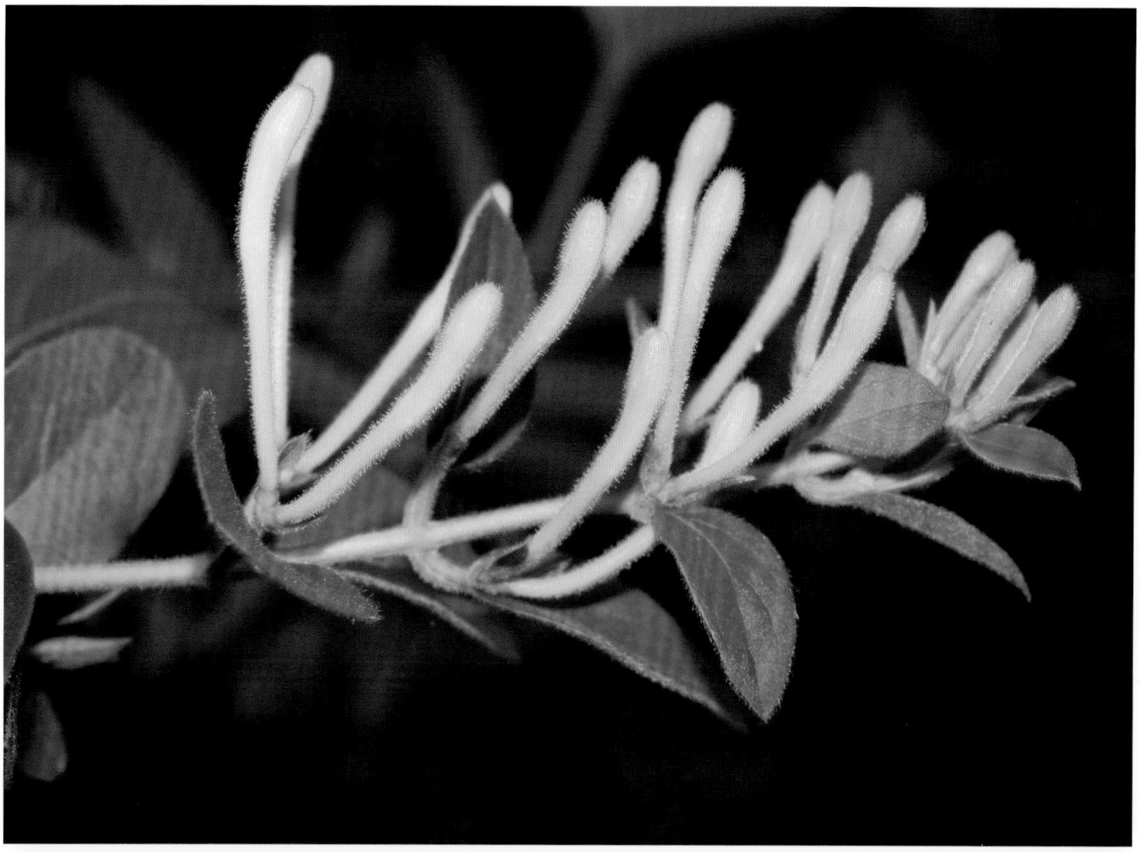

忍冬

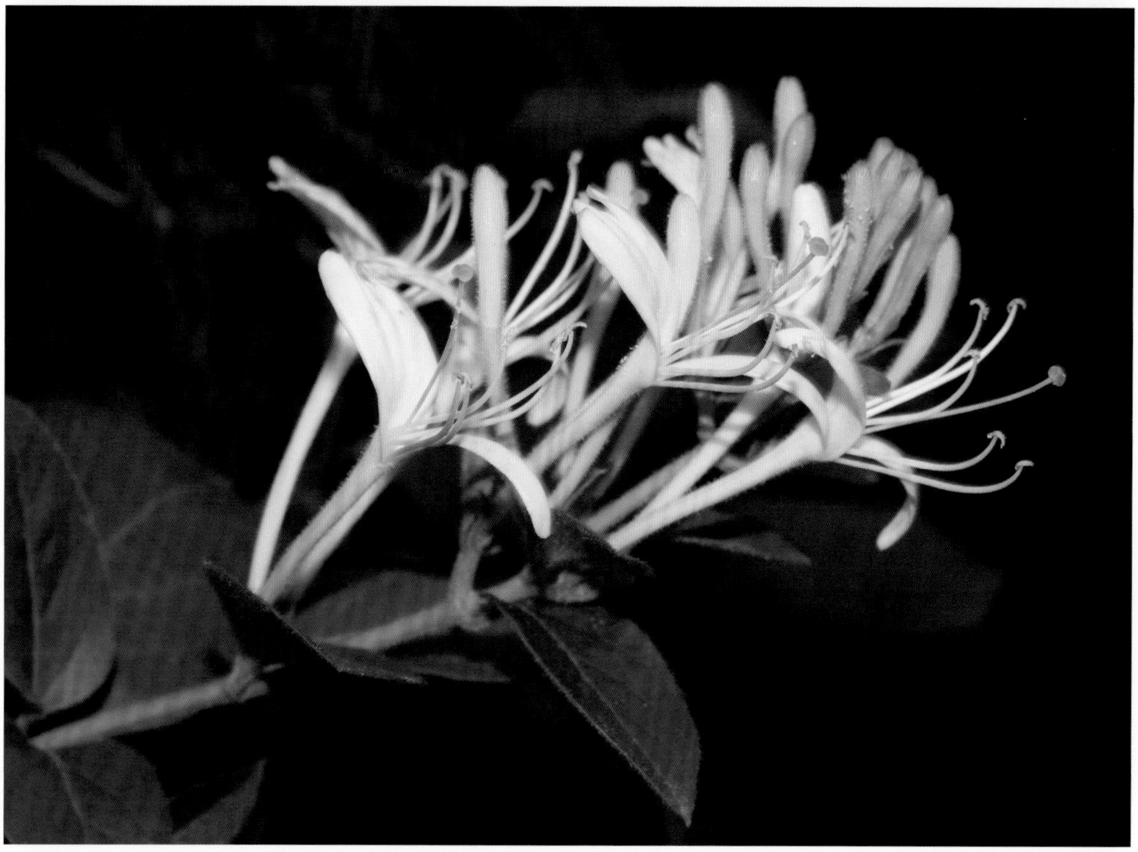

忍冬

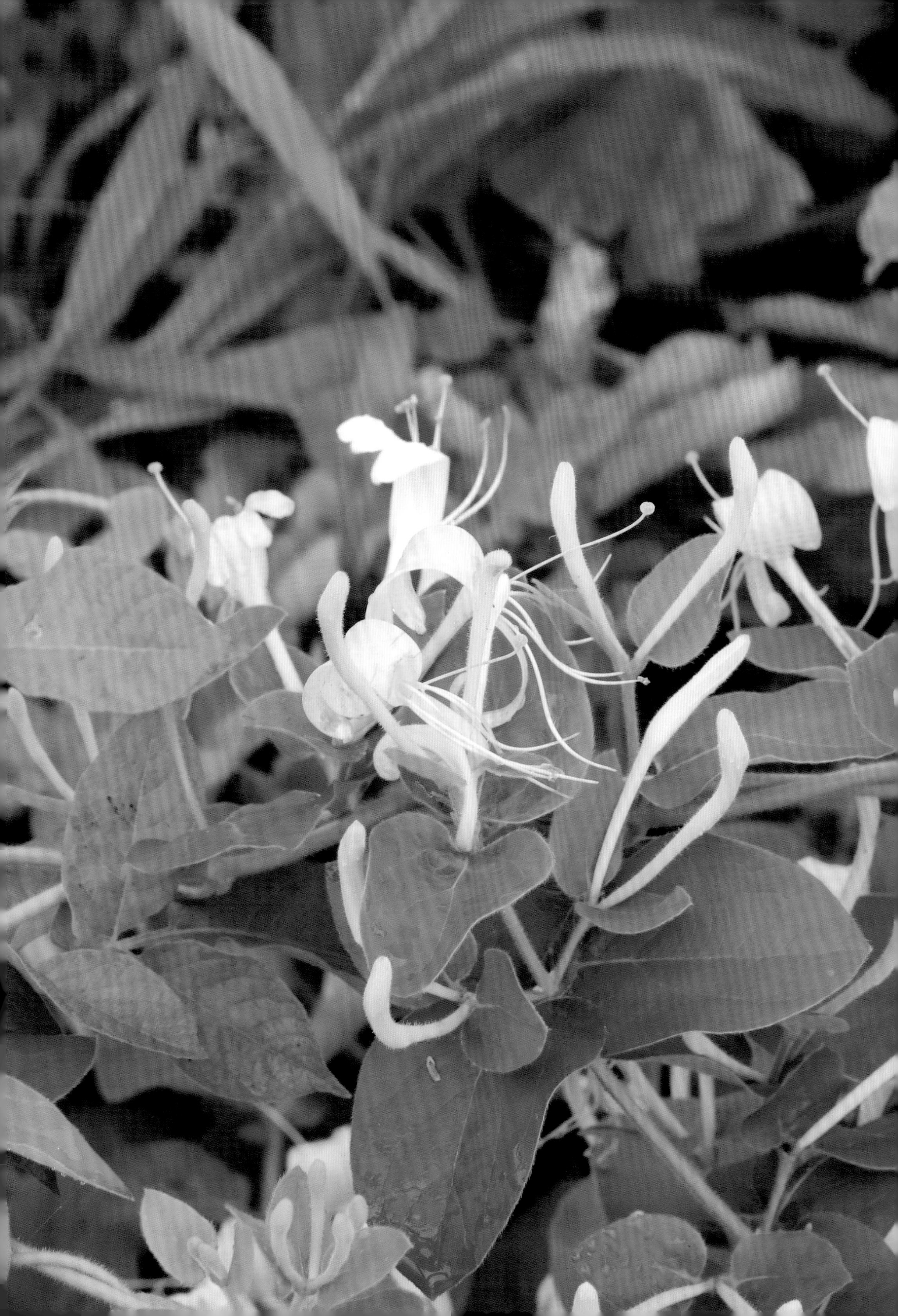

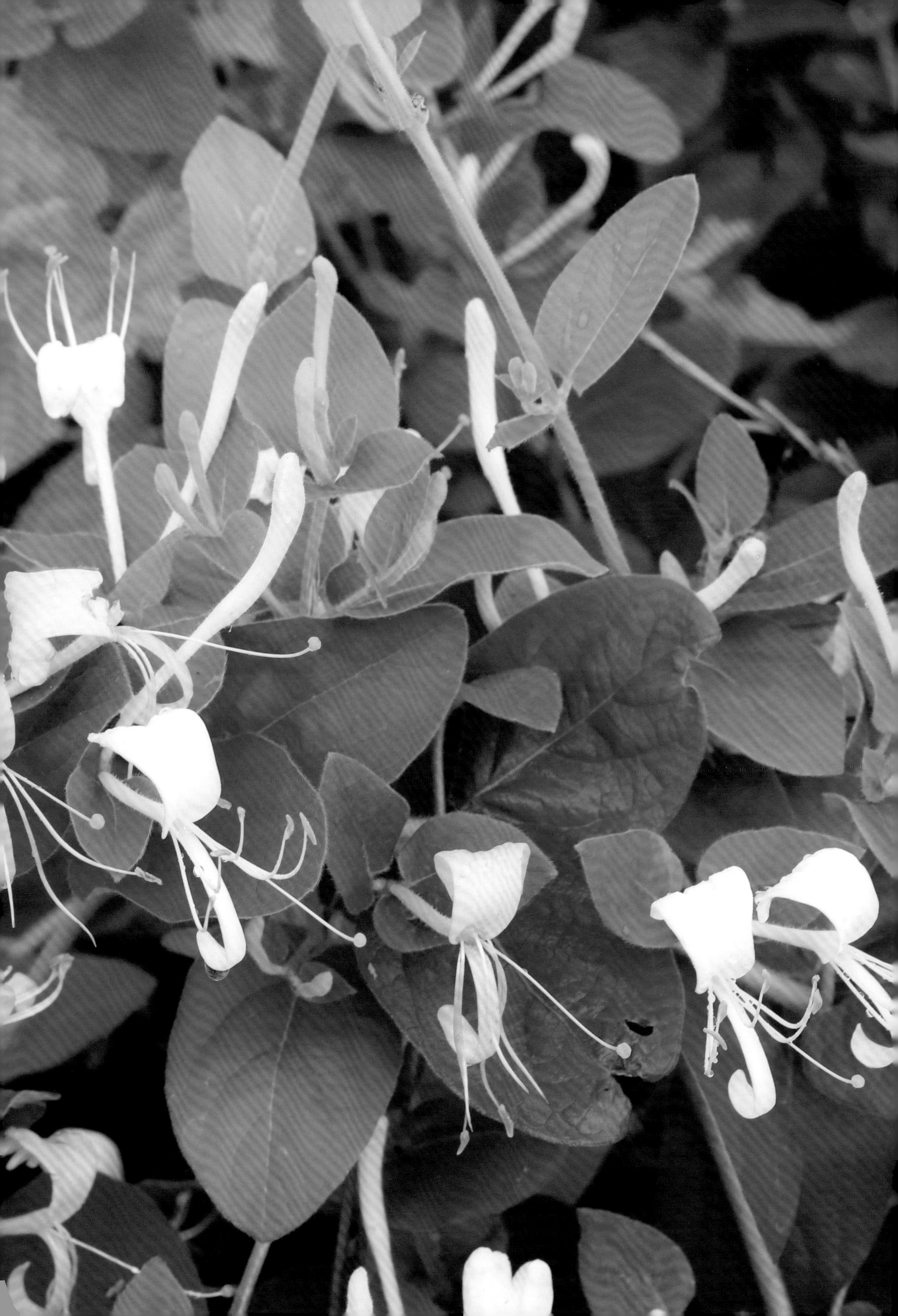

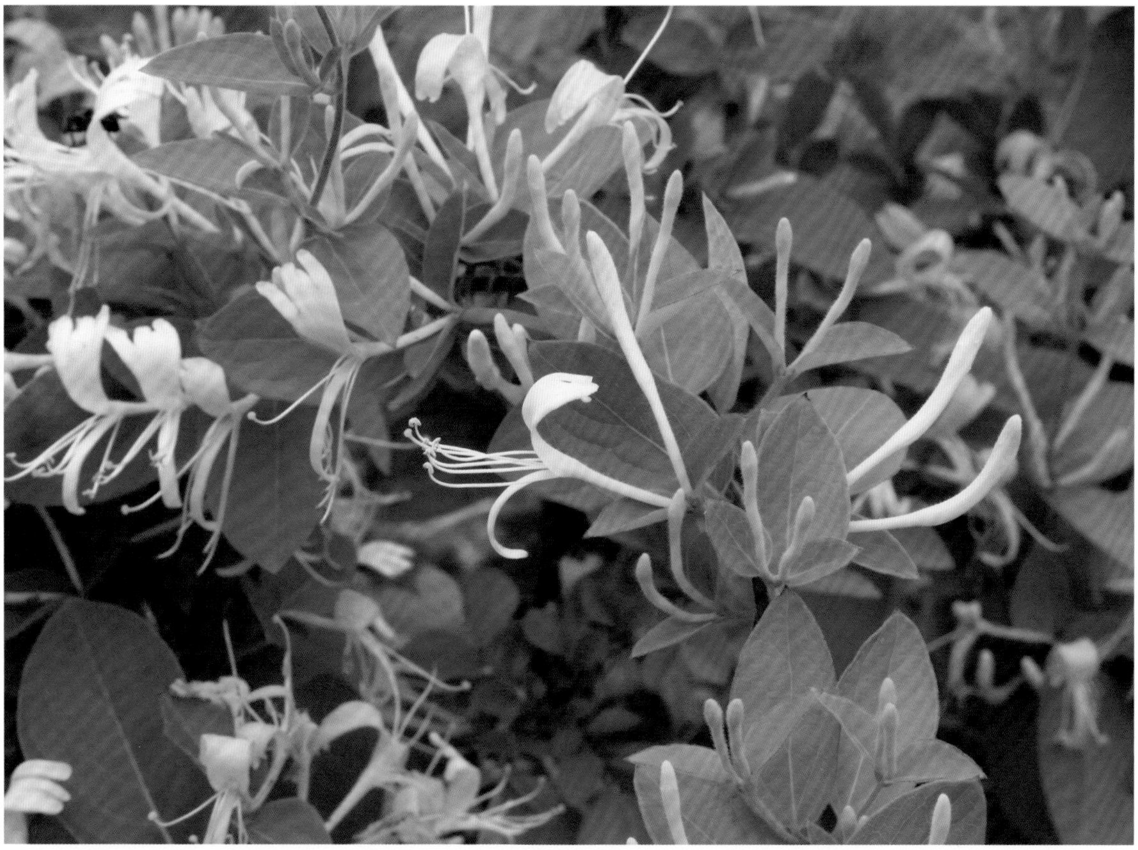

忍冬

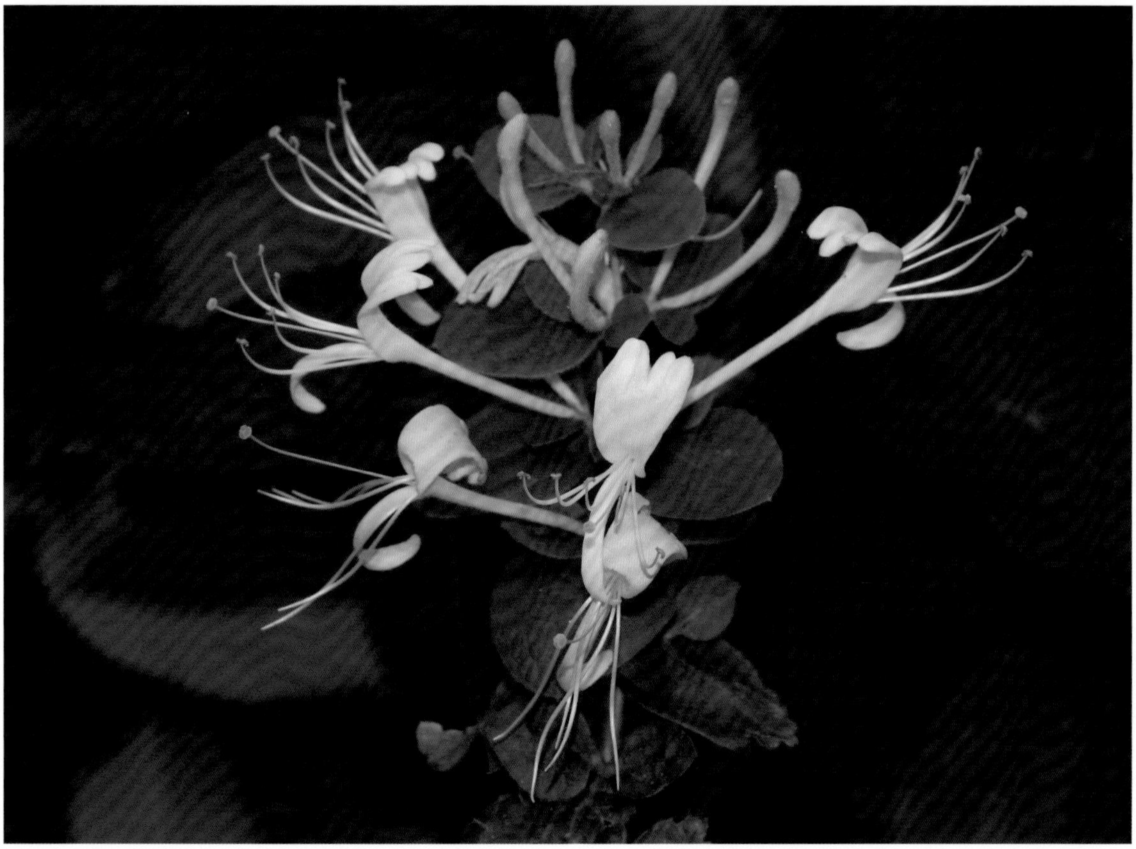

忍冬

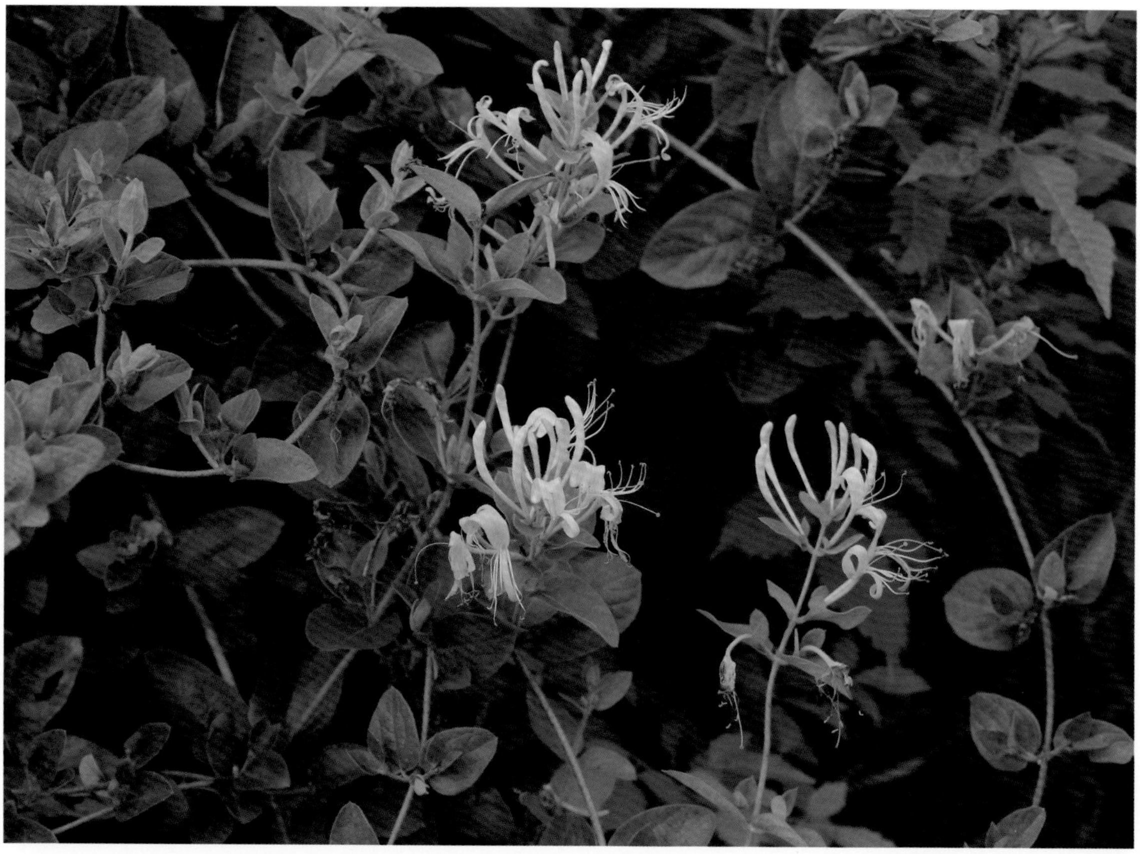

忍冬

采收加工

夏初花开放前采收，干燥。

药材鉴别

本品呈棒状，上粗下细，略弯曲，长 2 ~ 3 cm，上部直径约 3 mm，下部直径约 1.5 mm。表面黄白色或绿白色（储久色渐深），密被短柔毛。偶见叶状苞片。花萼绿色，先端 5 裂，裂片有毛，长约 2 mm。开放者花冠筒状，先端二唇形；雄蕊 5 个，附于筒壁，黄色；雌蕊 1 个，子房无毛。气清香，味淡、微苦。

功效主治

清热解毒，疏散风热。主治痈肿疔疮，喉痹，丹毒，热毒血痢，风热感冒，温病发热。

用法用量

内服：6 ~ 15 g，煎服。疏散风热、清泄里热以生品为佳；炒炭宜用于热毒血痢；露剂多用于暑热烦渴。

民族药方

1．咽喉炎 金银花 15 g，生甘草 3 g。煎水含漱。

2．痢疾 金银花 15 g。焙干研末，水调服。

3．感冒发热，头痛、咽痛 金银花 60 g，山楂 20 g。煎水代茶饮。

4．腮腺炎 金银花、蒲公英各 25 g，甘草 15 g。水煎服，每日 1 剂。

5．暑热头痛，心烦口渴 金银花、菊花、山楂各 10 g，蜂蜜 100 g。加清水适量，煎煮 30 分钟，滤出药汁饮服。

6．急性乳腺炎初起 金银花 24 g，蒲公英 15 g，连翘、陈皮各 9 g，青皮、生甘草各 6 g。水煎服，每日 1 剂。

7．预防流行性脑脊髓膜炎 金银花、连翘、大青根、芦根、甘草各 9 g。水煎服，每日 1 剂，连服 3 ~ 5 日。

8．痈肿疮疡 金银花、野菊花、蒲公英、紫花地丁各 15 g，紫背天葵子 6 g。水煎服，每日 1 剂。

9．急性单纯性阑尾炎 金银花 60 ~ 90 g，蒲公英 30 ~ 60 g，甘草 9 ~ 15 g。水煎服，每日 1 剂。

10．泌尿系感染 金银花 15 g，车前草、墨旱莲、益母草各 30 g。水煎服，每日 1 剂。

使用注意

脾胃虚寒及气虚疮疡脓清者忌用。

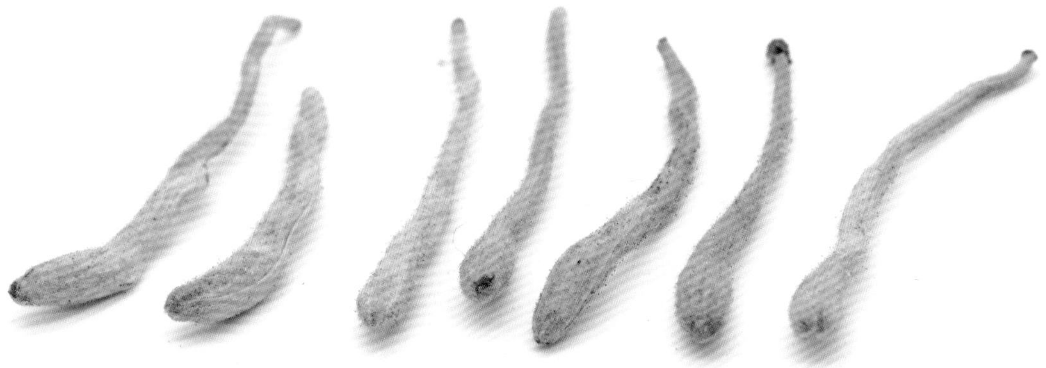

金银花药材

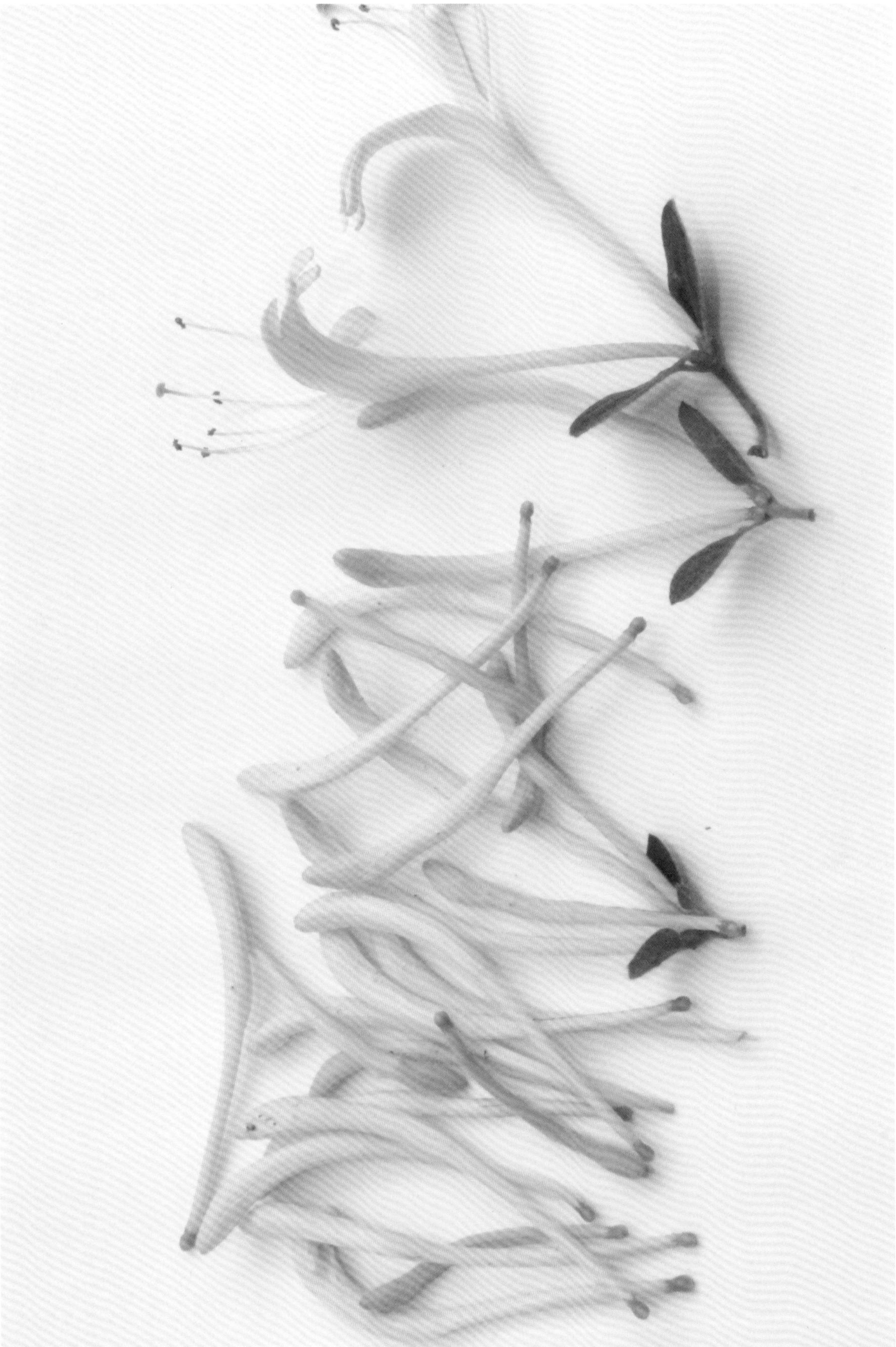

金银花药材

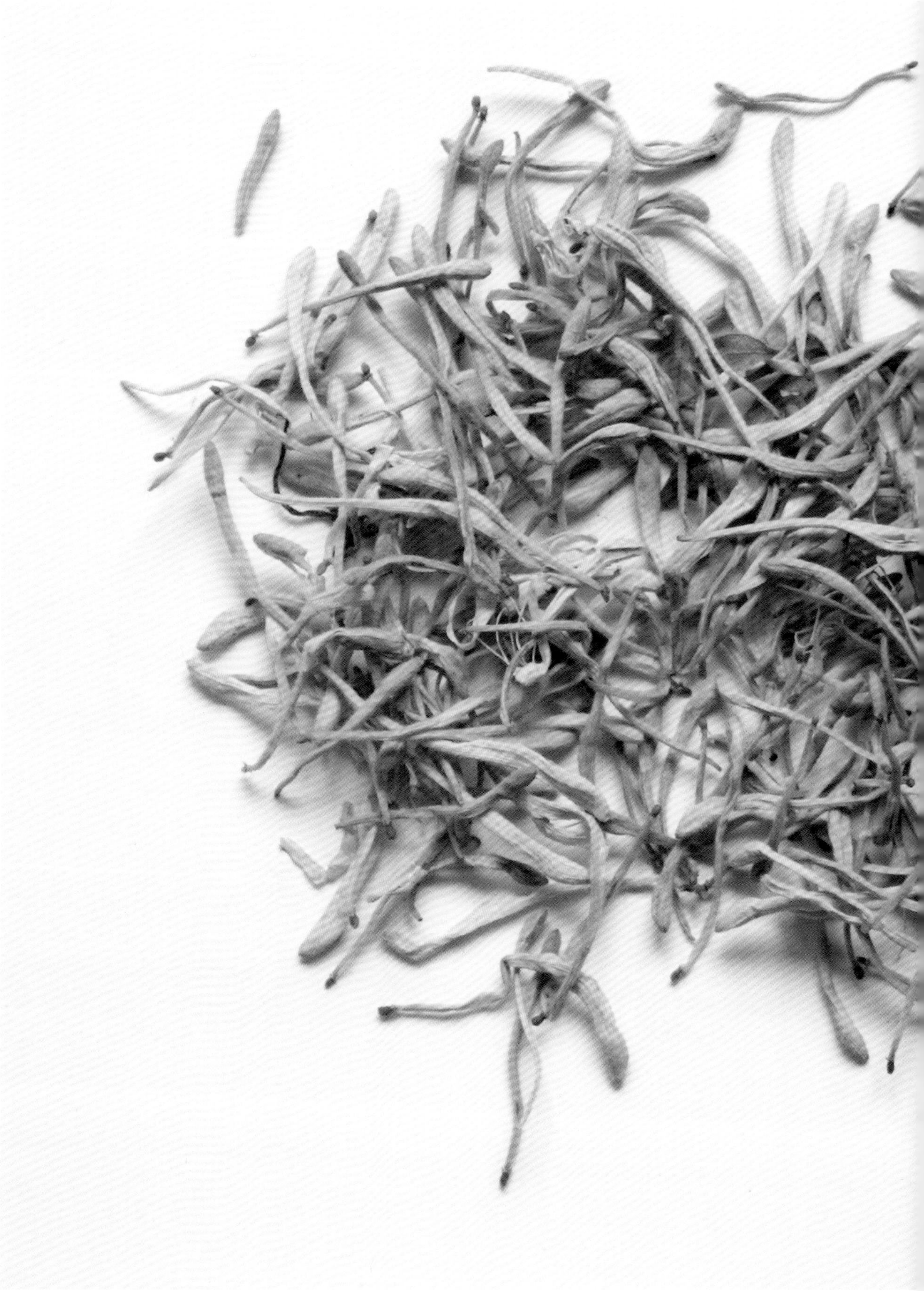

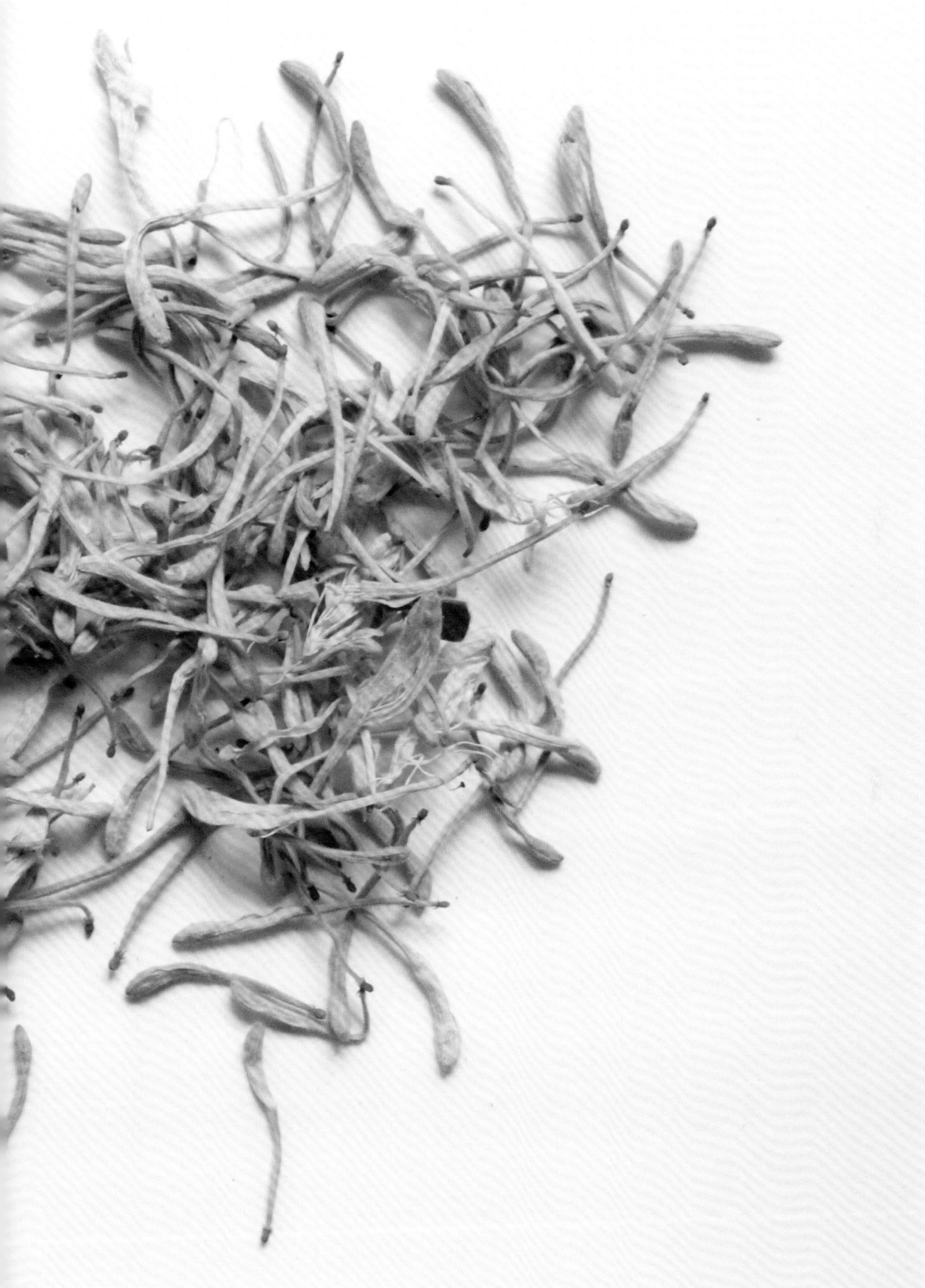

金银花饮片

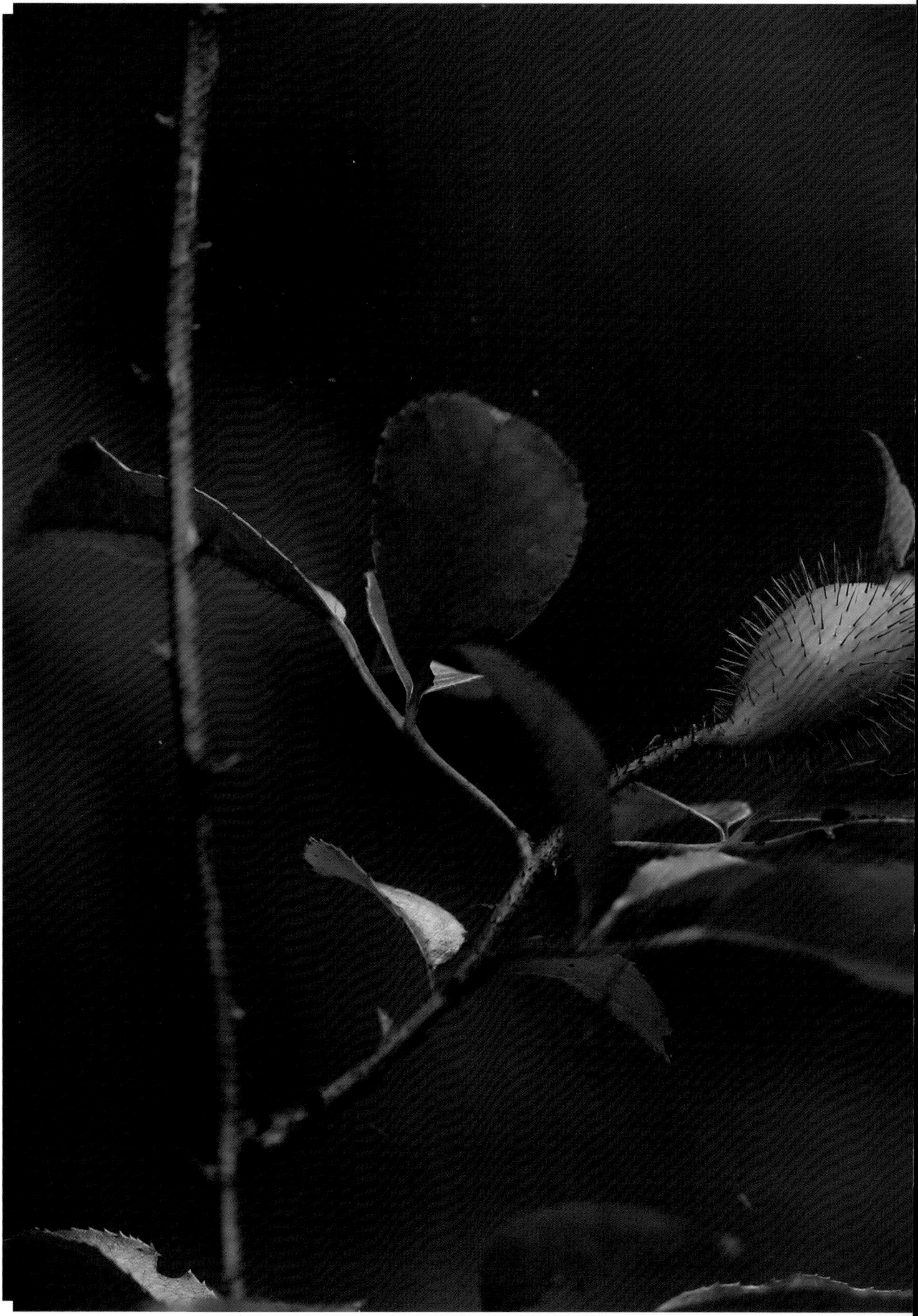

金樱子

【壮药名】芒旺。

【别　名】黄茶瓶、藤勾子、螳螂果、蜂糖罐、糖刺果、白玉带、下山虎、刺郎子树、螳螂子树。

【来　源】本品为蔷薇科植物金樱子 *Rosa laevigata* Michx. 的干燥成熟果实。

【性味归经】味酸、涩，性寒。归肾、膀胱、大肠经。

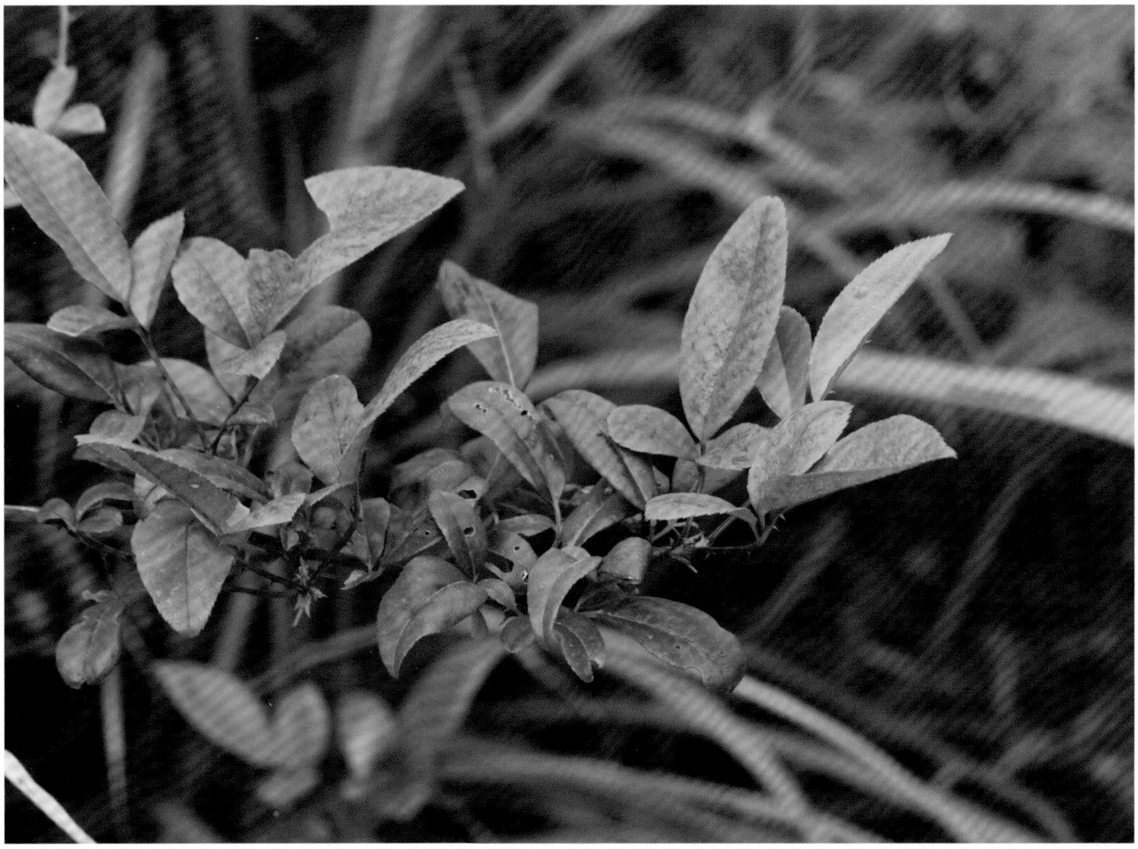

金樱子

识别特征

常绿攀缘灌木，高约 5 m。茎无毛，有钩状皮刺和刺毛。羽状复叶，叶柄和叶轴具小皮刺和刺毛；托叶披针形，与叶柄分离，早落。小叶革质，通常 3，稀 5，椭圆形或披针状卵形，长 2.5 ~ 7.0 cm，宽 1.5 ~ 4.5 cm，先端急尖或渐尖，基部近圆形，边缘具细齿状锯齿，无毛，有光泽。花单生于侧枝顶端，花梗和萼筒外面均密被刺毛，萼片 5，花瓣 5，白色，直径 5 ~ 9 cm，雄蕊多数；心皮多数，柱头聚生于花托口。果实倒卵圆形，长 2 ~ 4 cm，紫褐色，外面密被刺毛。花期 4—6 月，果期 7—11 月。

生境分布

生长于海拔 100 ~ 1600 m 向阳的山野、田边、溪畔灌木丛中。分布于华中、华南、华东、西南各地区，尤以贵州、云南、四川等省区的金樱子为佳。

采收加工

10—11 月，果实红熟时采摘，晾晒后放入桶内搅拌，擦去毛刺，再晒至全干。

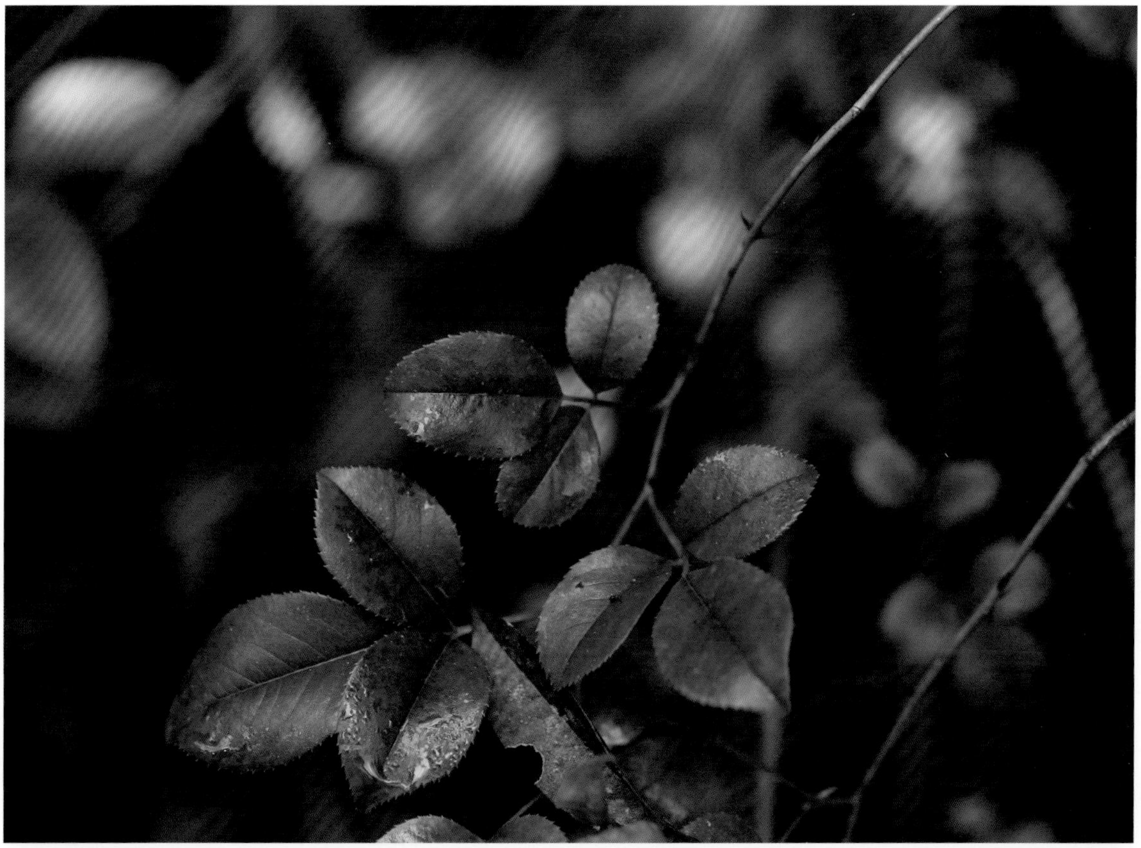

金樱子

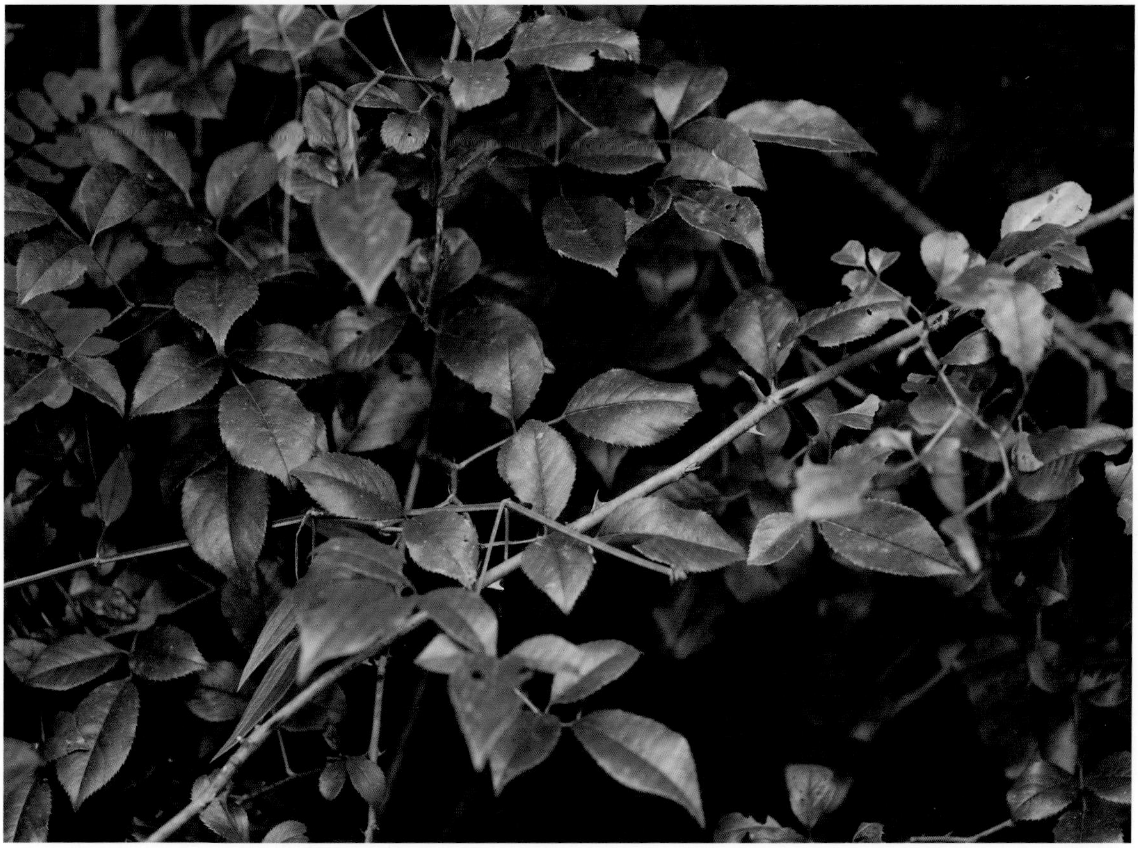

金樱子

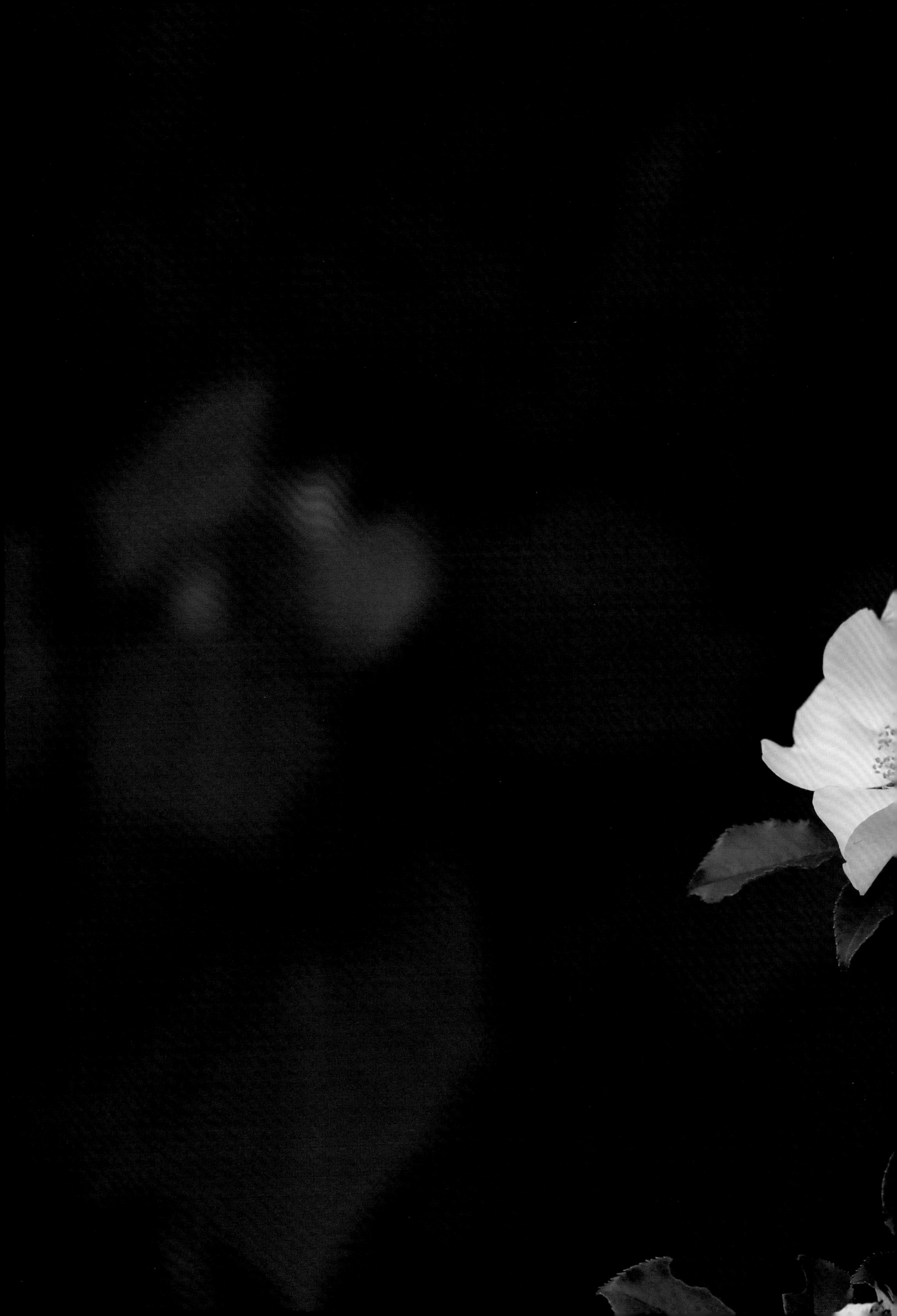

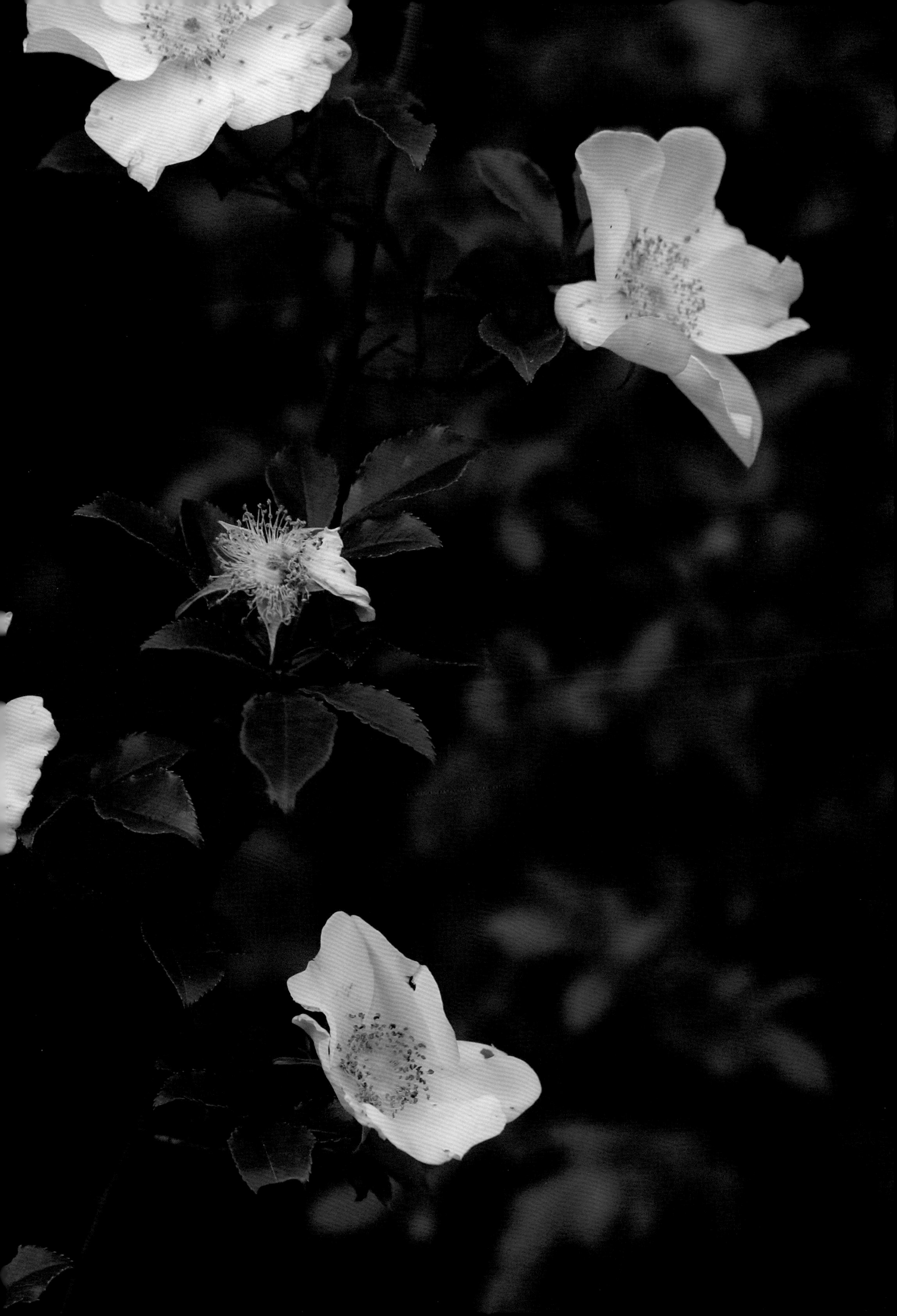

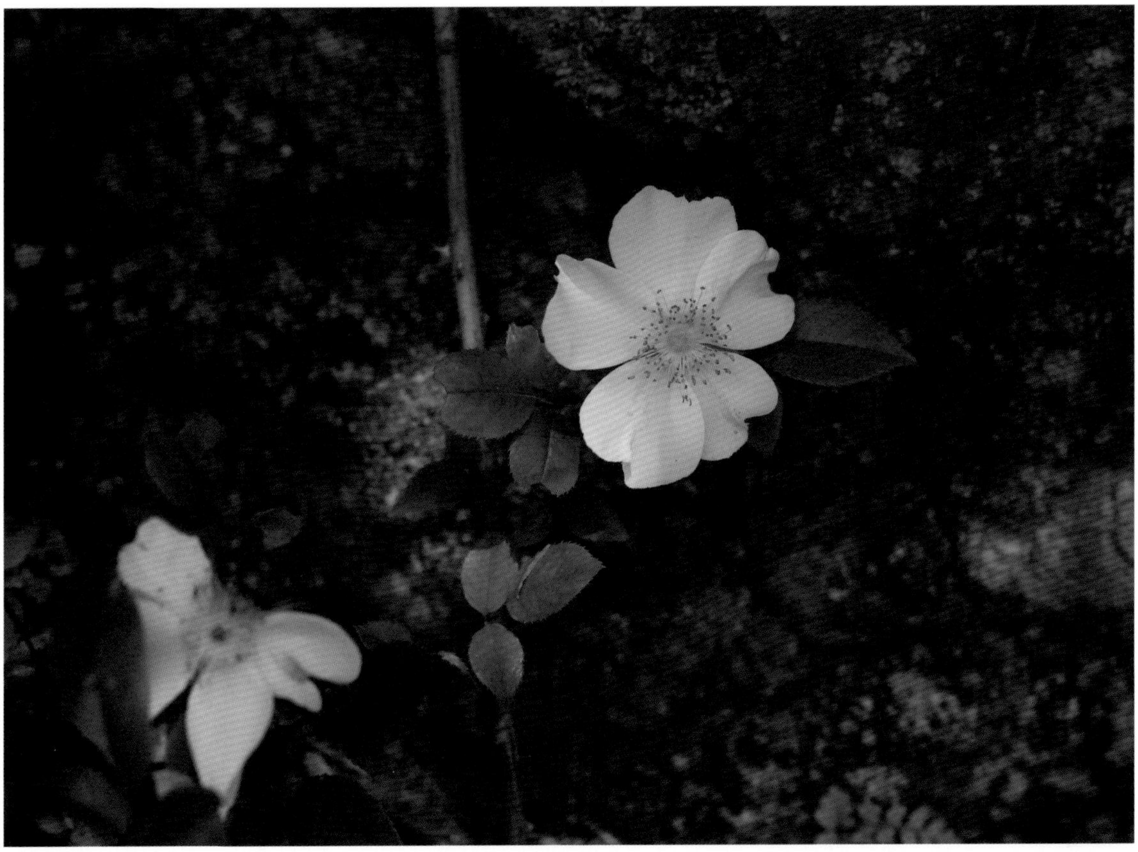

金樱子

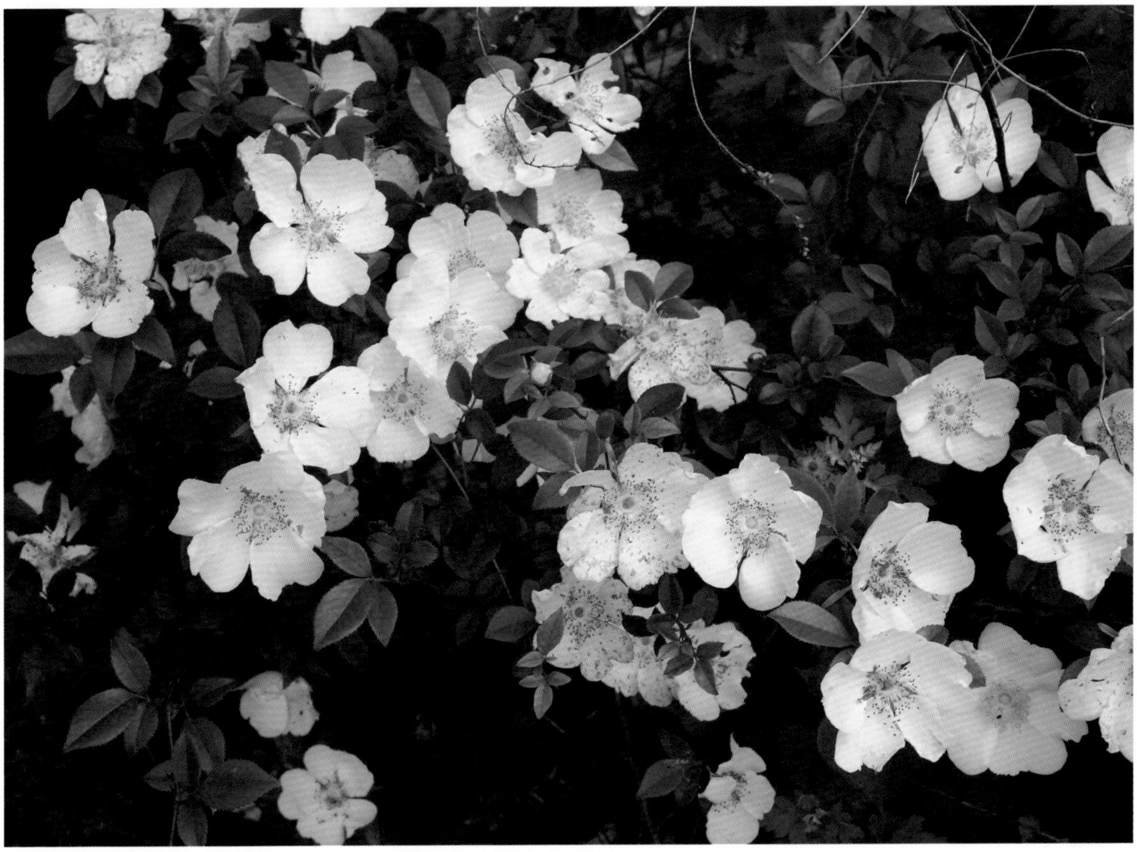

金樱子

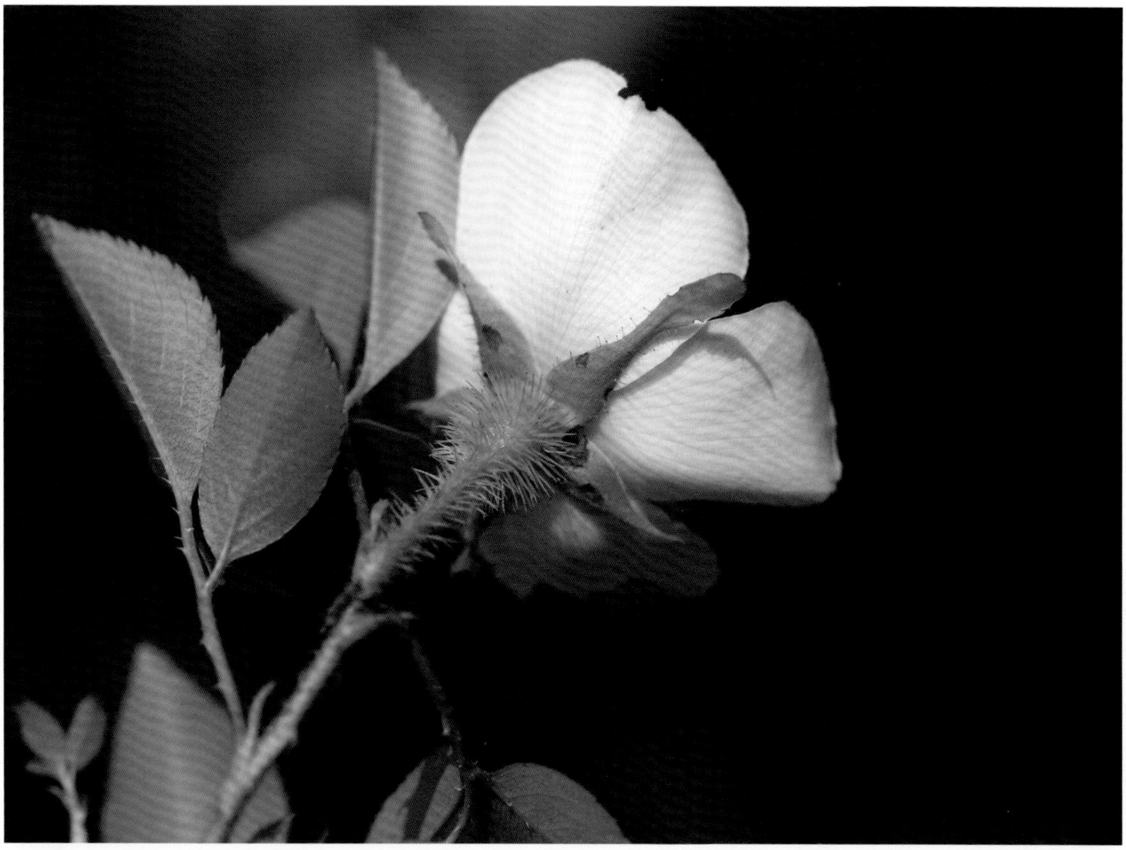
金樱子

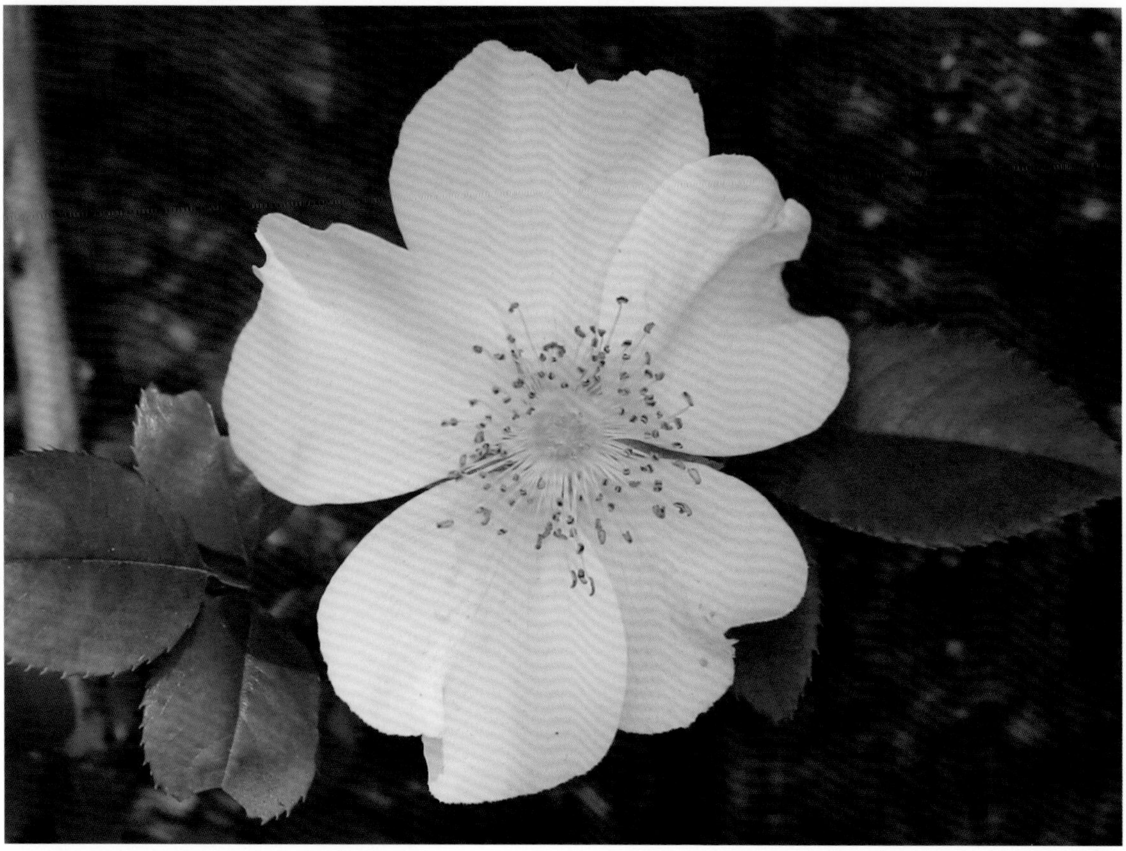
金樱子

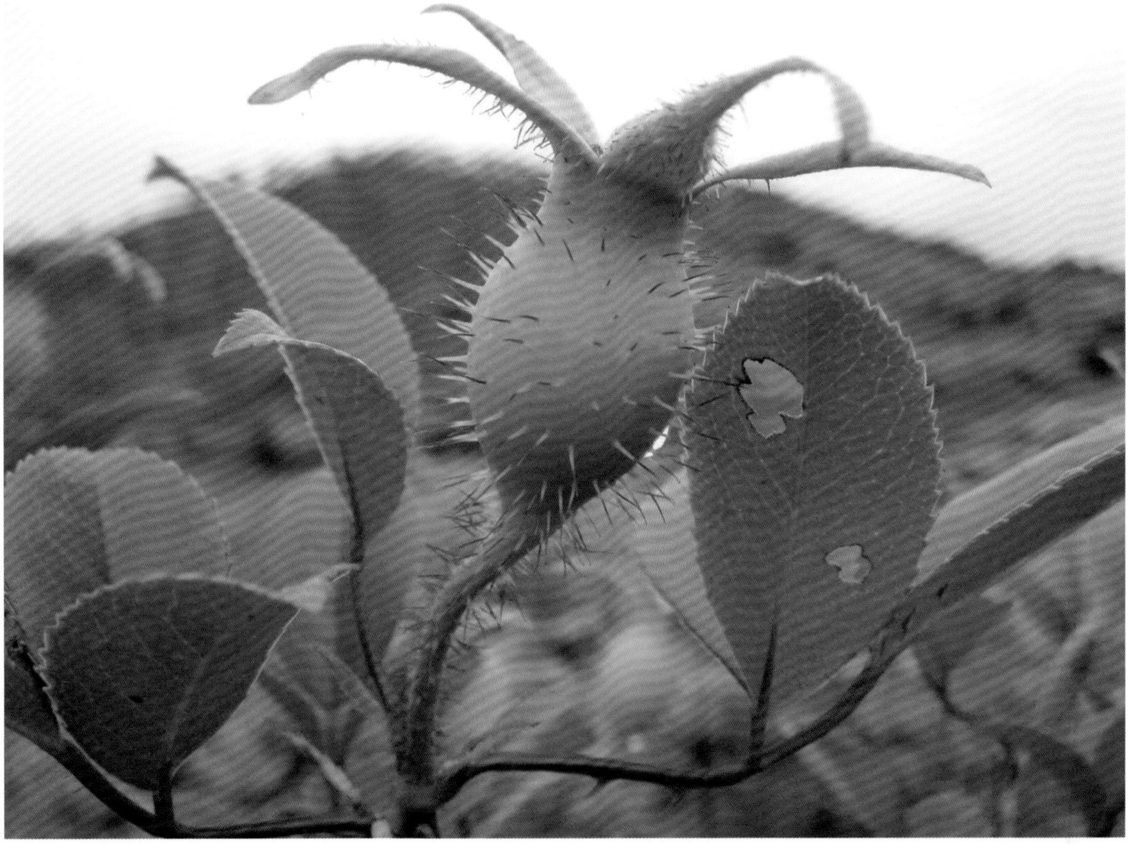

金樱子

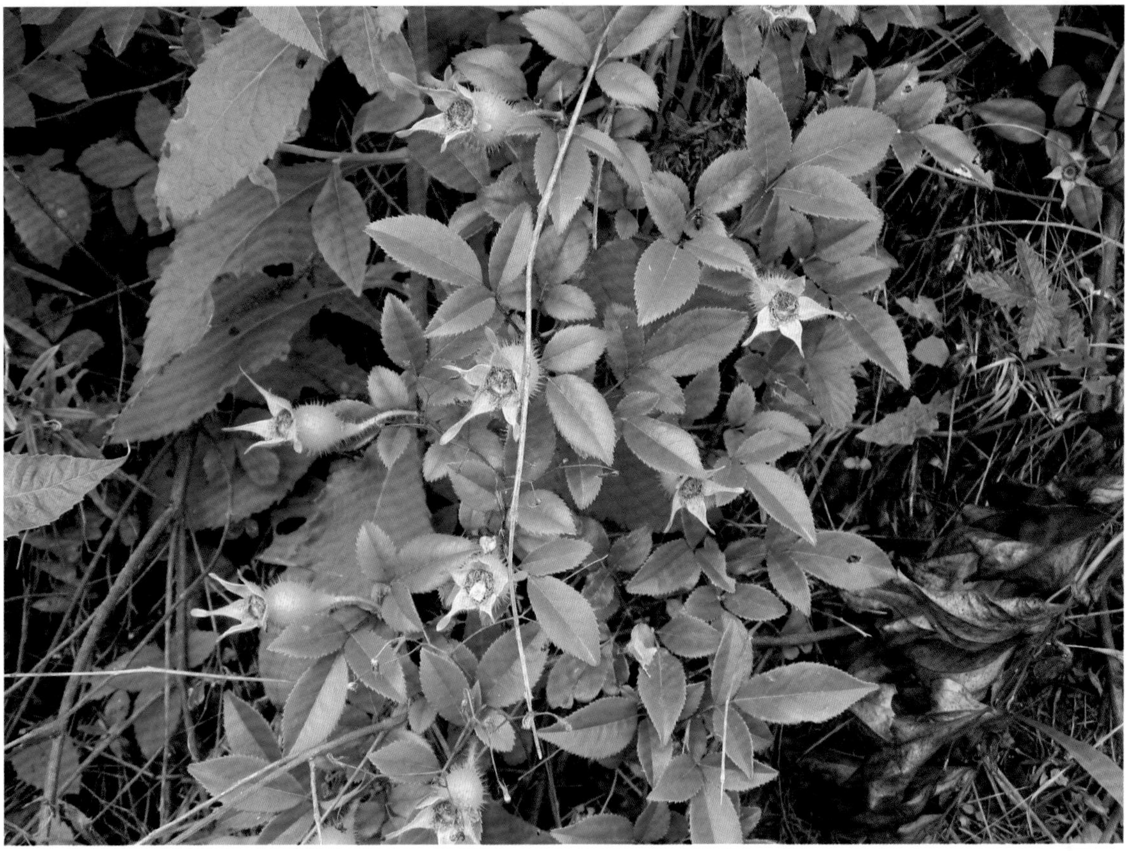

金樱子

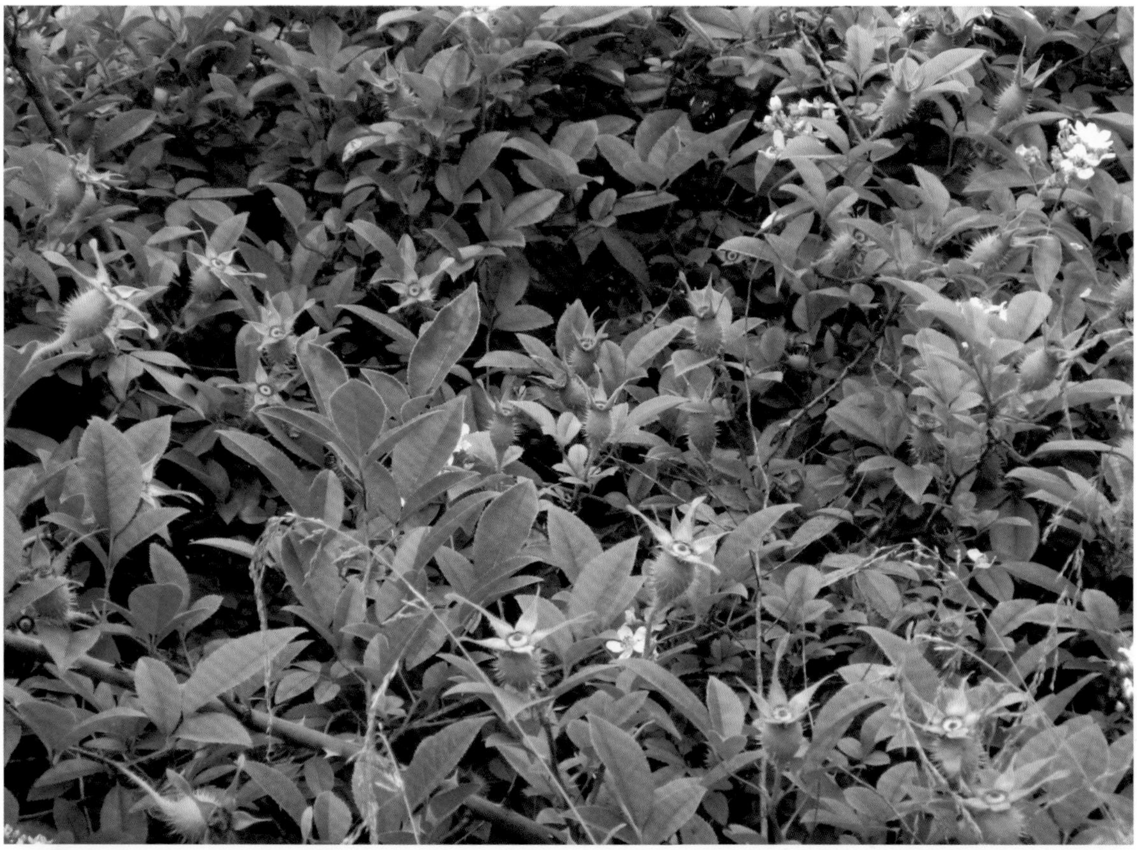

金樱子

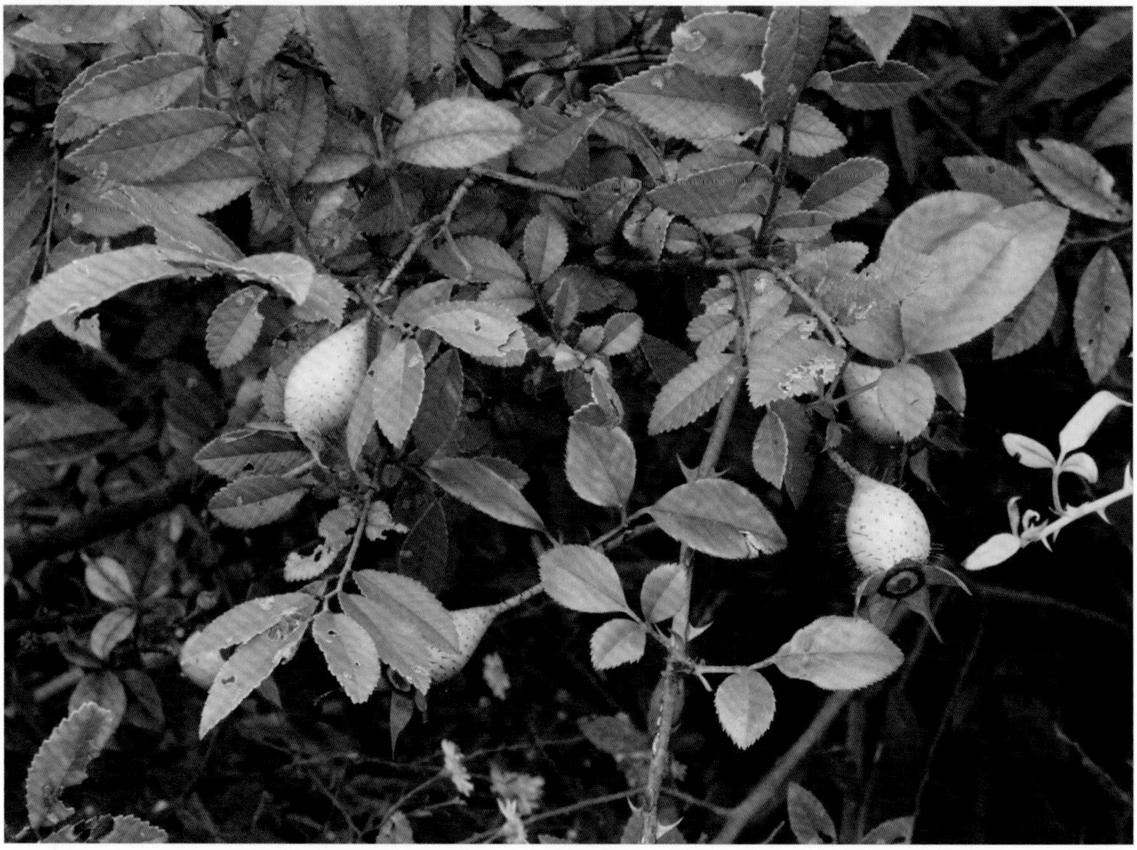

金樱子

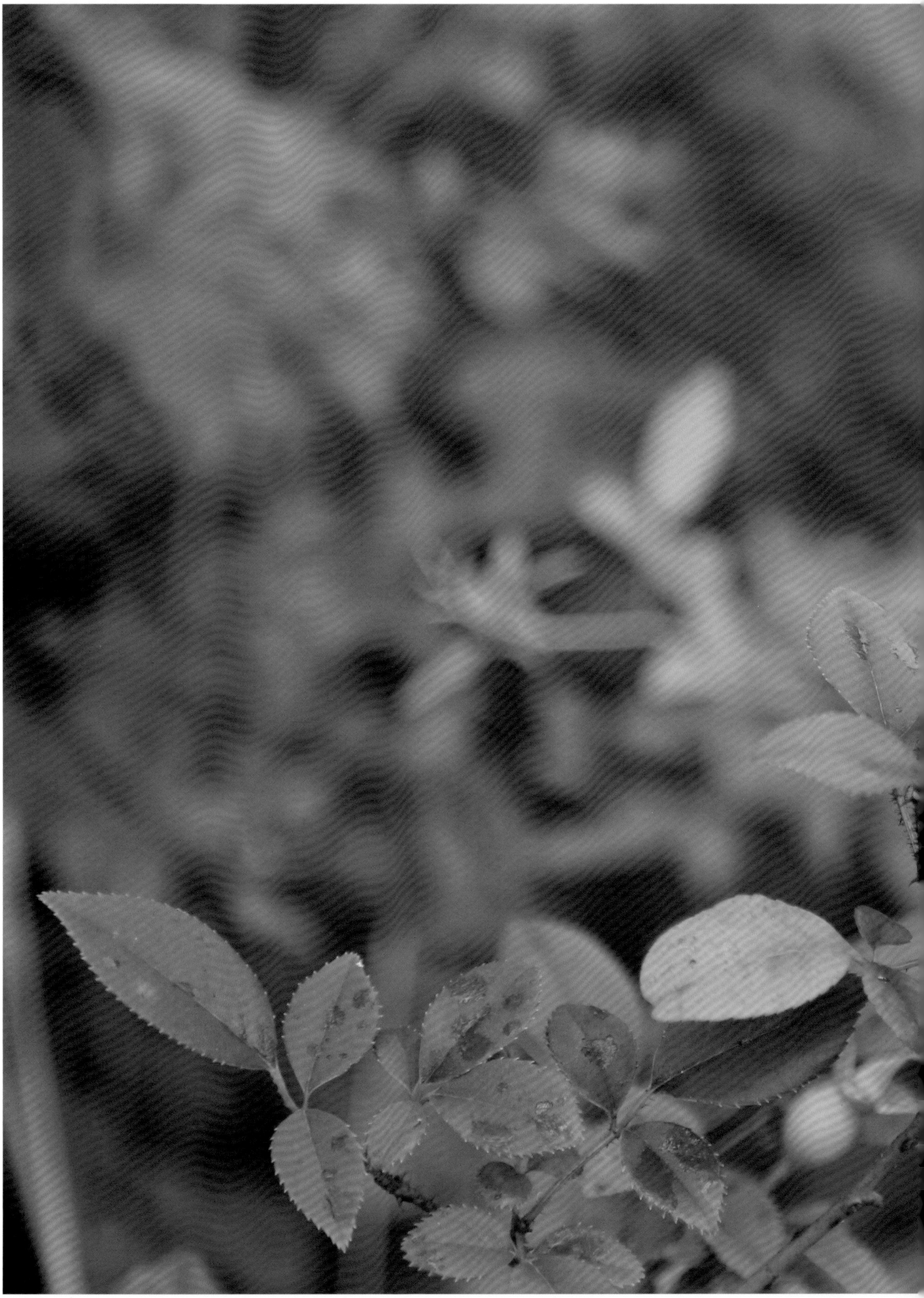

金樱子

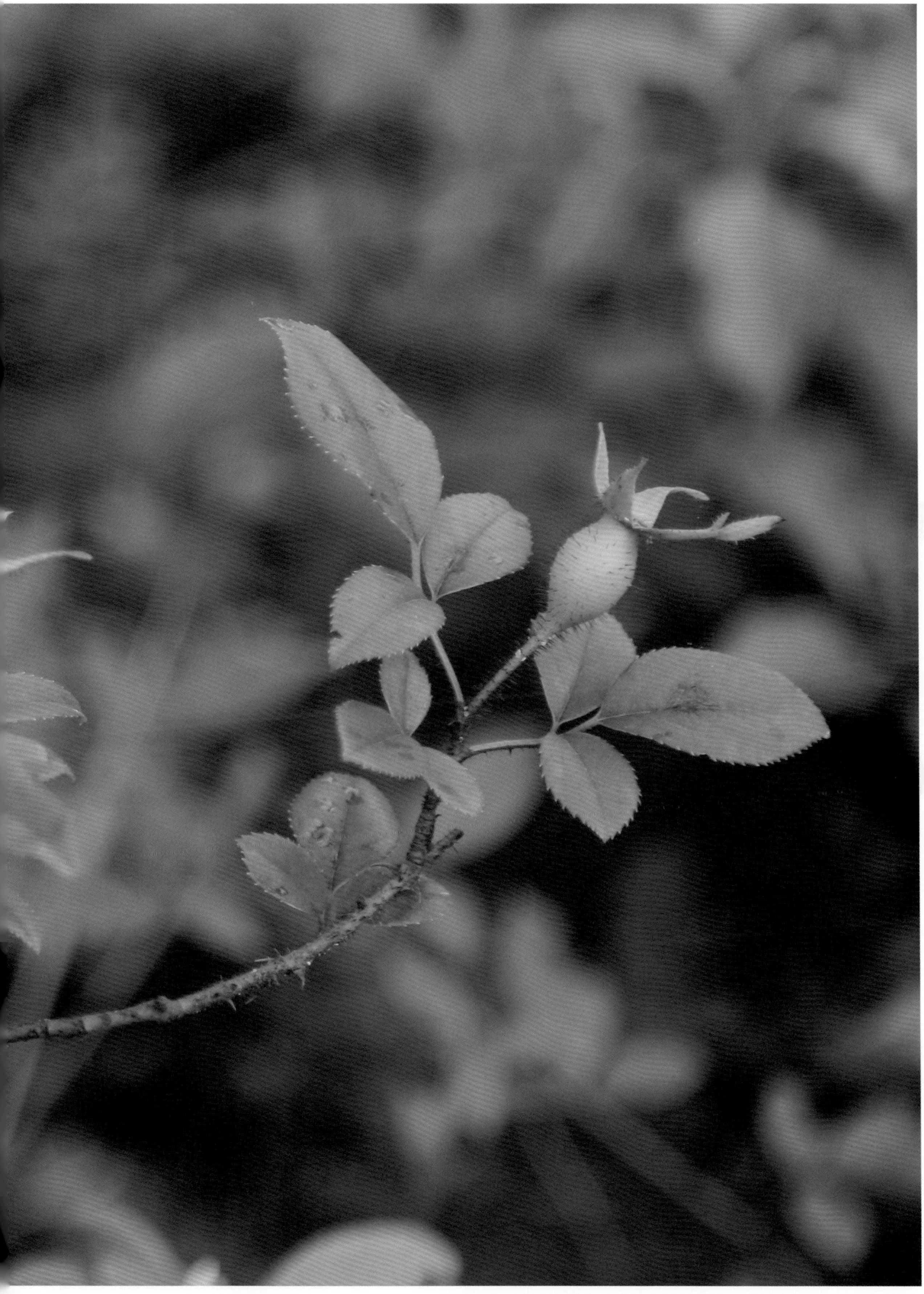

金樱子

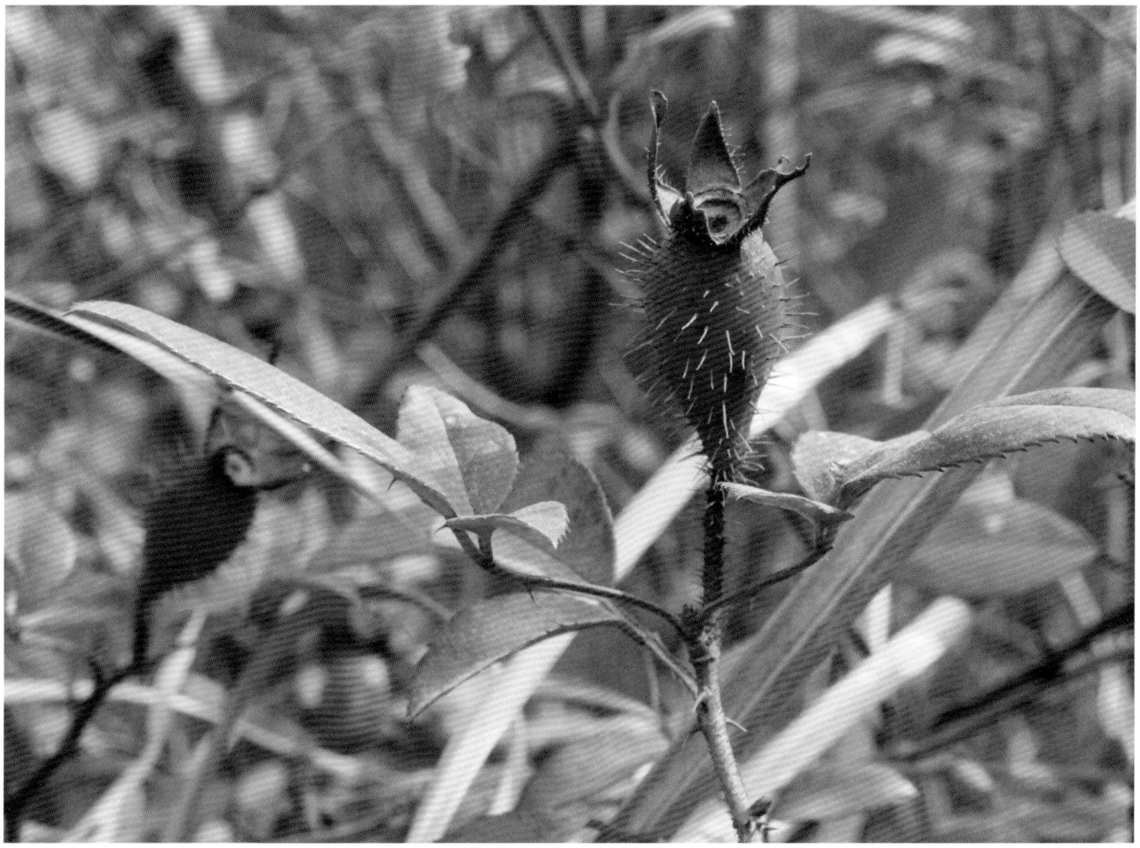

金樱子

药材鉴别

本品呈倒卵形，长 2.0 ~ 3.5 cm，直径 1 ~ 2 cm。表面黄红色至棕红色，略具光泽，有多数刺状刚毛脱落后的残基小突起；先端宿存花萼呈盘状，其中央稍隆起，有黄色花柱基；基部渐细，有残留果柄。质坚硬，纵切可见花萼筒壁厚 1 ~ 2 mm，内壁密生淡黄色有光泽的茸毛，瘦果数十粒，扁纺锤形，长约 7 mm，淡黄棕色，木质，外被淡黄色茸毛。气微，味甘、微涩。以个大、色红黄、有光泽、去净毛刺者为佳。

功效主治

固精，缩尿，涩肠，止带。主治遗精，滑精，遗尿，尿频，久泻，久痢，白浊，白带，崩漏，脱肛，子宫下垂。

用法用量

内服：9 ~ 15 g，煎汤；或入丸、散服；或熬膏服。

民族药方

1．肾虚　金樱子适量。泡酒服。

2．脱肛　金樱子 30 g。水煎服。

3．老年遗尿或肾虚阳痿　金樱子 15 g。煨水服。

4．腹泻（肠炎）　金樱子 60 g。煨水服。

5．久虚泄泻下痢　金樱子 30 g，党参 9 g。水煎服。

6．老年尿频、夜尿多　金樱子、芡实各 10 g，山茱萸 20 g。水煎服。

7．梦遗，精不固　金樱子 1500 g。水煎 3 次取汁，浓缩兑入适量蜂蜜收膏，装瓶，每次服用 1 羹匙，用温黄酒冲服。

8．阳痿　金樱子、巴戟天、淫羊藿、胡芦巴各 20 g，阳起石 25 g，柴胡 15 g。将阳起石先煎 30 分钟，去渣加入其余药物煮 30 分钟，取汁加入温水用蒸汽足浴盆浸泡双足 30 分钟，每日 2 次。

使用注意

有实火、邪热者慎服。

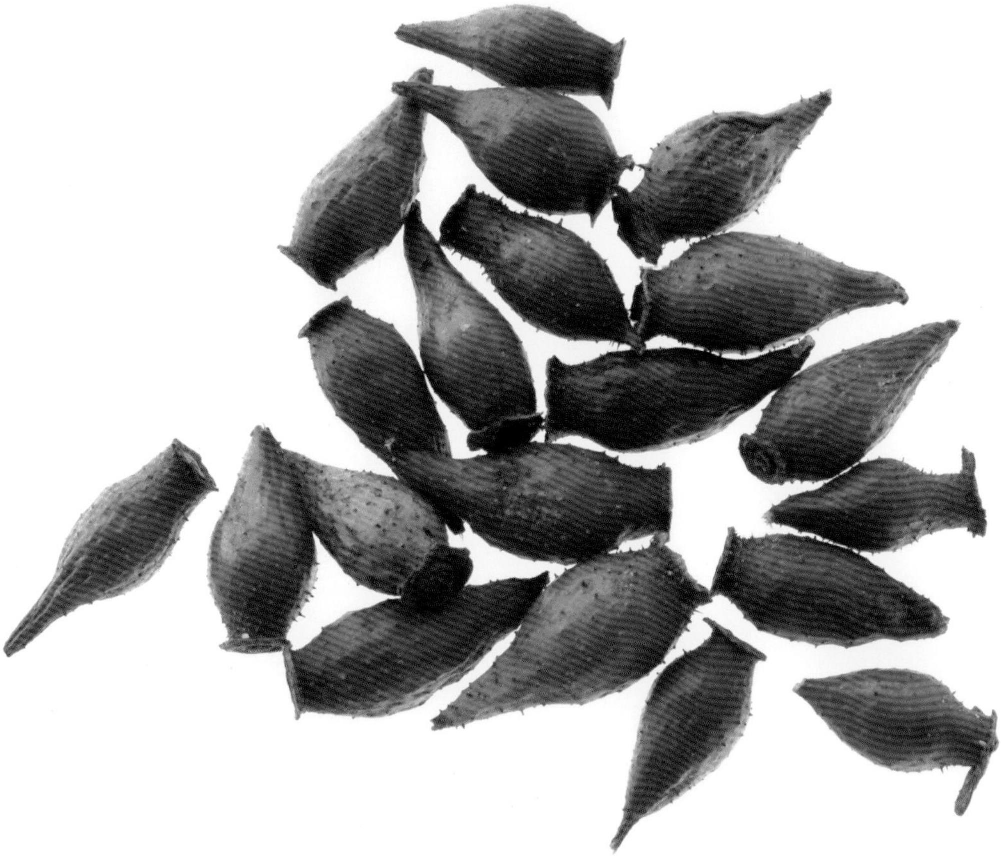

金樱子药材

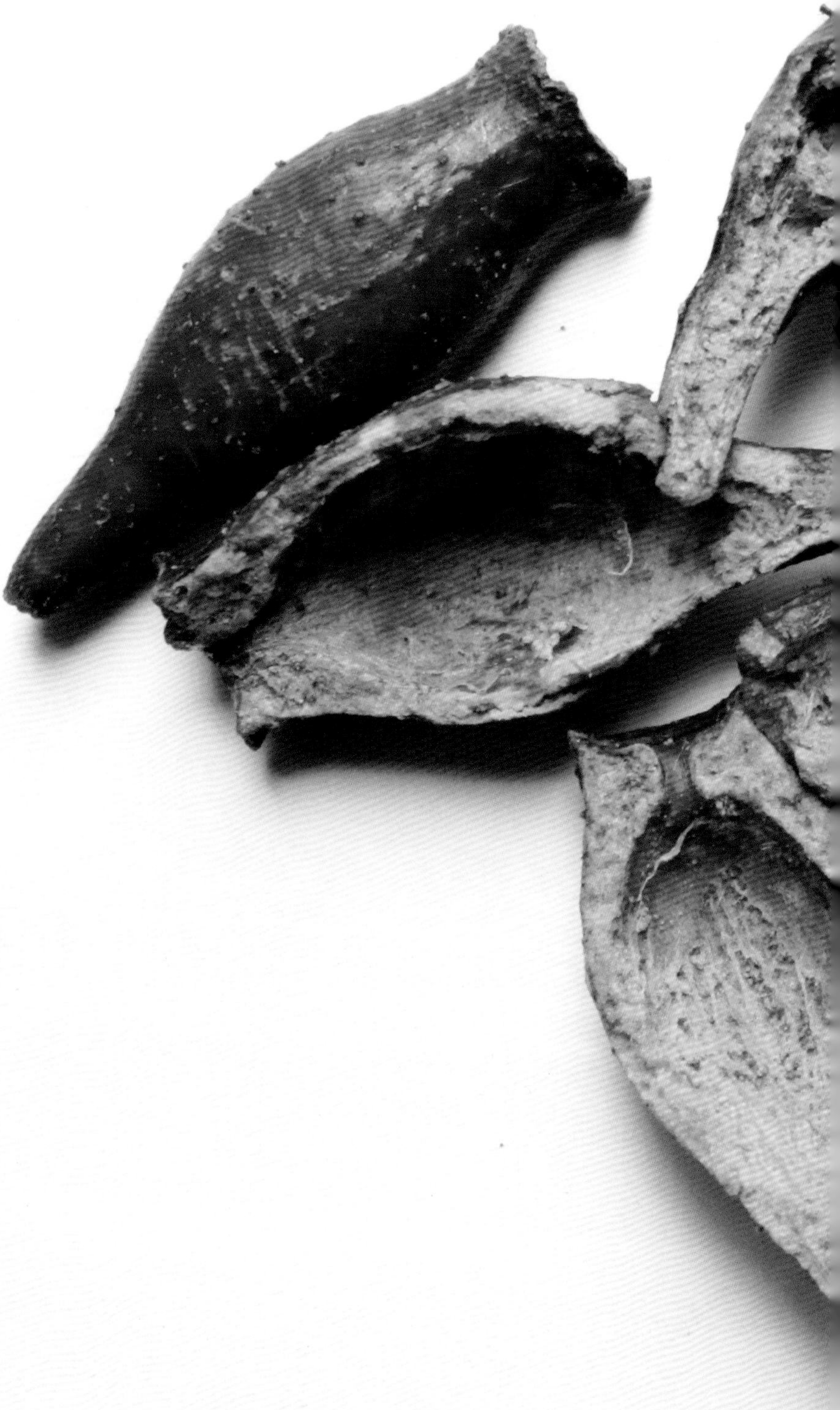

金樱子

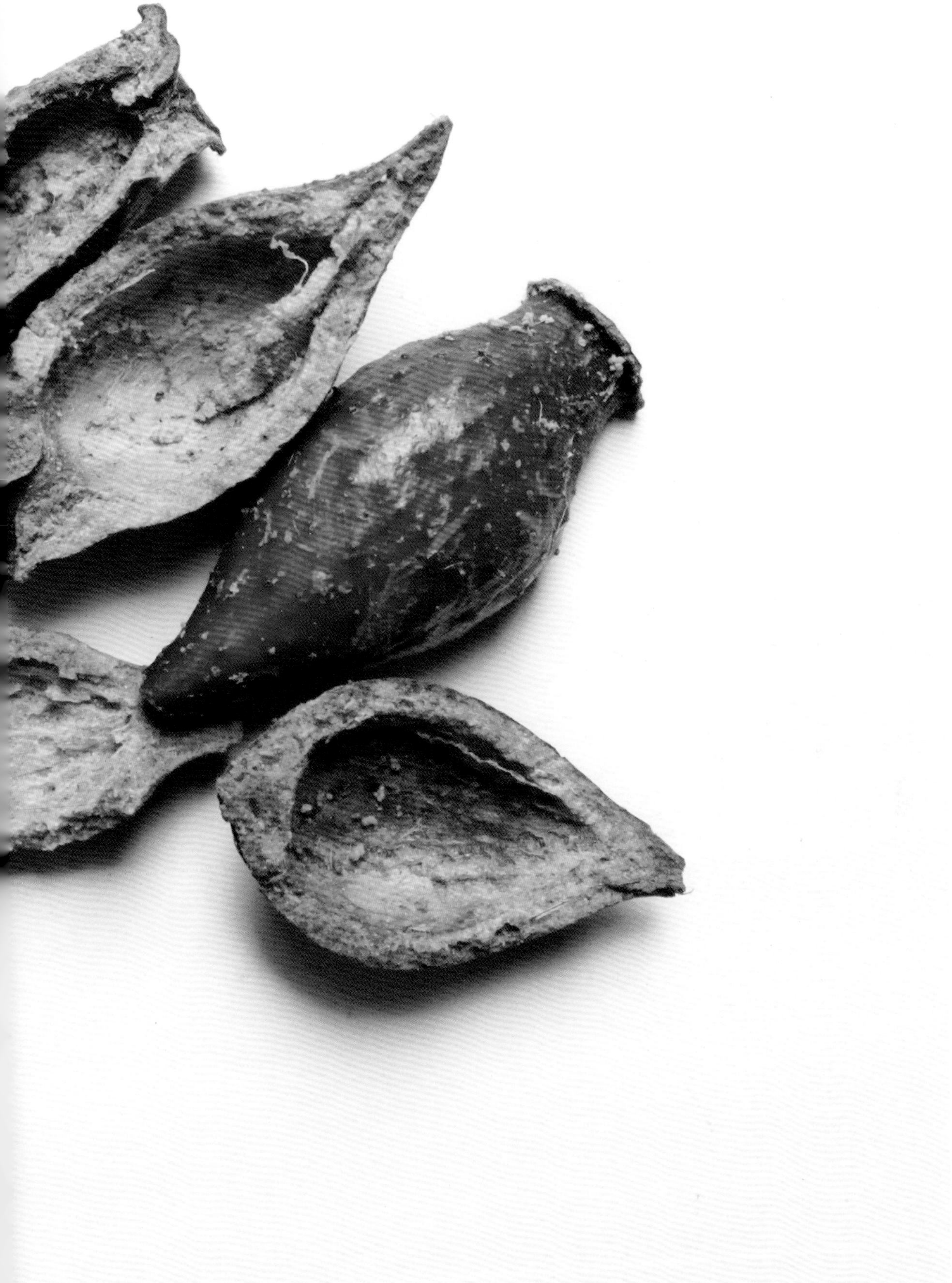

金樱子饮片

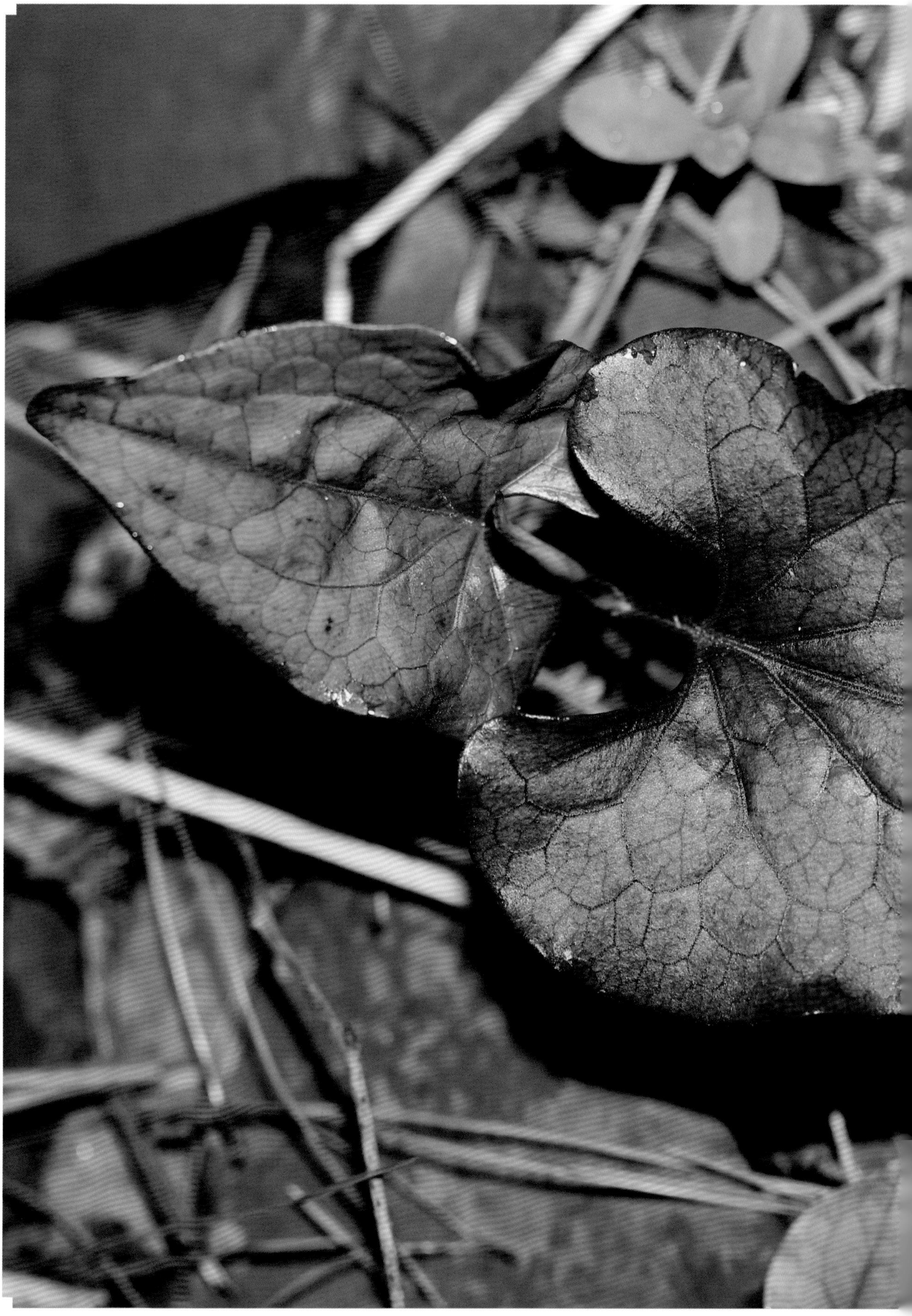

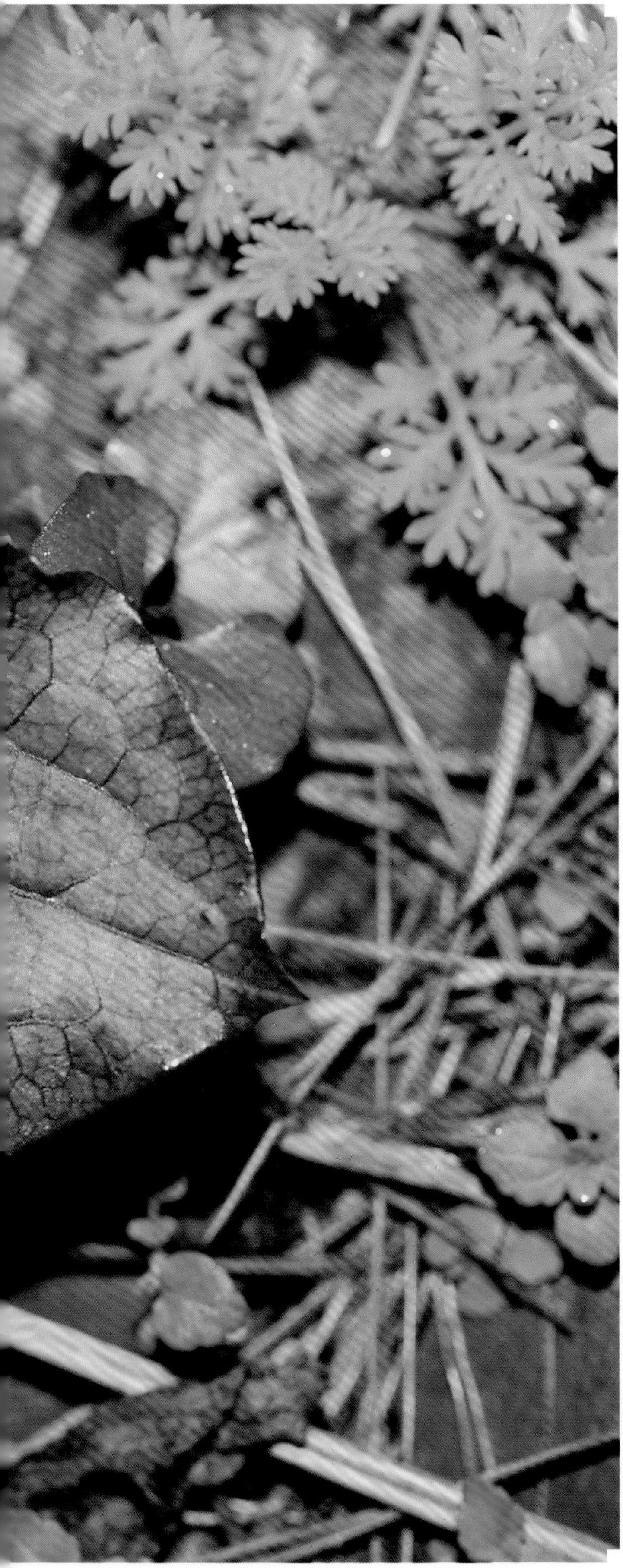

鱼腥草

【壮药名】枰危。

【别　名】肺形草、折耳根、侧耳根、猪鼻孔、臭草、鱼鳞草。

【来　源】本品为三白草科植物蕺菜 *Houttuynia cordata* Thunb. 的新鲜全草或干燥地上部分。

【性味归经】味甘、酸、辛，性寒。归肺经。

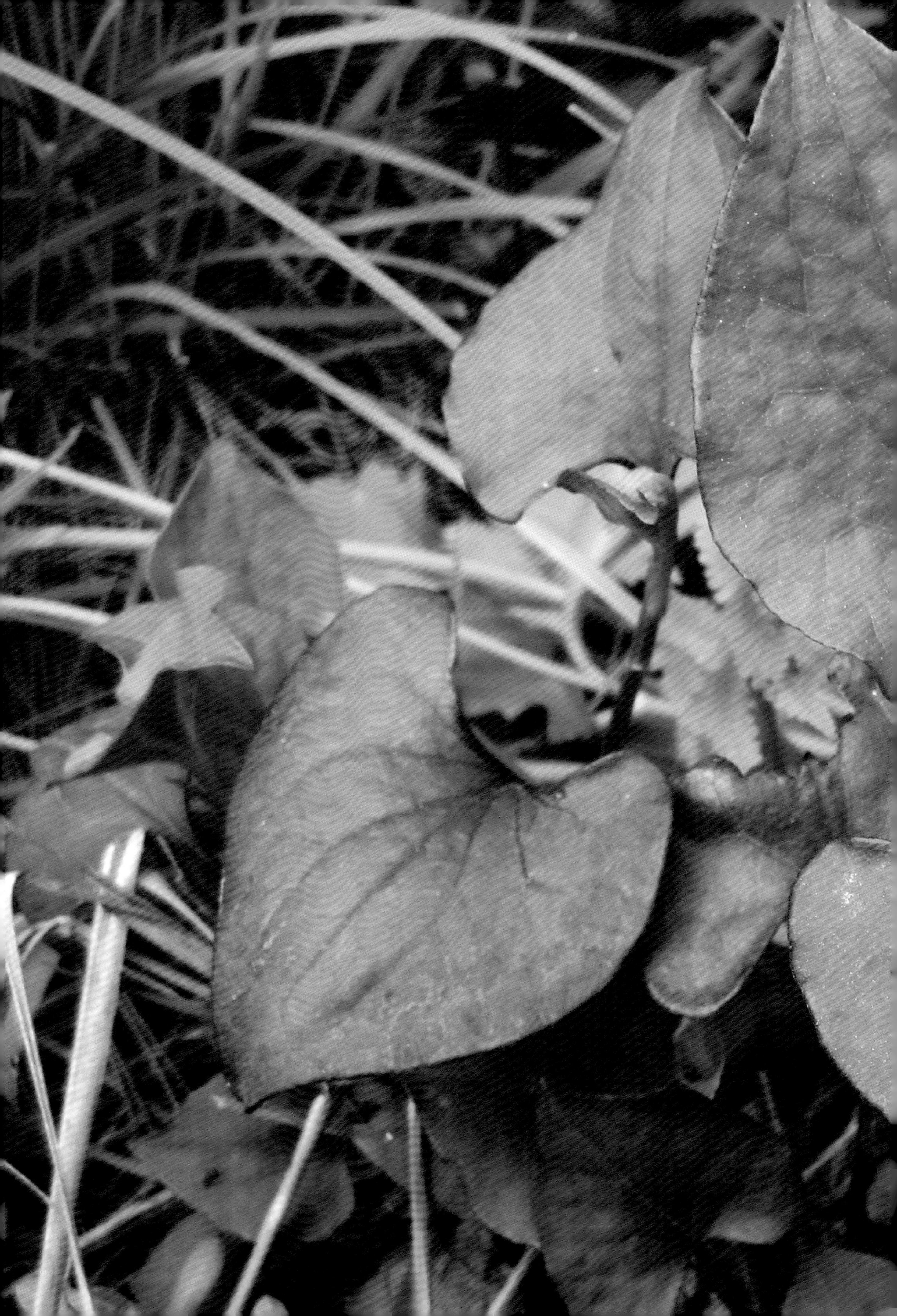

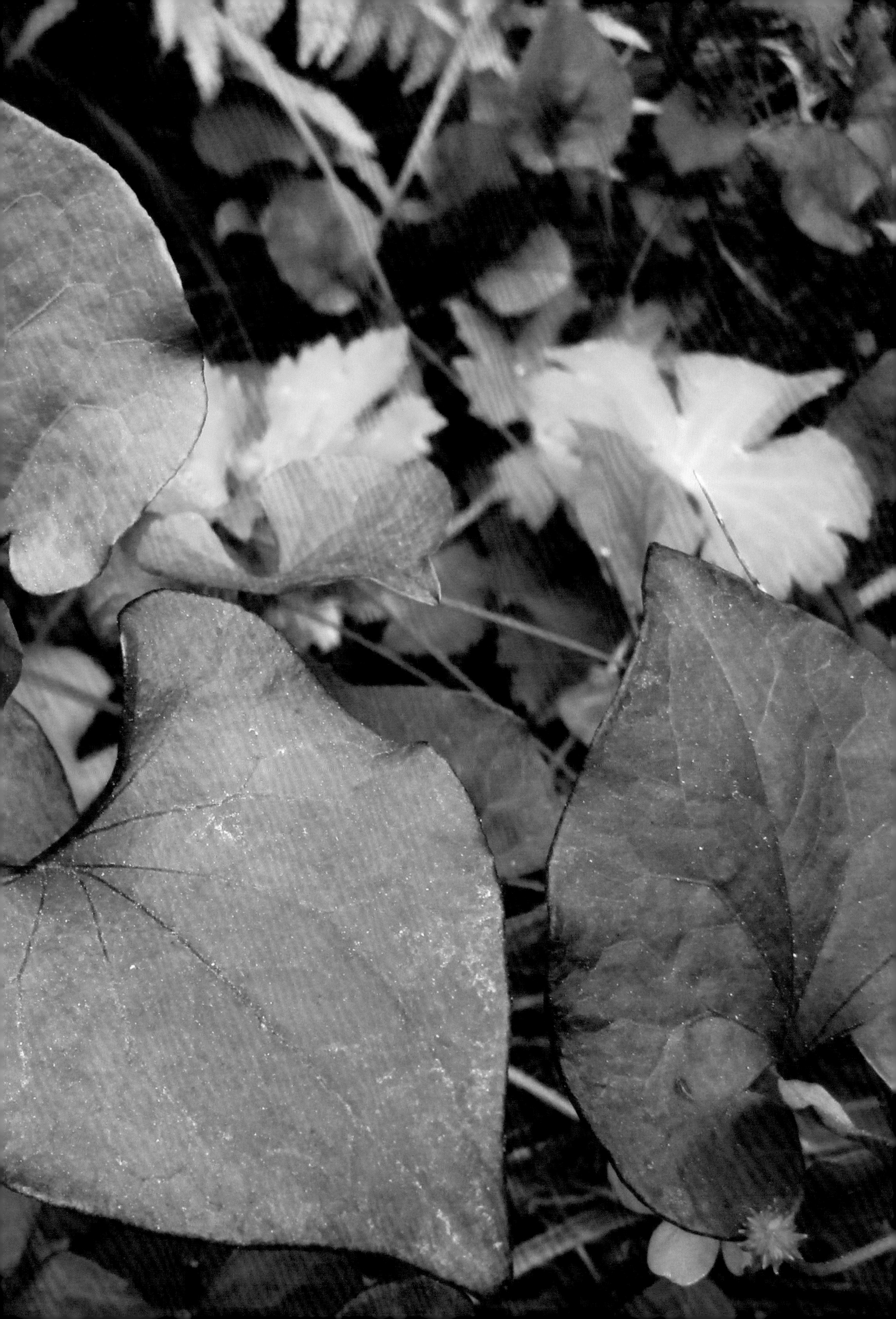

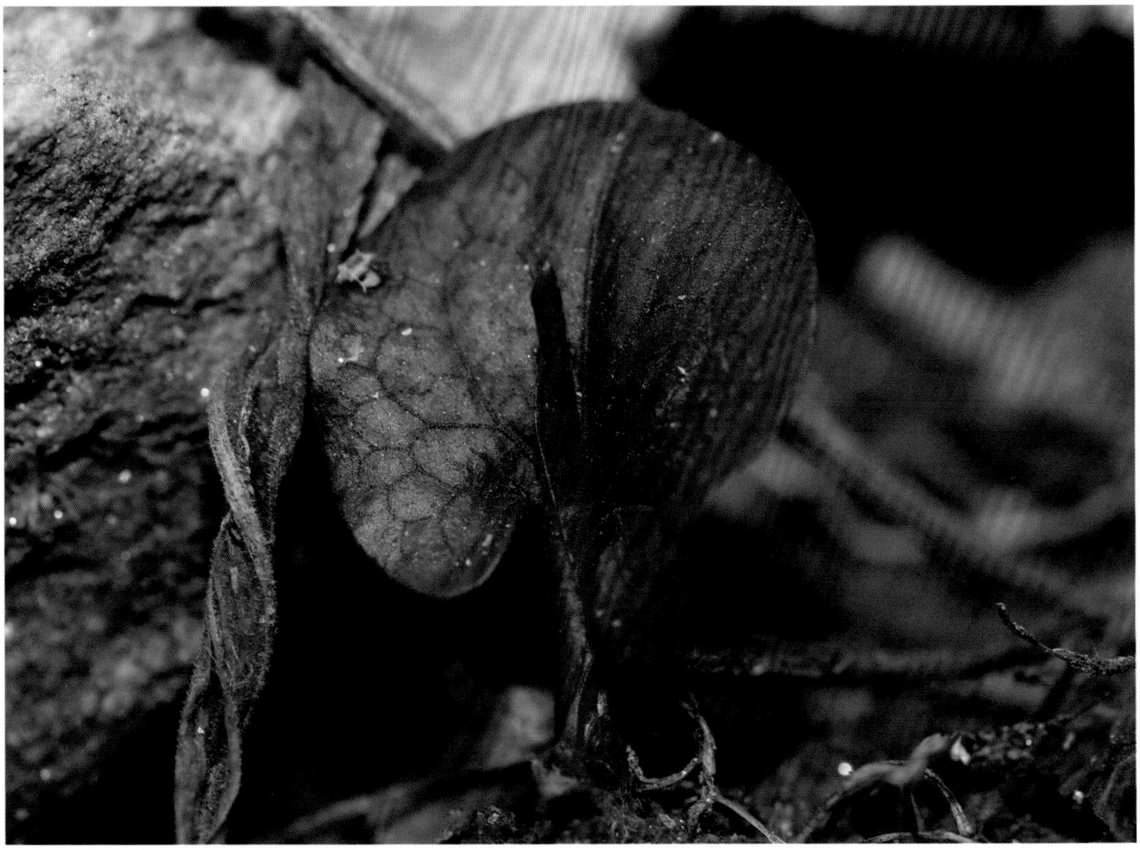

蕺菜

识别特征

多年生草本植物，高 15 ~ 50 cm。根茎发达，圆形，节具须根；茎下部伏地，无毛或被疏毛。叶互生，心形或宽卵形，长 3 ~ 9 cm，宽 4 ~ 6 cm，先端渐尖，基部心形，全缘，有细腺点，下面常紫色，两面脉上被柔毛；叶柄长 1 ~ 4 cm，被疏毛；托叶膜质，条形，长约 2.5 cm，下部与叶柄合生，边缘被细毛。穗状花序生于茎的上端，与叶对生，长约 2 cm；总苞片 4 枚，长方倒卵形，大小不一，白色；花小而密，无花被，具一小的披针形苞片；雄蕊 3，花丝下部与子房合生；雌蕊 1，由 3 个下部合生的心皮组成，子房上位，花柱 3，分离。蒴果卵圆形，顶端开裂；种子多数，卵形。花期 5—6 月，果期 10—11 月。

生境分布

生长于田边、阴湿地或水边。分布于西北、华北、华中及长江以南各地区。

采收加工

栽种当年或第二年夏、秋二季采收带根全草，洗净晒干。鲜用随时可采。

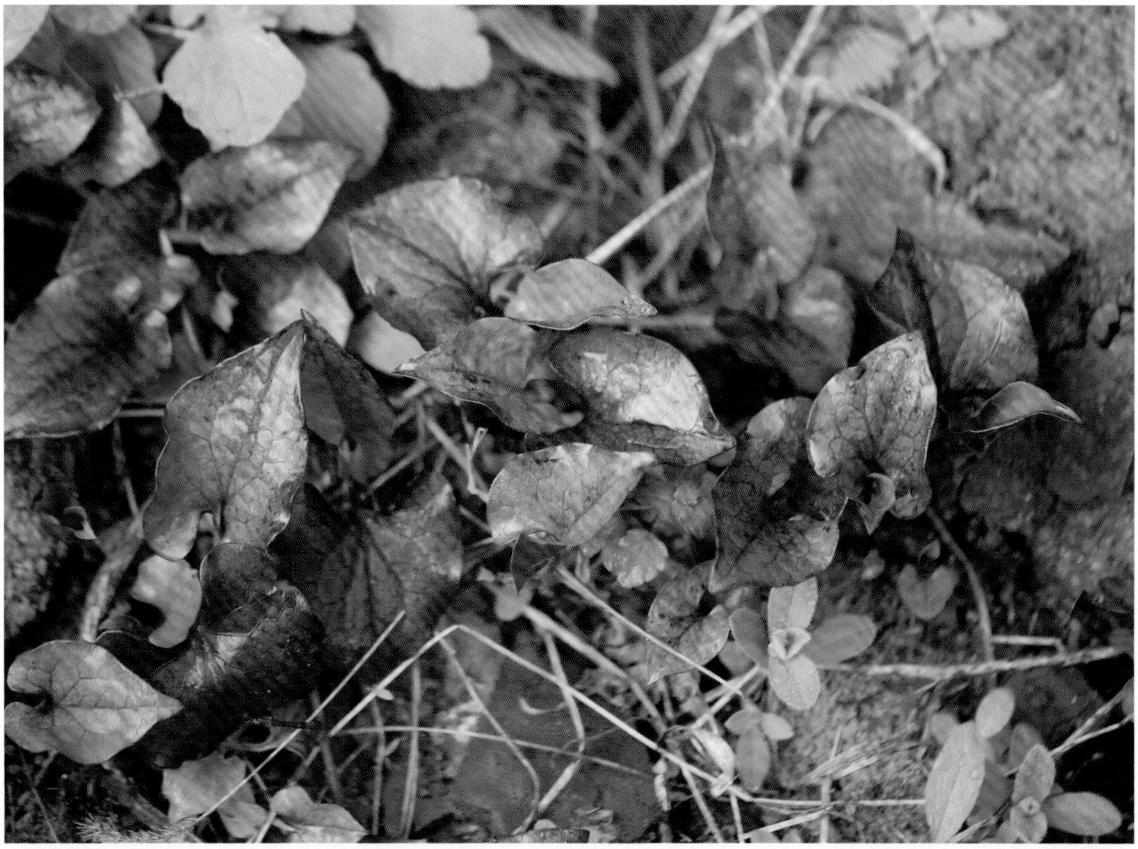

蕺菜

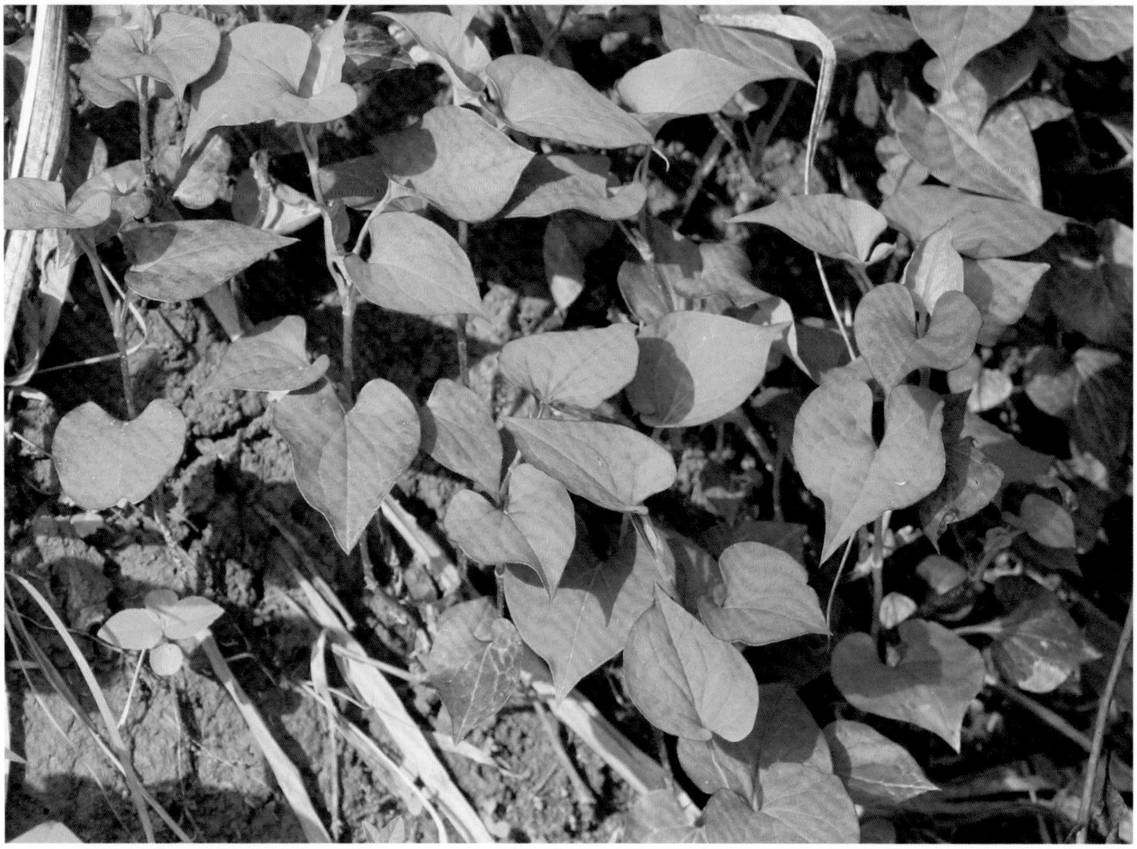

蕺菜

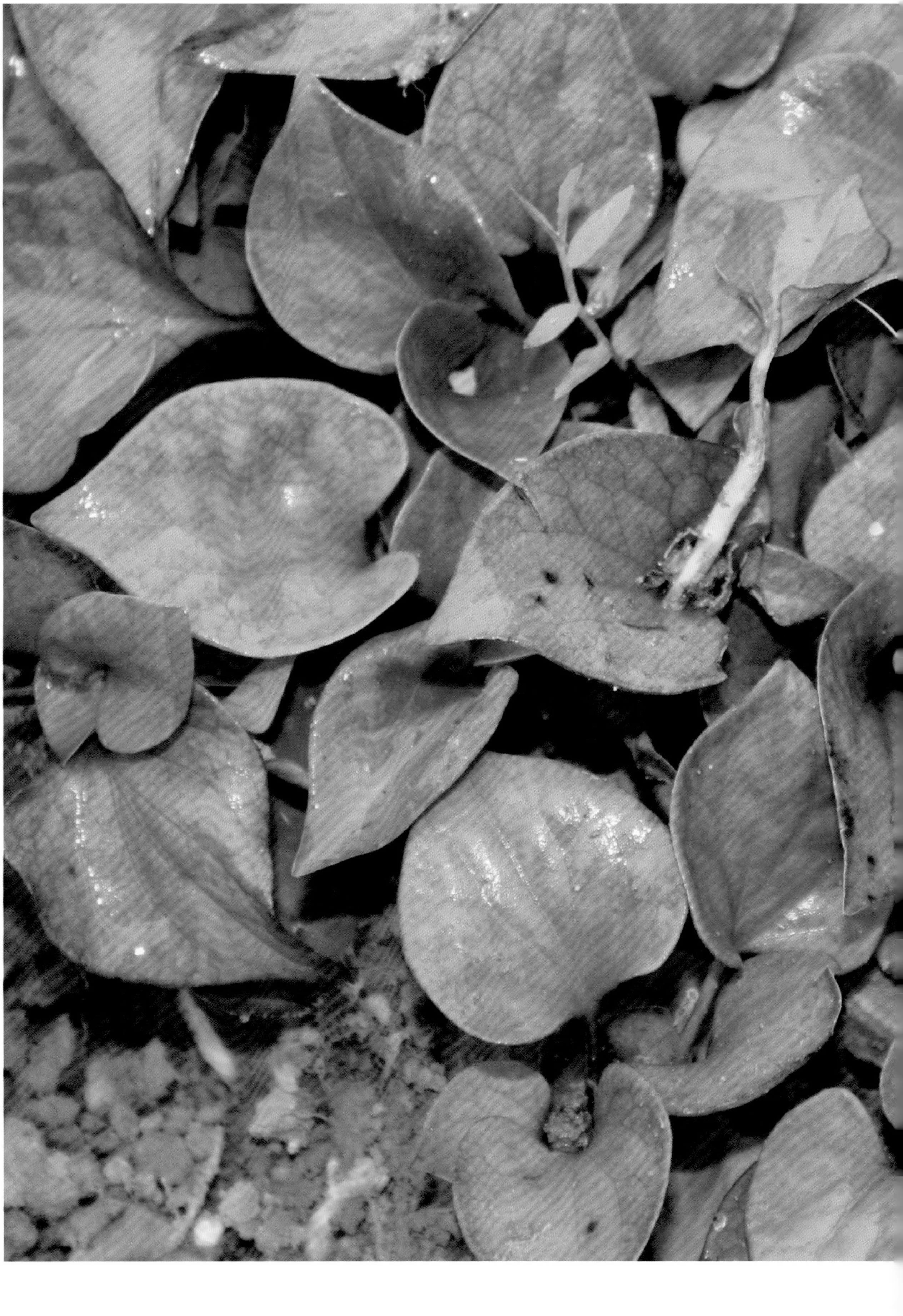

鱼腥草

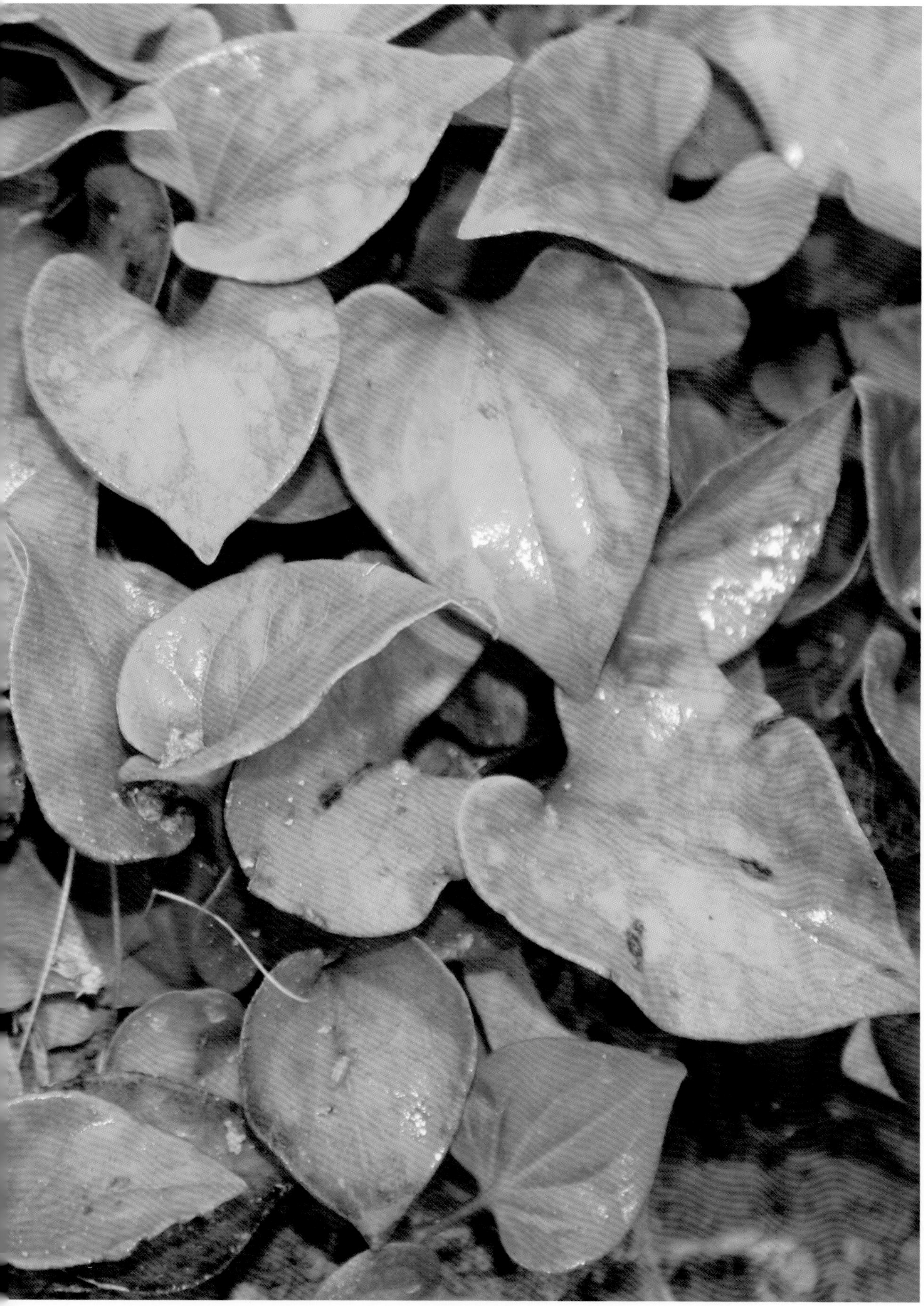

蕺菜

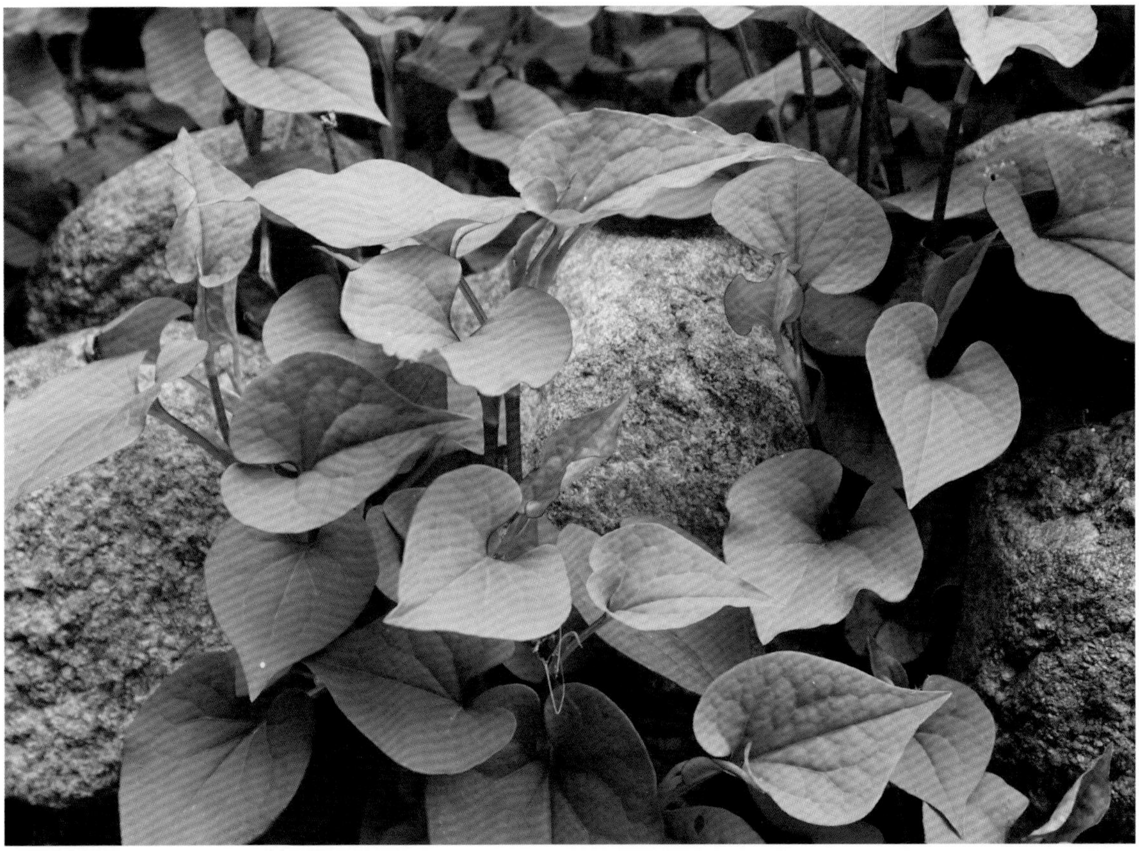

蕺菜

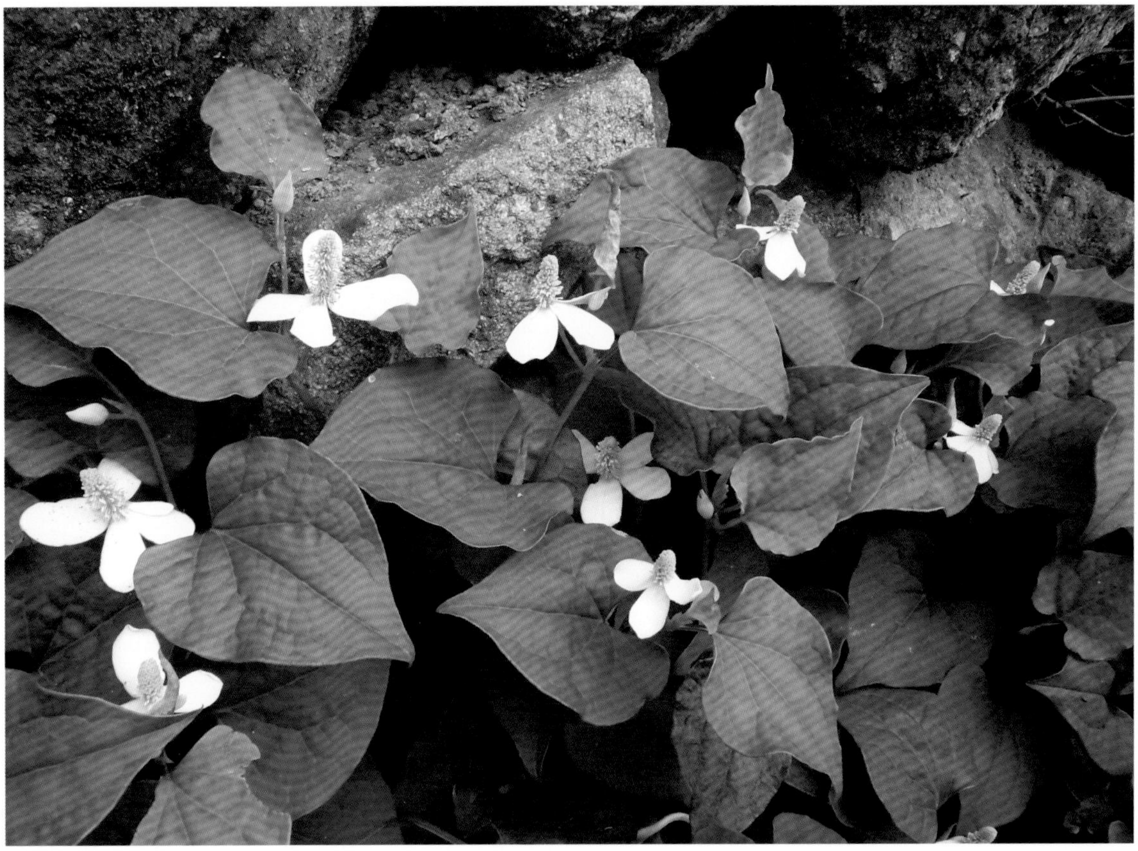

蕺菜

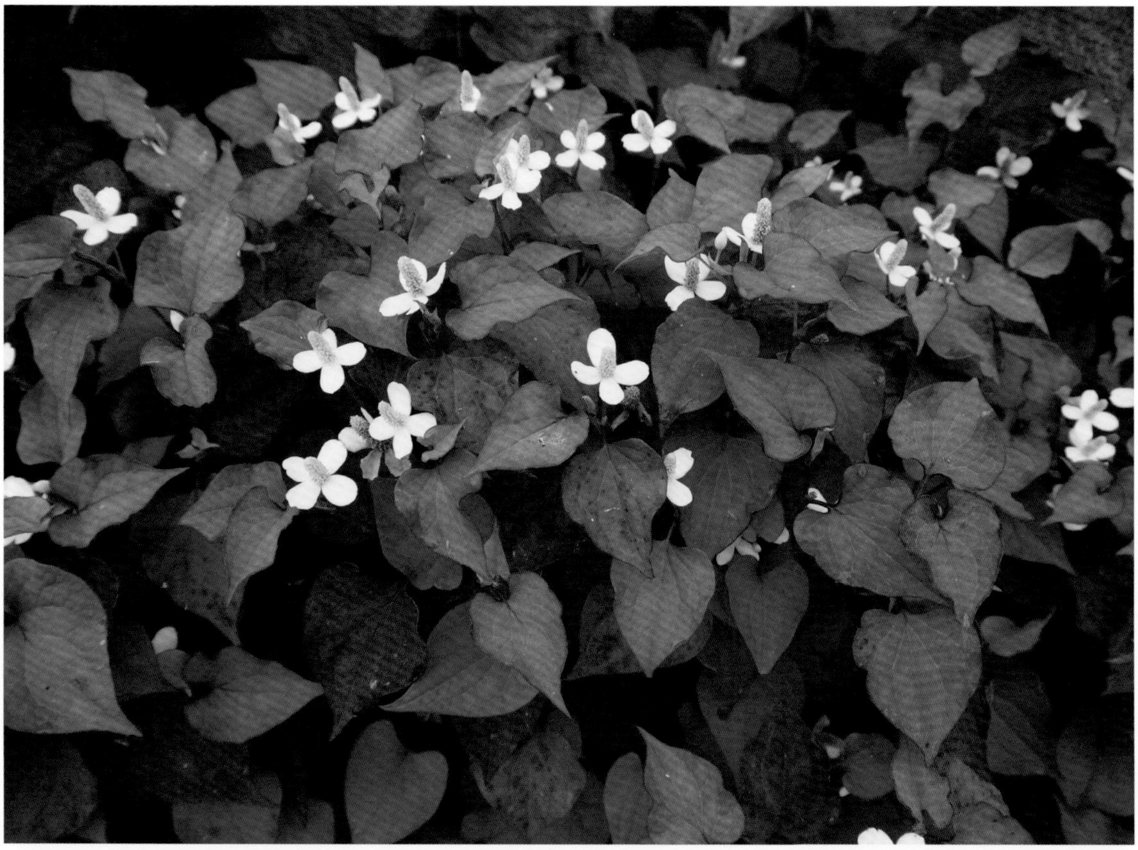

蕺菜

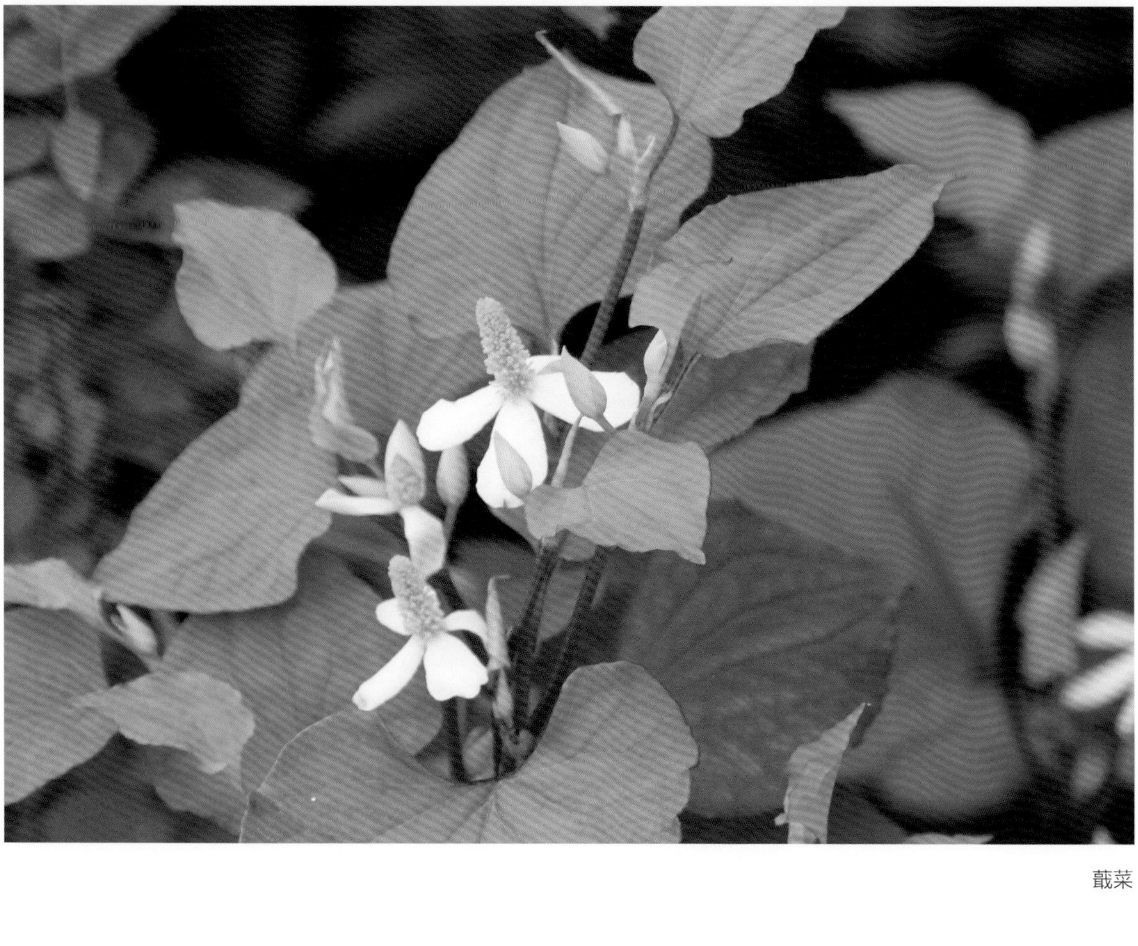

蕺菜

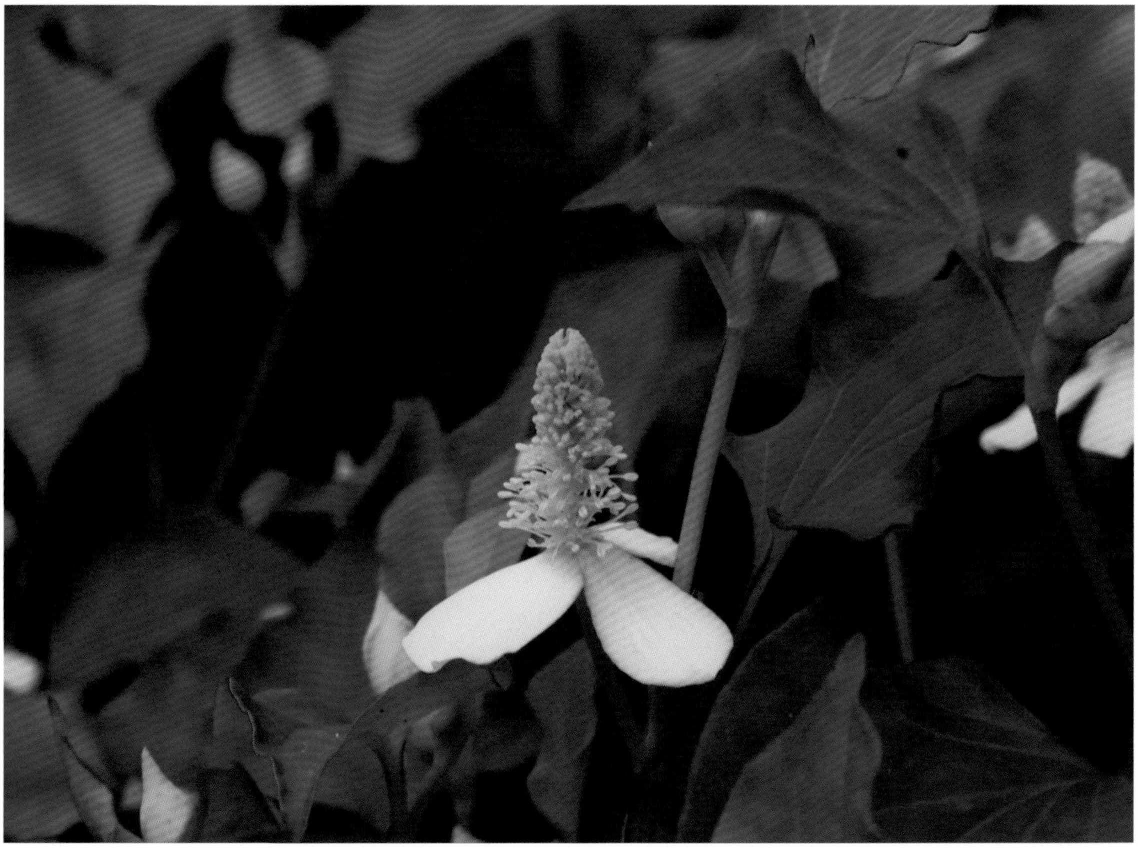

蕺菜

药材鉴别

本品茎呈扁圆形，皱缩而弯曲，长 20 ~ 30 cm；表面黄棕色，具纵棱，节明显，下部节处有须根残存；质脆，易折断。叶展平后呈心形，长 3 ~ 5 cm，宽 3 ~ 4.5 cm；上面暗绿色或黄绿色，下面绿褐色或灰棕色；叶柄细长，下部与叶柄合生为叶鞘。穗状花序顶生、搓碎有鱼腥气，味微涩。以叶多、色绿、有花穗、鱼腥气浓者为佳。

功效主治

清热解毒，消痈排脓，利尿消肿。主治肺痈吐脓，痰热喘咳，喉蛾，热痢，痈肿疮毒，热淋。

用法用量

内服：10 ~ 30 g，煎汤，不宜久煎；或鲜品捣汁，用量加倍。外用：适用，捣烂外敷或煎汤熏洗。

民族药方

1．发热，胸痛，咳嗽 鱼腥草20 g，金银花、桔梗各15 g，阎王刺10 g。水煎服。

2．痨咳，盗汗 鱼腥草叶63 g，猪肚（猪胃）1个。将鱼腥草叶放在猪肚内，炖烂。汤肉齐服，分3次服，每日1剂，连用3剂。

3．无名肿毒 鱼腥草60 g。捣茸包患处。

4．胎动不安 鱼腥草、苎麻根各30 g。煨水服。

5．食积腹胀 鱼腥草、刺梨根各30 g。水煎服。

6．肺脓肿 鱼腥草15 g。水煎服，每日1剂。

7．肺结核 ①鱼腥草、罗汉松果、黄花香果各适量。研细末，开水送服，每日4次。②鱼腥草30 g，三颗针6 g，夏枯草10 g。水煎服。

使用注意

虚寒症及阴性外疡忌服。

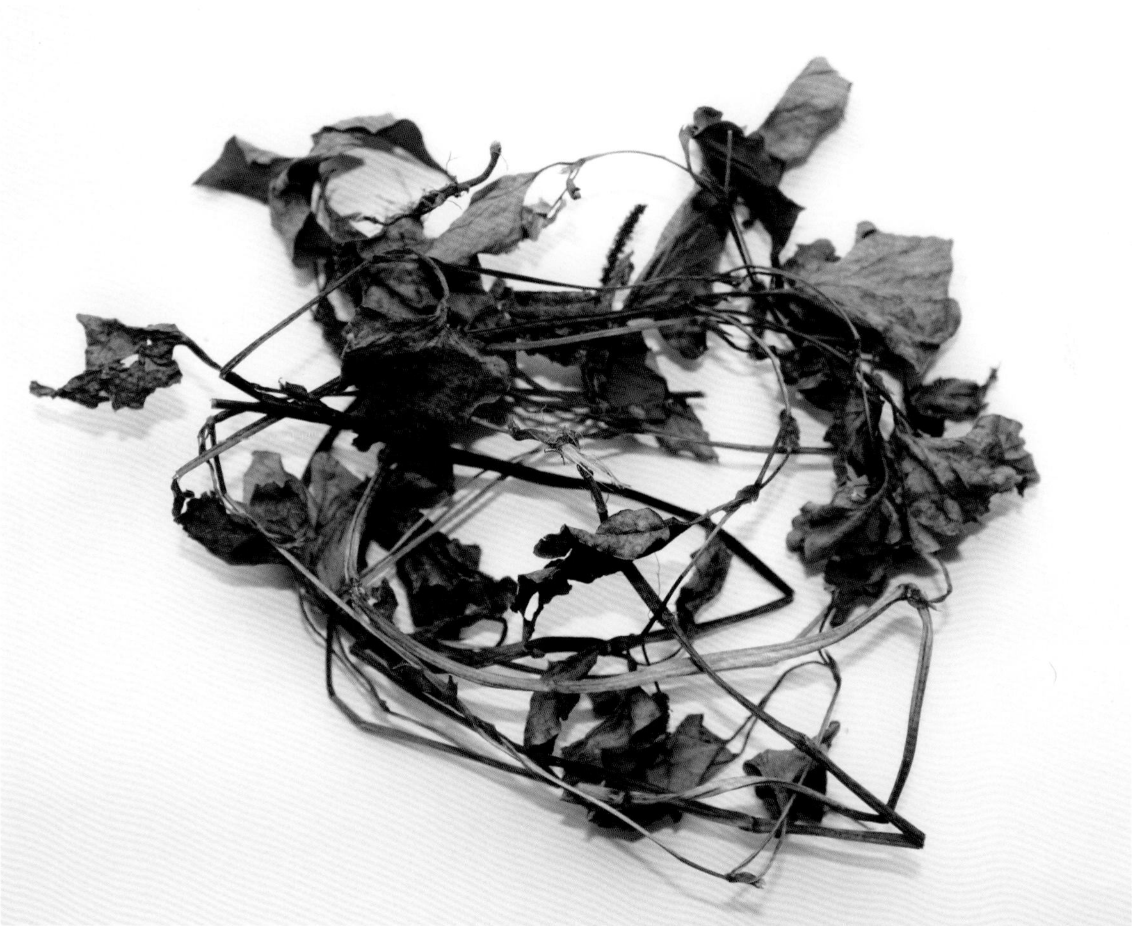

鱼腥草药材

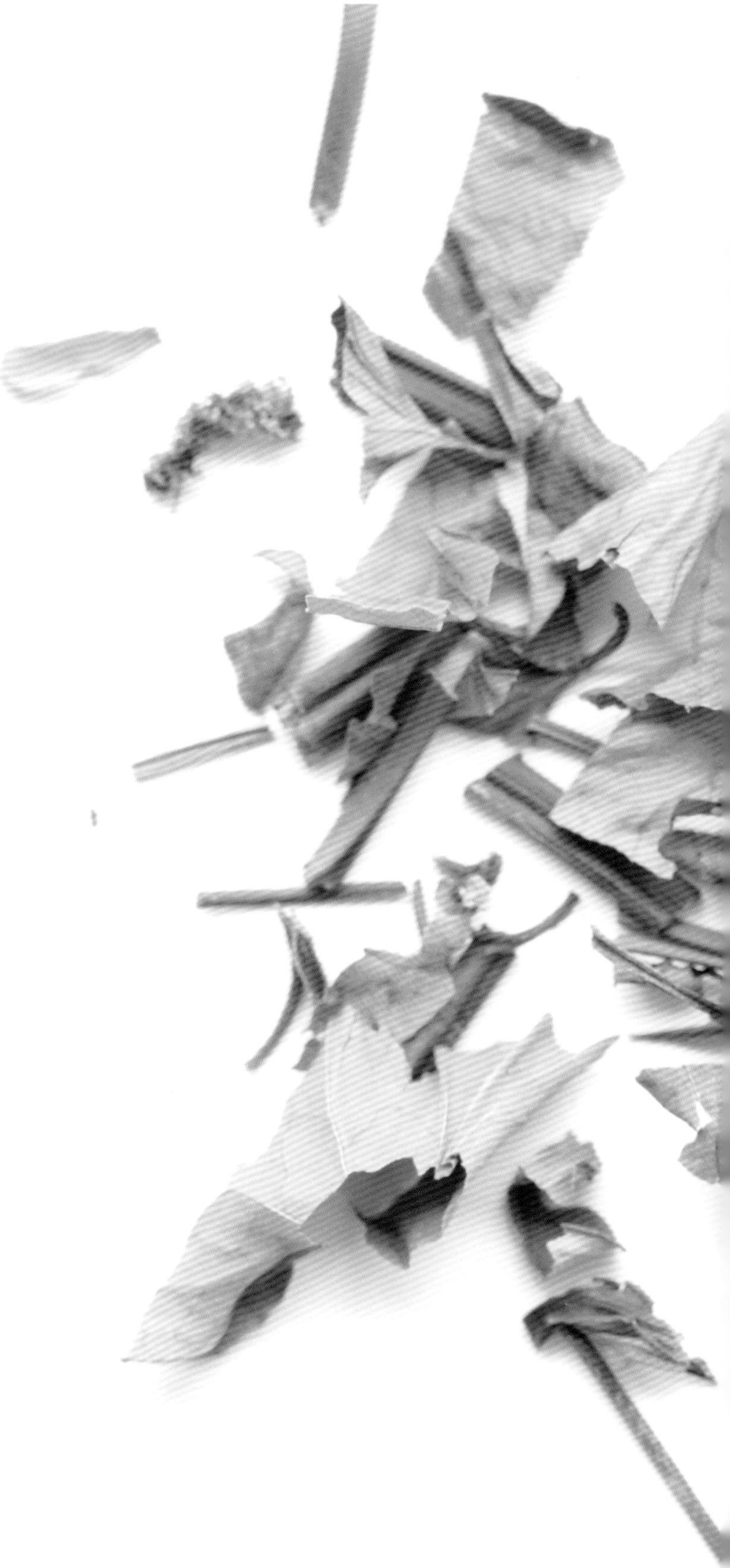

鱼腥草

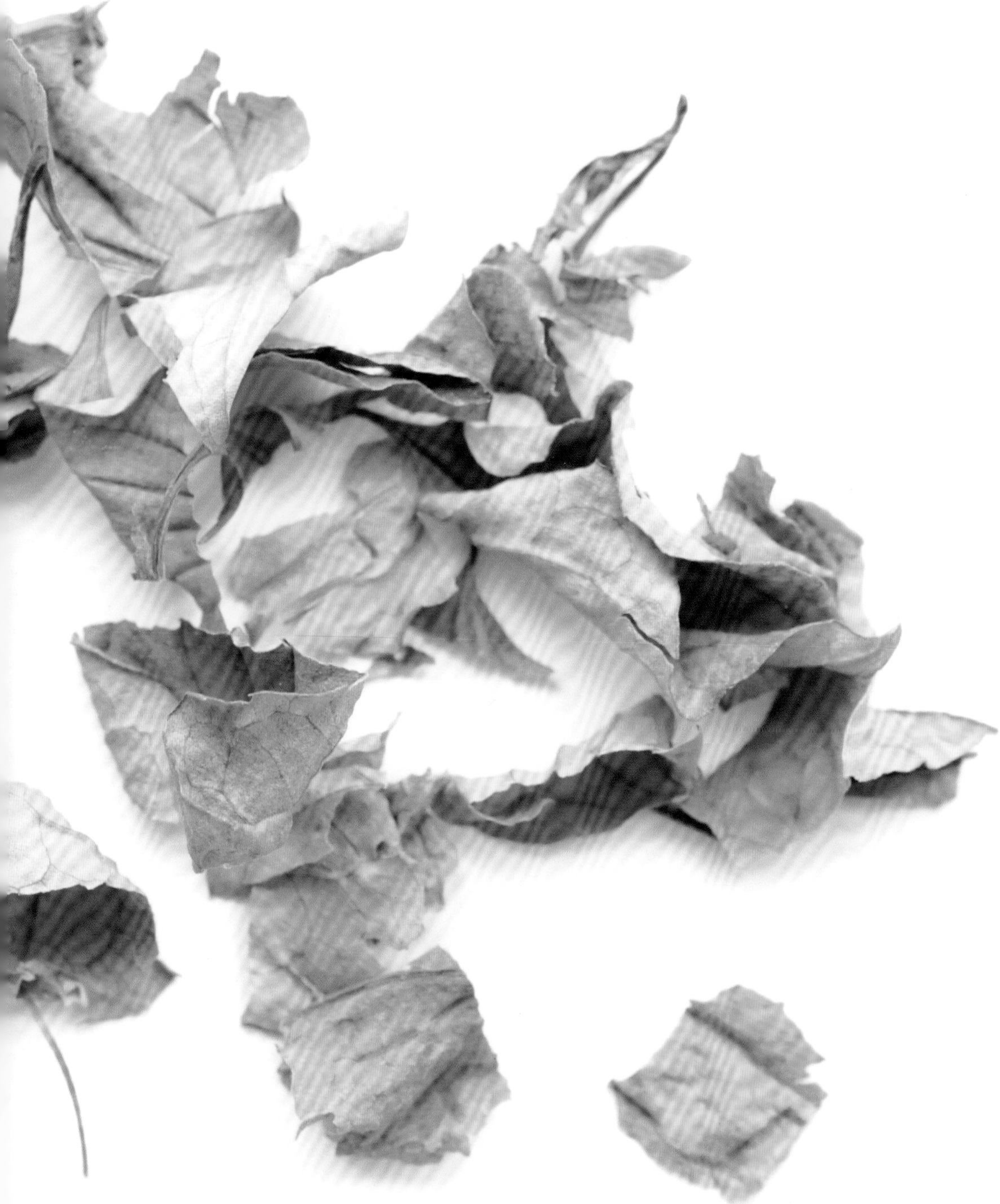

鱼腥草饮片

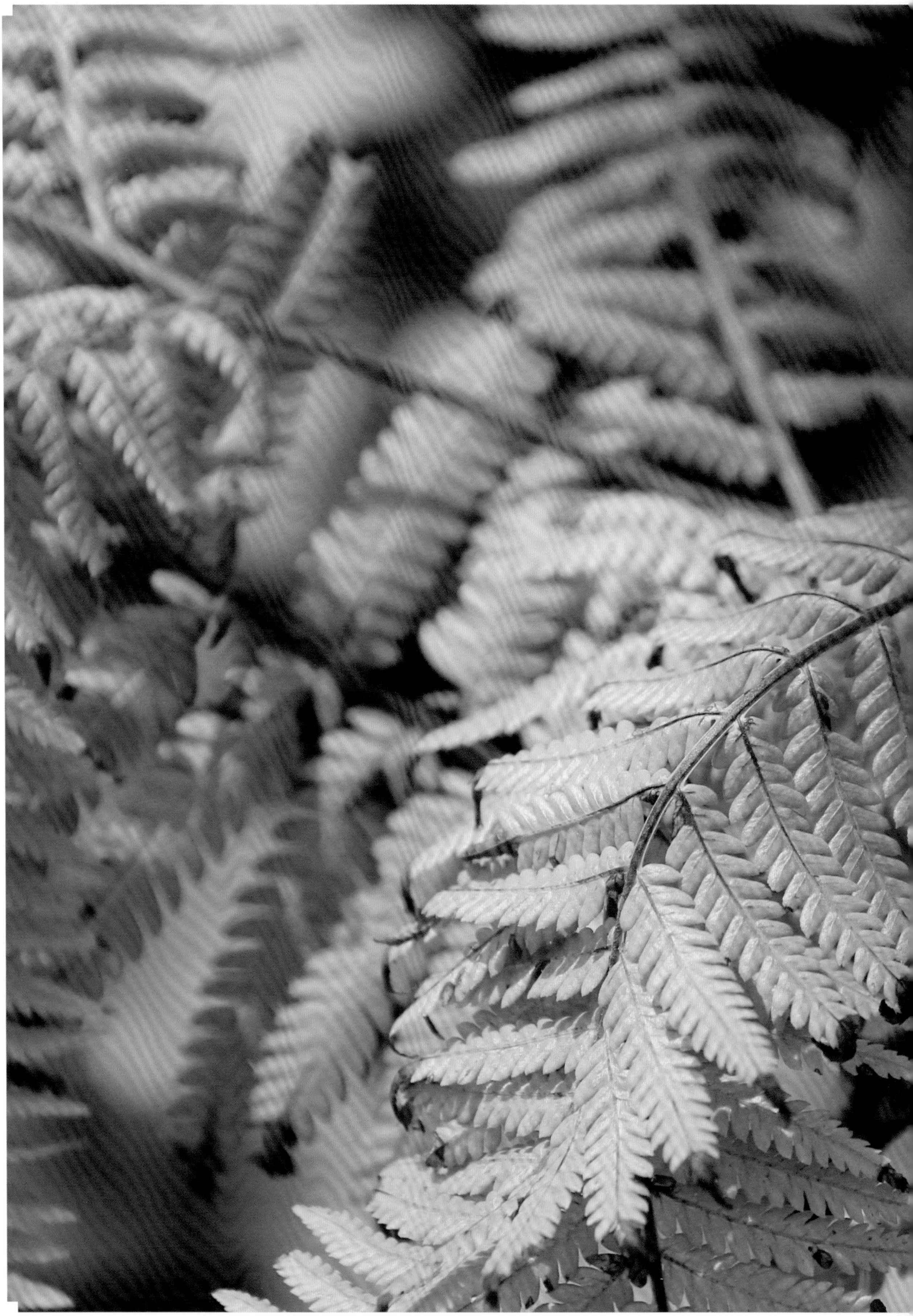

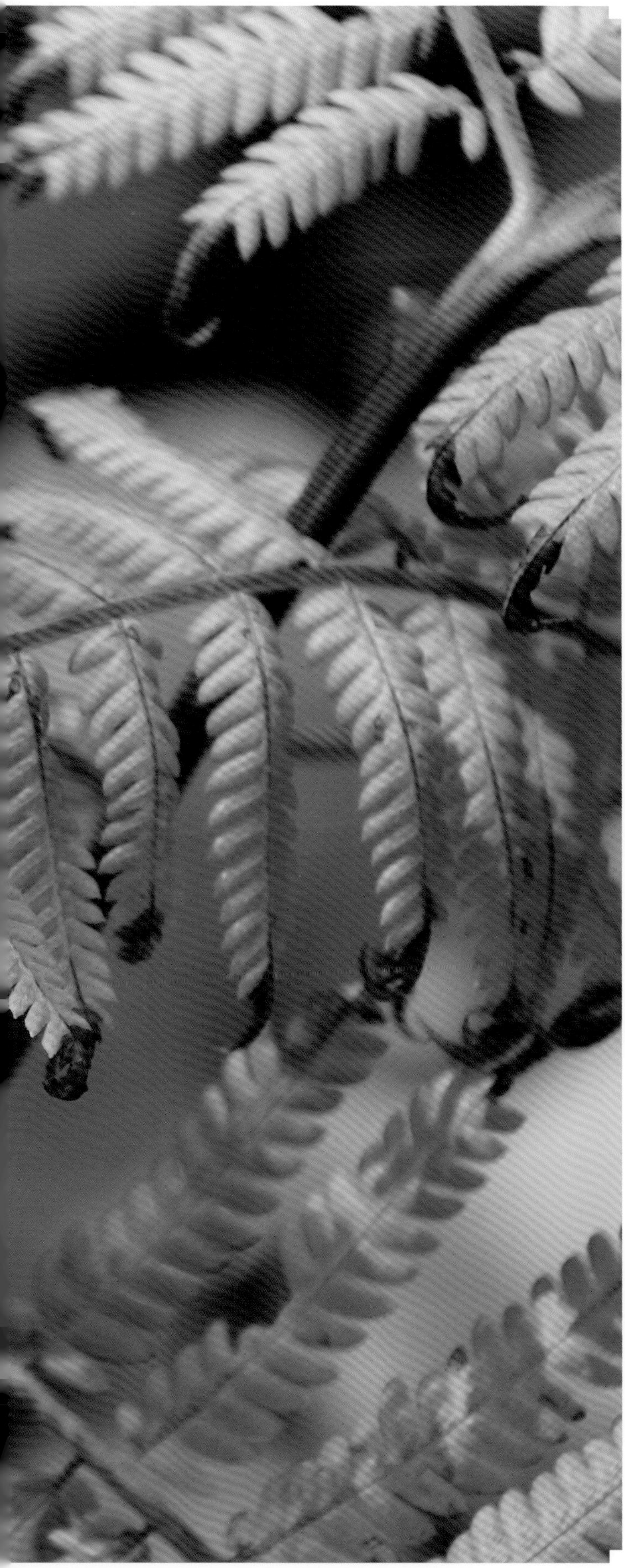

狗脊

【壮药名】赫麻现。

【别　名】金毛狗、金毛狗脊、金狗脊、金毛狮子、猴毛头、黄狗头。

【来　源】本品为蚌壳蕨科植物金毛狗脊 *Cibotium barometz*（L.）J. Sm. 的干燥根茎。

【性味归经】味苦、甘，性寒。归肝、肾经。

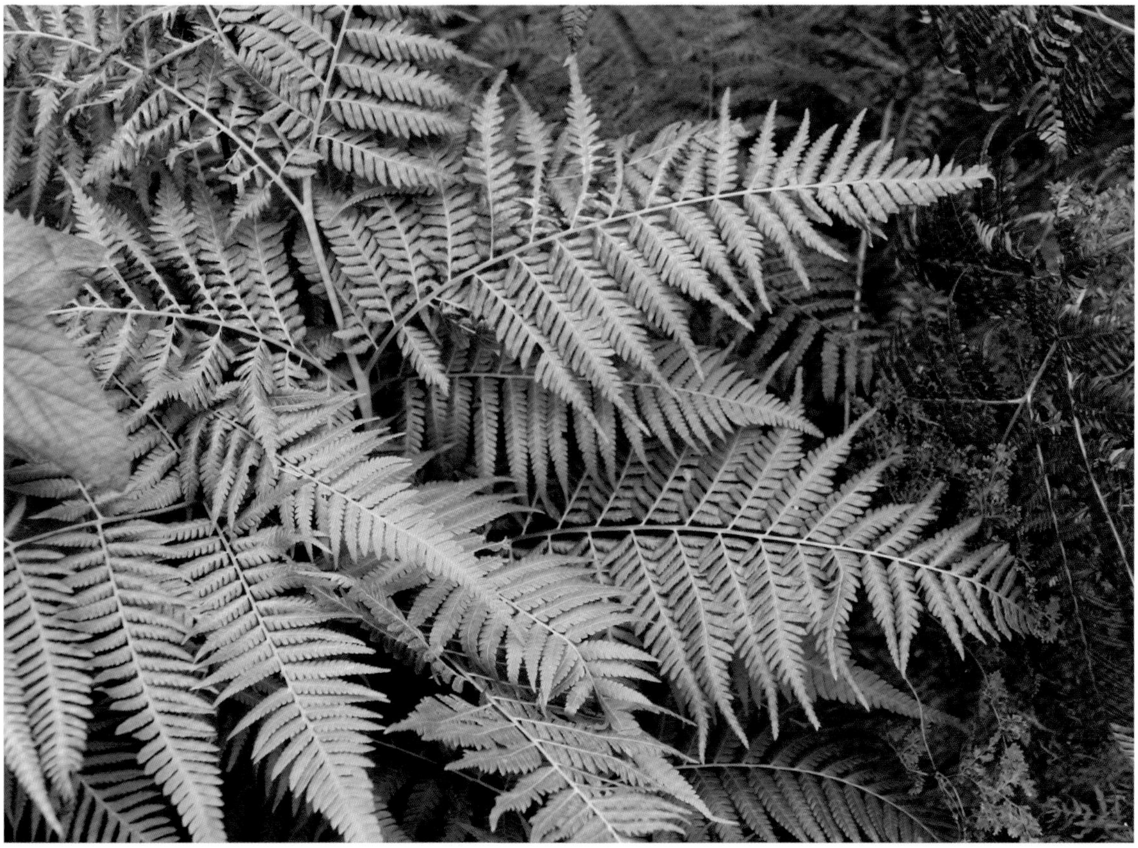

金毛狗脊

识别特征

大型土生蕨类植物，植株树状，植株高 2 ~ 3 m。根茎横卧，粗壮，直径 4 ~ 8 cm，密生金黄色节状长毛，有光泽，形如金毛狗头，顶端有叶丛生。叶柄长 1 ~ 1.2 m，基部粗 2 ~ 3 cm，腹面有浅纵沟，下部棕紫色；叶片革质或厚纸质，除小羽轴两面略有褐色短毛外，余皆无毛，阔卵状三角形，长宽几相等。三回羽状深裂，羽片 10 ~ 15 对，互生，有柄，狭长圆形，长 50 ~ 60 cm，宽 20 ~ 25 cm；二回羽片 18 ~ 24 对，互生，有短柄，线状披针形，长 13 ~ 15 cm，宽 2 ~ 3 cm；末回裂片 23 ~ 25 对，互生，狭长圆形或略呈镰刀形，长 1 ~ 1.8 cm，宽 3 ~ 5 mm，边缘有钝齿，幼时疏生黄色长毛，后渐脱落；叶脉羽状，侧脉分叉。孢子囊群位于裂片下部边缘，生于小脉顶端，囊群盖两瓣，形如蚌壳，长圆形。

生境分布

生长于山脚沟边及林下阴湿处酸性土壤。分布于华南、西南及浙江、江西、福建、台湾、湖南等省区。

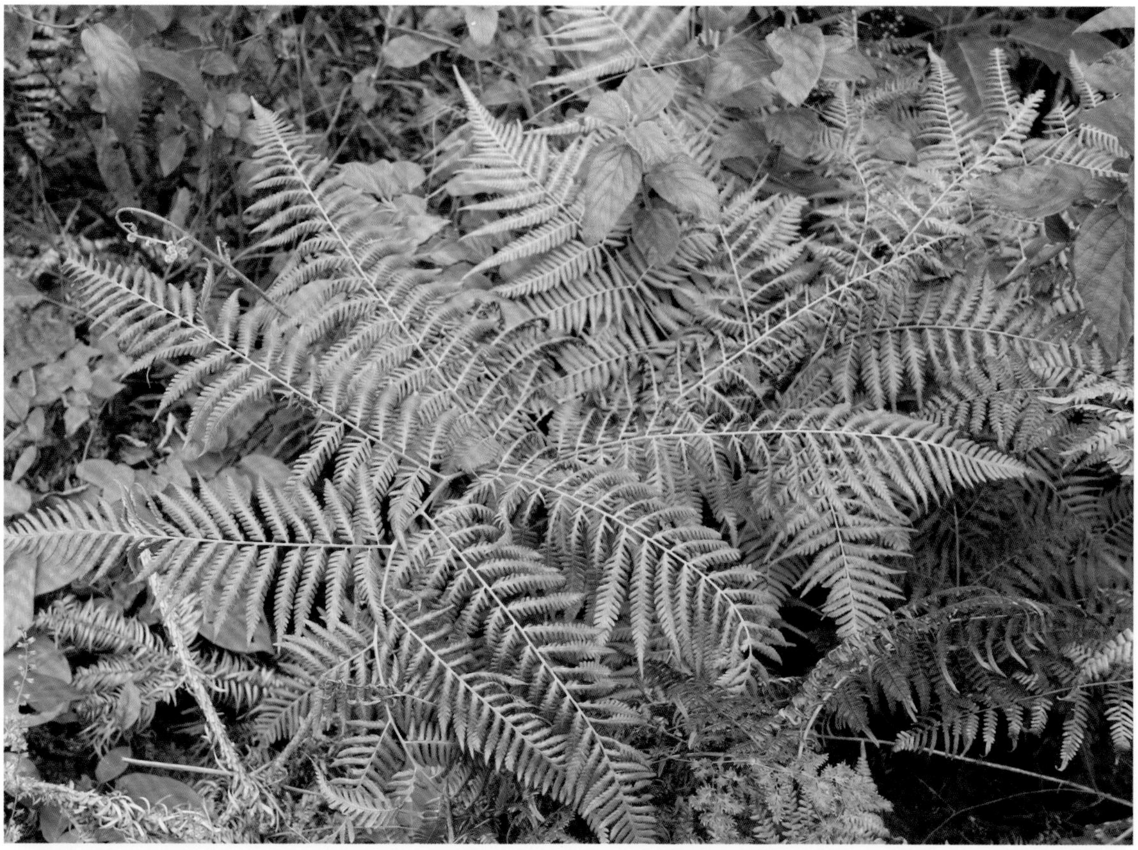

金毛狗脊

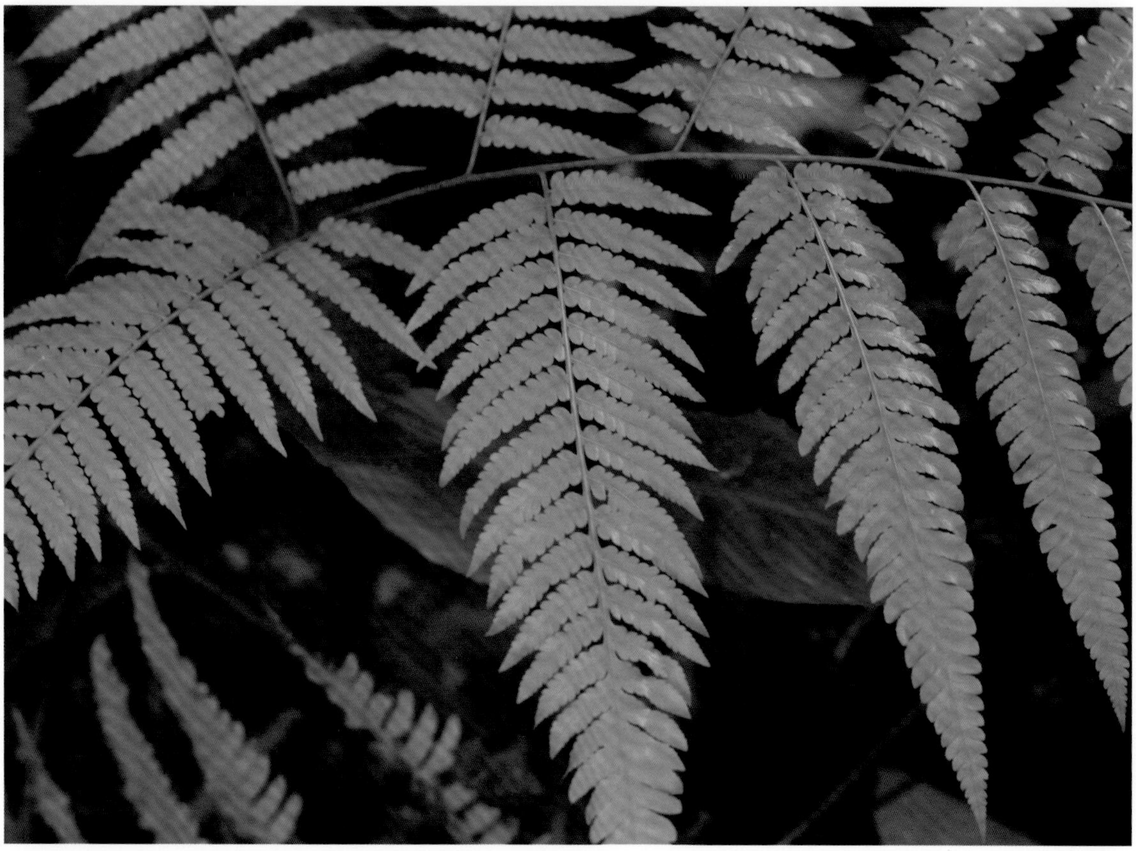

金毛狗脊

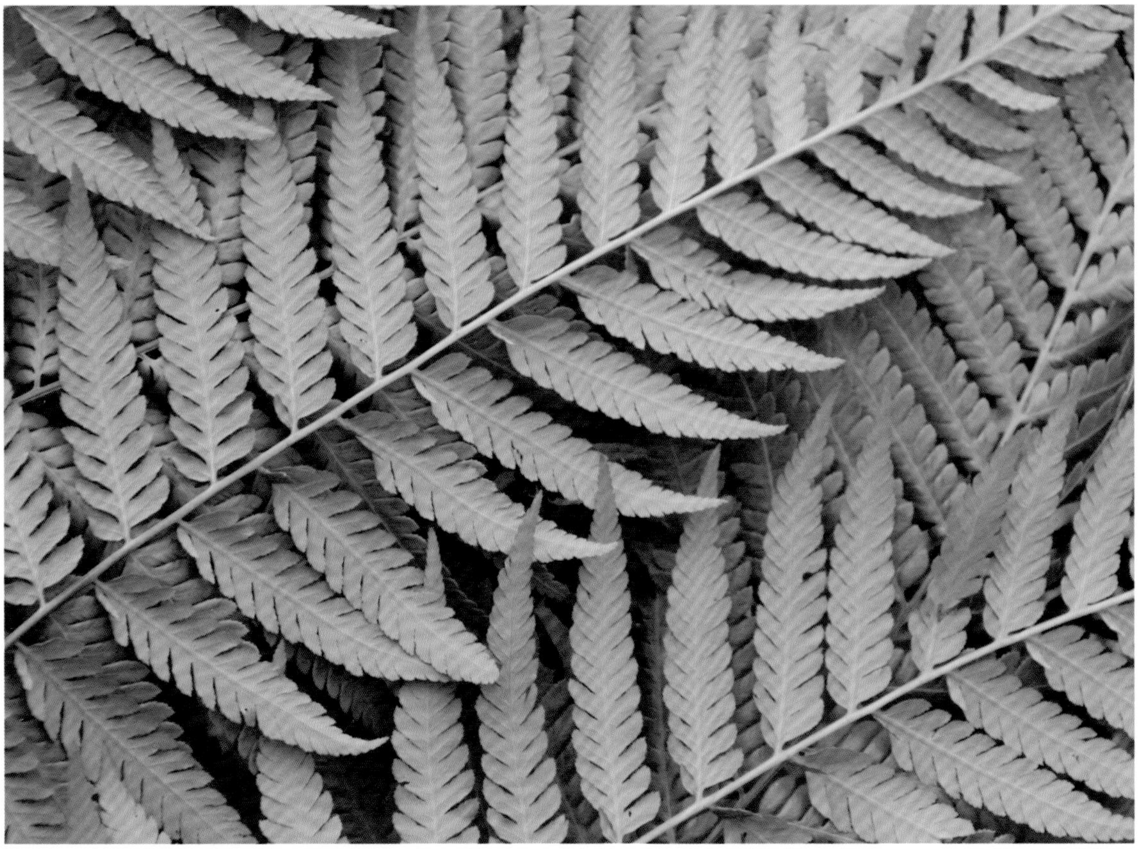

金毛狗脊

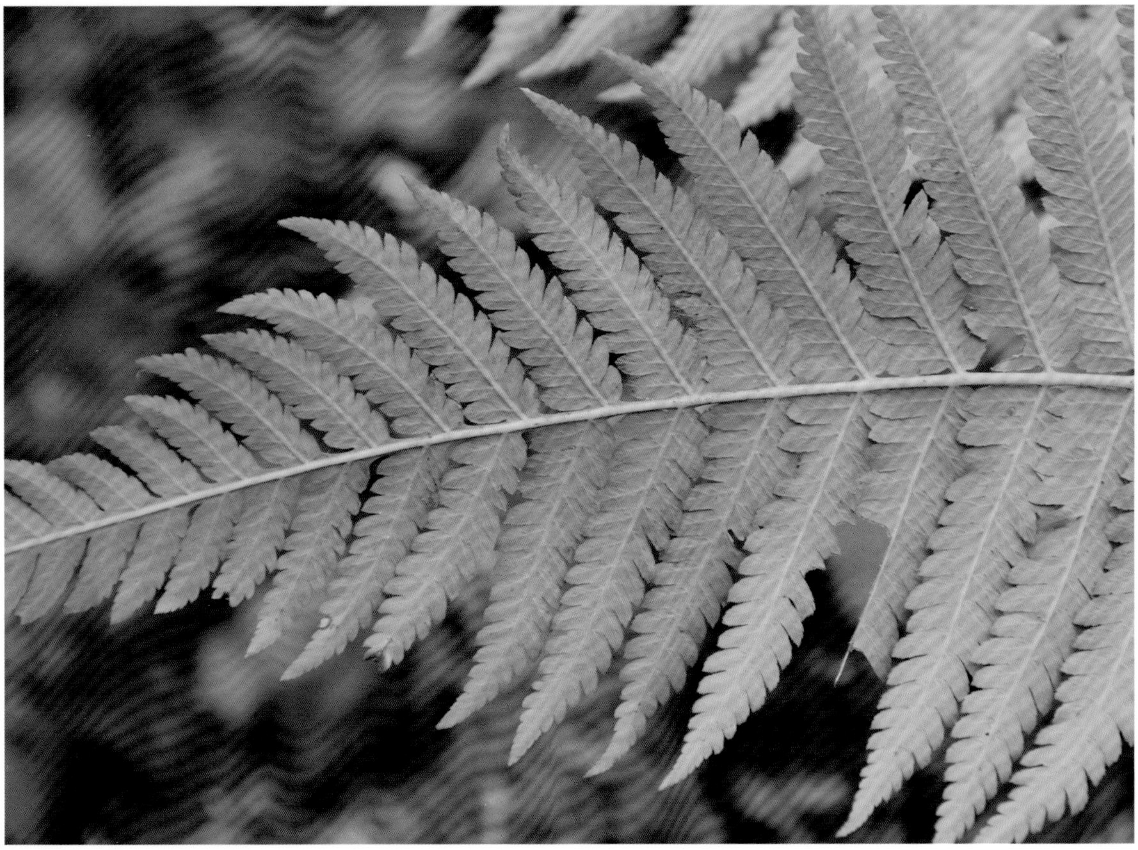

金毛狗脊

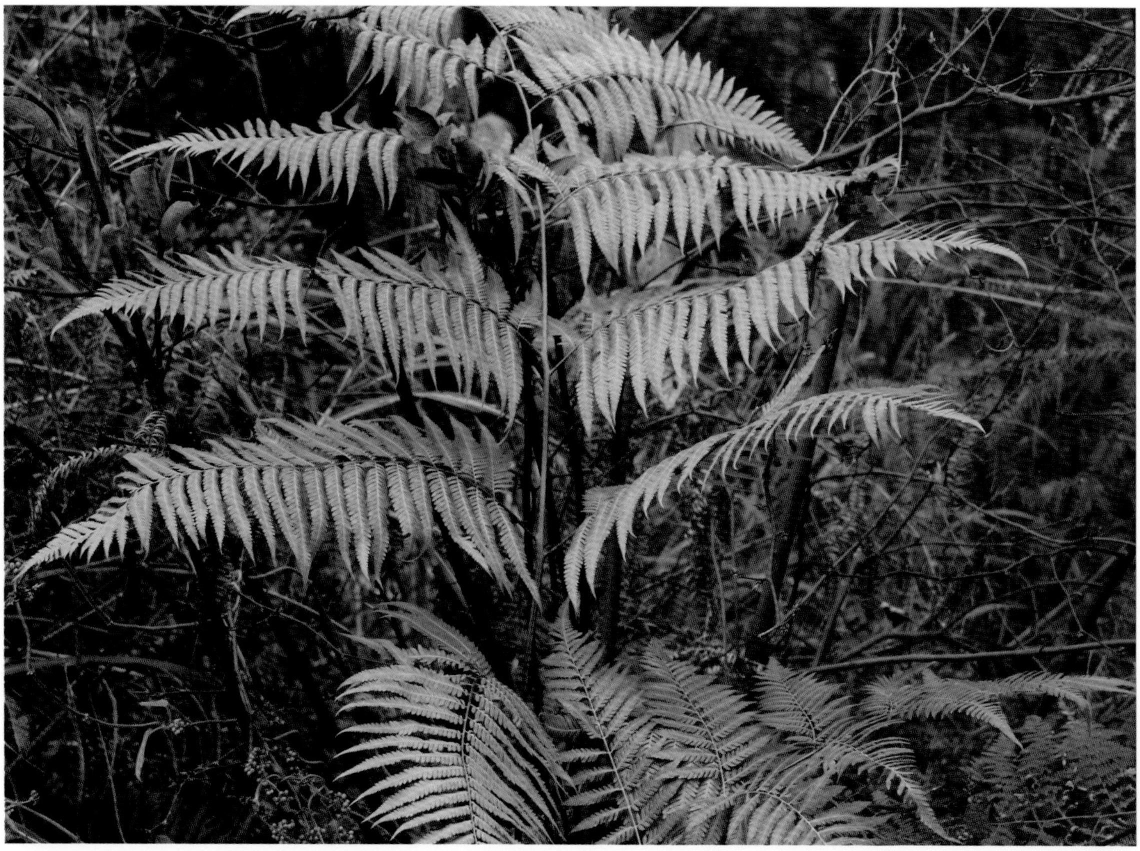

金毛狗脊

采收加工

秋、冬二季采挖，除去泥沙，干燥；或去硬根、叶柄及金黄色茸毛，切厚片，干燥，为“生狗脊片”；蒸后，晒至六七成干，切厚片，干燥，为“熟狗脊片”。

药材鉴别

本品根茎呈不规则的长块状，长 10 ~ 30 cm，少数可达 50 cm，直径 2 ~ 10 cm。表面深棕色，密被光亮的金黄色茸毛，上部有数个棕红色叶柄残基，下部丛生多数棕黑色细根。质坚硬，难折断。气无，味微涩。

功效主治

强腰膝，祛风湿，利关节。主治肾虚腰痛脊强，足膝软弱无力，风湿痹痛，小便过多，遗精，妇女白带过多。

用法用量

内服：10 ~ 15 g，煎汤；或浸酒服。外用：适量，鲜品捣烂外敷。

民族药方

1．腰痛 狗脊、淫羊藿、岩防风、刺五加各15 g，徐长卿、杜仲各20 g，凤仙花10 g。水煎服或泡酒服。

2．尿频 狗脊、刺五加、木瓜、杜仲各10 g。水煎服。

3．老年尿多 狗脊根茎、蜂糖罐根、大夜关门、小棕根各15 g。炖猪肉吃。

4．皮肤瘙痒，斑疹，疥癣，湿疹 狗脊300 g。煎水外洗。

5．风寒湿痹证，肢体关节肿痛，屈伸不利 狗脊、云南五味子藤各30 g，红花5 g，苏木15 g。泡酒内服、外擦。

6．癣 狗脊、滇南木姜子各等份。煎水外洗或磨水外擦。

使用注意

阴虚有热，小便不利者慎服。

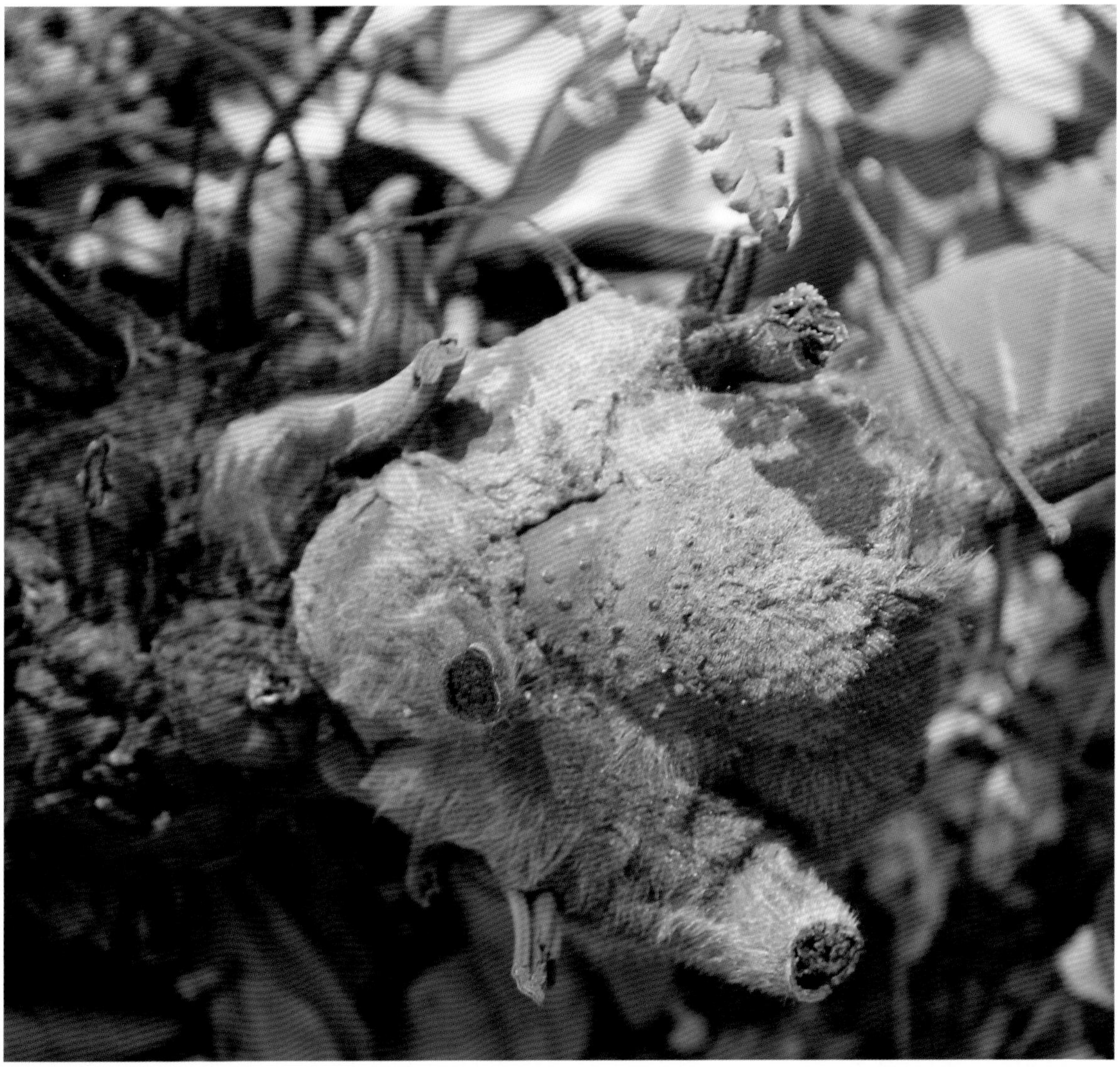

狗脊药材

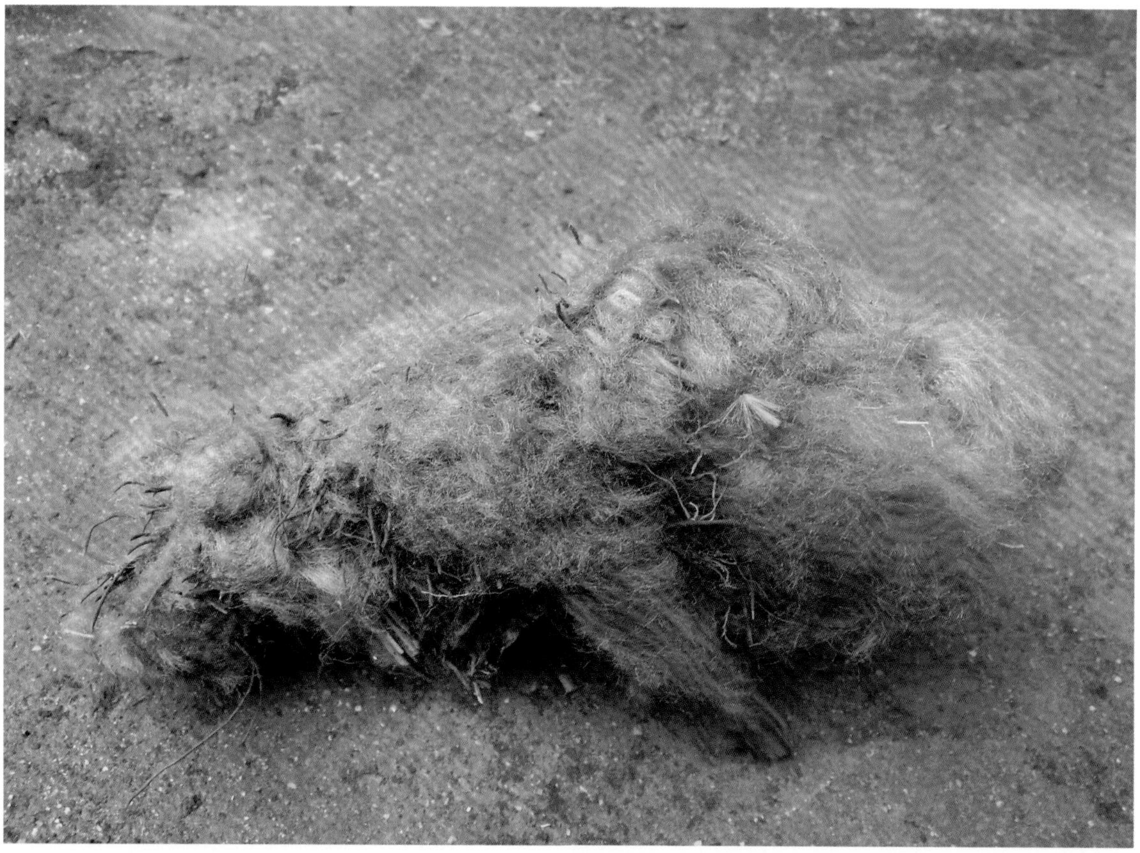

狗脊药材

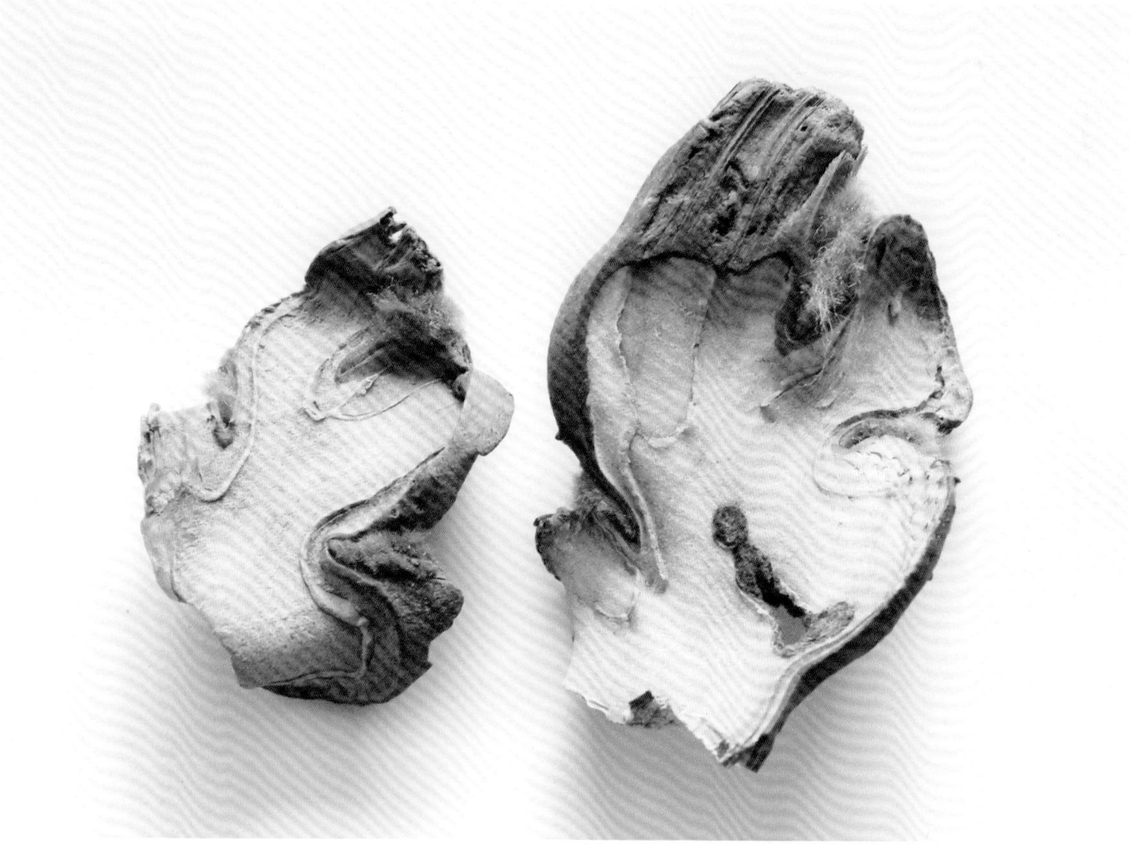

狗脊饮片

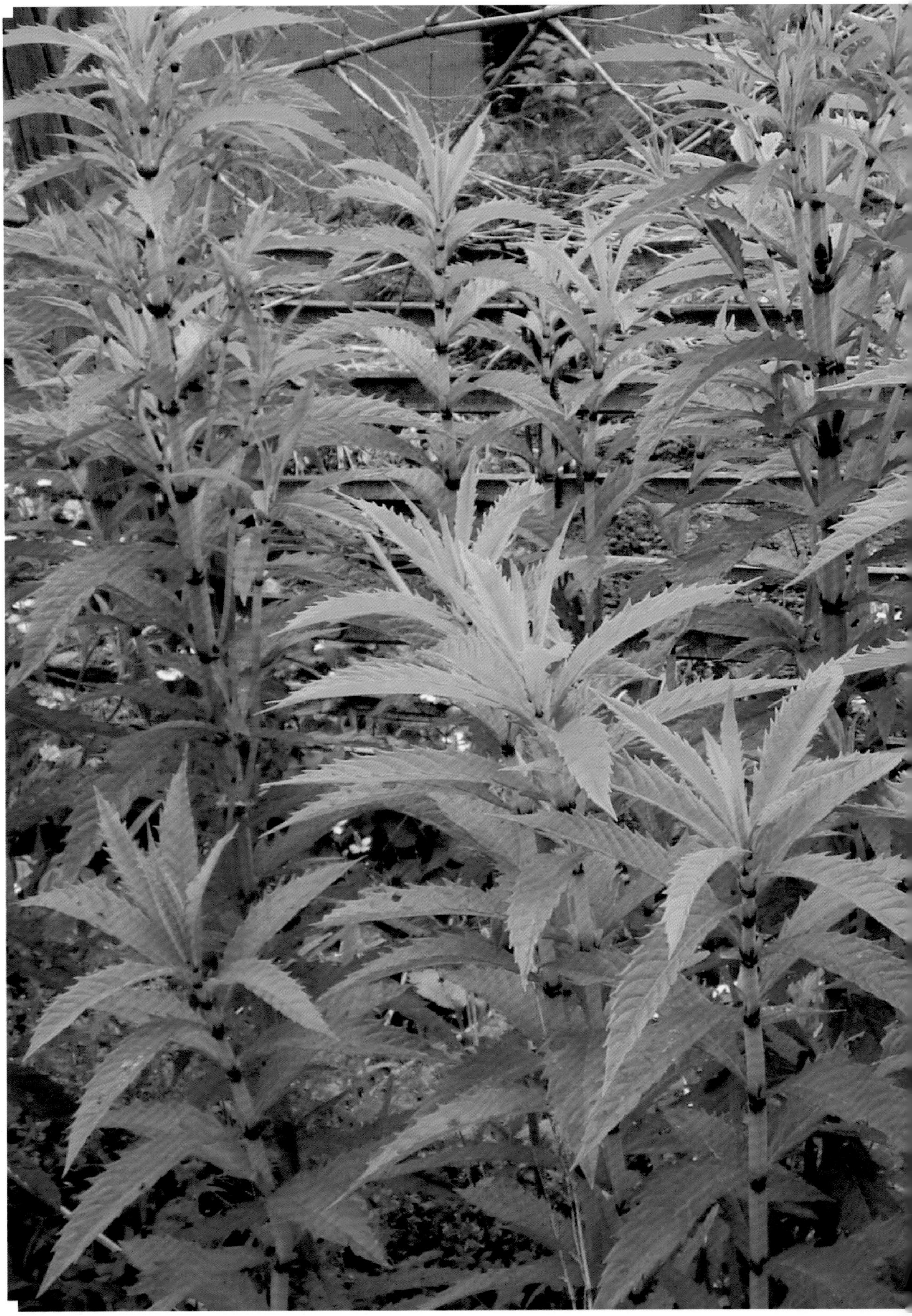

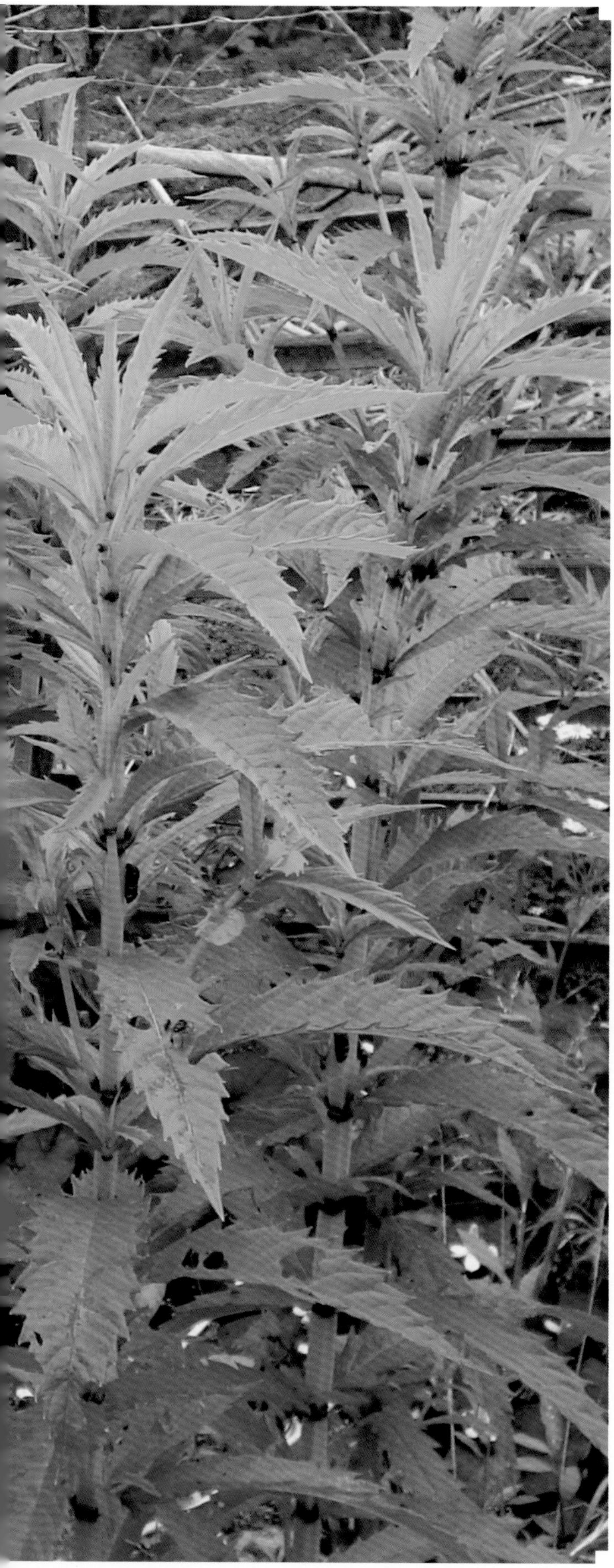

泽兰

【壮药名】棵囔敌。

【别　名】虎兰、龙枣、小泽兰、红梗草、矮地瓜儿苗、地笋、甘露子、方梗泽兰。

【来　源】本品为唇形科植物毛叶地瓜苗儿 *Lycopus lucidus* Turcz. var. *hirtus* Regel 的干燥地上部分。

【性味归经】味苦、辛，性微寒。归肝、脾经。

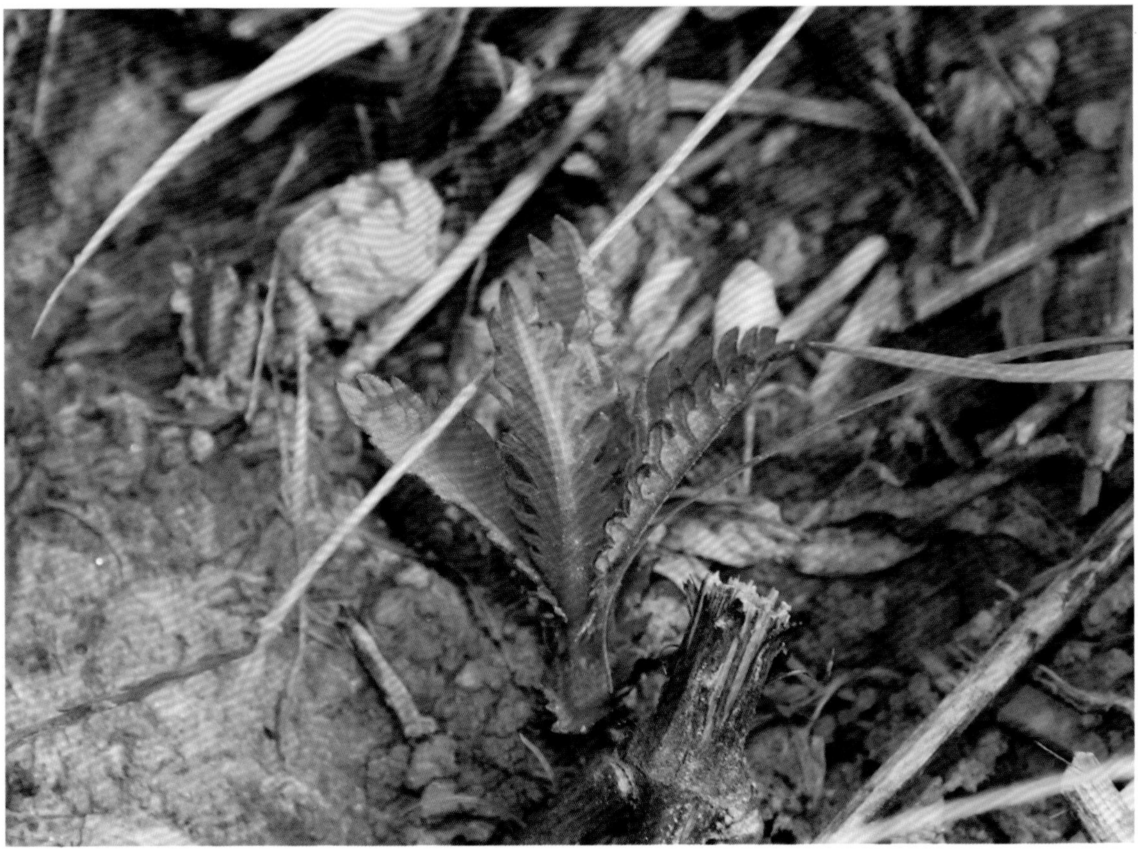

毛叶地瓜苗儿

识别特征

多年生草本植物，高 60 ~ 170 cm。根茎横走，先端肥大，呈圆柱形，浅黄白色。具节，节上具鳞叶及须根。茎直立，通常不分枝，四棱形，节上常带紫红色，无毛或在节上疏生小硬毛。叶交互对生，具极短柄或近无柄；叶片长圆状披针形，长 4 ~ 10 cm，宽 1 ~ 3 cm，先端长锐尖或渐尖，基部楔形，边缘具锐尖粗牙状锯齿，上面无毛，略有光泽，下面具凹陷的腺点，无毛或脉上疏生白色柔毛。轮伞花序腋生，无梗，多花密生，其下承以小苞片，小苞片卵圆形至披针形，先端刺尖，位于外方者超过花萼，具 3 脉，位于内方者短于或等于花萼，具一脉，边缘有毛；花萼钟形，长约 4 mm，先端 5 齿裂，具刺尖头，边缘有毛；花冠钟形，白色，稍露出于花萼。长 4 ~ 5 mm，外面在冠檐上具腺点，内面在喉部具白色短柔毛，冠檐不明显，2 唇形，上唇近圆形，下唇 3 裂，中裂片较大；前对雄蕊能育，超出于花冠，药室略叉开，后对雄蕊退化，先端棍棒状；子房长圆形，4 深裂，着生于花盘上，花柱伸出于花冠外，柱头 2 裂。小坚果倒卵圆状三棱形，长 1.0 ~ 1.5 mm，暗褐色。花期 7—9 月，果期 9—10 月。

生境分布

生长于湿润肥沃的山坡，大多为栽培。分布于全国大部分地区。

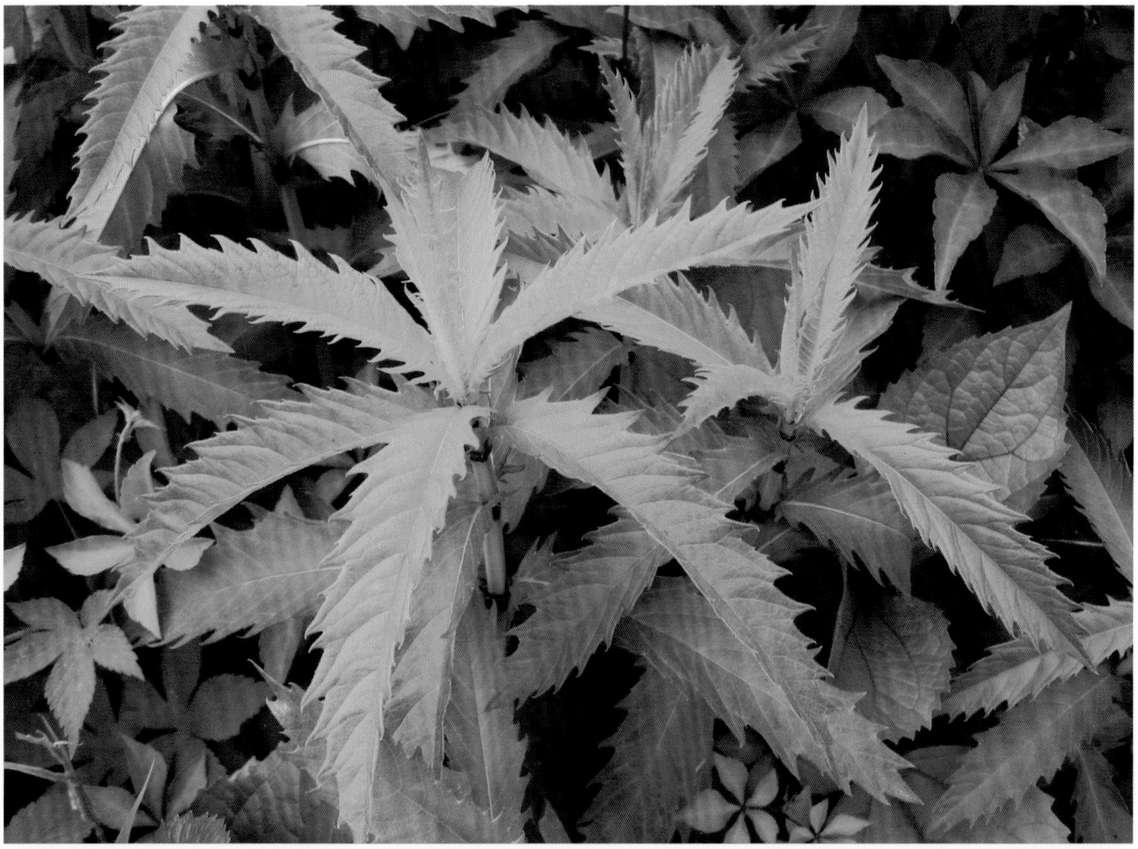

毛叶地瓜苗儿

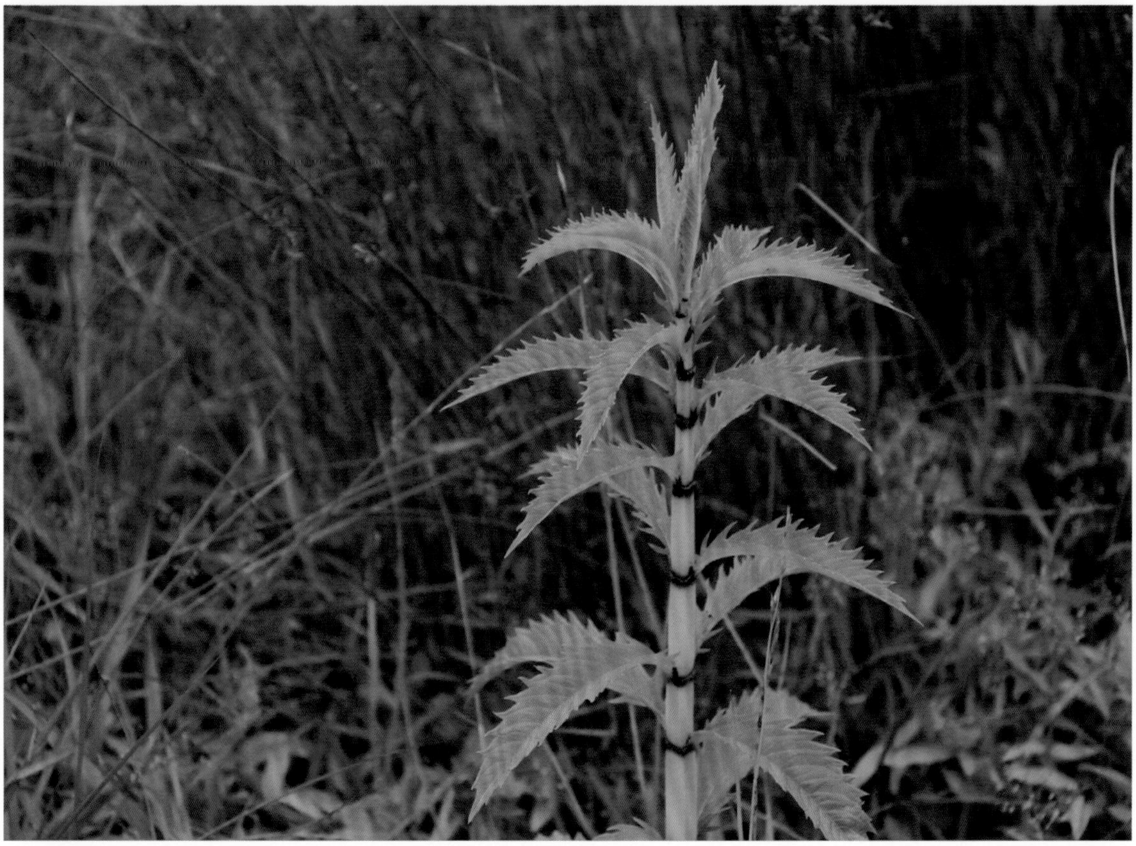

毛叶地瓜苗儿

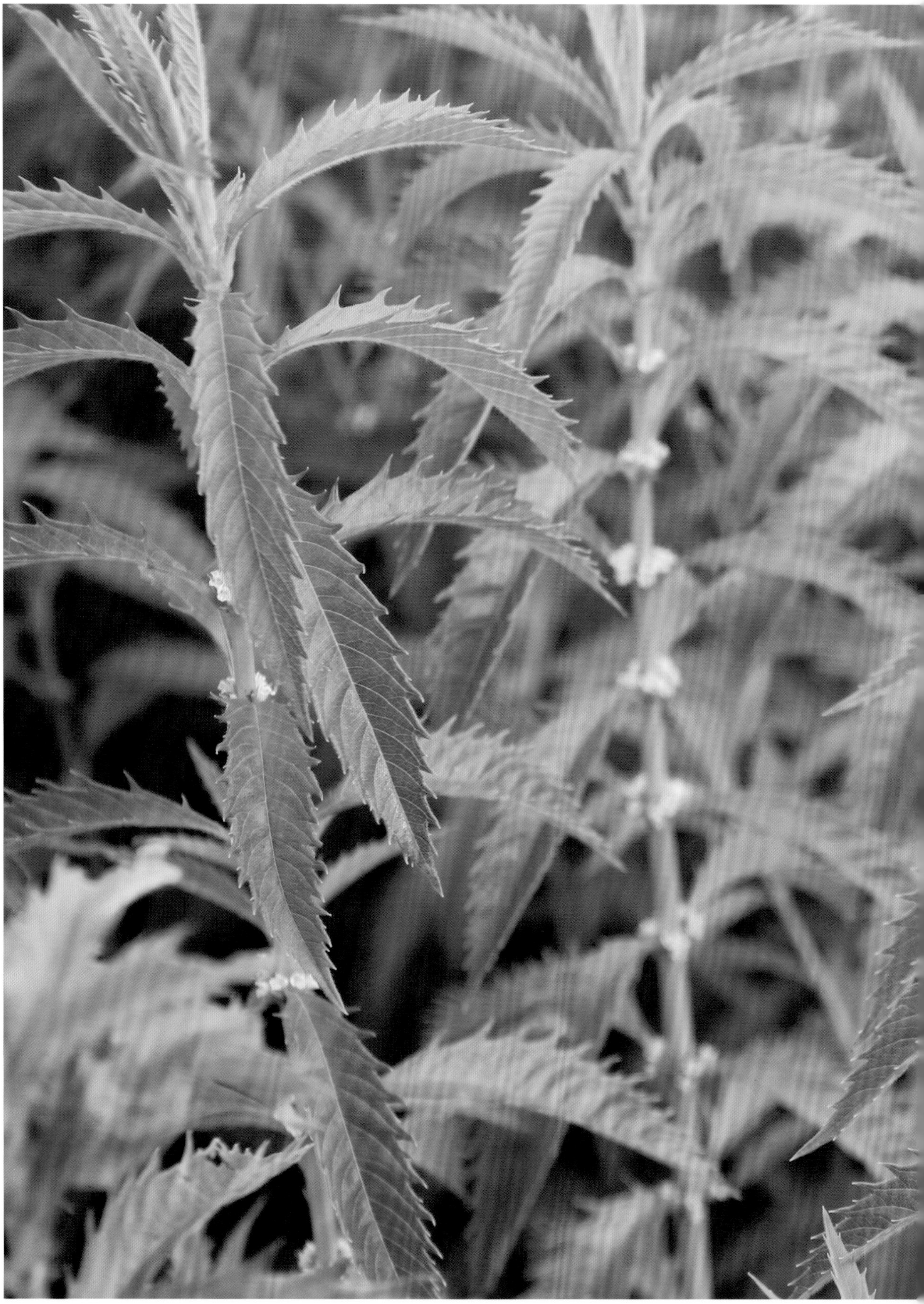

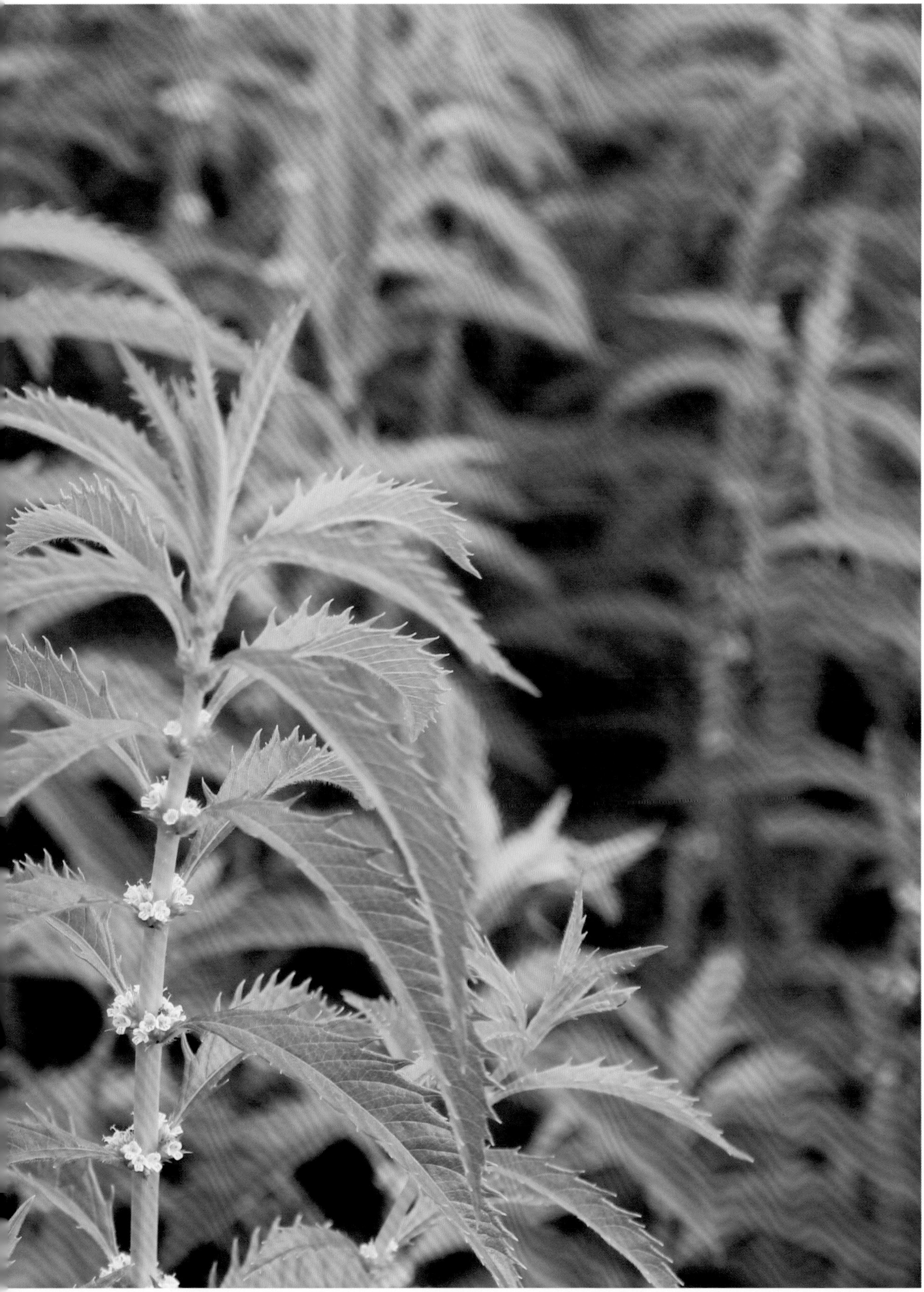

毛叶地瓜苗儿

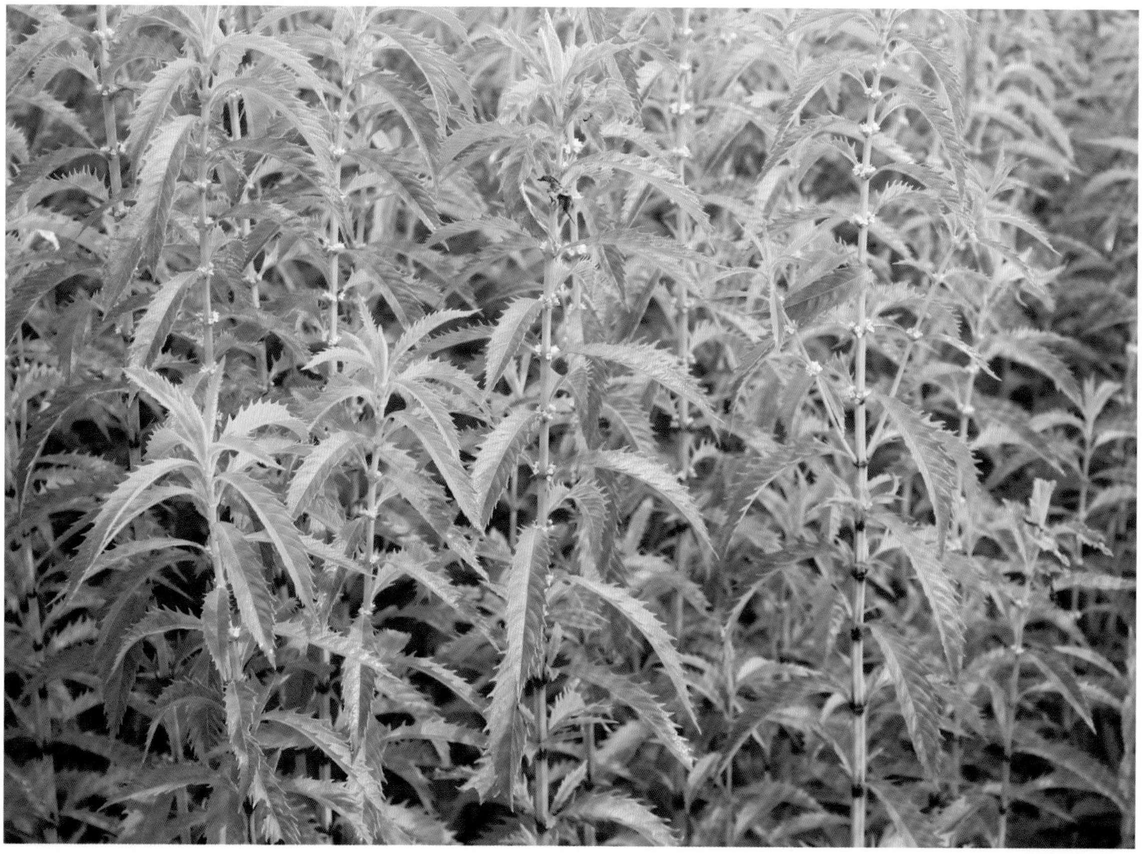

毛叶地瓜苗儿

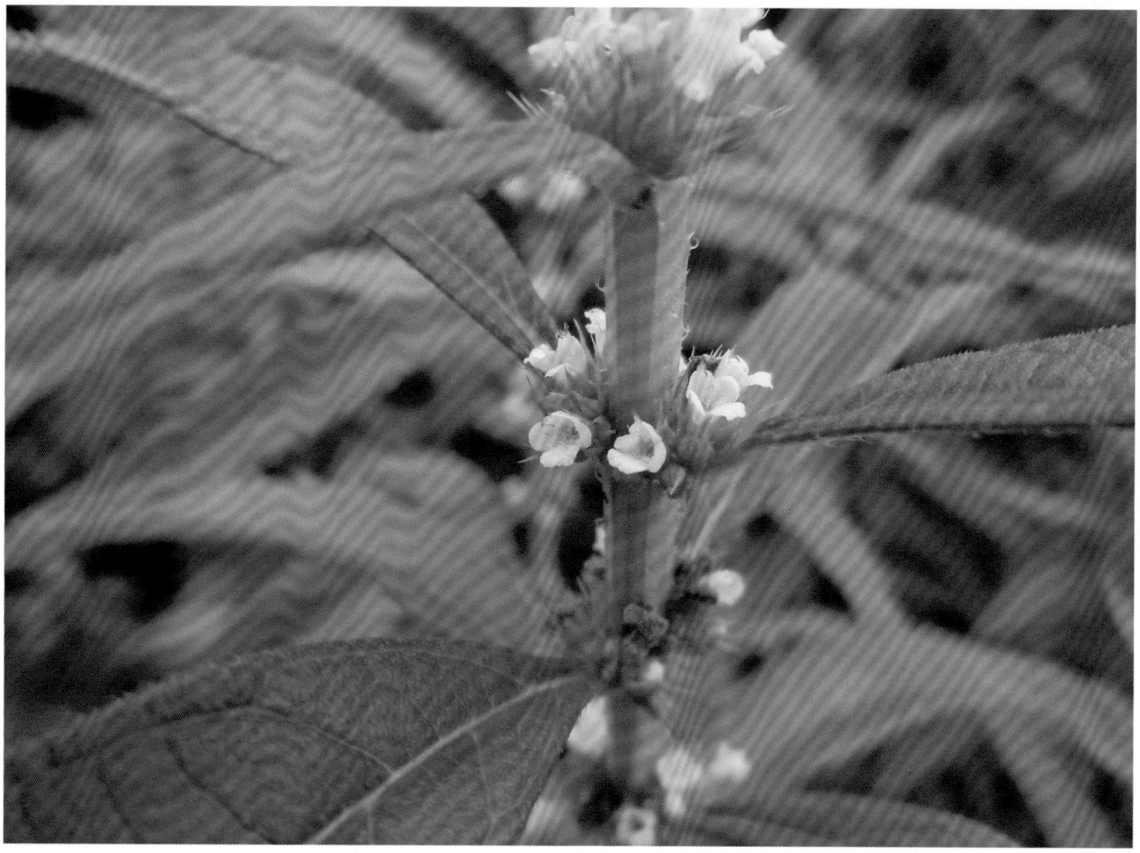

毛叶地瓜苗儿

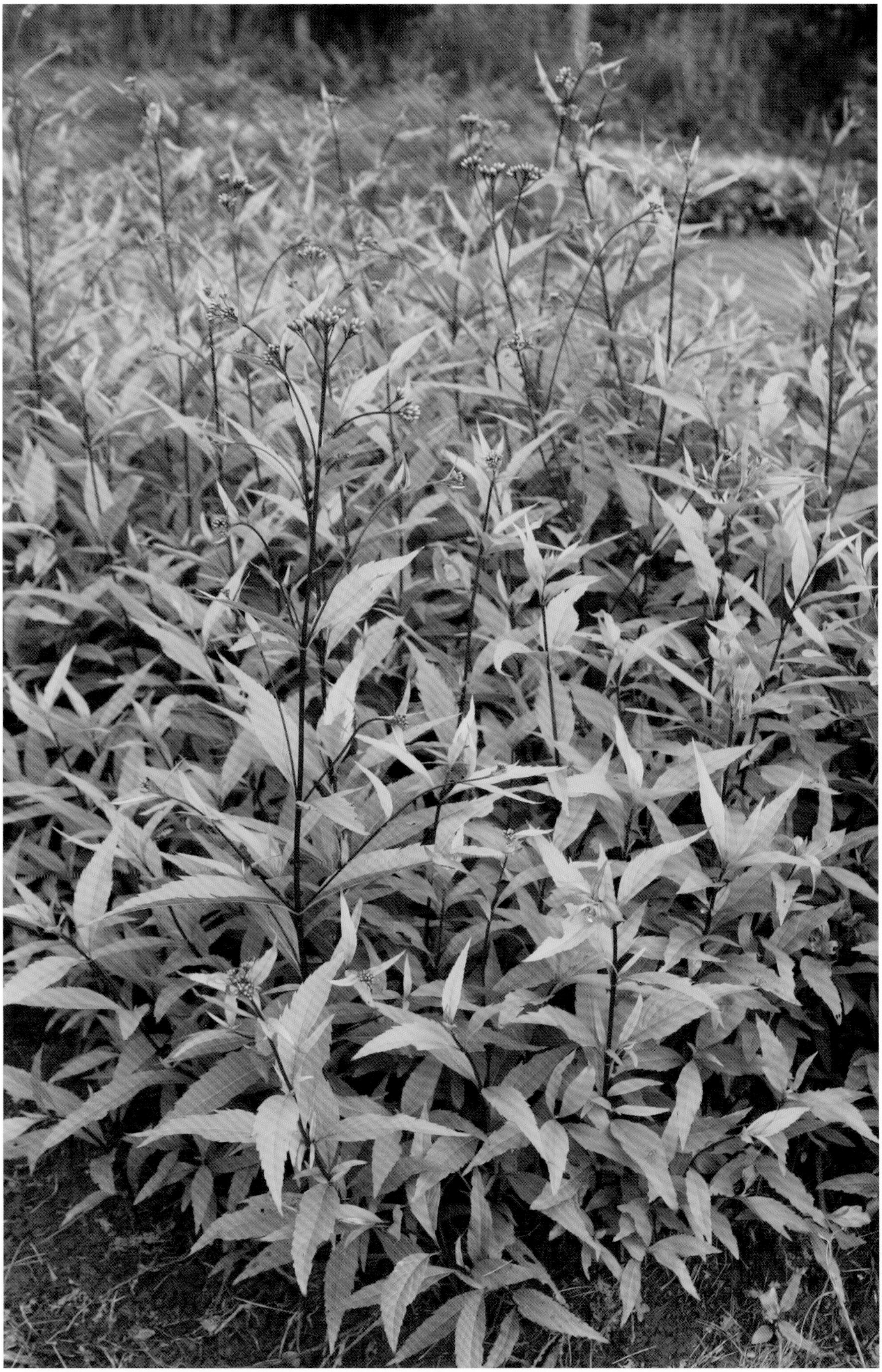

毛叶地瓜苗儿

采收加工

夏、秋二季茎叶茂盛时割取地上部分，去净泥沙，阴干。

药材鉴别

本品茎呈方柱形，四面均有浅纵沟，长 50 ~ 100 cm，直径 2 ~ 5 mm，表面黄绿色或稍带紫色，节明显，节间长 2 ~ 11 cm，质脆，易折断，髓部中空。叶对生，多皱缩，展平后呈披针形或长圆形，边缘有锯齿，上表面黄绿色或灰绿色，下表面灰绿色，有棕色腺点。花簇生于叶腋呈轮状。花冠多脱落，苞片及花萼宿存。气无，味淡。

功效主治

活血化瘀，利水消肿，解毒消痈。主治妇女经闭，痛经，产后瘀滞腹痛，癥瘕，身面浮肿，痈肿疮毒，跌扑损伤。

用法用量

内服：9 ~ 10 g，煎汤；或果实浸酒服；或根皮入丸、散服。外用：根皮适量，鲜品捣烂外敷；或煎水洗。

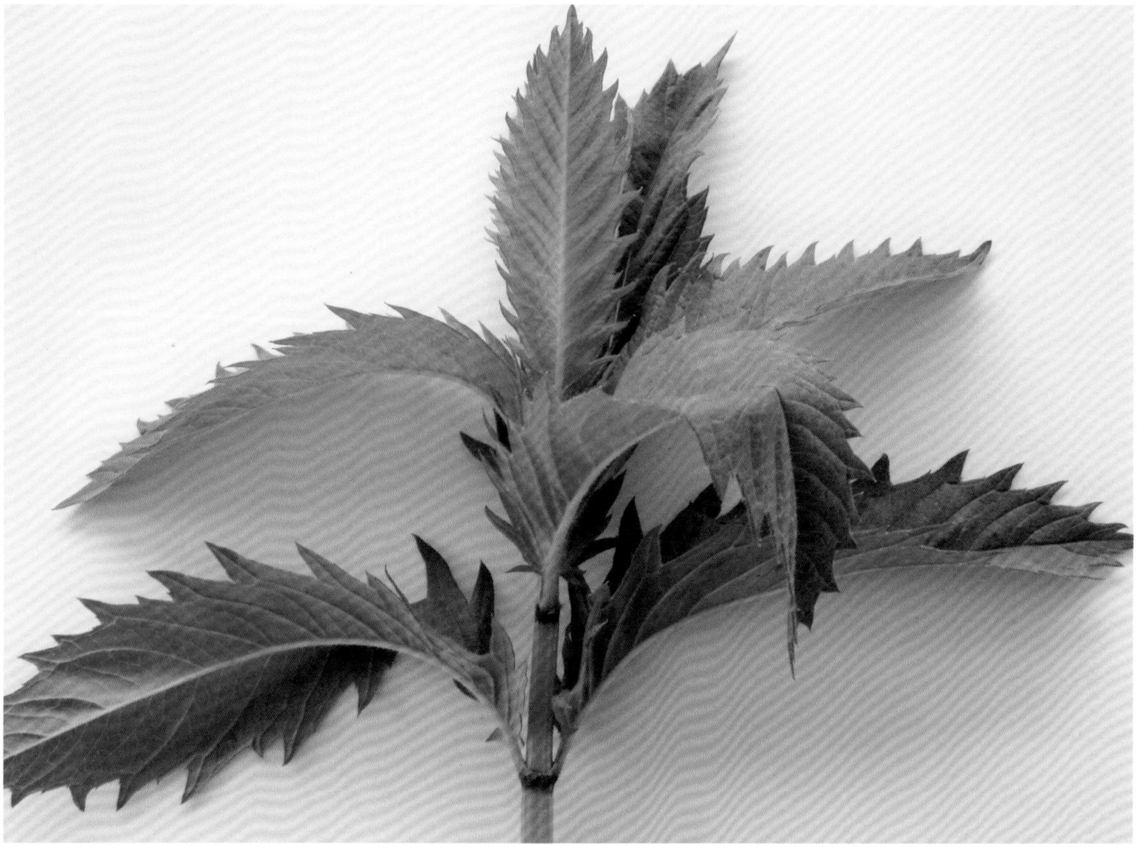

泽兰药材

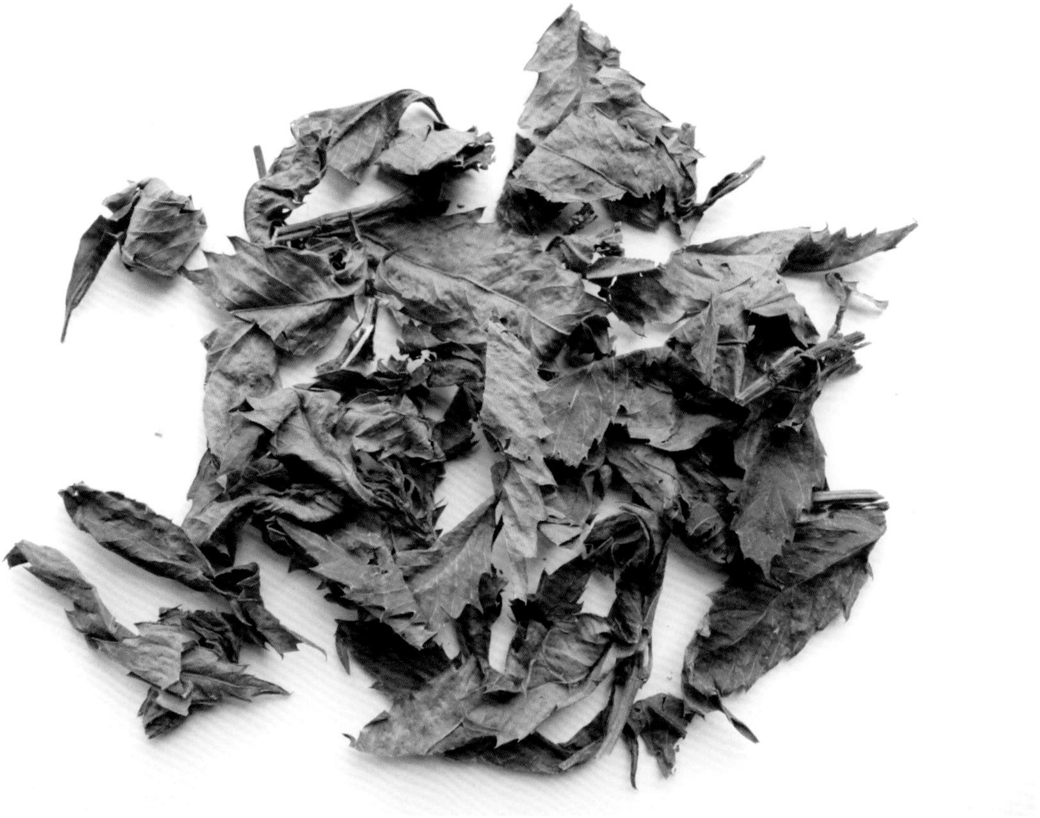

泽兰饮片

民族药方

1. 跌打损伤 泽兰、矮陀陀、岩马桑各 15 g。酒浸服。

2. 散血消肿 泽兰、四块瓦各 8 g，续断 18 g，香附 6 g，大血藤、杜仲各 10 g。酒浸服。

3. 痛经 泽兰 15 g，益母草 10 g。水煎服。

4. 痈疽发背 泽兰全草 60 ~ 120 g。水煎服。另鲜叶 1 握。调冬蜜捣烂敷贴，每日 2 次。

5. 蛇咬伤 泽兰全草 60 ~ 120 g。水煎服。另泽兰叶 1 握。捣烂，敷贴伤口。

6. 血瘀经闭 泽兰 6 g，当归、白芍各 10 g，甘草 3 g。水煎服。

7. 痛经 泽兰、香附各 9 g，丹参 12 g。水煎服。

8. 水肿 泽兰 30 g，一点红 15 g。水煎服。

9. 产后瘀滞腹痛 泽兰、益母草各 30 g，红番苋 120 g，酒 120 ml。水煎服。

10. 产后水肿，小便淋漓 泽兰、防己各 10 g。水煎服。

使用注意

无血瘀或血虚者慎用。

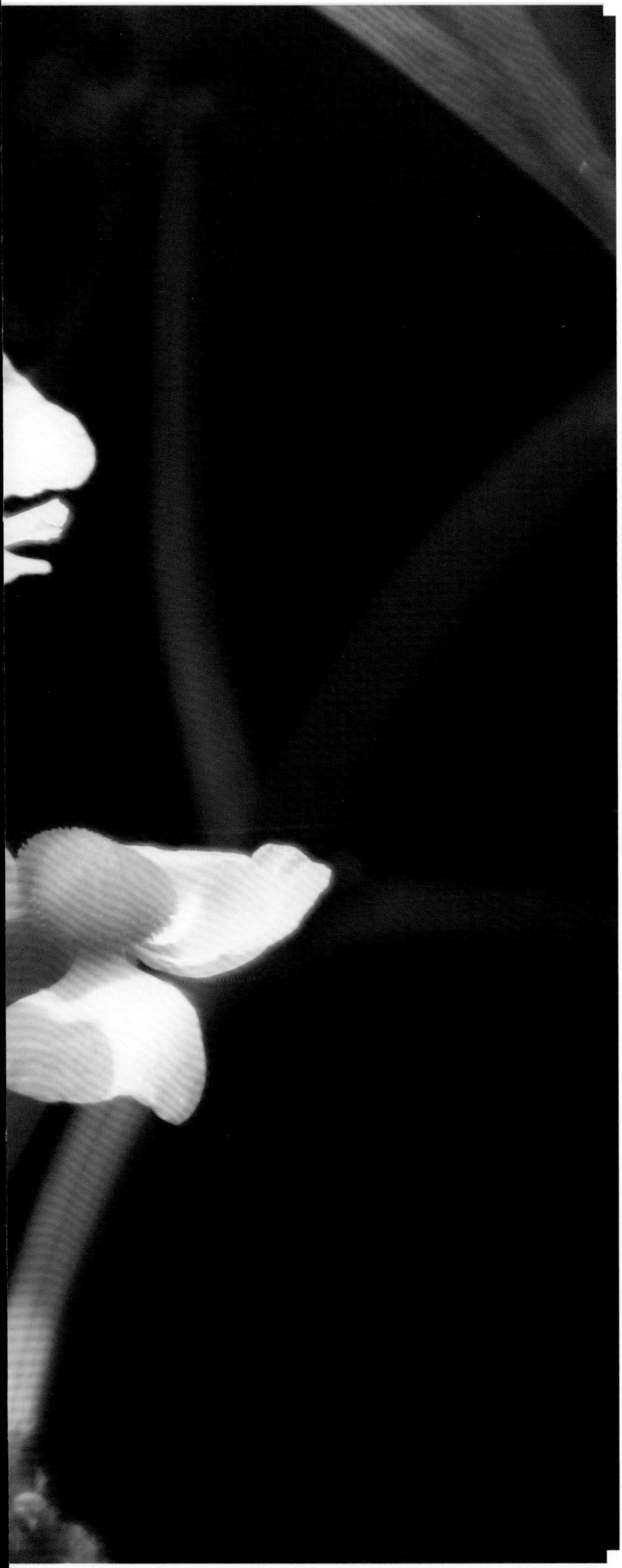

泽泻

【壮药名】碰凛聘。

【别　名】水泻、芒芋、鹄泻、泽芝、及泻、天鹅蛋、如意花、车苦菜。

【来　源】本品为泽泻科植物东方泽泻 *Alisma orientale* (Sam.) Juzep. 或泽泻 *Alisma plantago-aguatica* Linn. 的干燥块茎。

【性味归经】味甘，性寒。归肾、膀胱经。

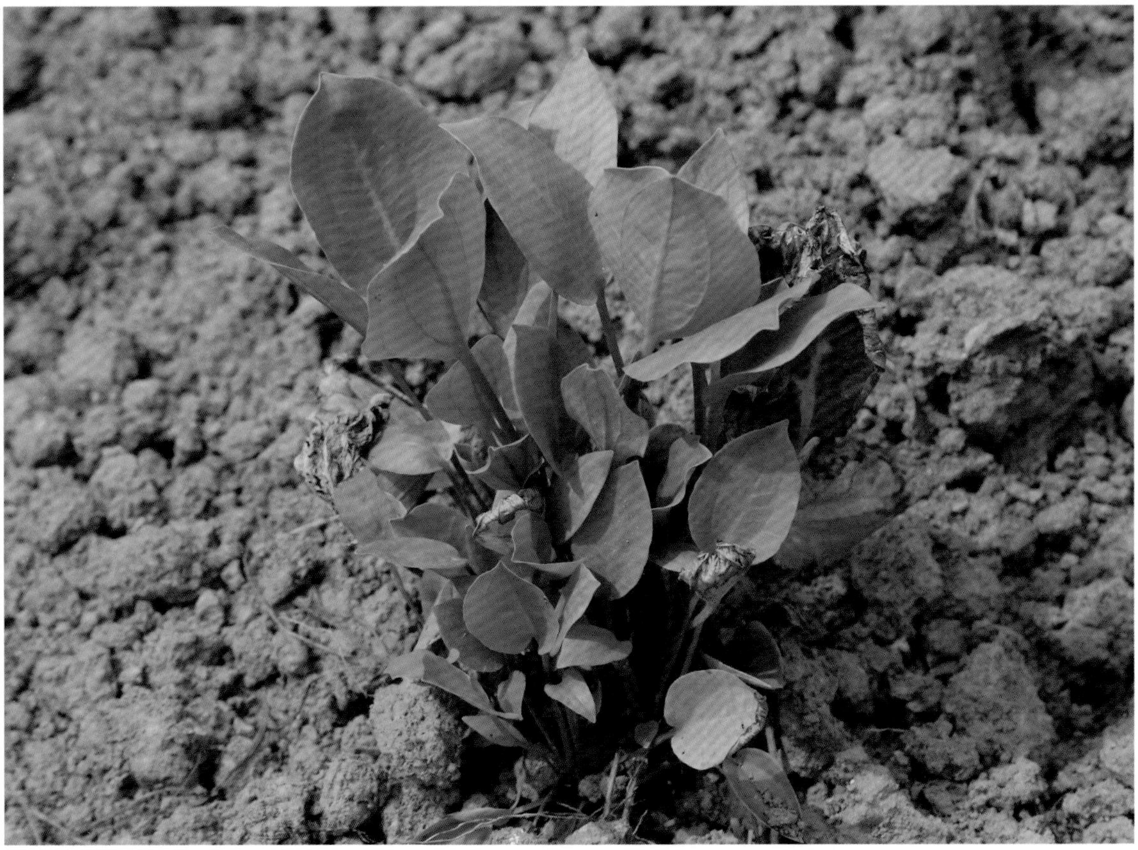

泽泻

识别特征

多年生沼生植物，高 50 ~ 100 cm。地下有块茎，球形，直径可达 4.5 cm，外皮褐色，密生多数须根。叶根生，叶柄长达 50 cm，基部扩延呈叶鞘状，宽 5 ~ 20 mm；叶片宽椭圆形至卵形，长 5 ~ 18 cm，宽 2 ~ 10 cm，先端急尖或短尖，基部广楔形、圆形或稍心形，全缘，两面光滑，叶脉 5 ~ 7 条。花茎由叶丛中抽出，长 10 ~ 100 cm，花序通常有 3 ~ 5 轮分枝，分枝下有披针形或线性苞片，轮生的分枝常再分枝，组成圆锥状复伞形花序，小花梗长短不等；小苞片披针形至线形，尖锐；萼片 3，广卵形，绿色或稍带紫色，长 2 ~ 3 mm，宿存；花瓣倒卵形，膜质，较萼片小，白色，脱落；雄蕊 6，雌蕊多数，离生，子房倒卵形，侧扁，花柱侧生。瘦果多数，扁平，倒卵形，长 1.5 ~ 2.0 mm，宽 1 mm，背部有两浅沟，褐色，花柱宿存。花期 6—8 月，果期 7—9 月。

生境分布

生长于沼泽边缘或栽培。分布于东北、华东、西南及河北、新疆、河南等省区。

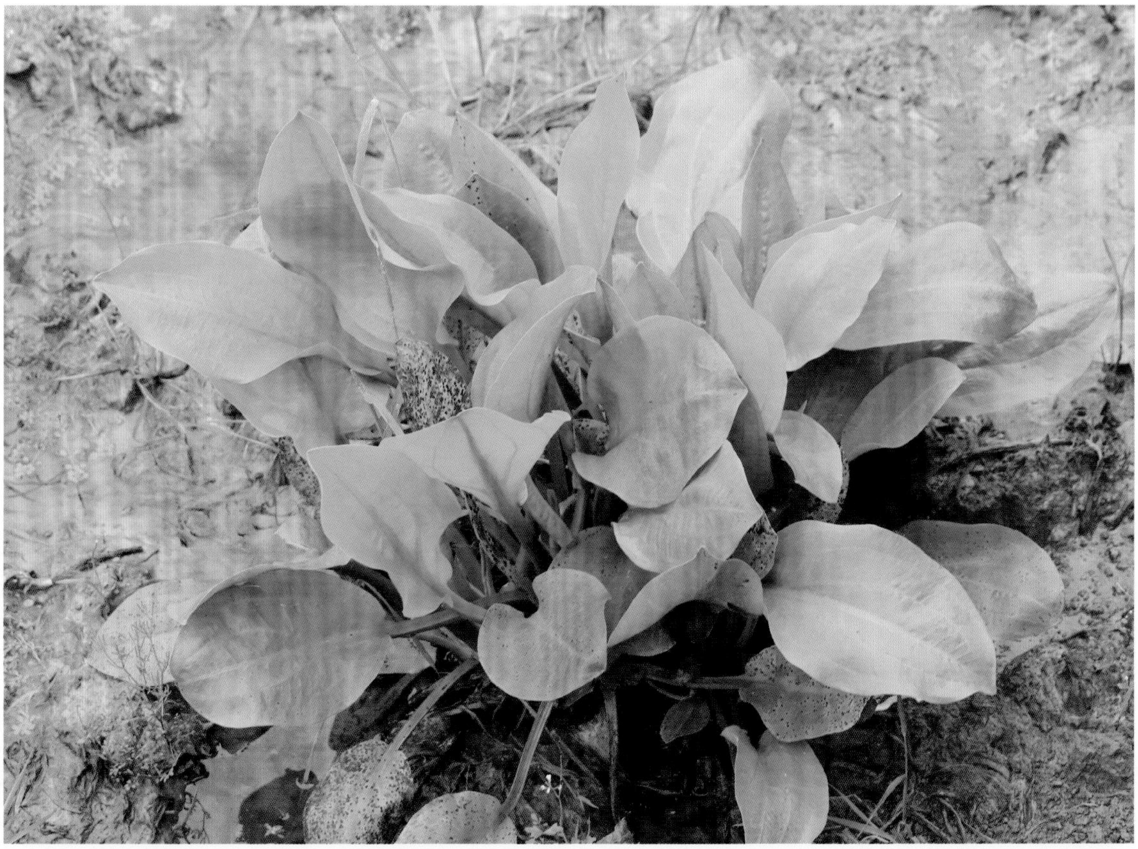

泽泻

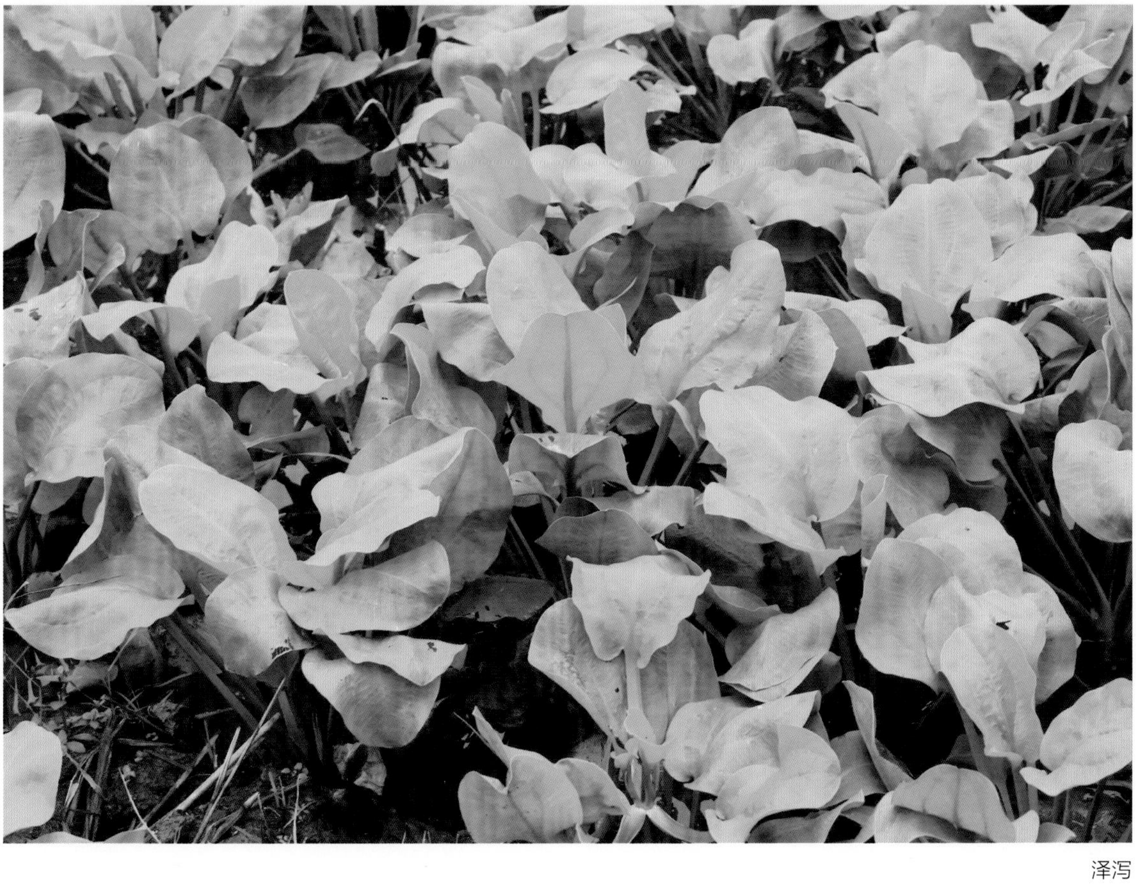

泽泻

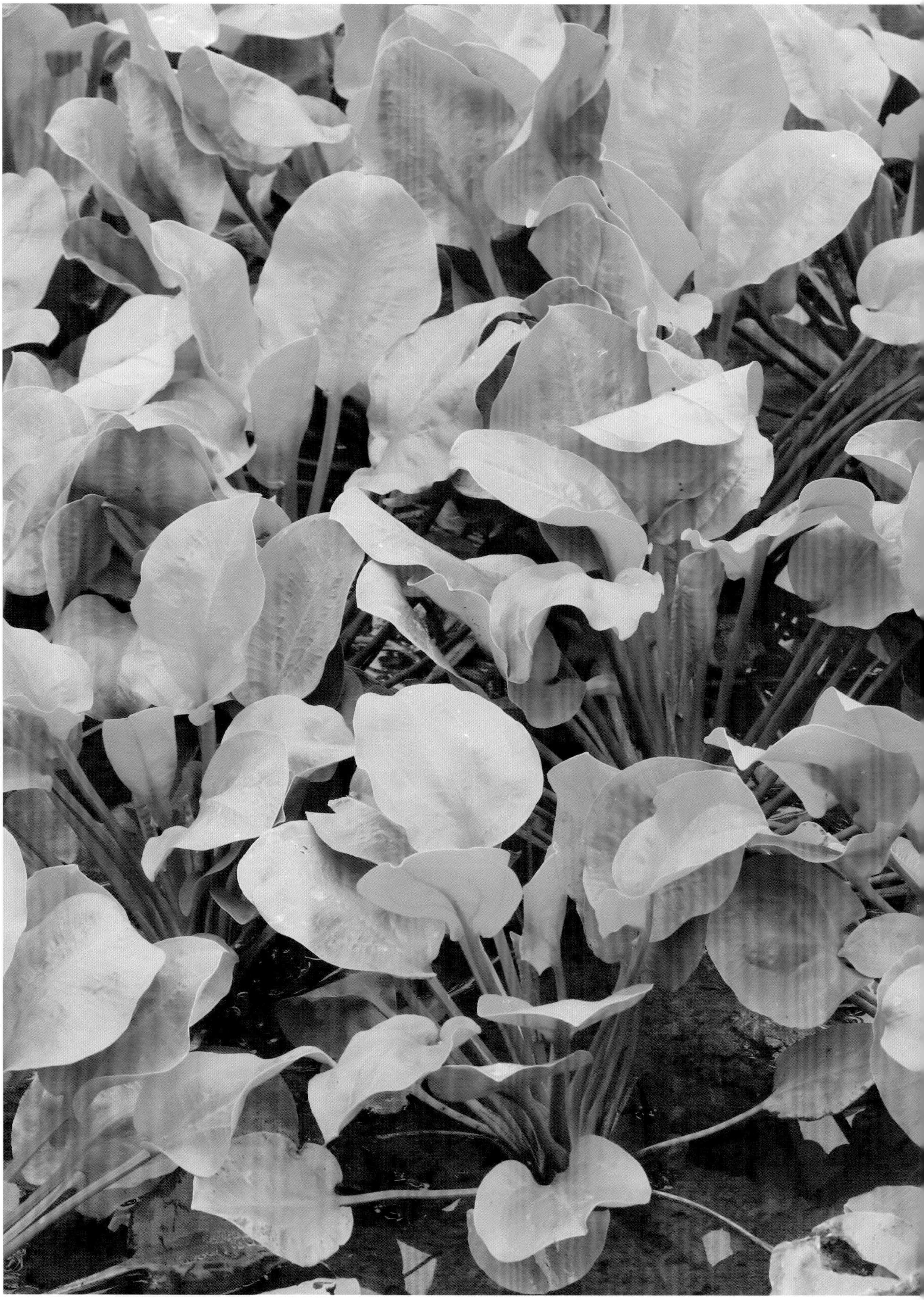

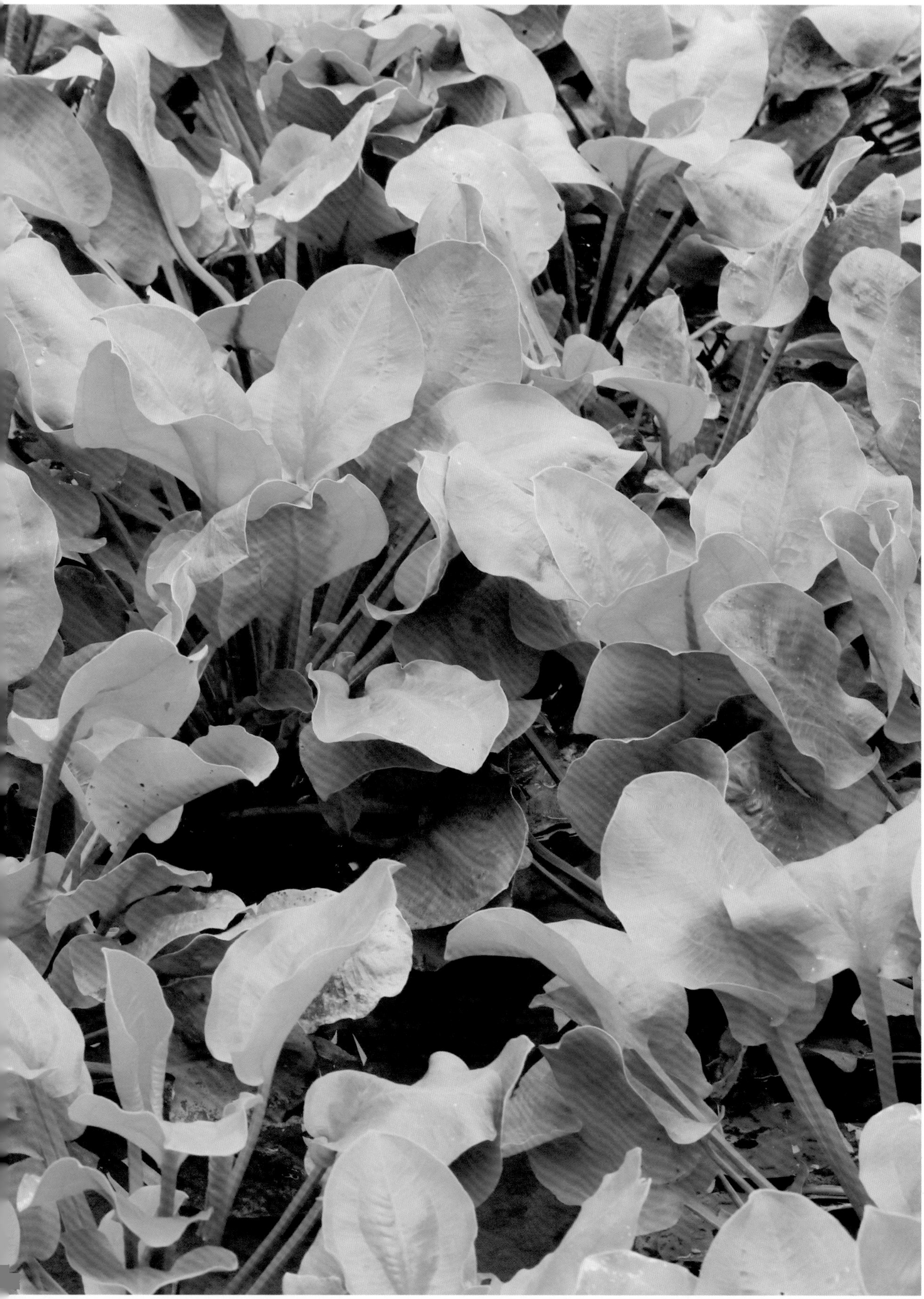

泽泻

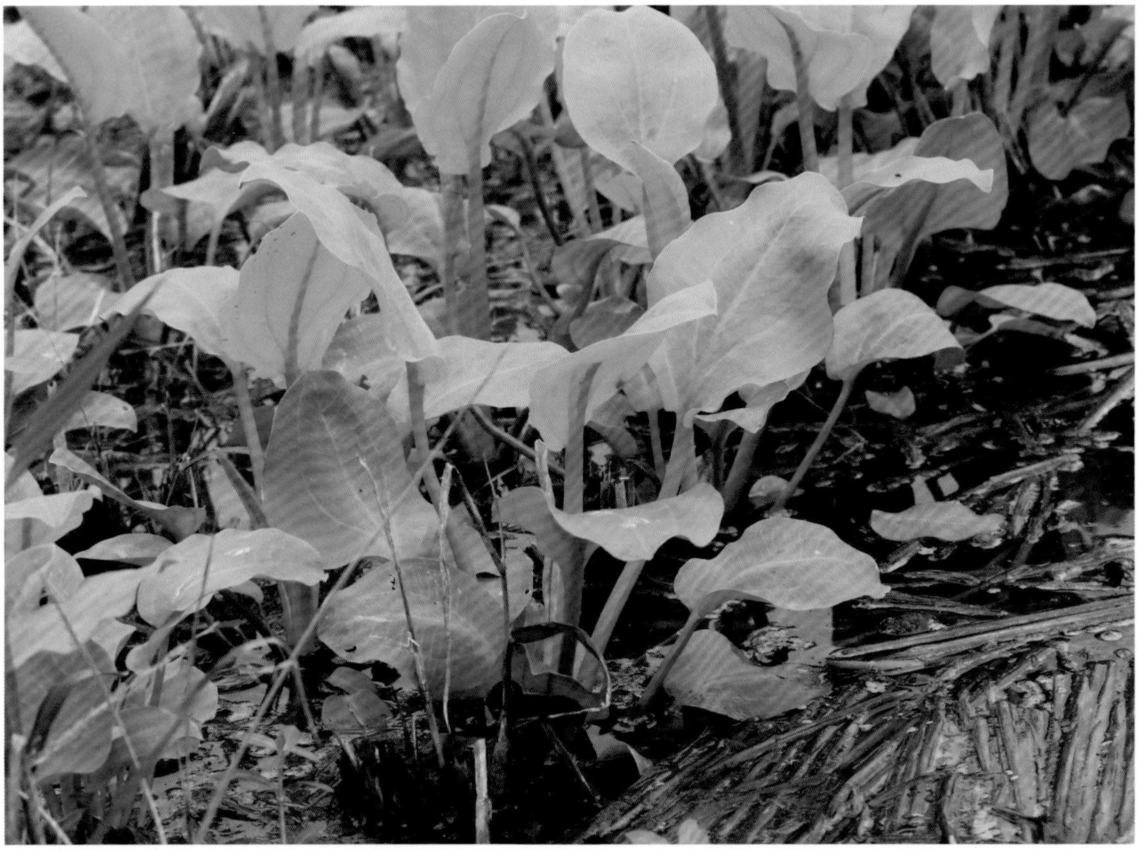

泽泻

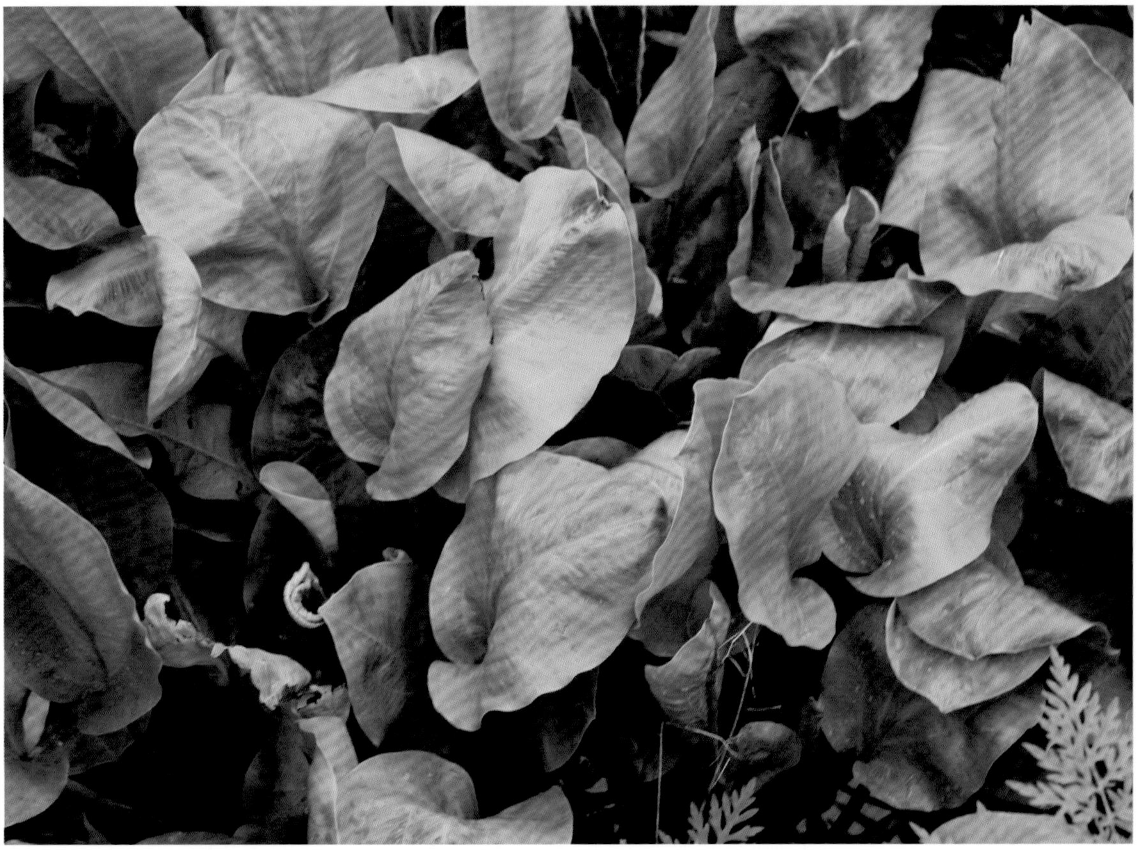

泽泻

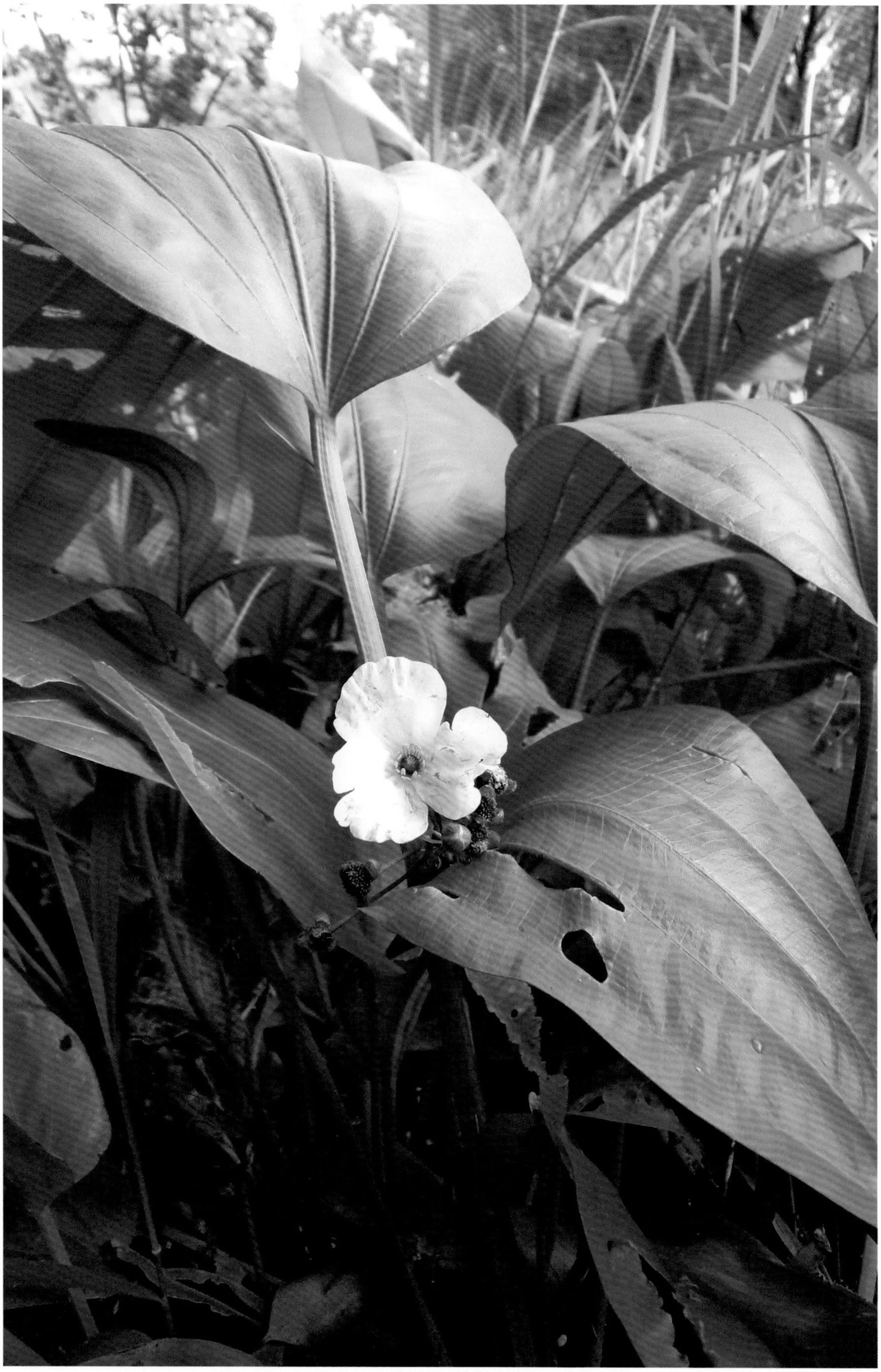

泽泻

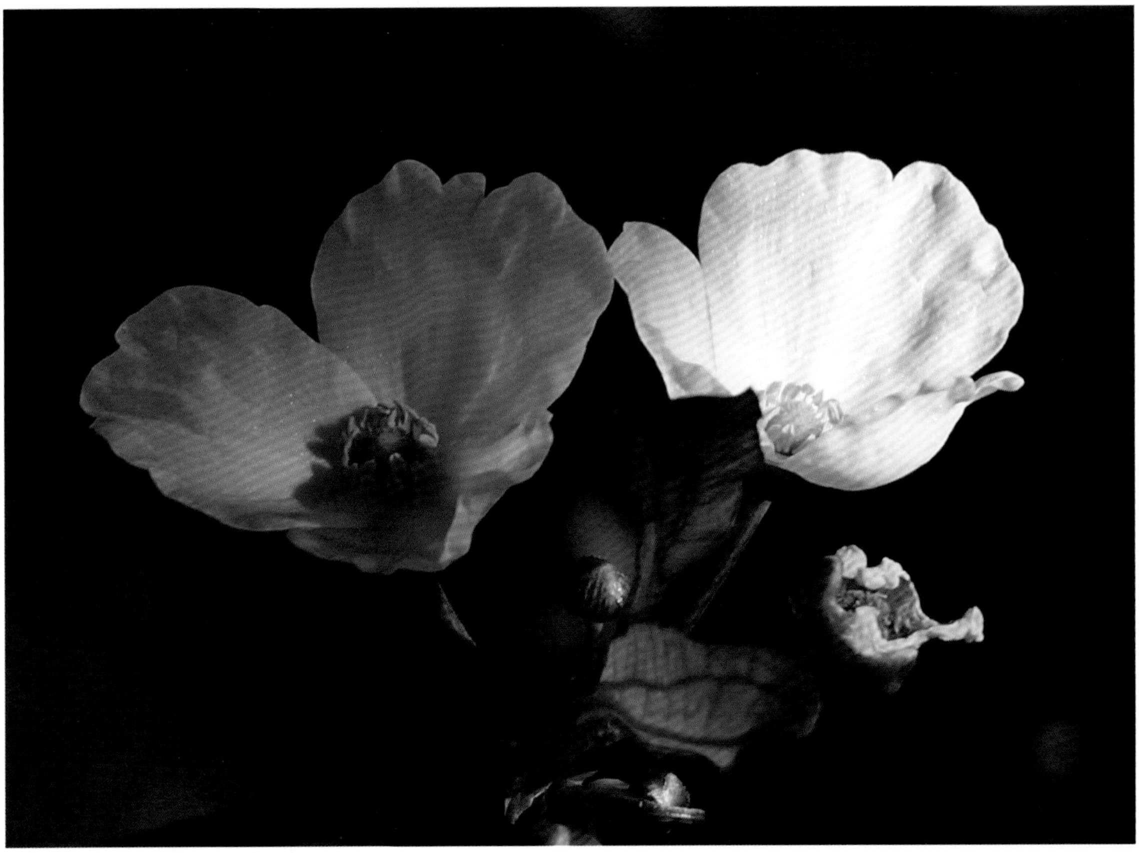

泽泻

采收加工

于移栽当年 12 月下旬，大部分叶片枯黄时收获，挖除块茎，除去泥土、茎叶，留下中心小叶，以免干燥时流出黑汁液，用无烟煤火炕干，趁热放在筐内，撞掉须根和粗皮。

药材鉴别

本品块茎类球形、椭圆形或卵圆形，长 2 ~ 7 cm，直径 2 ~ 6 cm。表面黄白色或淡黄棕色，有不规则的横向环状浅沟纹及多数细小突起的须根痕，底部有的有瘤状芽痕。质坚实，断面黄白色，粉性，有多数细孔。气微，味微苦。以块大、黄白色、光滑、质充实、粉性足者为佳。

功效主治

利水渗湿，泄热通淋。主治小便不利，热淋涩痛，水肿胀满，泄泻，痰饮眩晕，遗精。

用法用量

内服：6 ~ 12 g，煎汤；或入丸、散服。

民族药方

1．腹泻，腹痛 泽泻、委陵菜各 10 g，海金沙 8 g。水煎服。

2．肠炎泄泻 泽泻 10 g，黄连 6 g，马齿苋 15 g。水煎服。

3．黄疸 泽泻、六月雪各 15 g，茵陈 30 g。水煎服。

4．水肿，小便不利 泽泻、白术各 12 g，车前子 9 g，茯苓皮 15 g，西瓜皮 24 g。水煎服。

5．梅尼埃病 泽泻、白术各 60 g。加水 500 ml，煎至 100 ml，每日 1 剂，12 日为 1 个疗程，服药期间停用他药。

6．湿热黄疸，面目身黄 泽泻、茵陈各 50 g，滑石 15 g。水煎服。

7．耳眩晕 泽泻、茯苓、白术各 20 g，化橘红、干姜、桂枝各 15 g。水煎服。

8．妊娠水肿 泽泻、桑白皮、槟榔、赤茯苓各 1.5 g。姜水煎服。

使用注意

肾虚精滑者忌服。

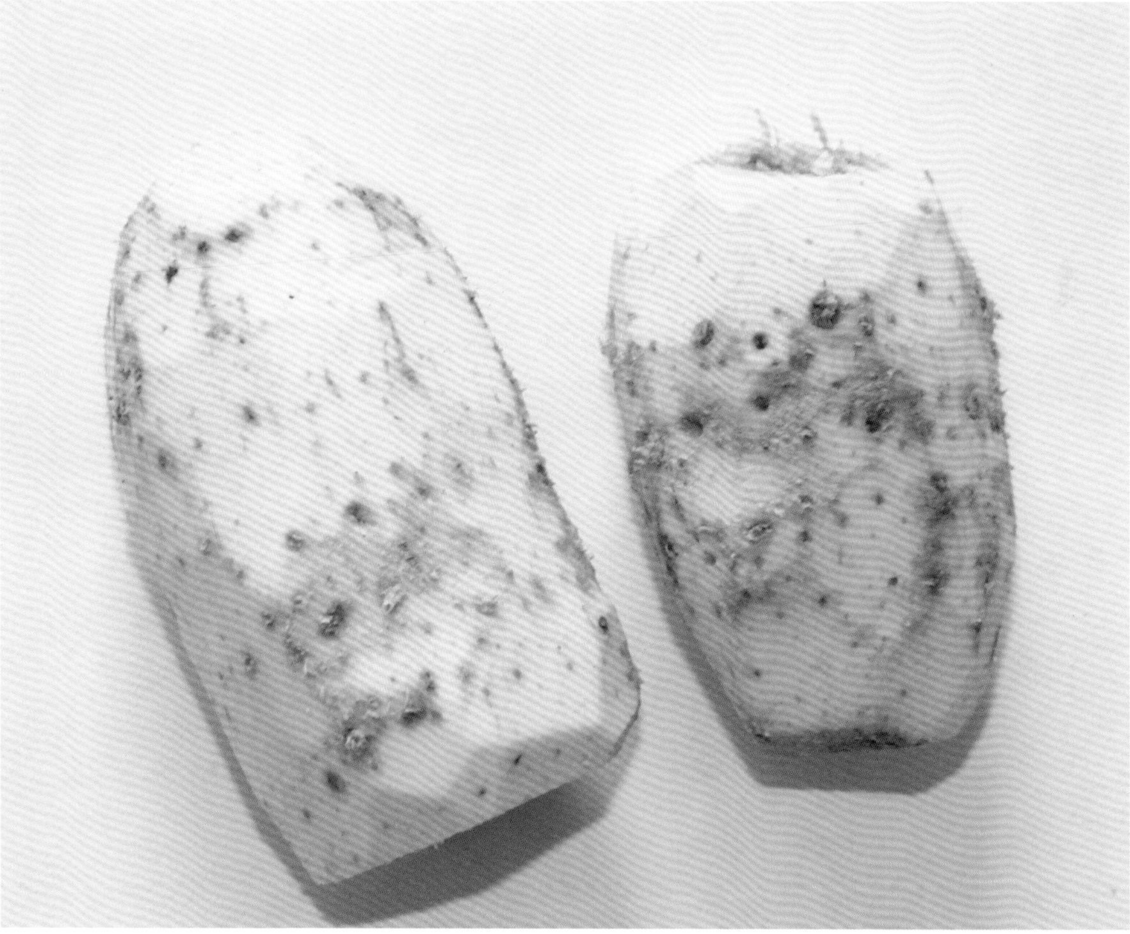

泽泻药材

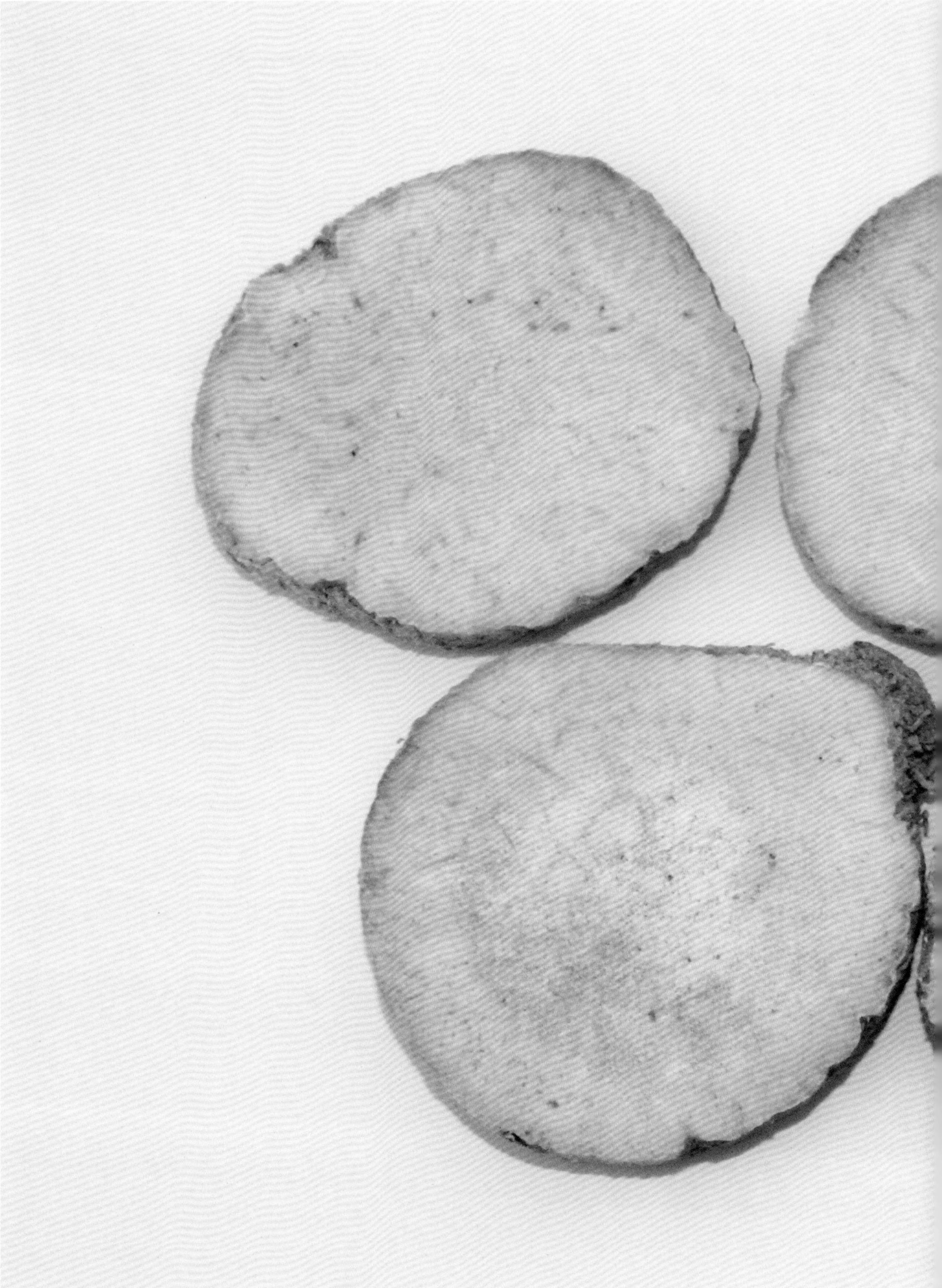

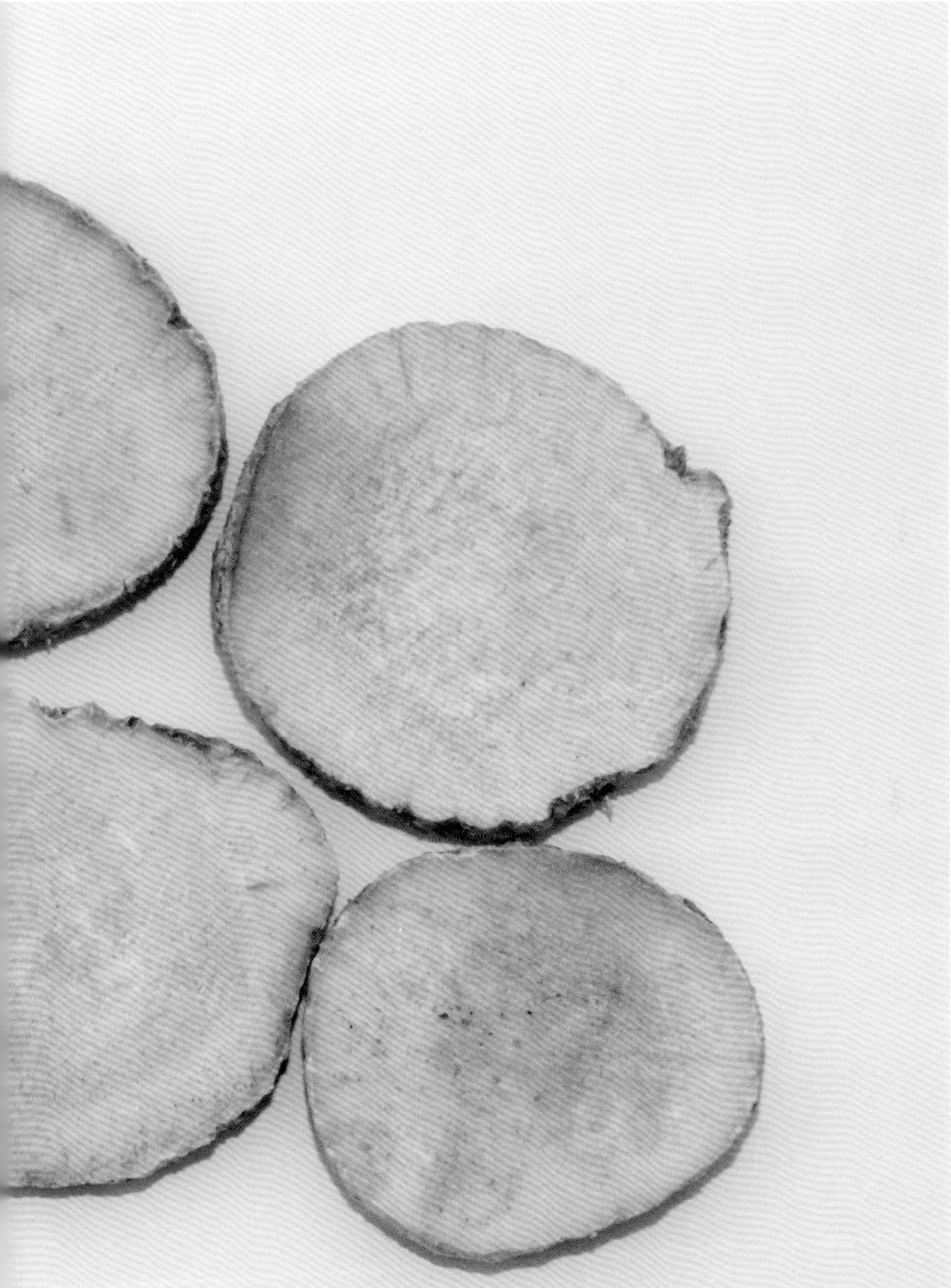

泽泻饮片

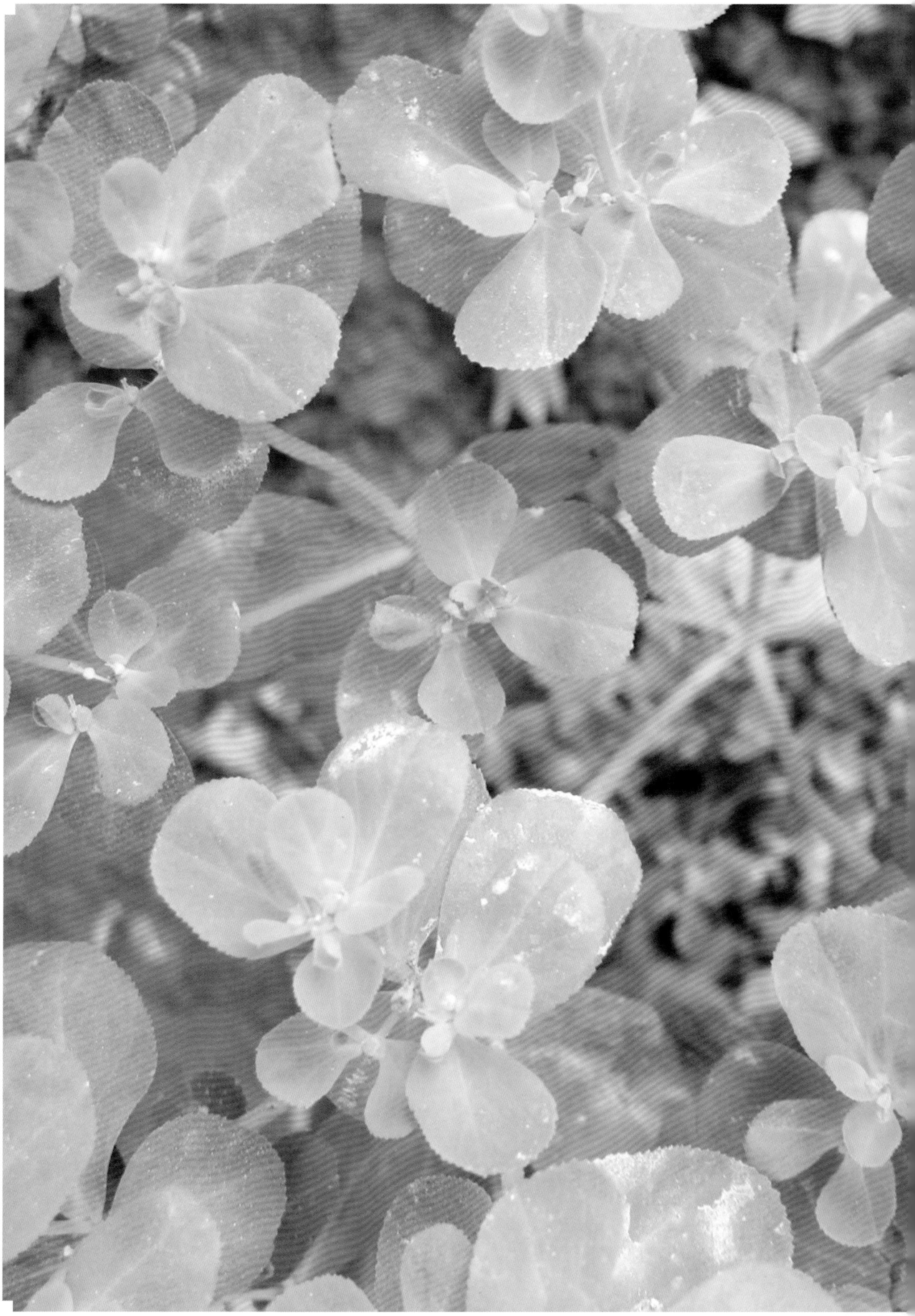

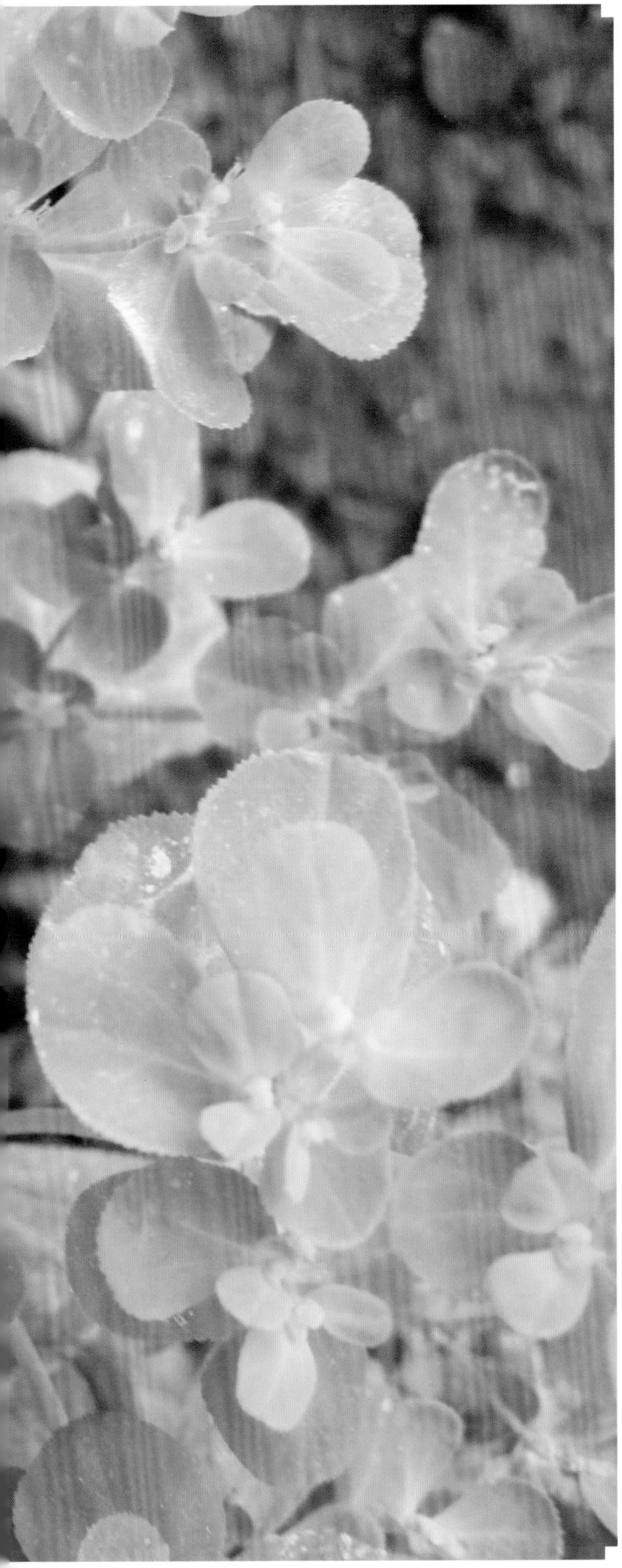

泽漆

【壮药名】蛤朵伐。

【别　名】五朵云、猫眼草、五凤草、灯台草、倒毒伞、烂肠草、绿叶绿花草、五点草。

【来　源】本品为大戟科植物泽漆 *Euphorbia helioscopia* L. 的干燥全草。

【性味归经】性辛、苦，微寒；有毒。归大肠、小肠、肺经。

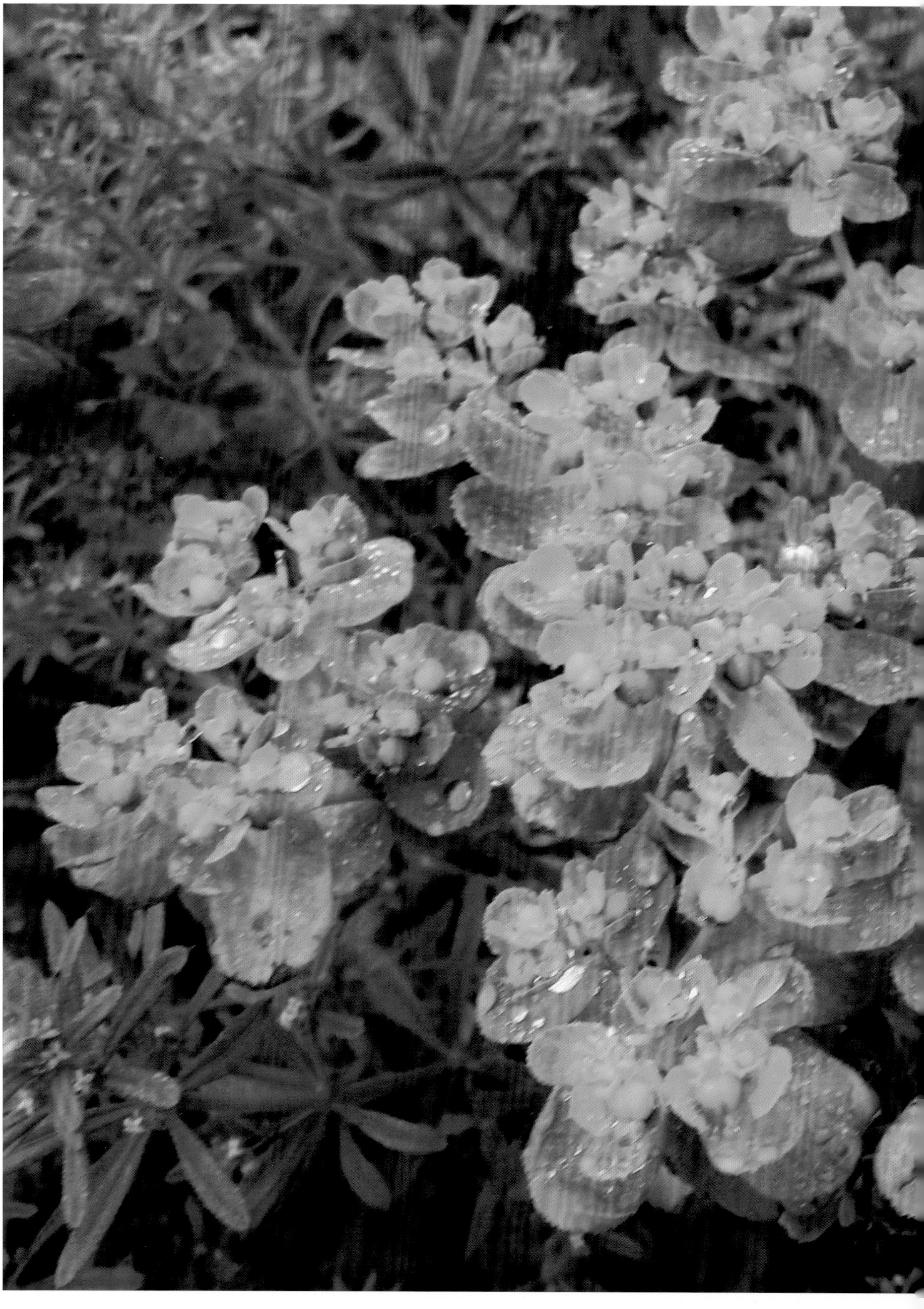

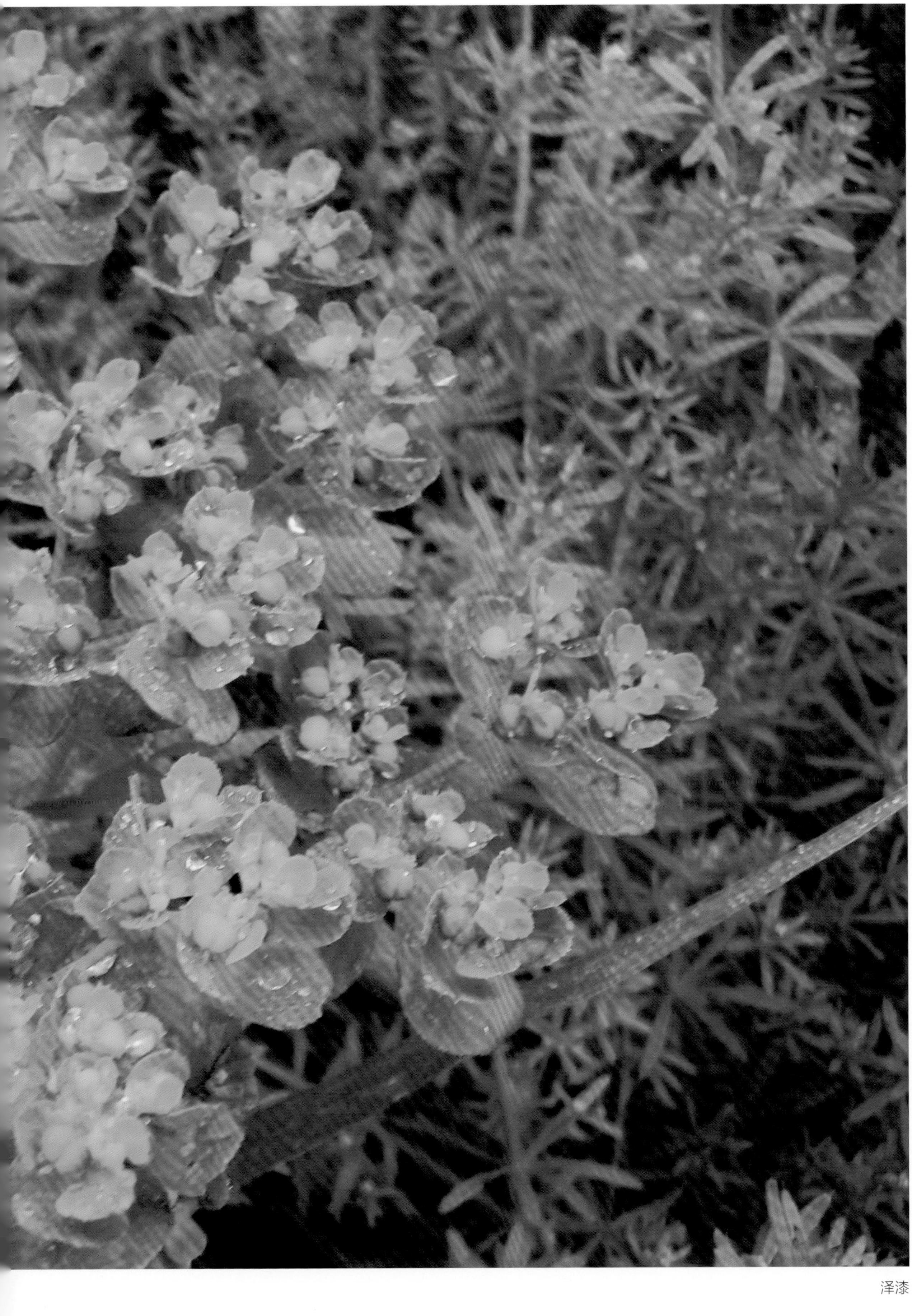

泽漆

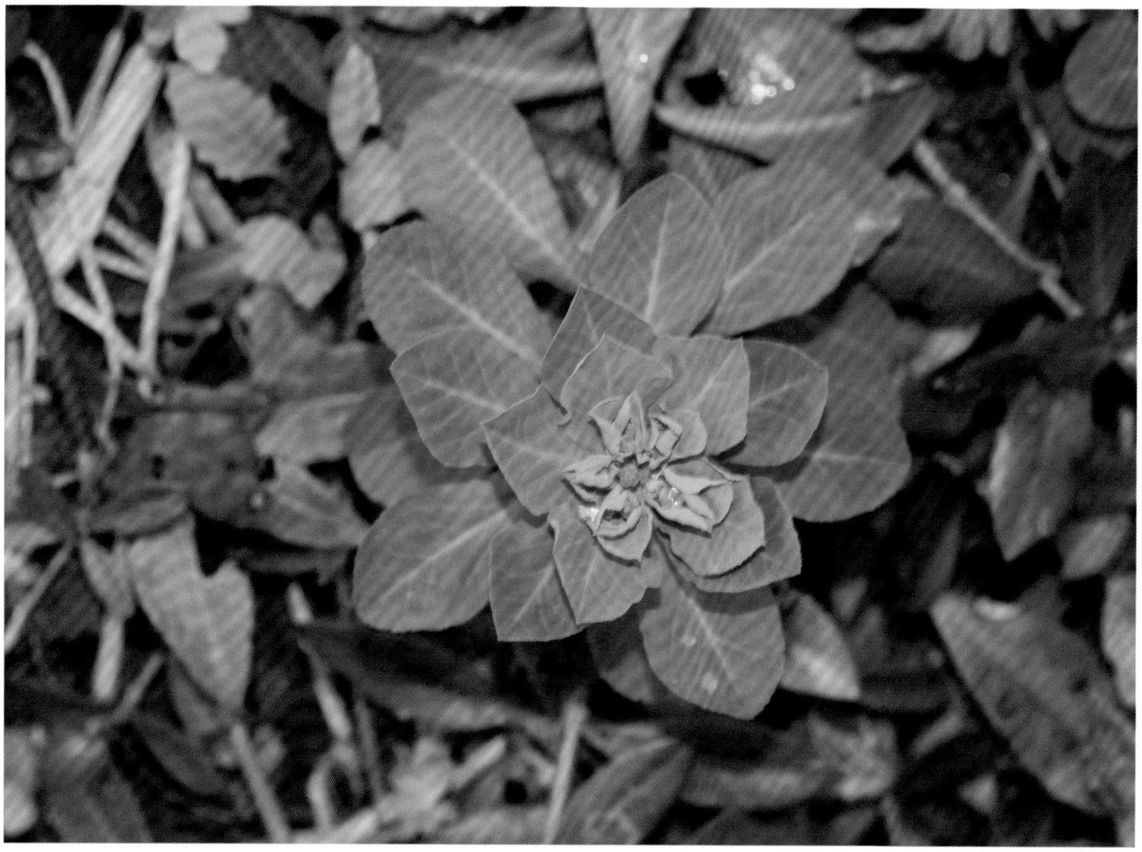

泽漆

识别特征

二年生草本，高 10 ~ 30 cm，全株含乳汁。茎无毛或仅小枝略具疏毛，基部紫红色，分枝多。单叶互生，倒卵形或匙形，长 1 ~ 3 cm，宽 5 ~ 18 mm，先端钝圆或微凹，基部阔楔形，边缘在中部以上有细锯齿；无柄或突狭而成短柄。杯状聚伞花序顶生，排列呈复伞形；伞梗 5 枝，基部轮生叶状苞片 5 枚，形同茎叶而较大，每枝再作 1 ~ 2 回分枝，分枝处轮生倒卵形苞叶 3 枚；花单性，无花被；雄花多数和雌花 1 枚同生于萼状总苞内，总苞先端 4 裂，上有肾形腺体；雄花仅有雄蕊 1；雌花在花序中央，子房有长柄，3 室，柱头 3 裂。蒴果表面平滑。种子卵圆形，直径 1.5 mm，表面有网纹，熟时褐色。花期 4—5 月。

生境分布

生长于山沟、路边、荒野、湿地。全国大部分地区均有分布，以江苏、浙江产量较多。

采收加工

4—5 月开花时采收，除去根及泥沙，晒干。

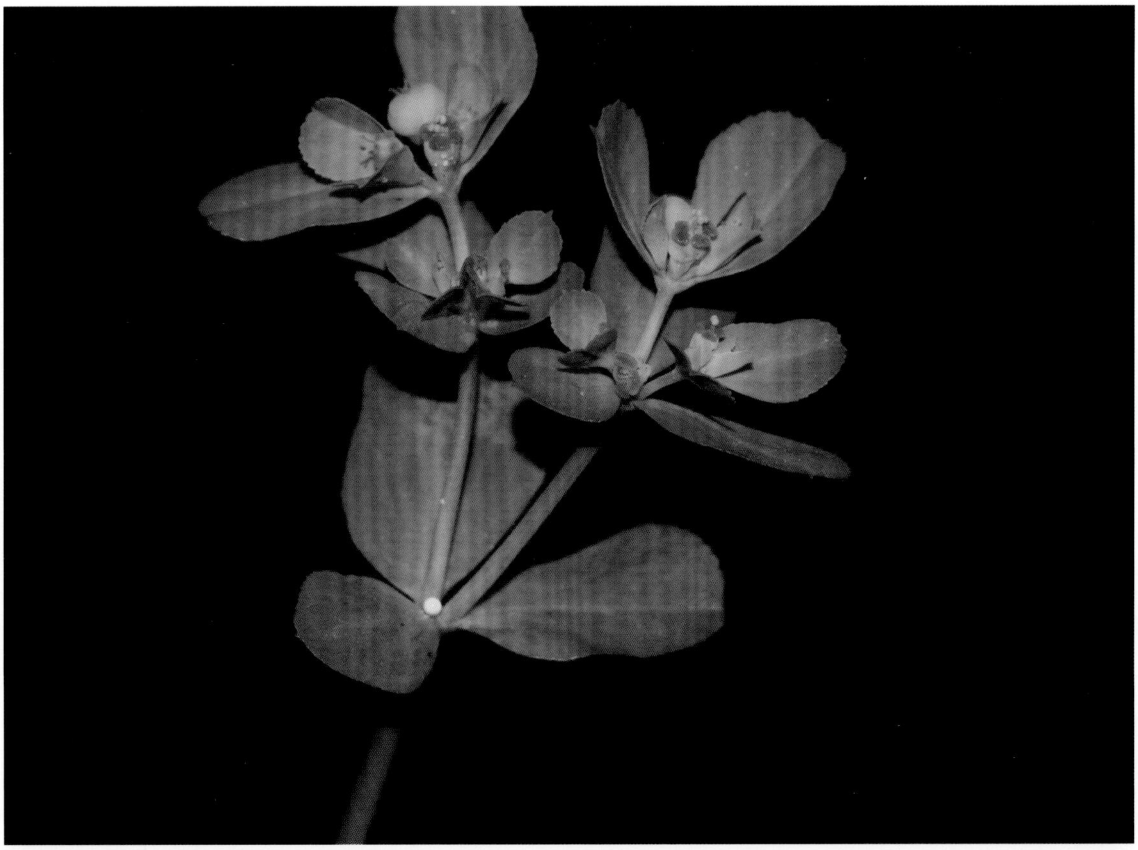

泽漆

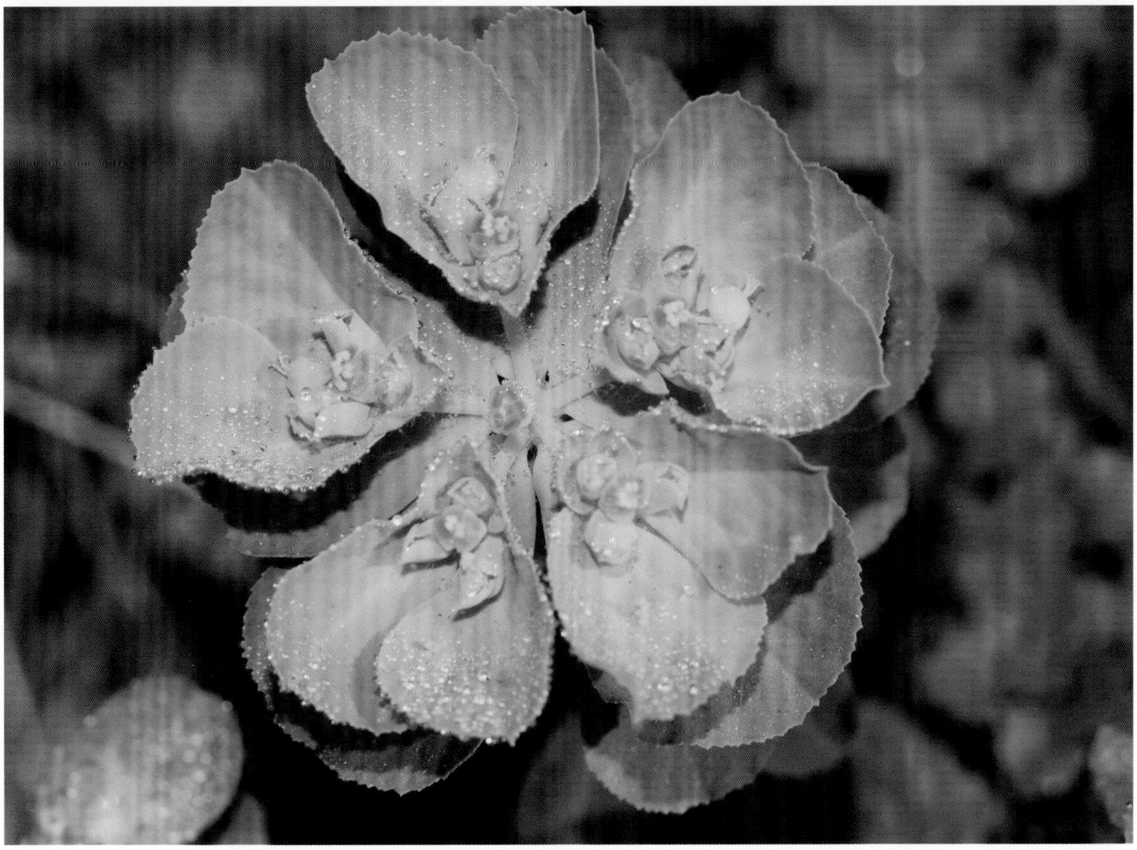

泽漆

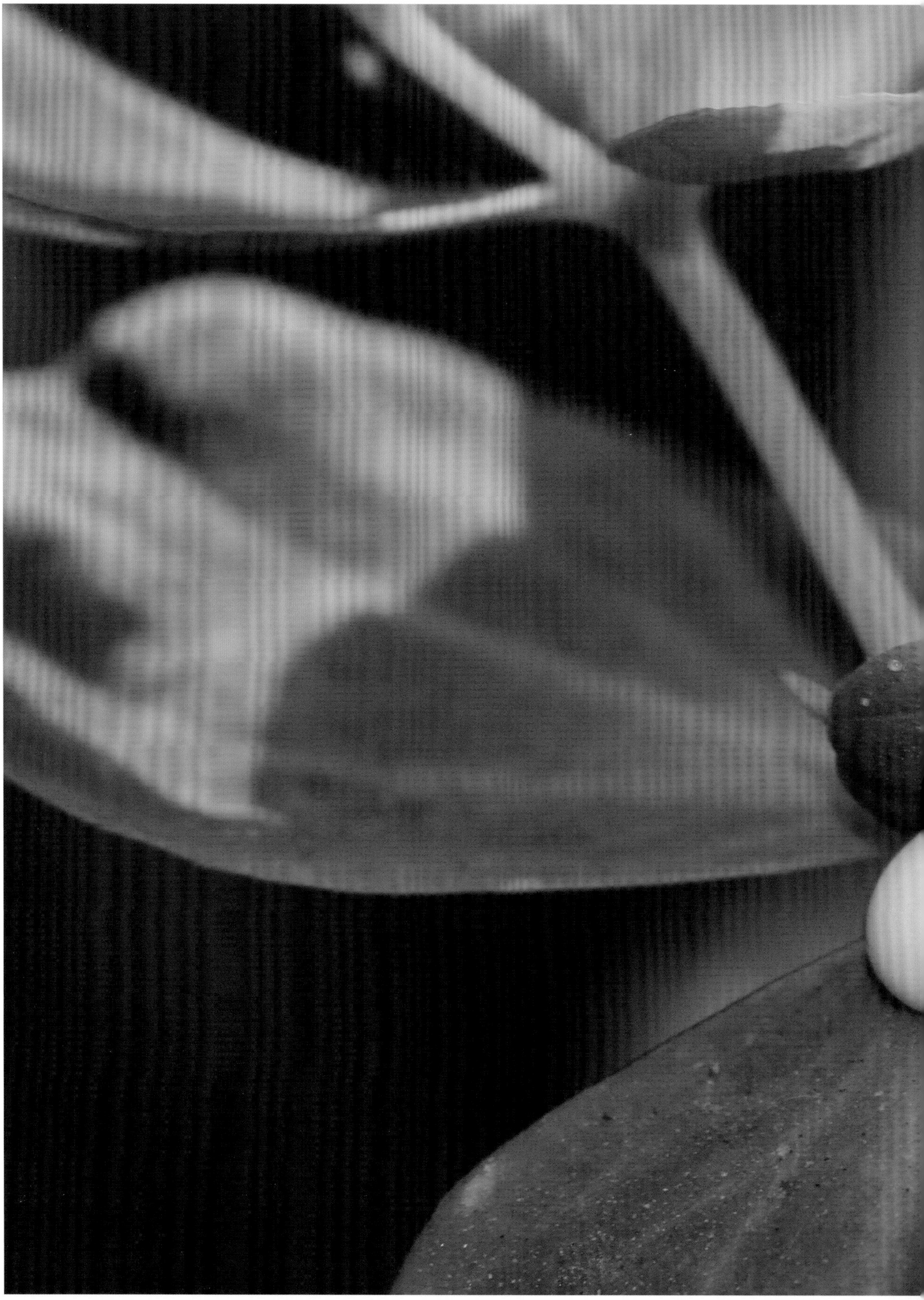

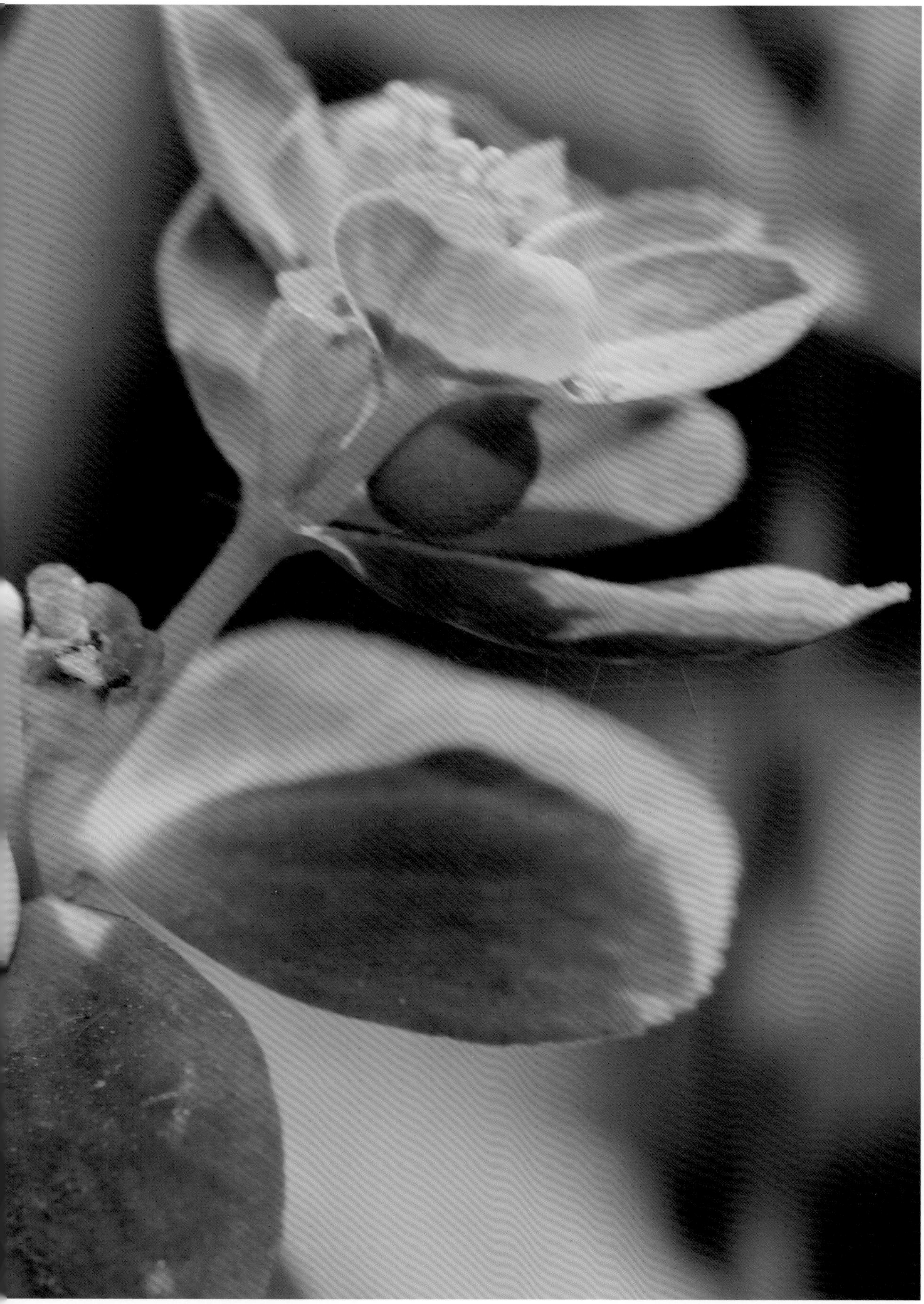

泽漆

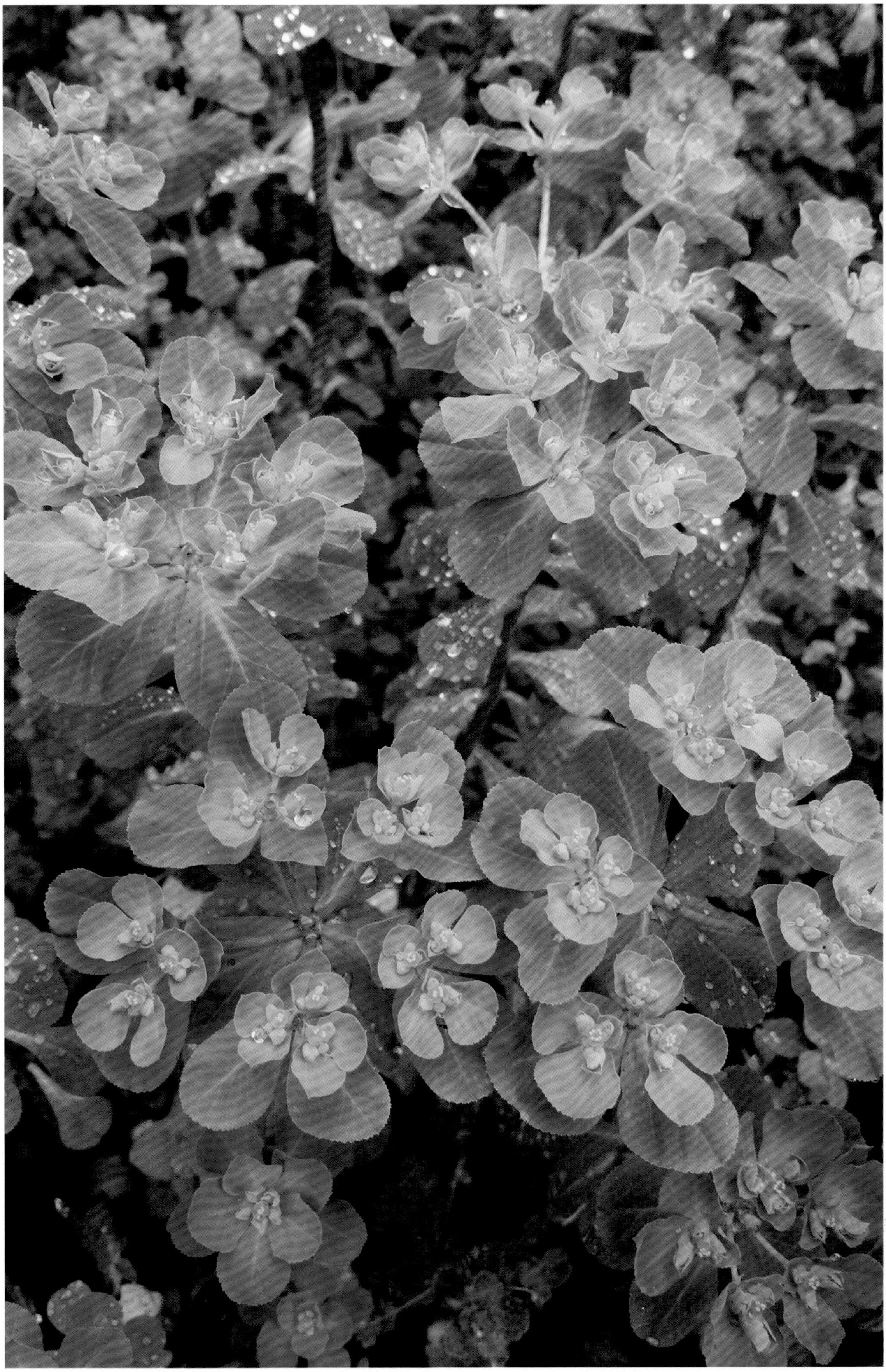

泽漆

药材鉴别

本品干燥全草切成段状，有时具黄色的肉质主根。根顶部具紧密的环纹，外表具不规则的纵纹，断面白色，木质部呈放射状；茎圆柱形，鲜黄色至黄褐色，表面光滑或具不明显的纵纹，有明显的互生、褐色的条形叶痕；叶暗绿色，常皱缩，破碎或脱落；茎顶部具多数小花及灰色的蒴果；总苞片绿色，常破碎。气酸而特异、味淡。以干燥、无根者为佳。

功效主治

利水消肿，化痰止咳，散结。本品味苦降泄，以行肺、小肠水湿而利尿消肿、化痰止咳，味辛行散以消痰散结。

用法用量

内服：5 ~ 10 g，煎服。外用：适量。

民族药方

1．牙痛 泽漆适量。研为细末，开水泡汁漱口。

2．神经性皮炎 鲜泽漆白浆适量。敷癣上或用楮树叶捣碎同敷。

3．癣疮有虫 泽漆适量。晒干研为细末，香油调搽。

4．骨髓炎 泽漆、秋牡丹根、铁线莲、蒲公英、紫堇、甘草各等份。水煎服。

5．肺源性心脏病 鲜泽漆 60 g，鸡蛋 2 枚。泽漆洗净切碎，加水 500 ml，放入鸡蛋煮熟，去壳刺孔，再煮数分钟，先吃鸡蛋后服汤，每日 1 剂。

使用注意

本品有毒，不宜过量或长期使用。气血虚者禁用。

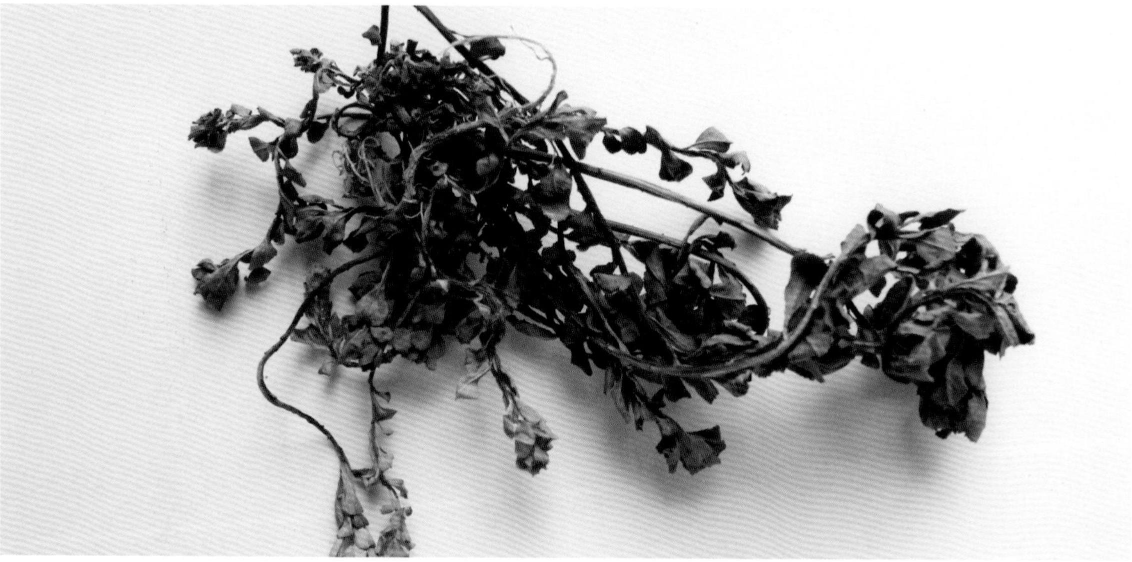

泽漆药材

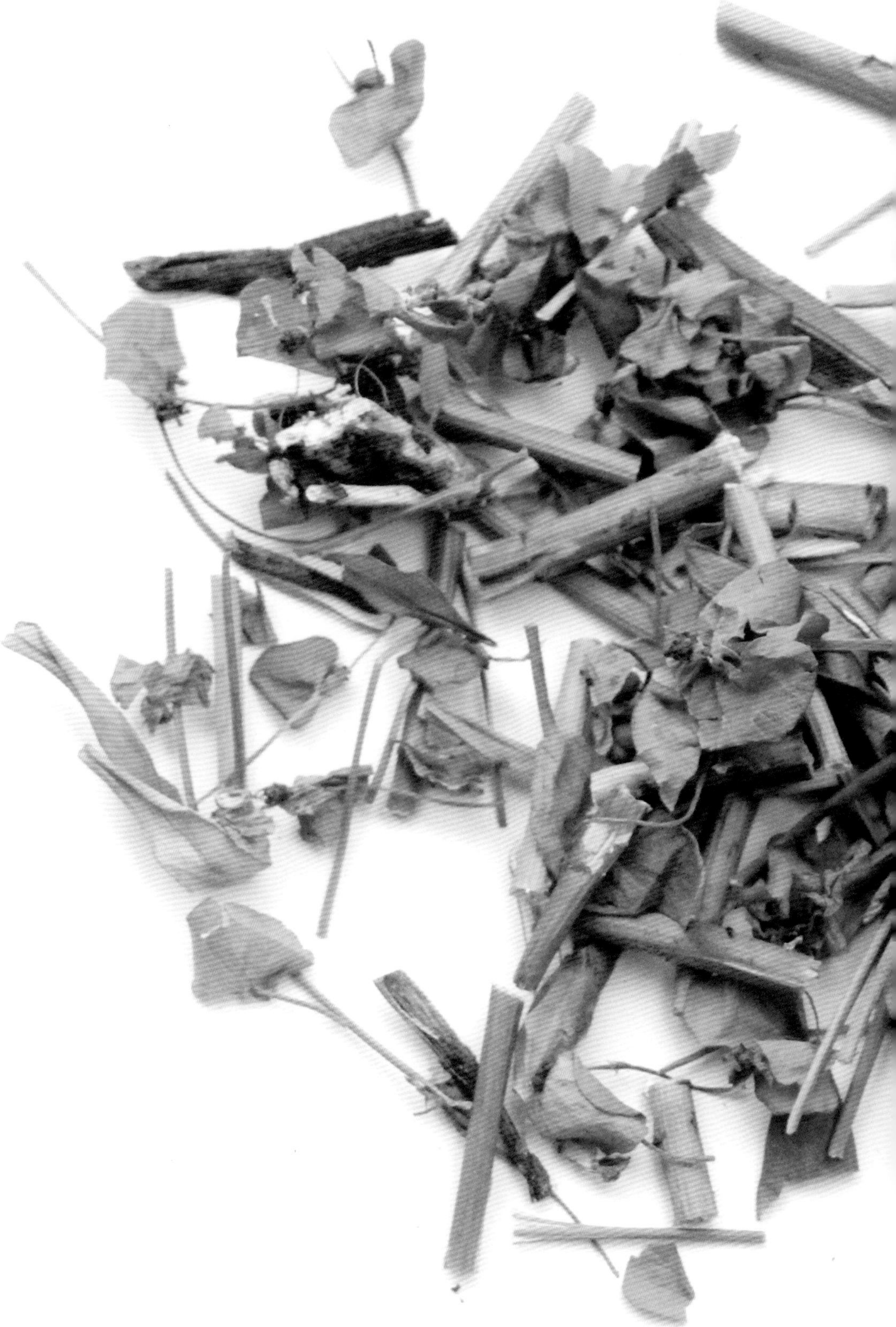

泽漆

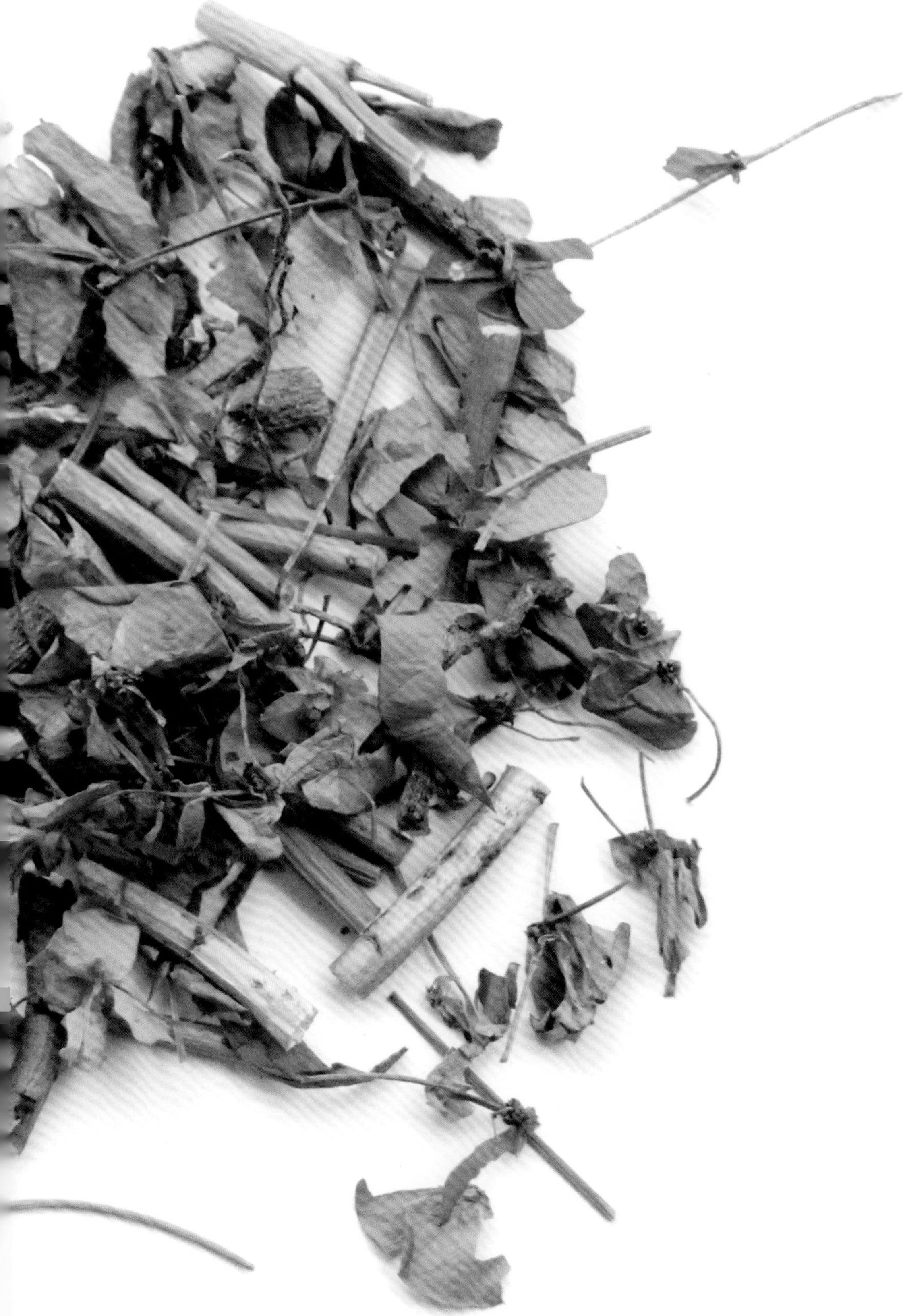

泽漆饮片

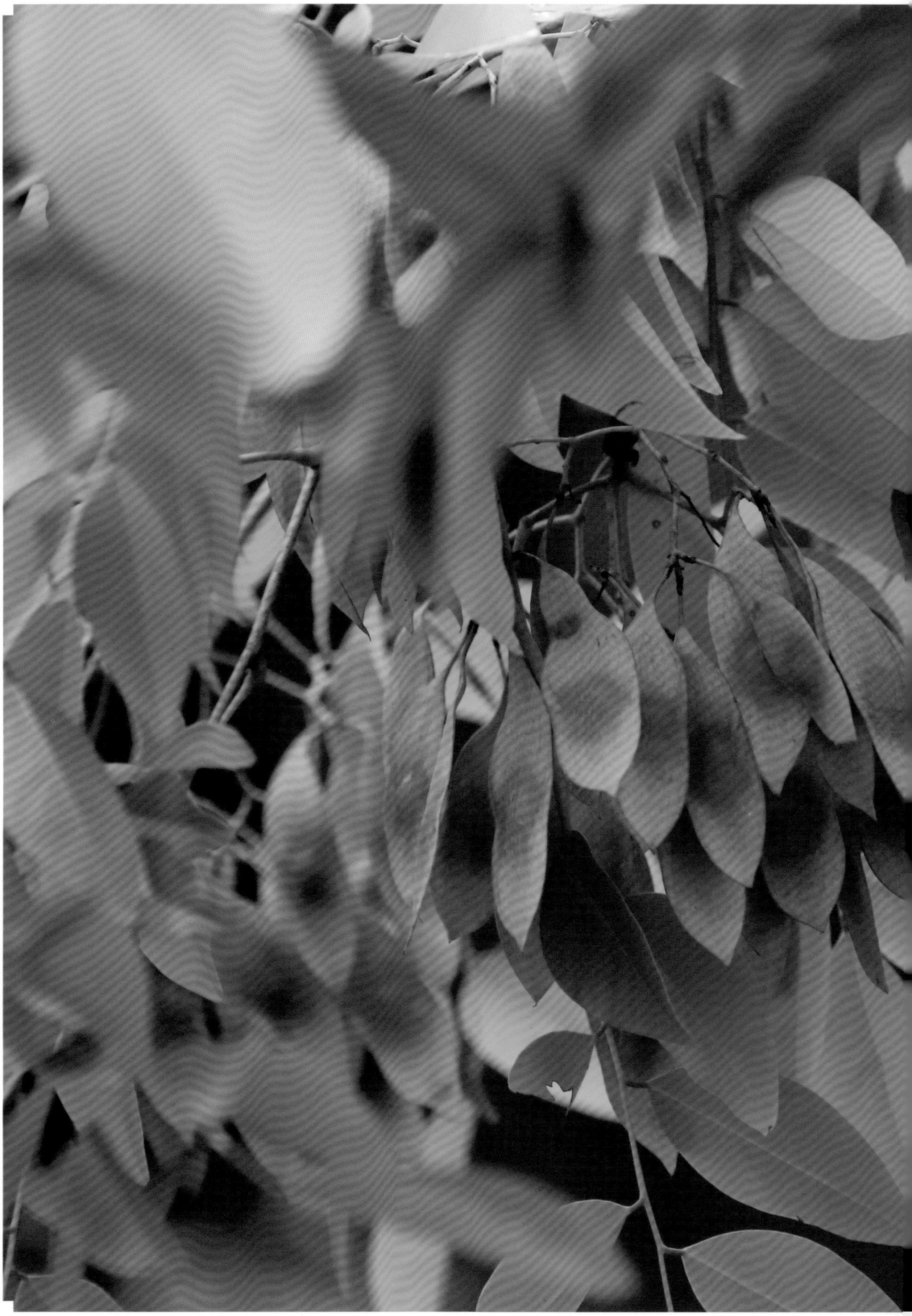

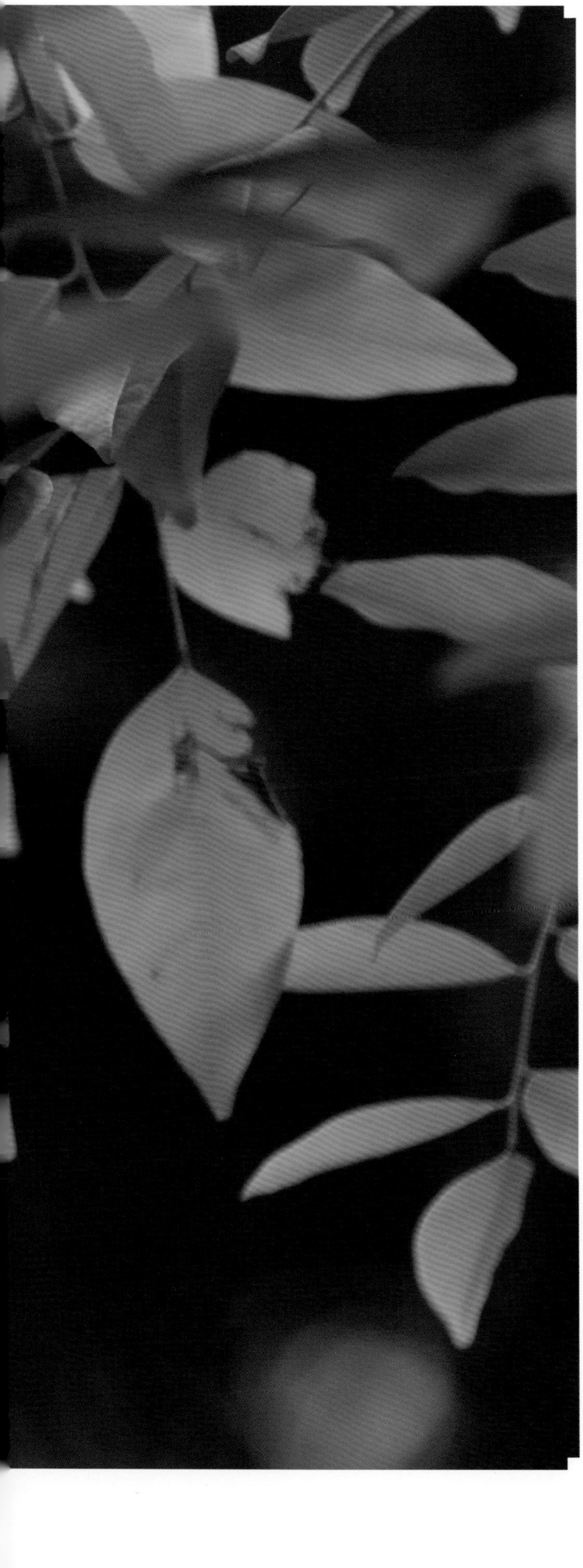

降香

【壮药名】降秧。

【别　名】降真、紫降香、降香片、降香屑、降真香、紫藤香、花梨母。

【来　源】本品为豆科植物降香檀 *Dalbergia odorifera* T. Chen 树干和根的干燥心材。

【性味归经】性辛，温。归肝、脾经。

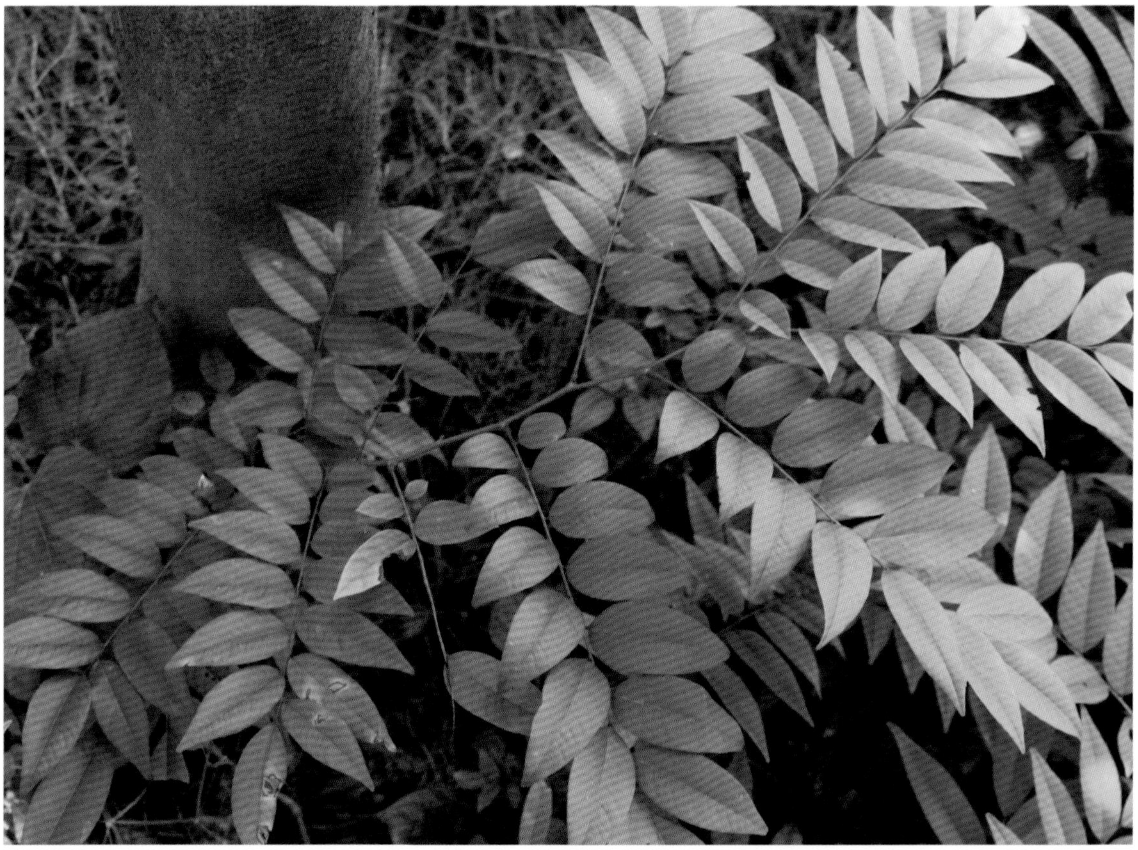

降香檀

识别特征

乔木，高 10 ~ 15 m，除幼嫩部分、花序及子房略被短柔毛外，余均无毛。小枝有苍白色、密集的皮孔。奇数羽状复叶长 12 ~ 25 cm；叶柄长 1.5 ~ 3 cm；小叶 9 ~ 13 片，稀为 7 枚，近革质，卵形或椭圆形，长 4 ~ 7 cm，宽 2 ~ 3 cm，先端急尖，钝头，基部圆形或楔形；圆锥花序腋生，连总花梗长 8 ~ 10 cm；苞片和小苞片阔卵形，长约 1 mm；花小，极多数，长约 5 mm；花萼钟状，长约 2 mm，裂齿 5，下面 1 齿较长；花冠淡黄色或乳白色，旗瓣近倒心形，先端微凹，翼瓣呈长椭圆形，龙骨瓣半月形，各瓣均具爪；雄蕊 9，单体；子房狭椭圆形，花柱短。荚果舌状长椭圆形，长 4.5 ~ 8 cm，果瓣革质，具网脉，种子 1 颗，稀 2 颗。花期 3—4 月，果期 10—11 月。

生境分布

生长于中海拔地区的山坡疏林中、林边或村旁。分布于海南、云南省。

采收加工

全年均可采收，除去边材，阴干。

降香檀

降香檀

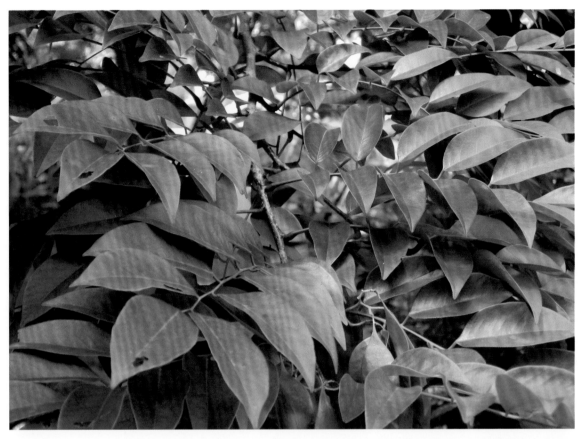

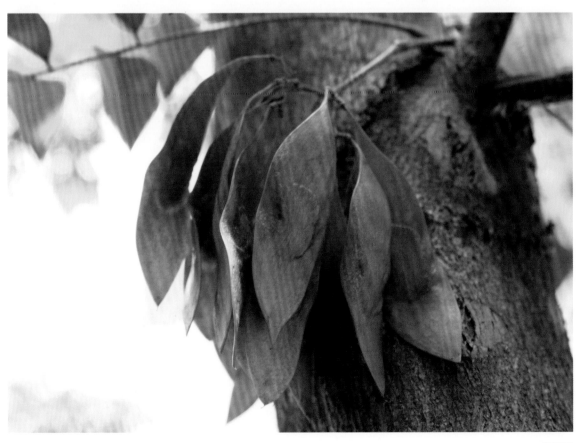

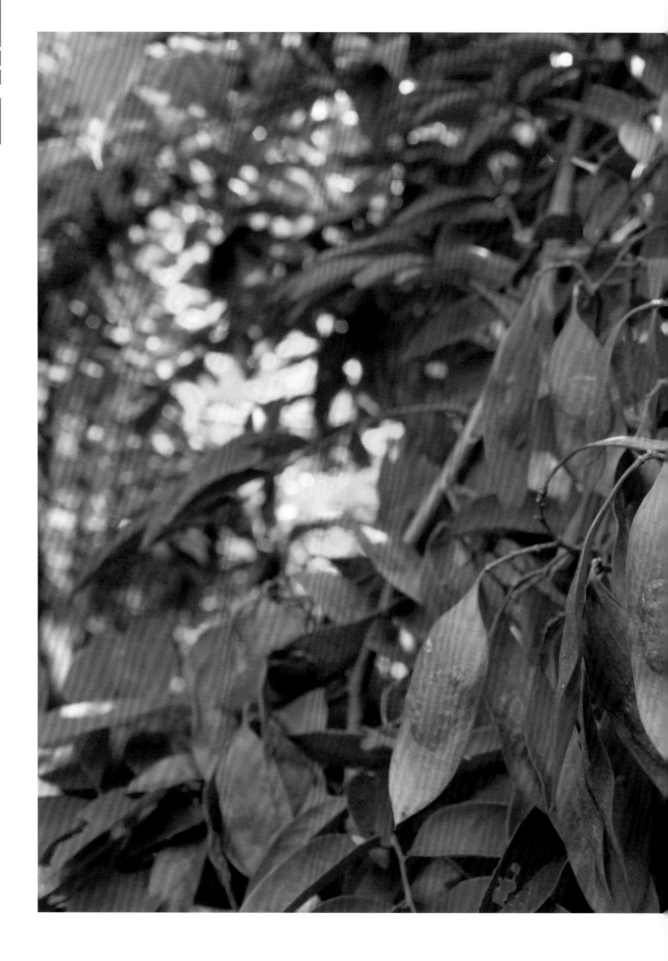

降香檀

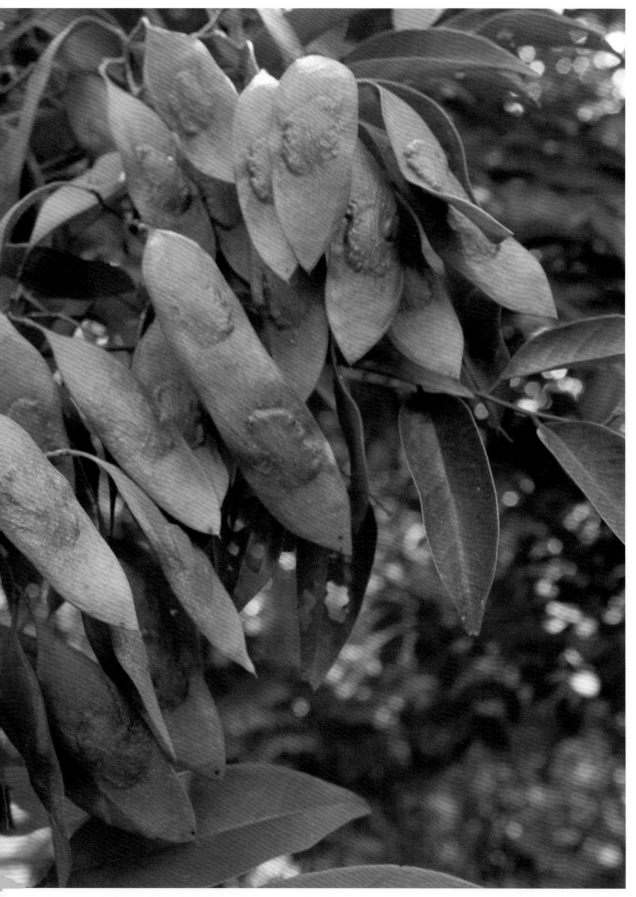

药材鉴别

本品呈长条形或不规则碎块。表面紫红色或红褐色，有致密的纹理，纵断面不整齐，质硬，有油性。气香，味微苦。

功效主治

行气活血，止痛，止血。主治脘腹疼痛，肝郁胁痛，胸痹刺痛，跌扑损伤，外伤出血。

用法用量

内服：9~15 g，入煎剂宜后下。外用：适量，研细末敷患处。

民族药方

1. 气滞血瘀所致胸痹刺痛 降香、蒲黄、川芎、五灵脂、桃仁各 10 g。水煎服。

2. 跌打损伤 降香、续断、补骨脂、当归 15 g，紫荆皮、桃仁各 10 g。水煎服。

3. 冠心病心绞痛 檀香、丹参、砂仁、降香、川芎、红花各等份。水煎服。

4. 金刃或打扑伤损，血出不止 降香末、五倍子末、铜末各等份。拌匀敷。

5. 外伤性吐血 降香、花蕊石各 3 g，没药、乳香各 1.5 g。共研极细末，童便（新尿出者）或黄酒 1 杯送服，每次 0.3 g。

6. 冠心病瘀血阻滞（症见胸闷、胸痛） 降香 3 g，丹参 15 g。开水冲泡，代茶饮，至味淡为止，每日 1~2 次。

使用注意

凡阴虚火旺，血热妄行而无瘀滞者不宜用。

降香檀果实

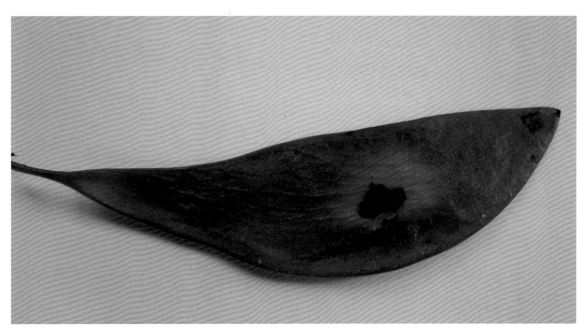

降香药材

降香饮片

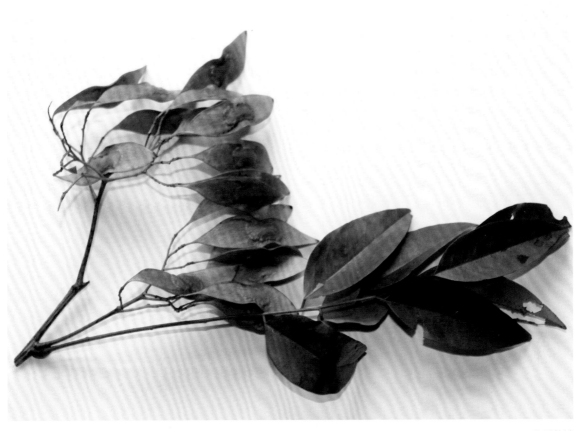

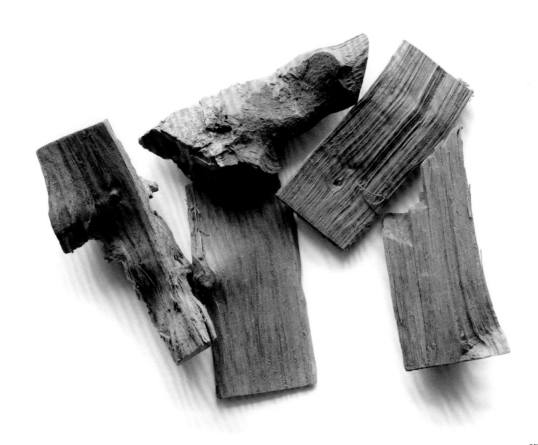

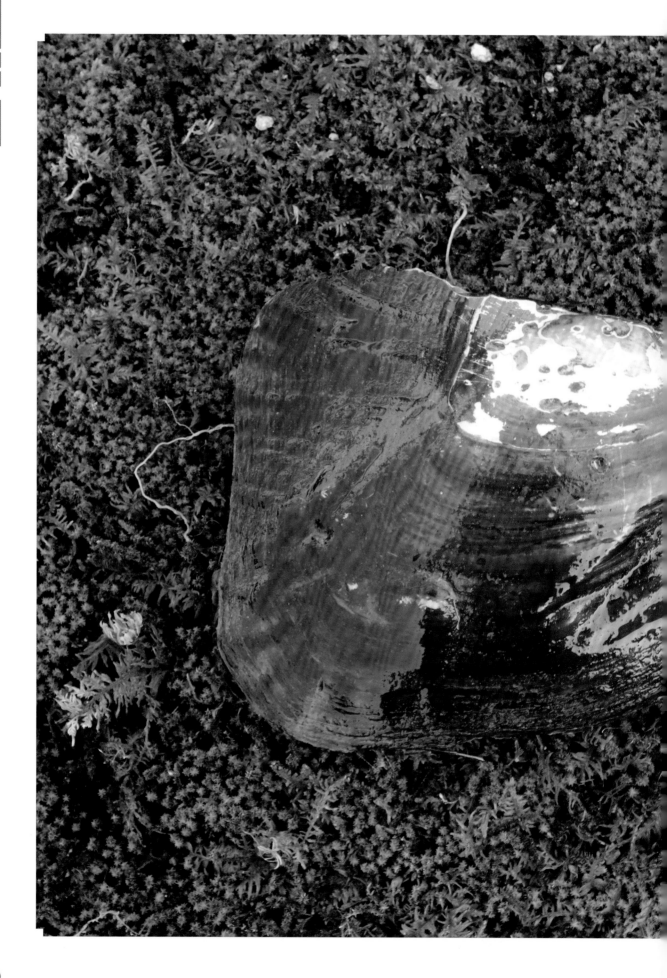

珍珠母

【壮药名】舌。

【别　名】珠牡、真珠母、明珠母。

【来　源】本品为蚌科动物三角帆蚌 *Hyriopsis cumingii*（Lea）、褶纹冠蚌 *Cristaria plicata*（Leach）或珍珠贝科动物马氏珍珠贝 *Pteria martensii*（Dunker）的贝壳。

【性味归经】咸，寒。归肝、心经。

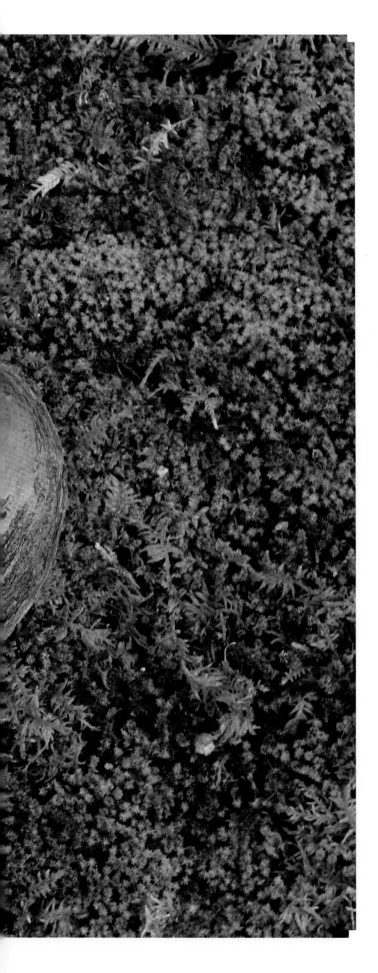

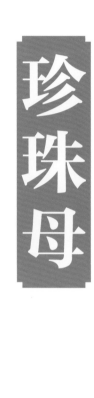

三角帆蚌

识别特征

1. 三角帆蚌　贝壳略呈四角形。左右两壳顶紧接在一起，后背缘长，并向上突起形成大的三角形帆状后翼，帆状部脆弱易断。铰合齿发达，左壳有拟主齿和侧齿各2枚；右壳有拟主齿2枚，侧齿1枚。

2. 褶纹冠蚌　贝壳略似不等边三角形。前部短而低，前背缘冠突不明显。后部长而高，后背缘向上斜出，伸展成为大型的冠。壳面深黄绿色至黑褐色。铰合部强大，左右两壳各有一个高大的后侧齿，前侧齿细弱。

3. 马氏珍珠贝　贝壳呈斜四方形，壳长5～9 cm。壳顶位于前方，后耳大，前耳较小。背缘平直，腹缘圆。边缘鳞片层紧密，末端稍翘起，右壳前耳下方有一明显的足丝凹陷。壳面淡黄色，同心生长轮纹极细密，呈片状，薄而脆，极易脱落，在贝壳中部常被磨损，在后缘部的排列极密，延伸呈小舌状，末端翘起。贝壳内面珍珠层厚，光泽强，边缘淡黄色。闭壳肌痕长圆形。

生境分布

栖息于风浪较平静的海湾中，泥沙、岩礁或砾较多的海底。三角帆蚌、褶纹冠蚌在全国的江河湖沼中均产；马氏珍珠贝分布于海南、广东、广西等省区。

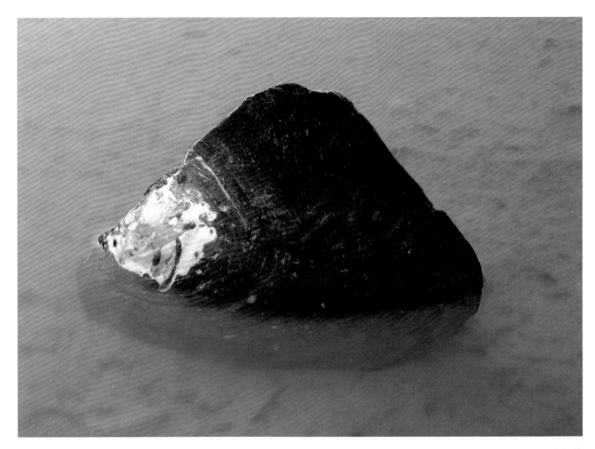

三角帆蚌

三角帆蚌

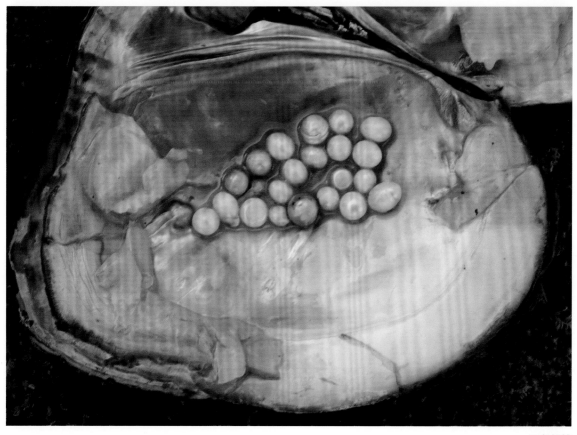

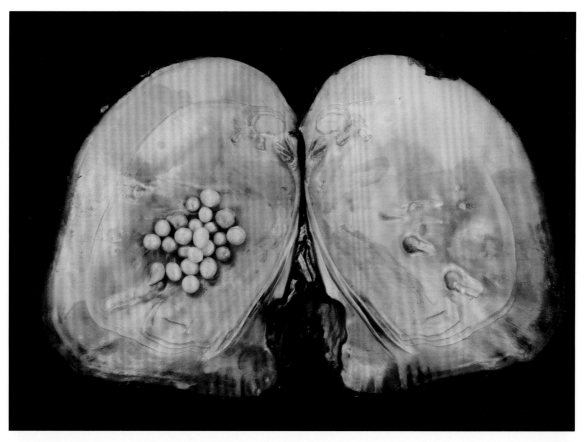

三角帆蚌

三角帆蚌

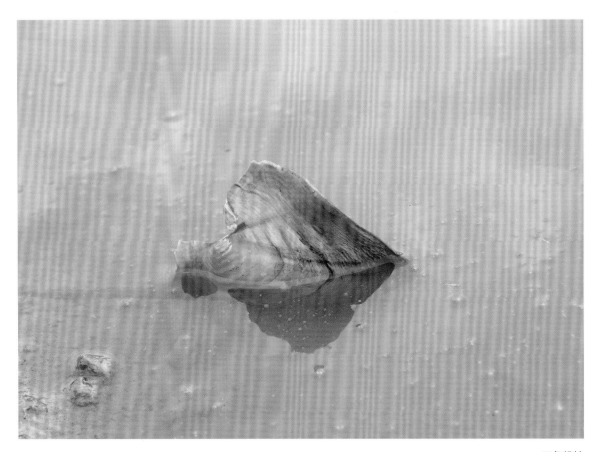

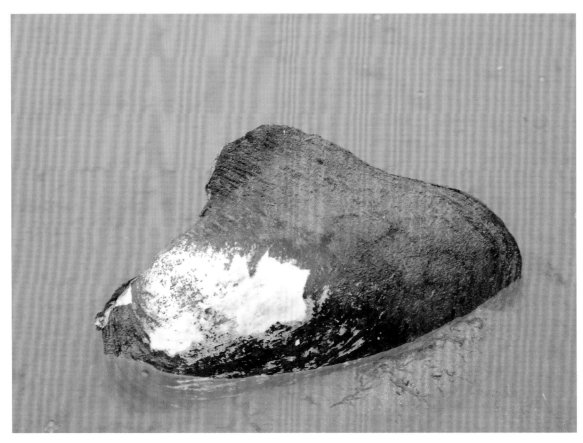

三角帆蚌

三角帆蚌

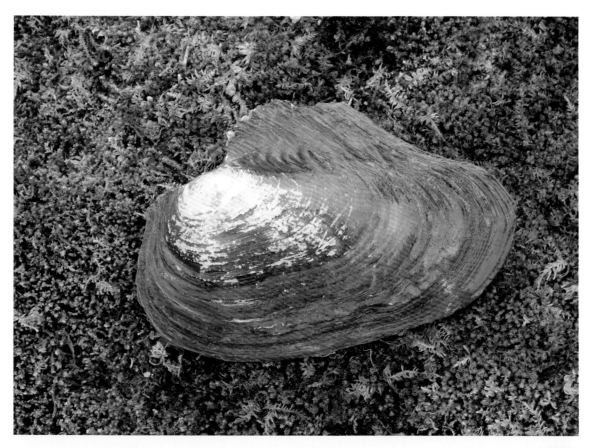

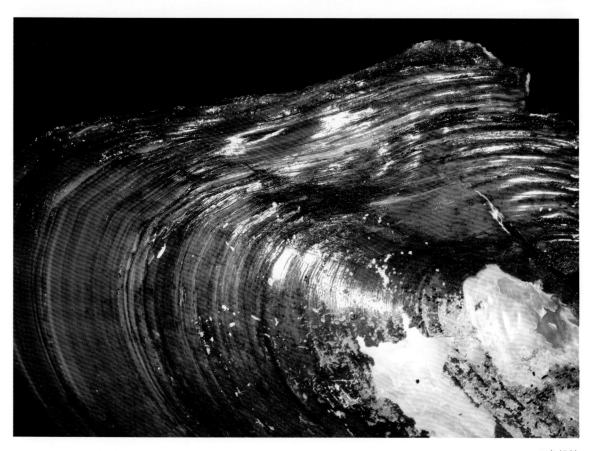

褶纹冠蚌

▌采收加工

全年可采，去肉，洗净，干燥。生用或煅用。用时打碎。

▌药材鉴别

1．三角帆蚌　略呈不等边四角形。壳面生长轮呈同心环状排列。后背缘向上突起，形成大的三角形帆状后翼。壳内面外套痕明显；前闭壳肌痕呈卵圆形，后闭壳肌痕略呈三角形。左右壳均具两枚拟主齿，左壳具两枚长条形侧齿，右壳具一枚长条形侧齿；具光泽。质坚硬。气微腥，味淡。

2．褶纹冠蚌　呈不等边三角形。后背缘向上伸展成大型的冠。壳内面外套痕略明显；前闭壳肌痕大呈楔形，后闭壳肌痕呈不规则卵圆形，在后侧齿下方有与壳面相应的纵肋和凹沟。左、右壳均具一枚短而略粗后侧齿及一枚细弱的前侧齿，均无拟主齿。

3．马氏珍珠贝　呈斜四方形，后耳大，前耳小，背缘平直，腹缘圆，生长线极细密，呈片状。闭壳肌痕大，长圆形，具一凸起的长形主齿。

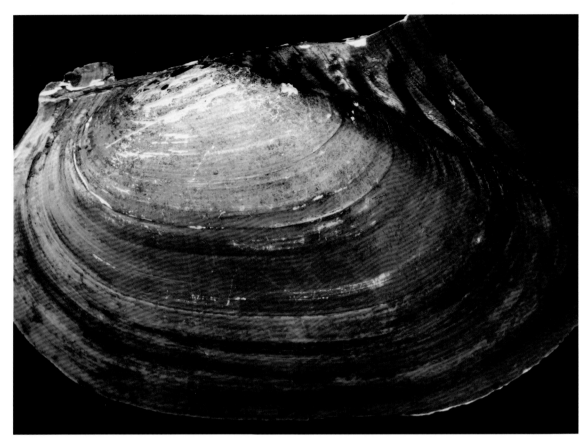

珍珠母（三角帆蚌）药材

珍珠母（褶纹冠蚌）药材

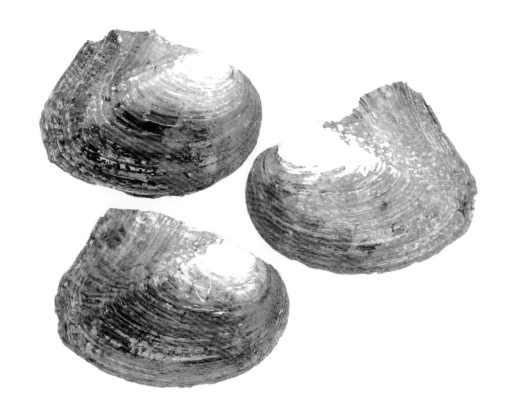

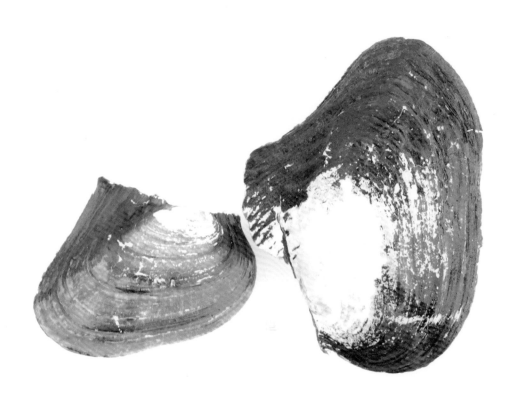

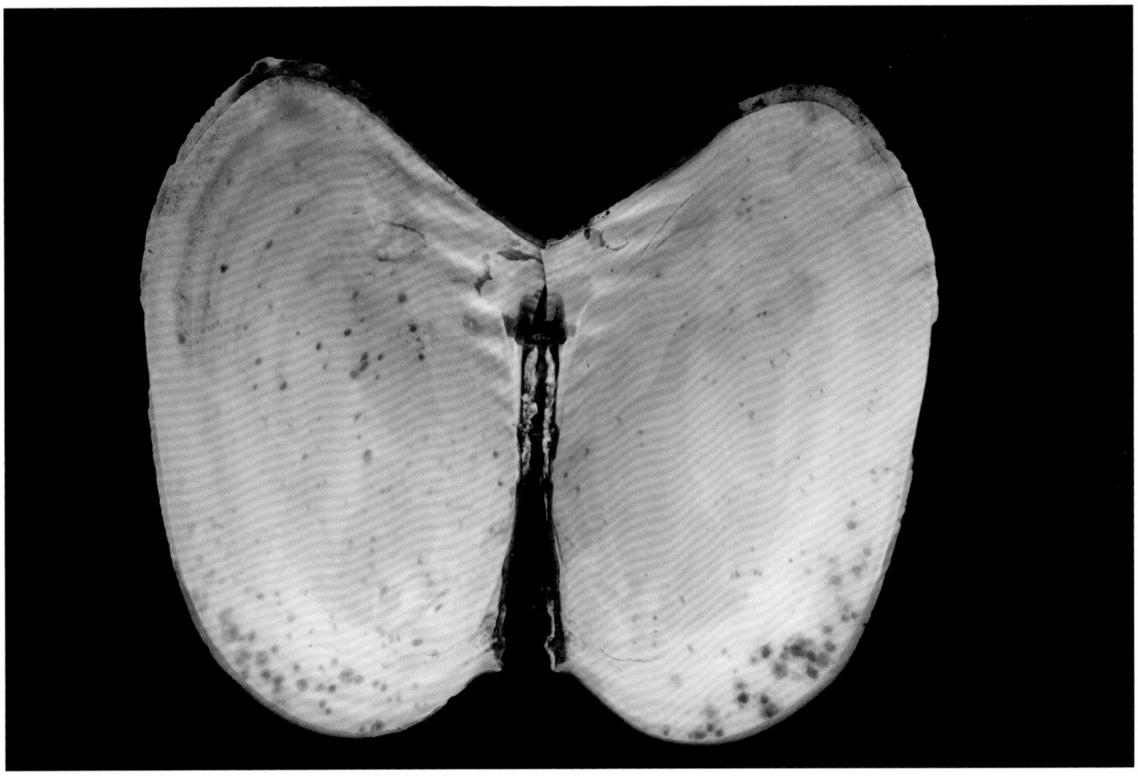

珍珠母药材

功效主治

平肝潜阳，安神定惊，明目退翳。主治头痛眩晕，惊悸失眠，目赤翳障，视物昏花。

用法用量

内服：10 ~ 25 g，煎服，宜打碎先煎；或入丸、散服。外用：适量。

民族药方

1. 眼玻璃体混浊，视神经萎缩 珍珠母 60 g，苍术 24 g，人参 3 g。水煎服，每日 1 剂，每日 2 次。

2. 肝阳上亢，头晕头痛，耳鸣面热 珍珠母 20 g，女贞子 30 g，墨旱莲 10 g，牛膝 9 g。水煎服，每日 1 剂，分 2 次服，连服 3 ~ 5 日。

3. 高血压 珍珠母（先煎）30 g，野菊花 9 g，夏枯草 15 g，麦冬 10 g。水煎服，每日 1 剂，分 2 次服。

4. 心悸不寐 珍珠母 20 g，合欢皮 15 g，首乌藤 30 g。水煎服，每日 1 剂，分 2 次服，连服 3 ~ 5 日。

使用注意

本品属镇降之品，故脾胃虚寒者、孕妇慎用。

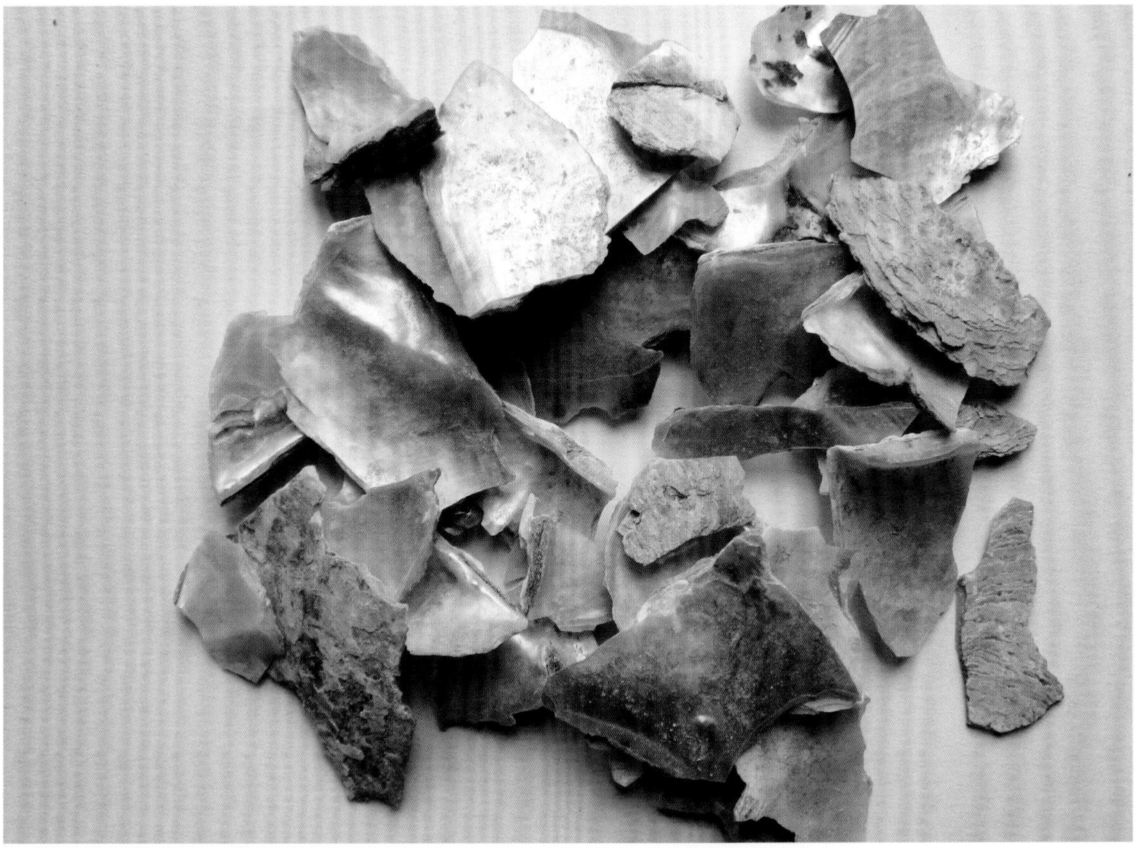

珍珠母饮片

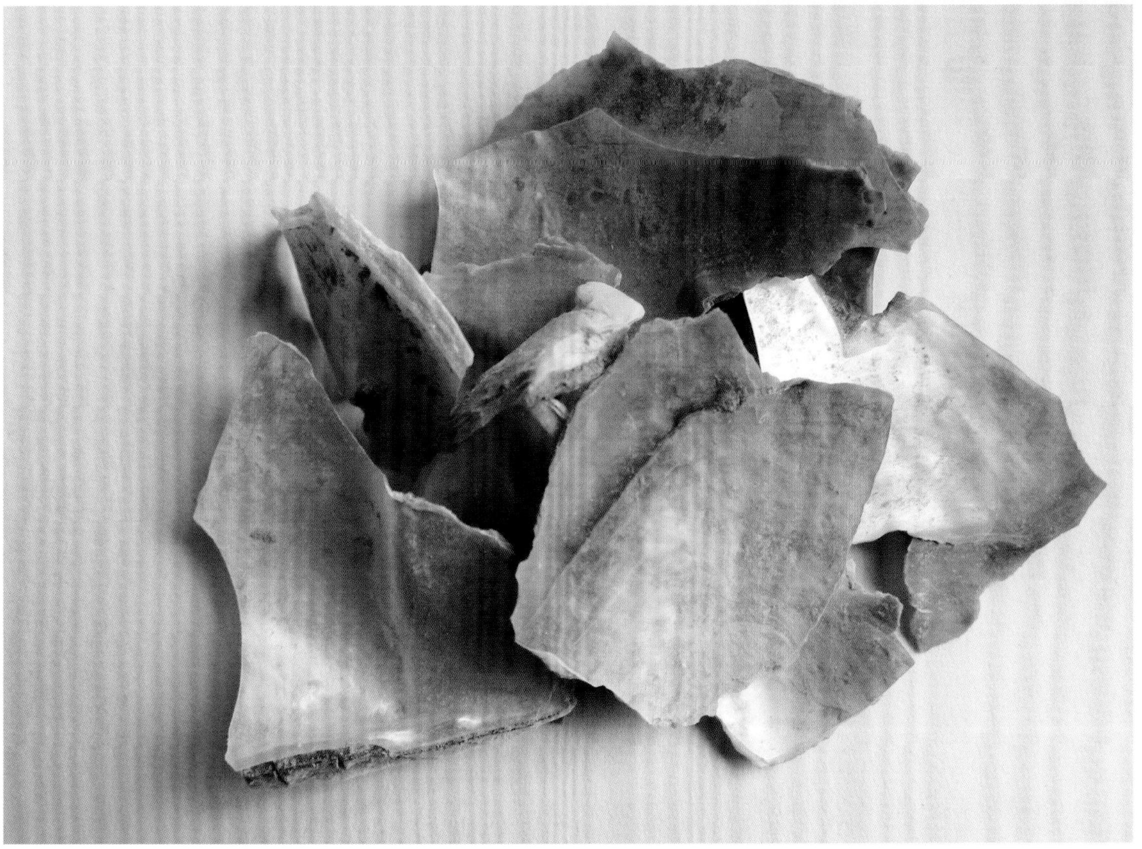

珍珠母饮片

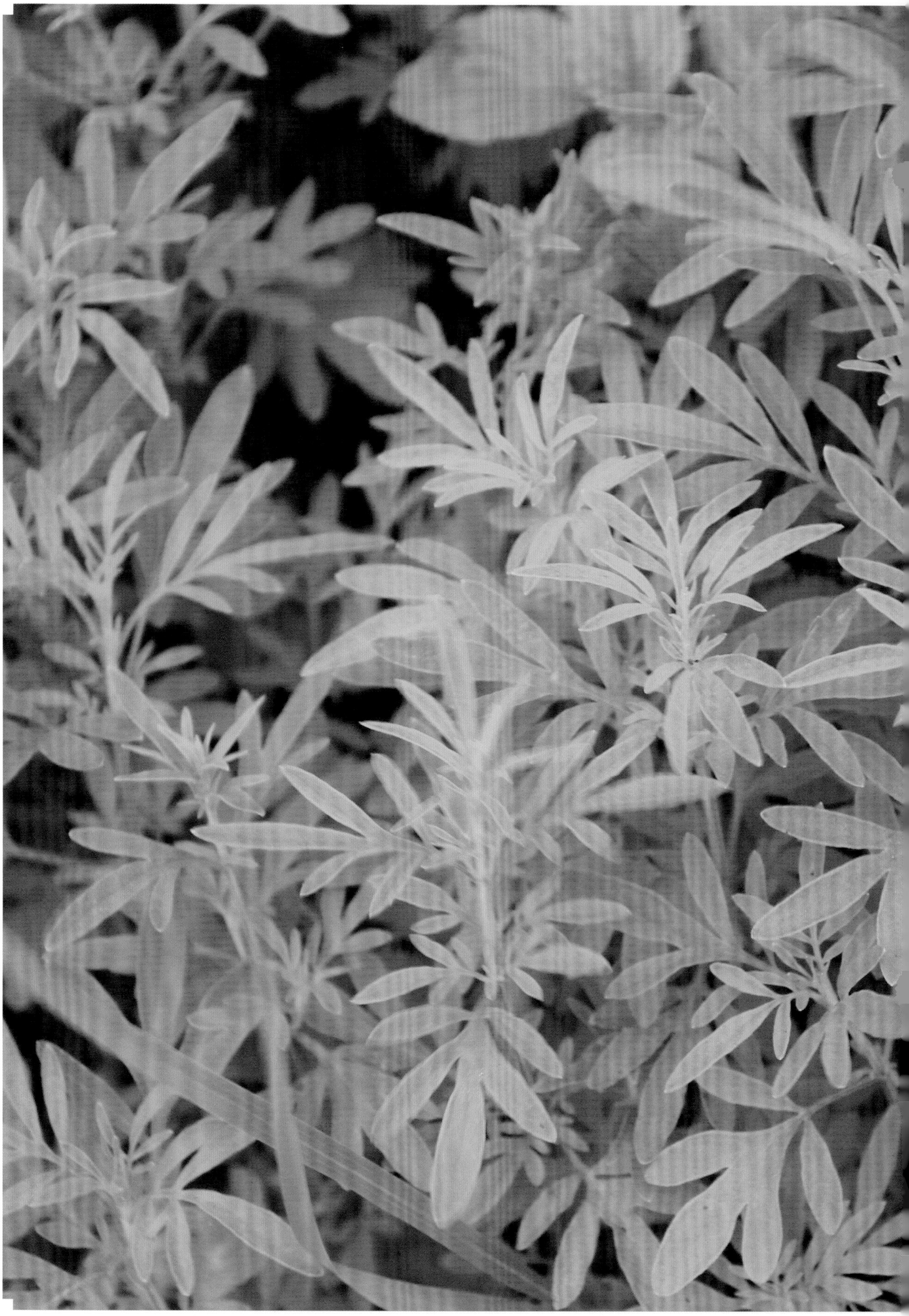

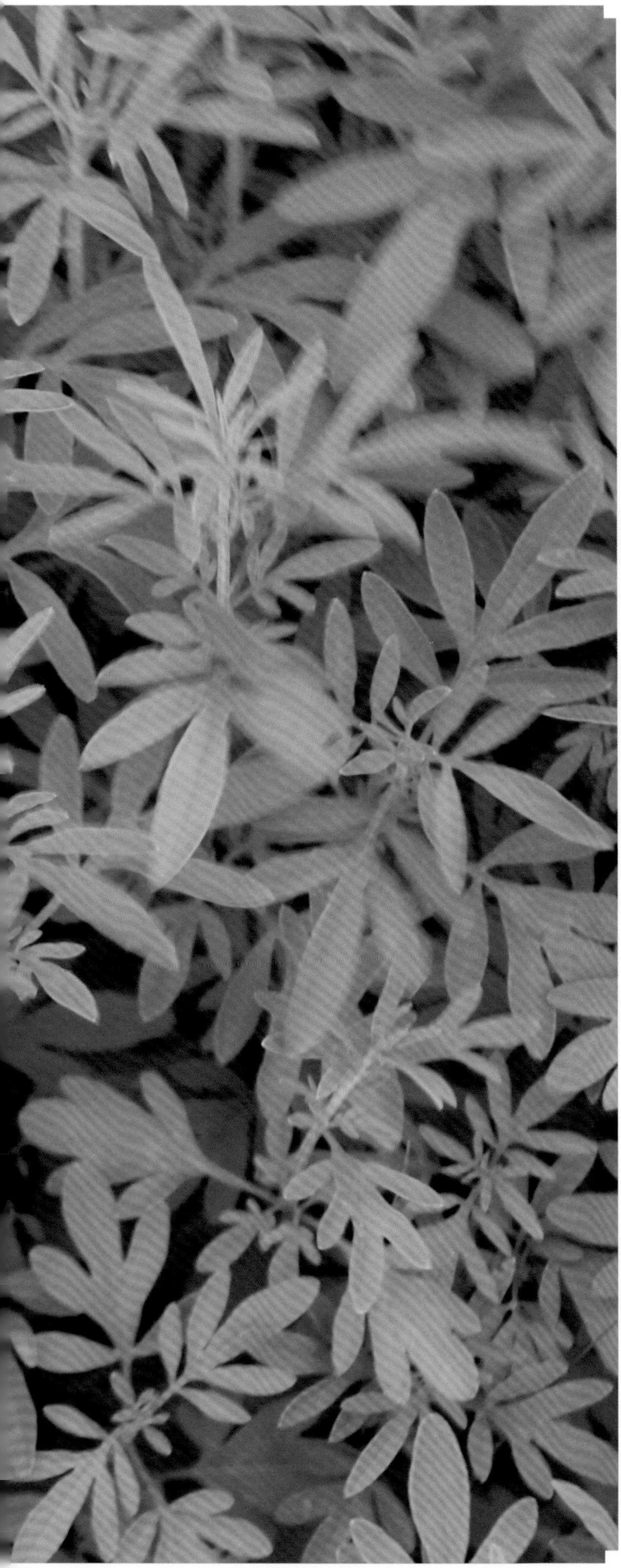

荆芥

【壮药名】棵荆该。

【别　名】假苏、鼠实、姜芥、四棱杆蒿、香荆荠、线荠。

【来　源】本品为唇形科植物荆芥 *Schizonepeta tenuifolia* Briq. 的干燥地上部分。

【性味归经】辛，微温。归肺、肝经。

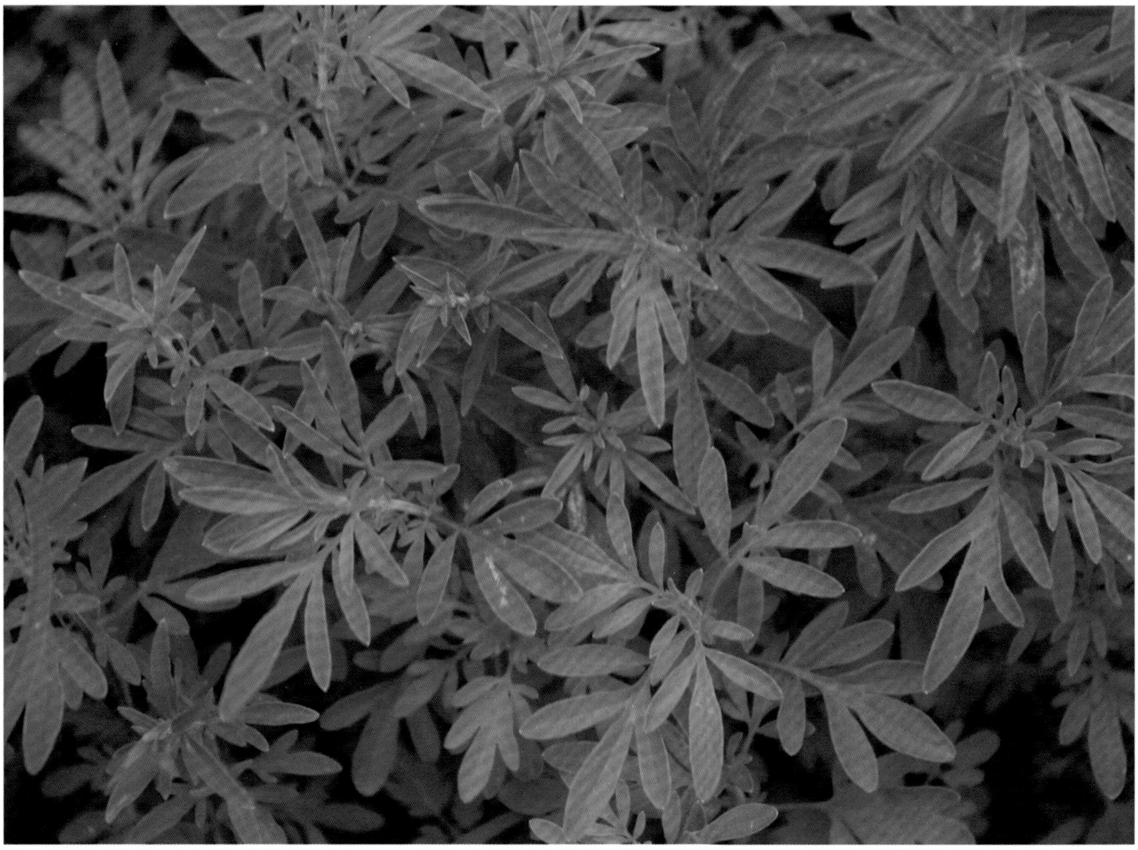

荆芥

识别特征

一年生草本，高 60 ~ 90 cm。茎直立，四棱形，基部稍带紫色，上部多分枝，全株被短柔毛，叶对生，羽状深裂，茎基部的叶裂片 5；中部及上部的叶裂片 3 ~ 5，线形或披针形，长 1.5 ~ 2 cm，宽 2 ~ 4 mm，全缘，两面均被柔毛，下面具凹陷腺点，穗状轮伞花序，多密集于枝端，长 3 ~ 8 cm；苞片叶状，线形，长 0.4 ~ 1.7 cm，绿色，无柄；花萼钟形，长约 3 mm，距纵脉 5 条，被毛，先端 5 齿裂；花冠淡紫色，2 唇形，长约 4 mm，上唇 2 裂，下唇较大，3 裂；雄蕊 4；子房 4 裂，花柱基生，柱头 2 裂。小坚果 4，卵形或椭圆形，长约 1 mm，棕色。花期 6—8 月，果期 7—9 月。

生境分布

全国大部分地区均有分布。主要分布于浙江、江苏、河北、河南、山东等省区。

采收加工

夏、秋二季花开到顶、穗绿时采割，除去杂质。晒干，切段，生用或炒炭用。

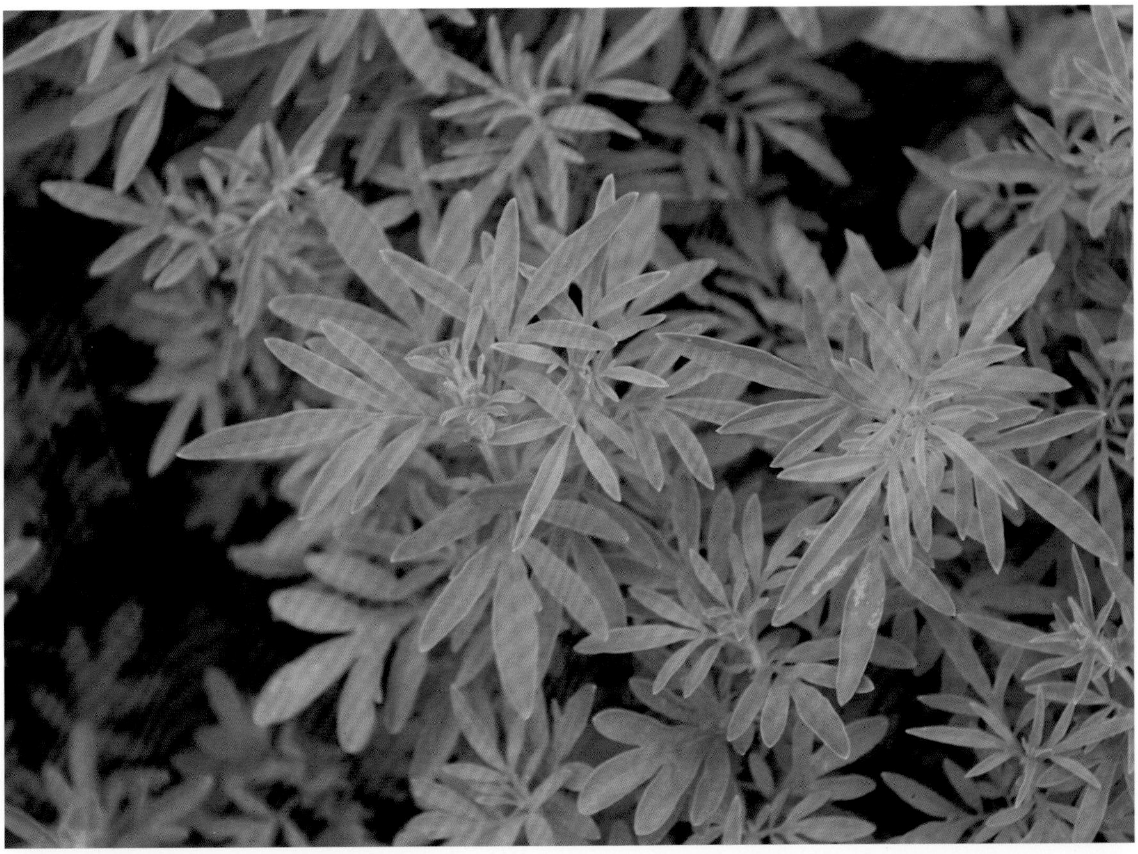

荆芥

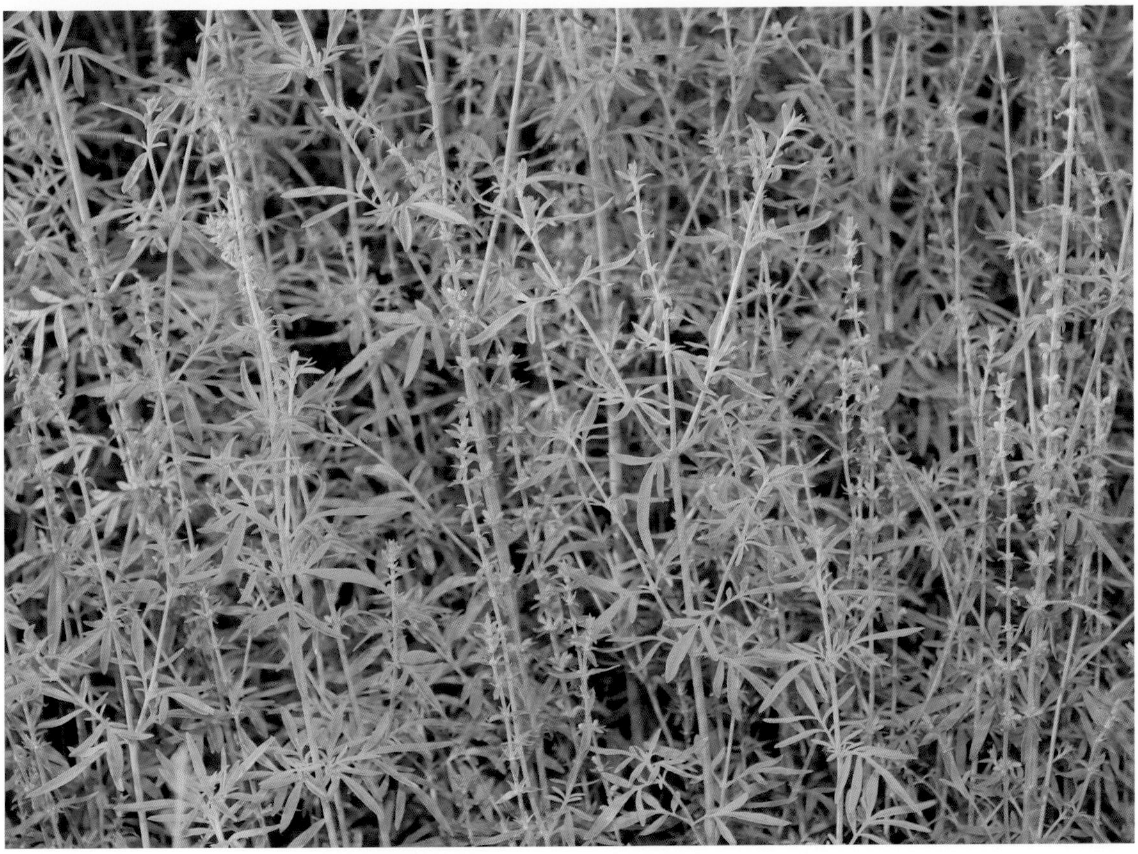

荆芥

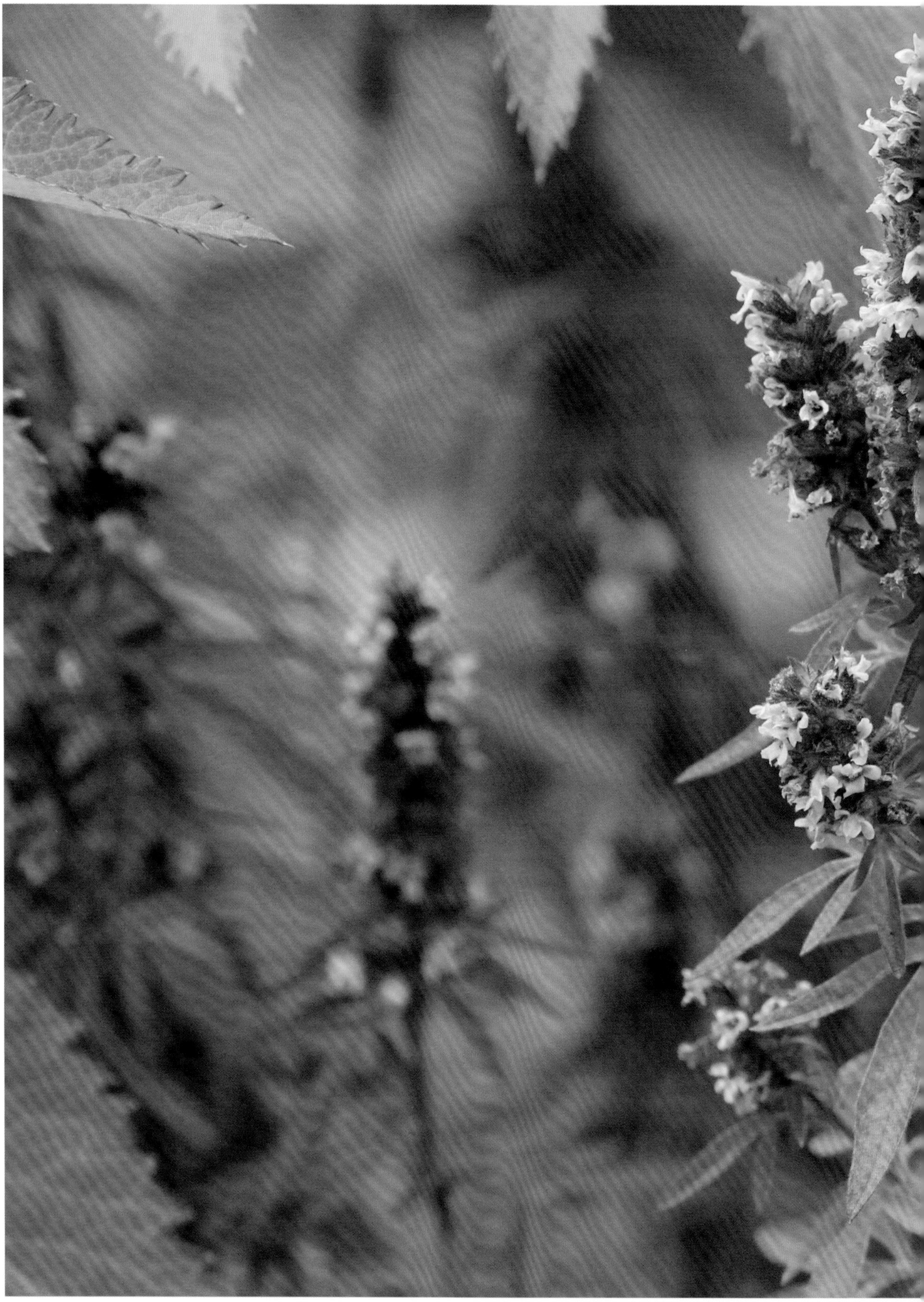

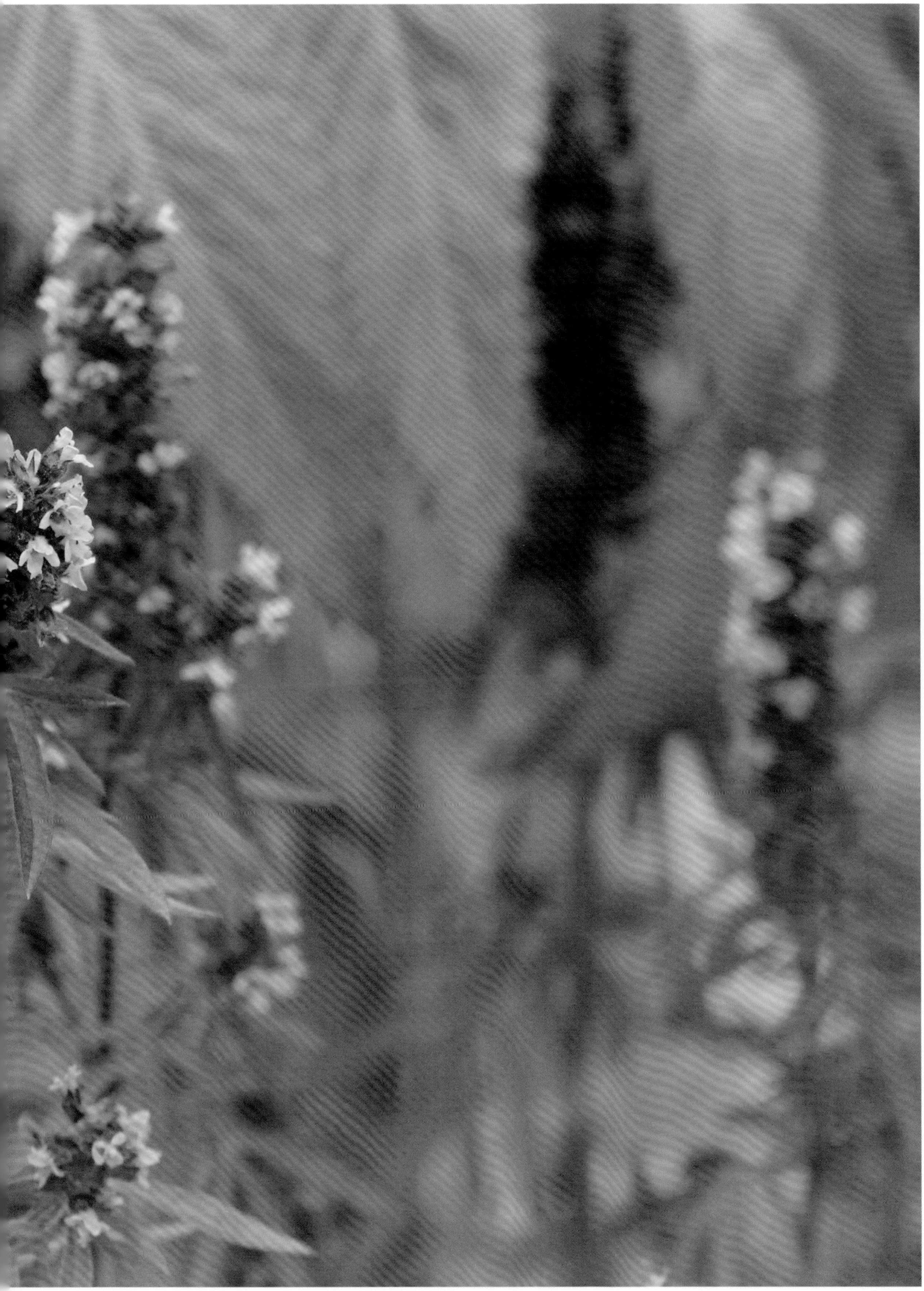

荆芥

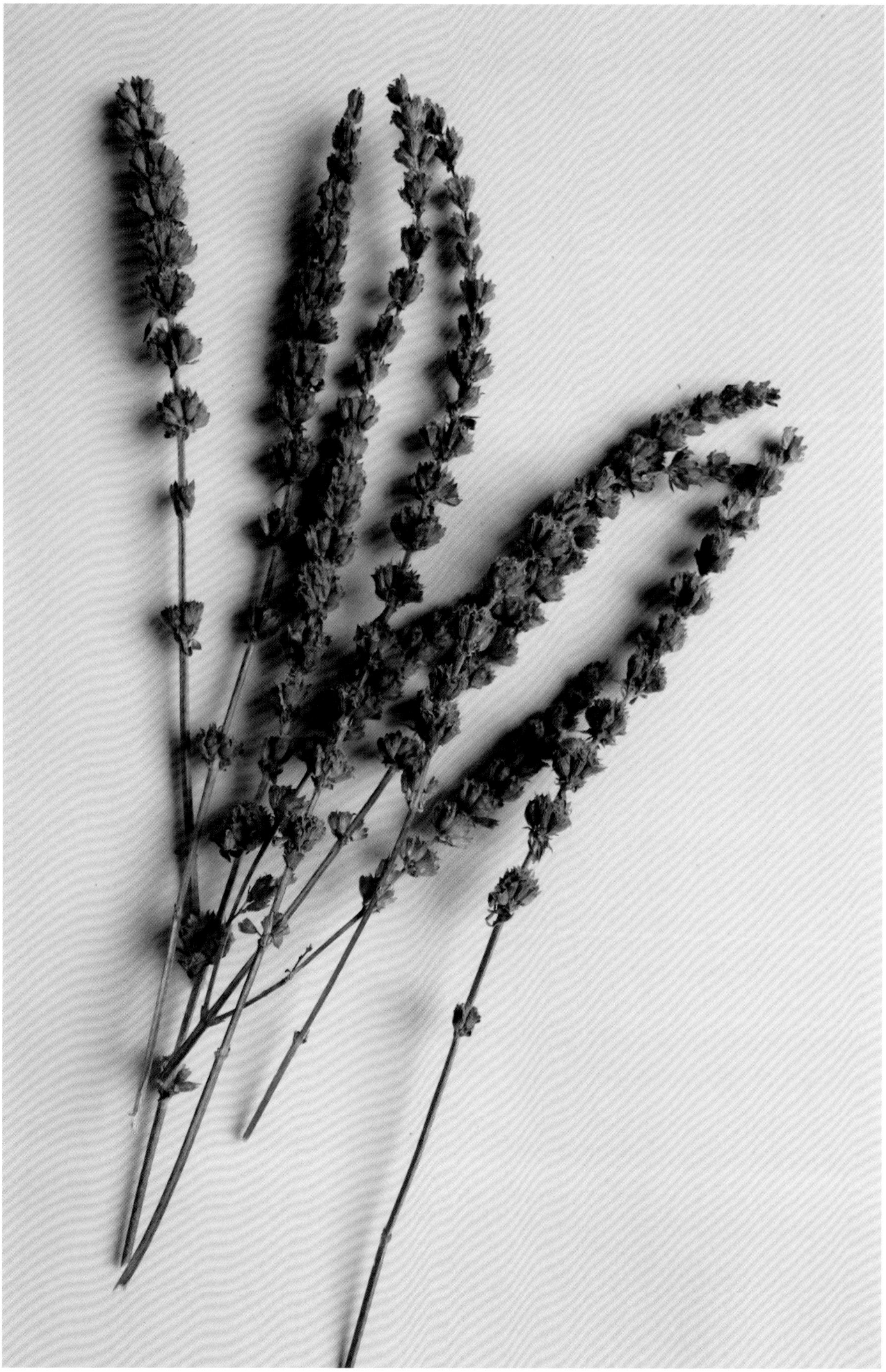

荆芥药材

药材鉴别

本品茎呈方柱形，上部有分枝，长 50 ~ 80 cm，直径 0.2 ~ 0.4 cm；表面淡黄绿色或淡紫红色，被短柔毛；体轻，质脆。断面类白色。叶对生，多已脱落，叶片 3 ~ 5 羽状分裂，裂片细长。穗状轮伞花序顶生，长 2 ~ 9 cm，直径约 0.7 cm。花冠多脱落，宿萼钟状，先端 5 齿裂，淡棕色或黄绿色，被短柔毛；小坚果棕黑色。气芳香，味微涩而辛凉。以浅紫色、茎细、穗多且密者为佳。

功效主治

解表散风，透疹。主治感冒，头痛，麻疹，风疹，疮疡初起。

用法用量

内服：5 ~ 10 g，煎服，不宜久煎。发表透疹消疮宜生用；止血宜炒用。荆芥穗更长于祛风。

民族药方

1. 风热头痛　荆芥穗、石膏各等份。共研细末，茶调服，每次 10 g。

2. 脚丫湿烂　荆芥适量。捣烂敷。

3. 尿血　荆芥、缩砂仁各等份。研为细末，糯米饮下 15 g，每日 3 次。

4. 大便下血　荆芥 100 g，槐花 50 g。炒研为末，清茶送服，每次 15 g。

5. 痔漏肿痛　荆芥适量。煮汤频洗。

6. 中风不省人事、口吐白沫、产后风瘫　当归、荆芥各等份。同炒黑，共研细末，每次 9 g，水 1 杯，酒少许，共煎服。

使用注意

本品性主升散，凡表虚自汗、阴虚头痛忌服。

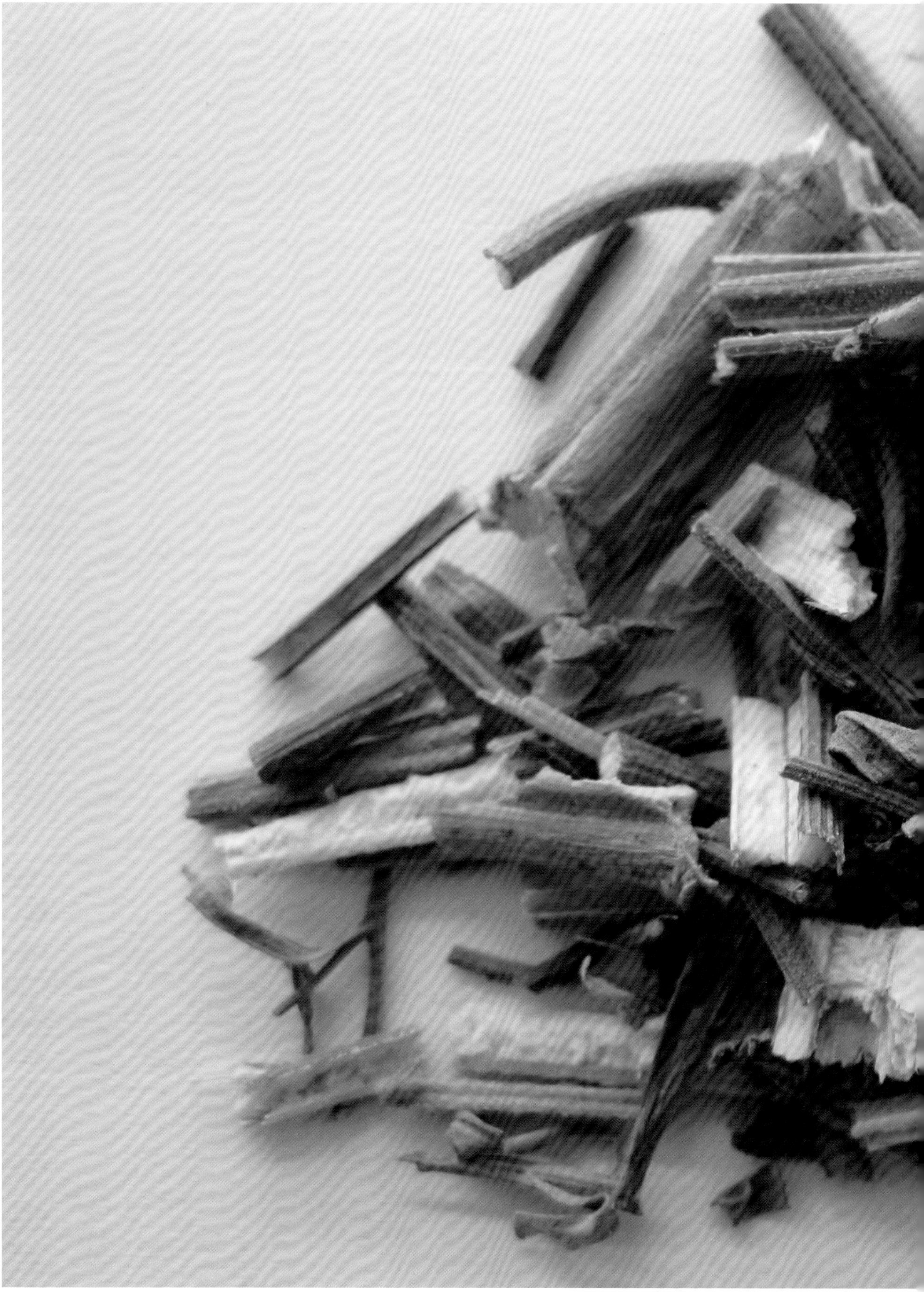

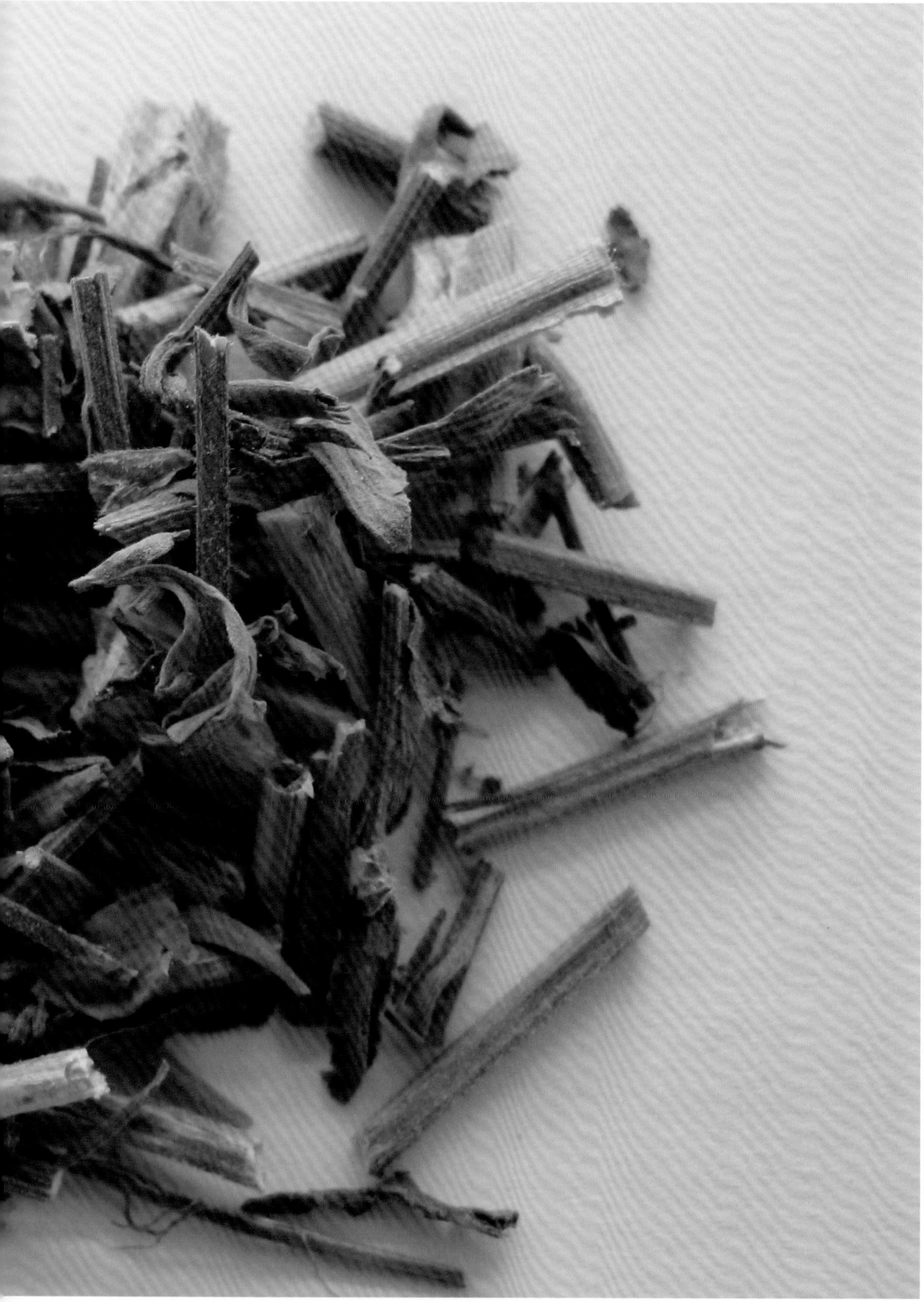

荆芥饮片

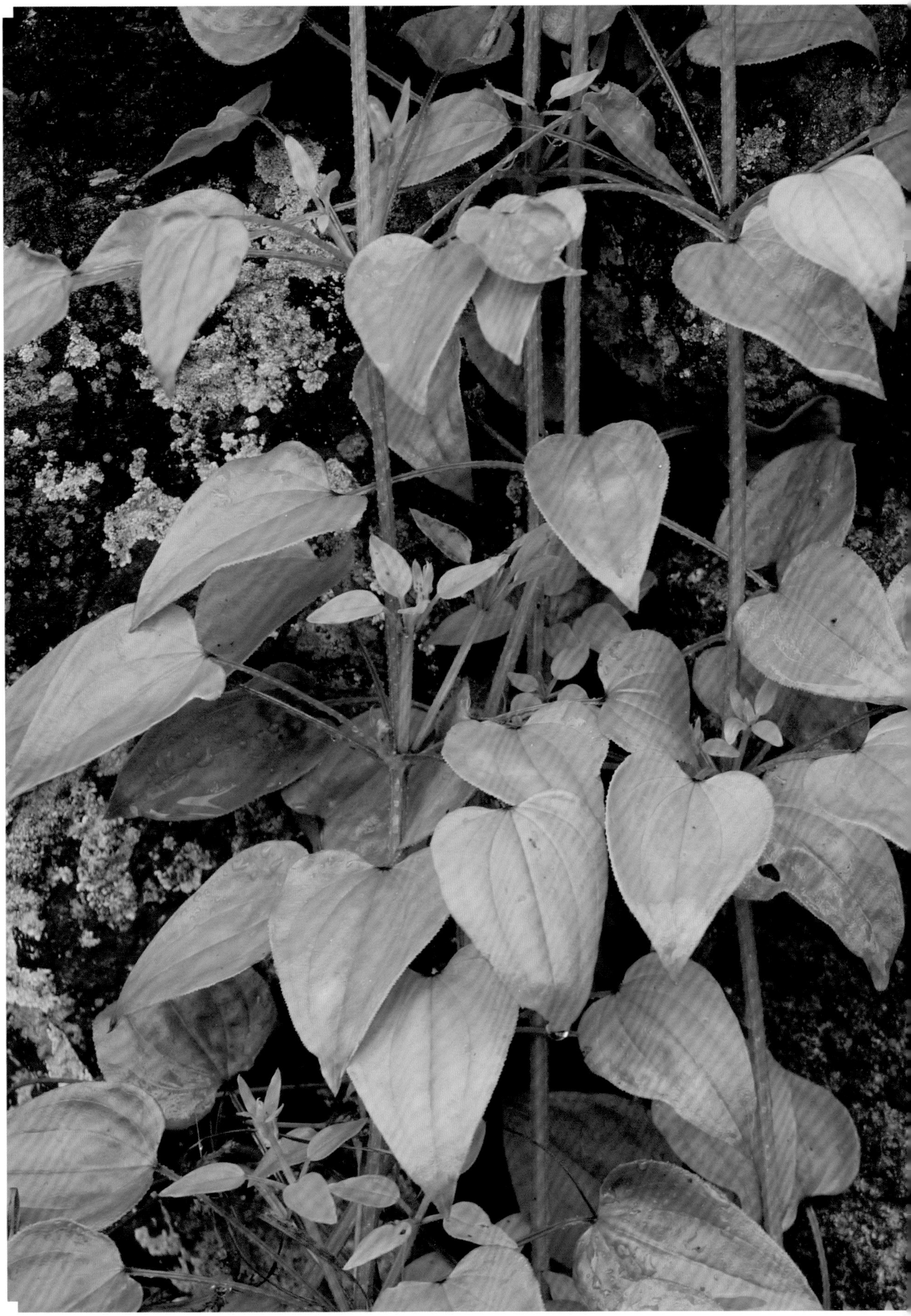

茜草

【壮药名】哈貌。

【别　名】茜根、茜草根、锯锯藤、拉拉秧、活血草、红茜草、红线草、小血藤、血见愁。

【来　源】本品为茜草科植物茜草 *Rubia cordifolia* L. 的干燥根及根茎。

【性味归经】苦，寒。归肝经。

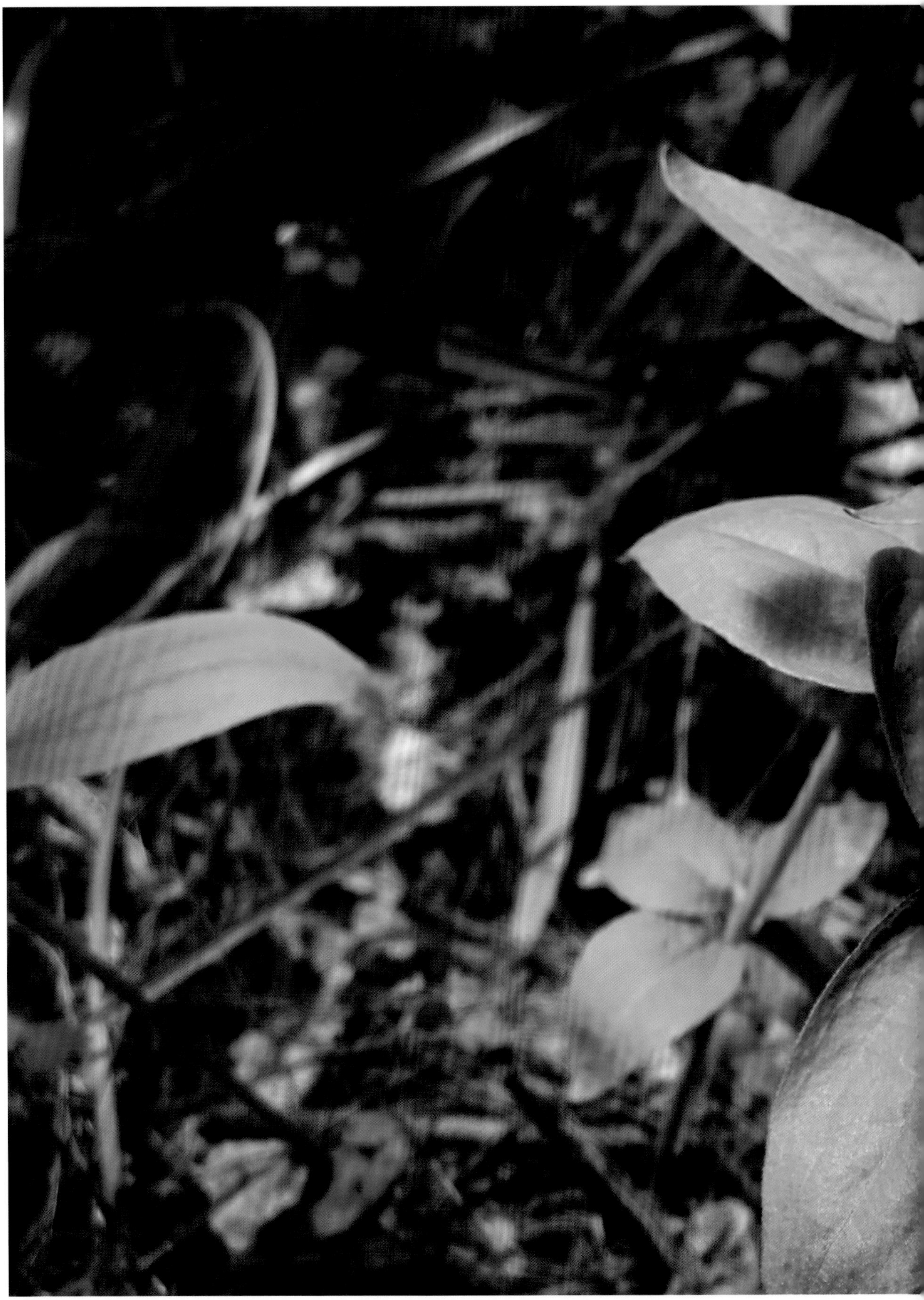

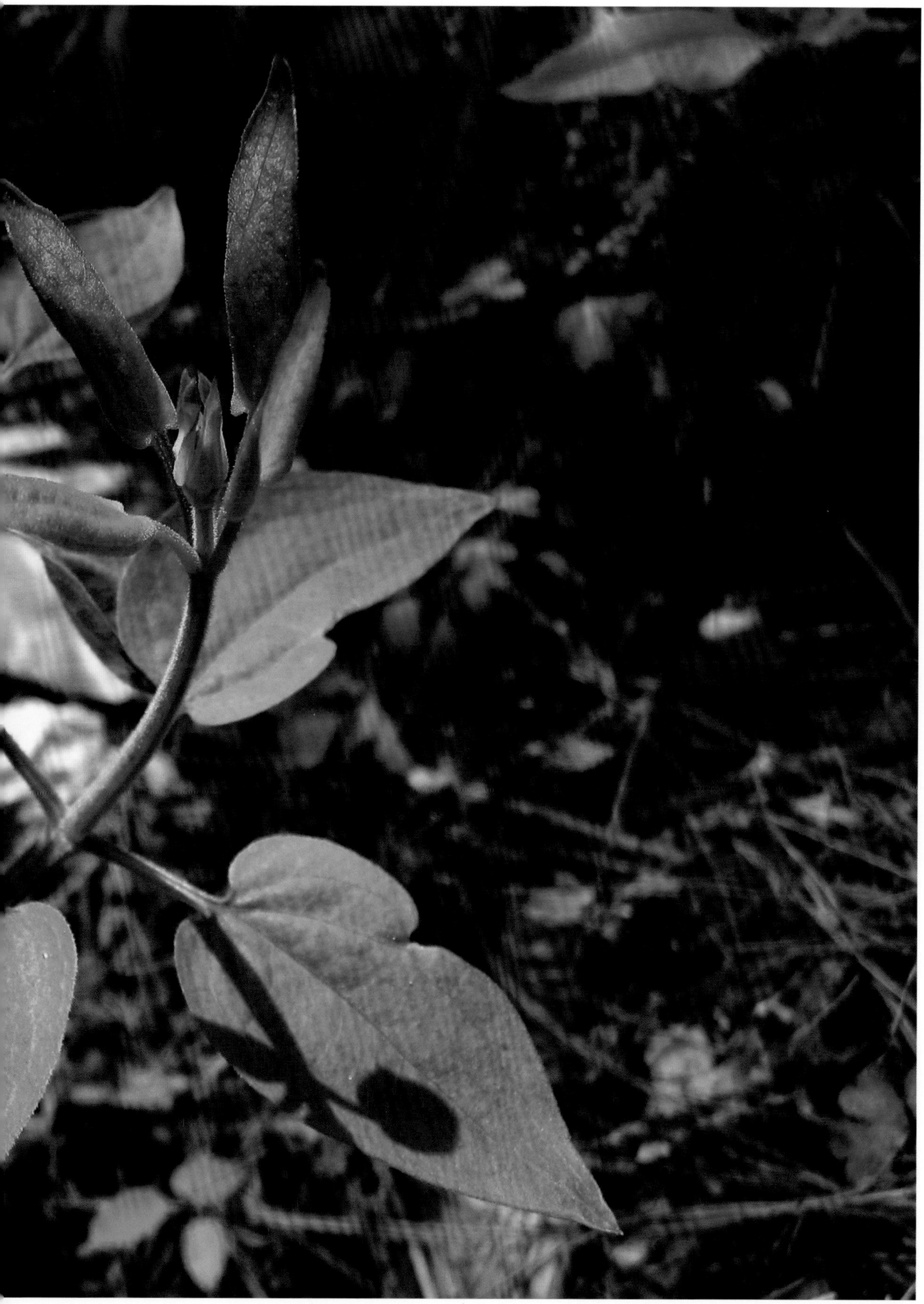

茜草

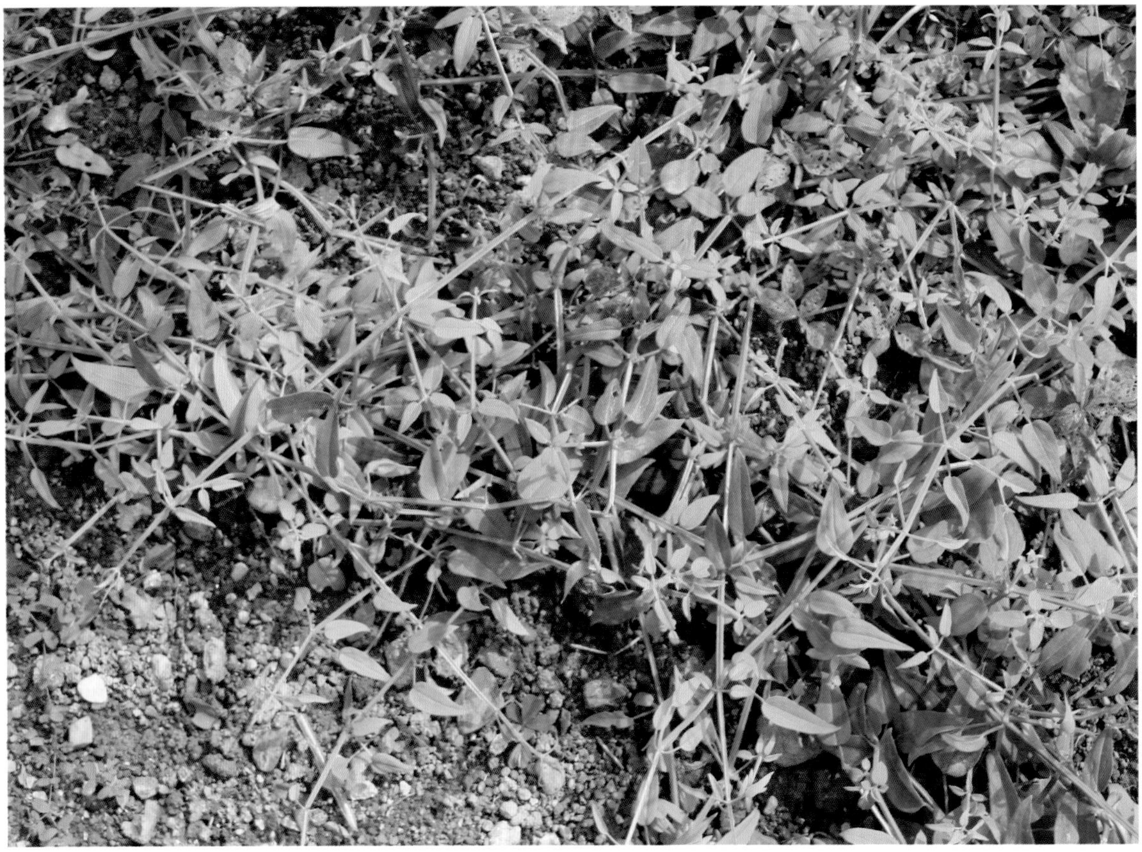

茜草

识别特征

多年生攀缘草本，根细长，丛生于根茎上；茎四棱形，棱及叶柄上有倒刺。叶 4 片轮生，叶片卵形或卵状披针形。聚伞花序顶生或腋生，排成圆锥状，花冠辐射状。浆果球形，熟时紫黑色。花期 8—9 月，果期 10—11 月。

生境分布

生长于山坡岩石旁或沟边草丛中。分布于安徽、江苏、山东、河南、陕西等省区。

采收加工

春、秋二季采挖，除去茎叶，洗净，晒干。

药材鉴别

本品为不规则的短段。外皮红棕色或暗棕色，外皮脱落处呈黄红色。切面皮部紫红色，木部粉红色，有多数散在的小孔。无臭，味微苦，久嚼刺舌。

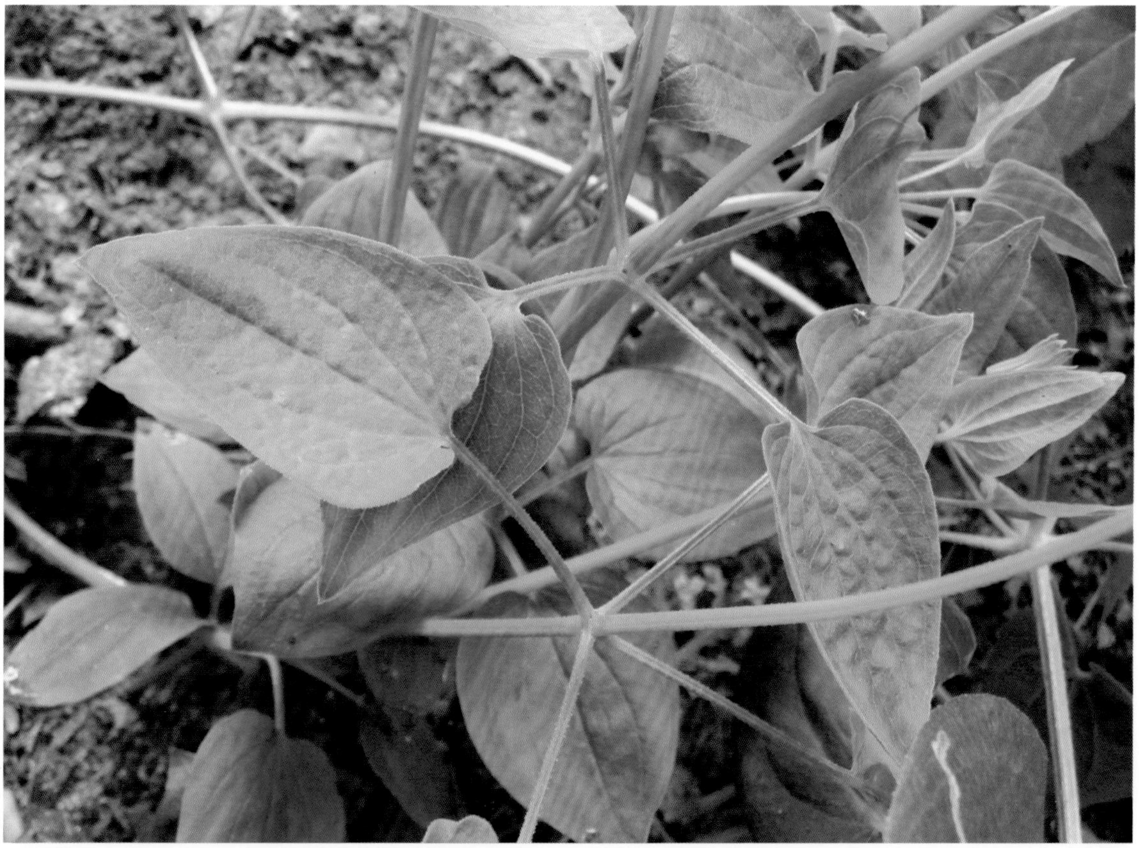

茜草

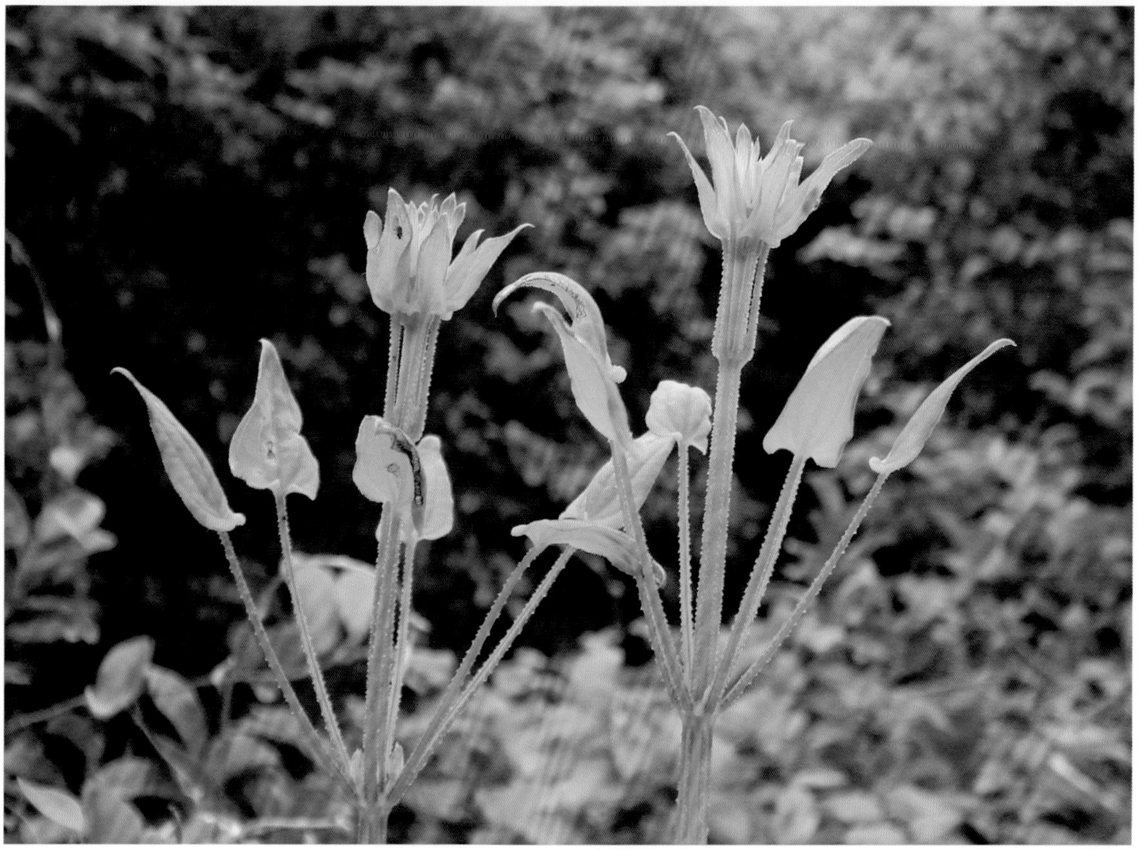

茜草

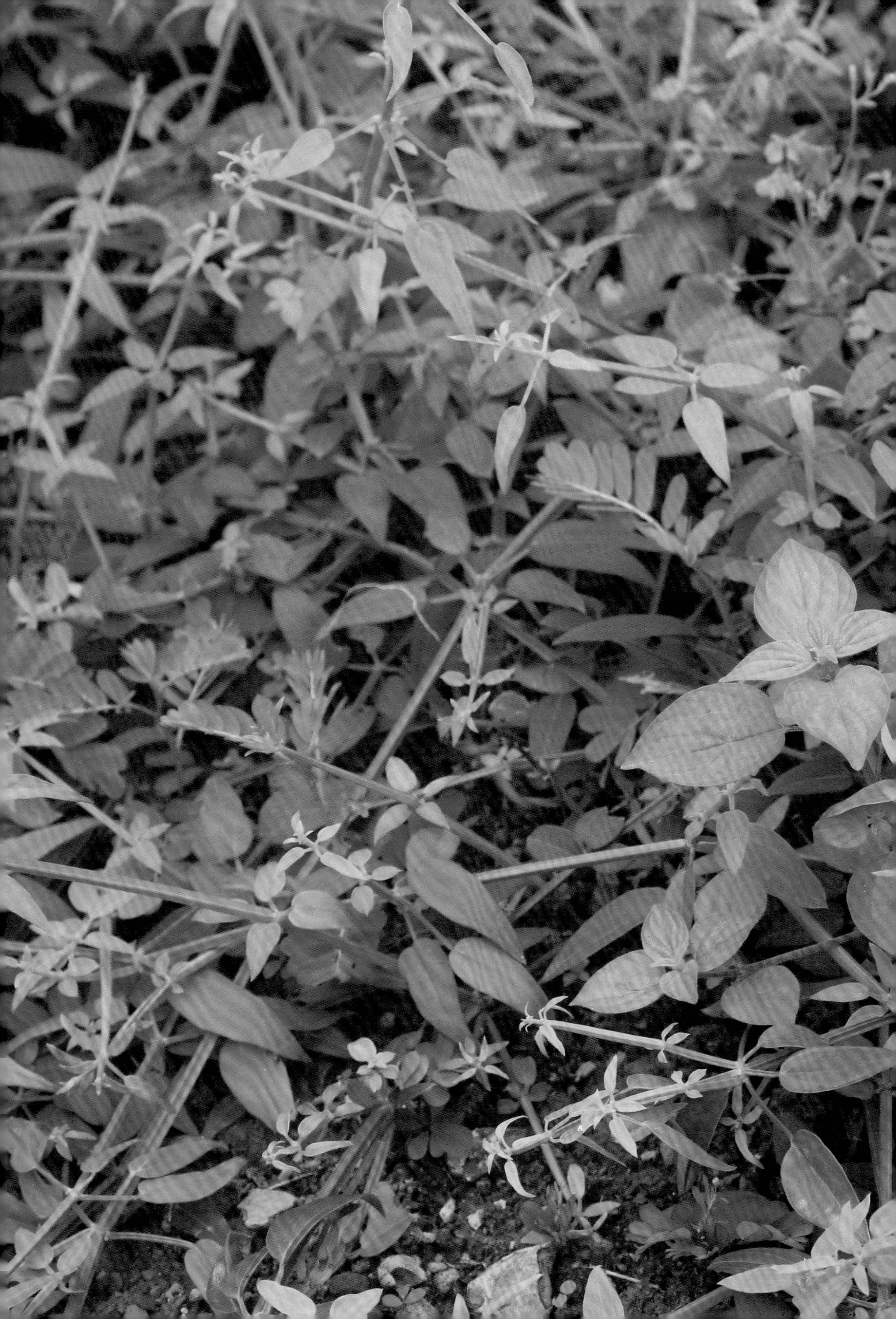

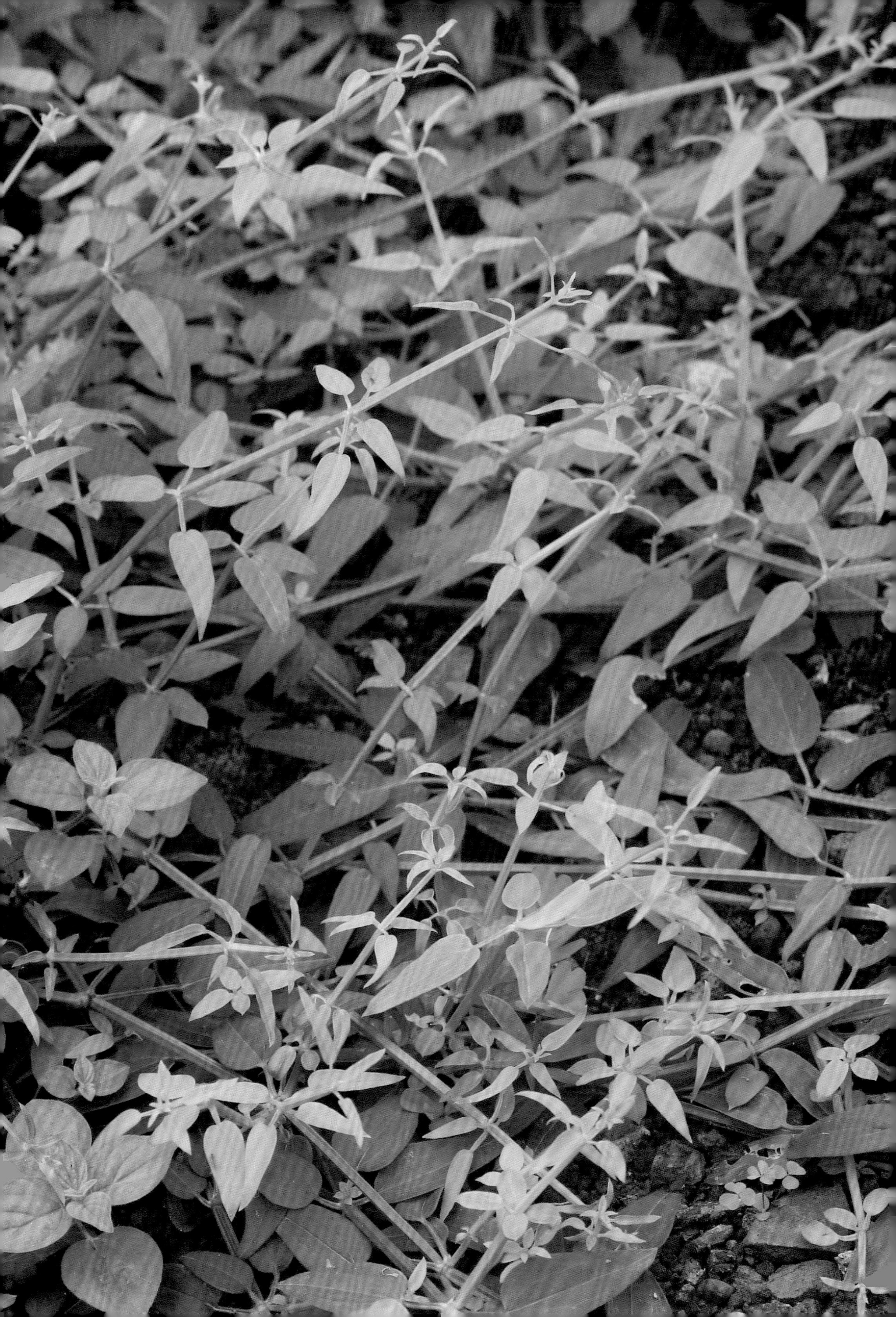

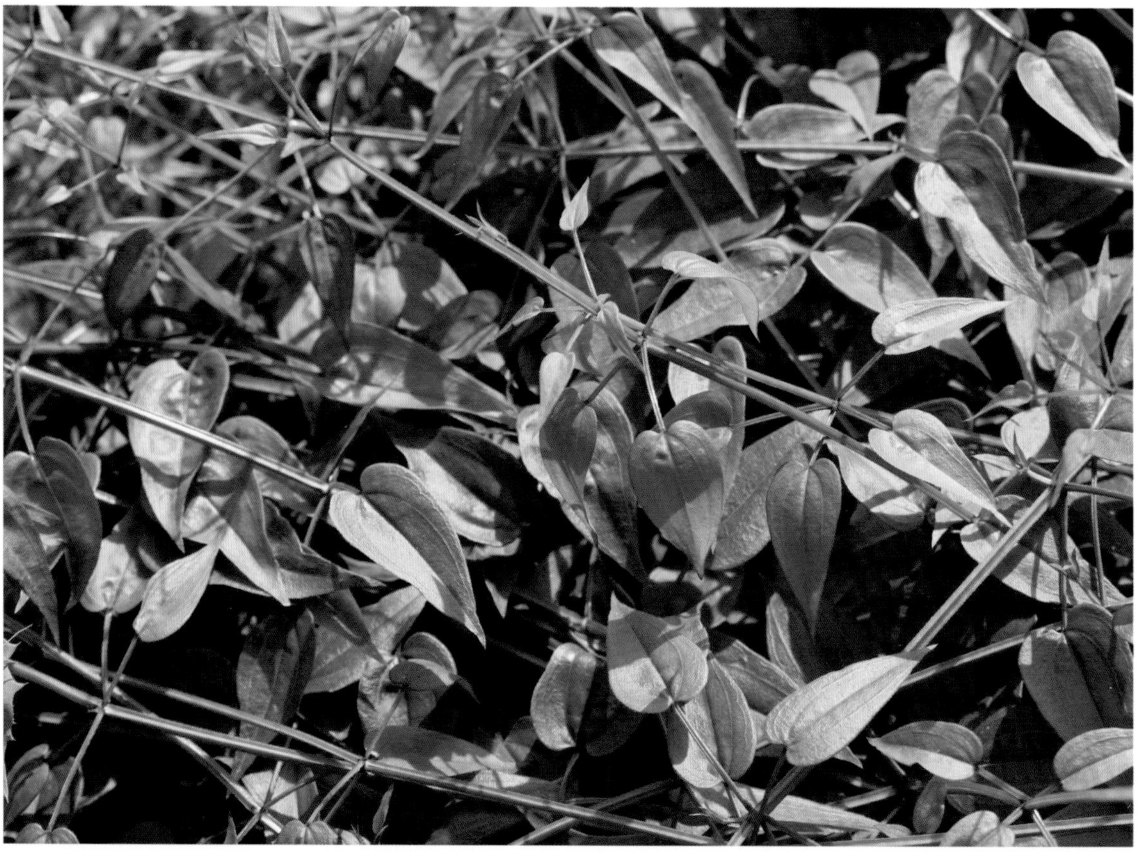

茜草

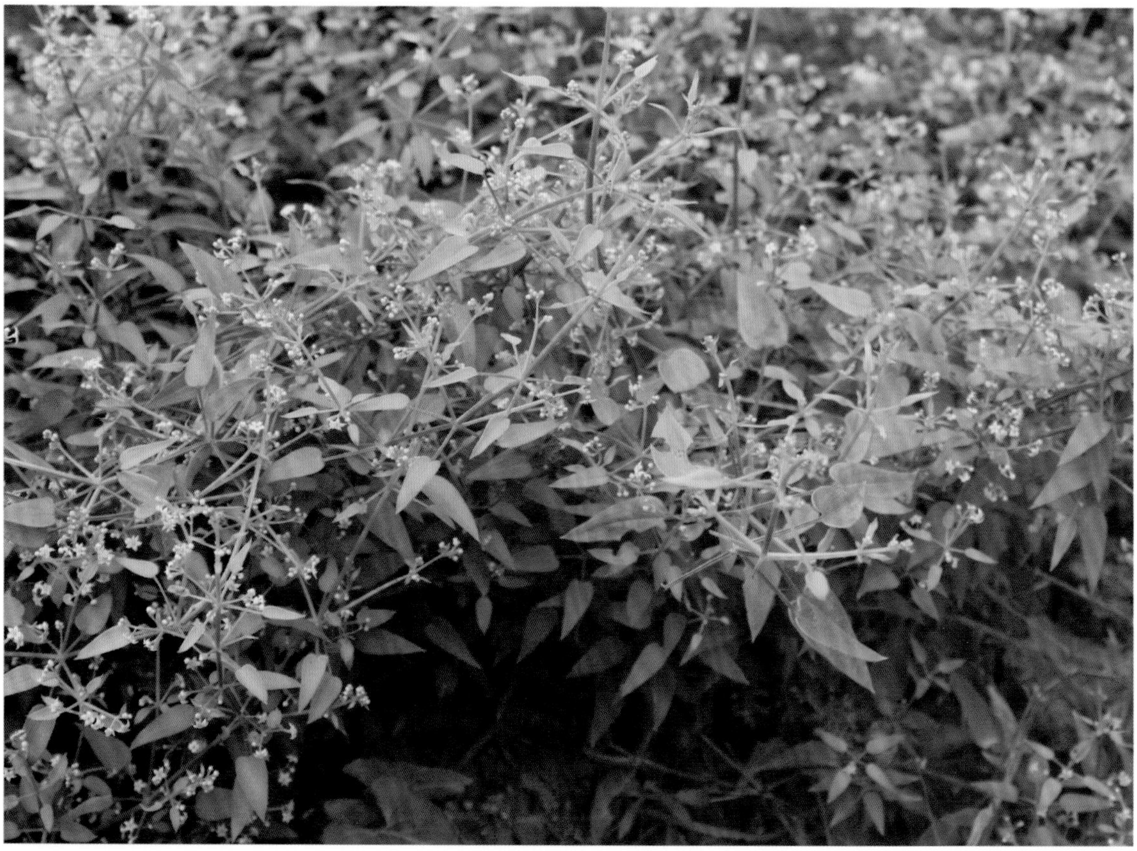

茜草

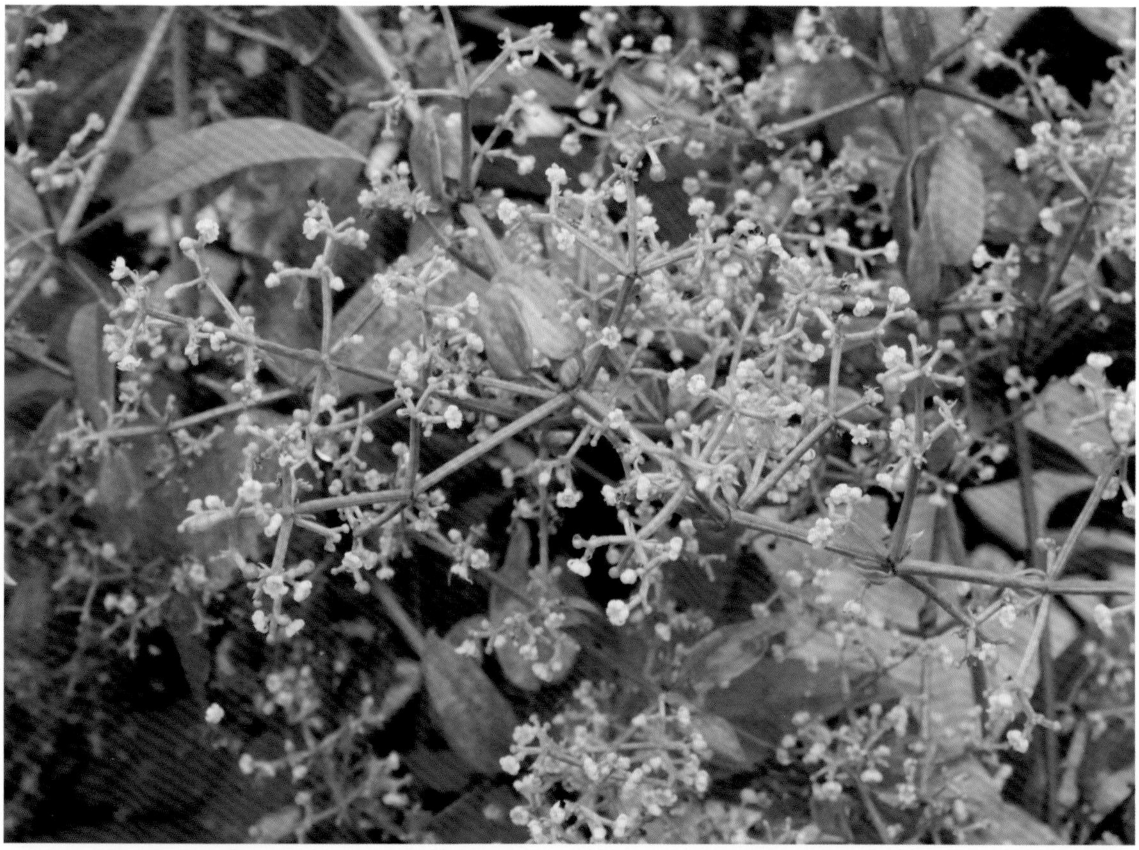

茜草

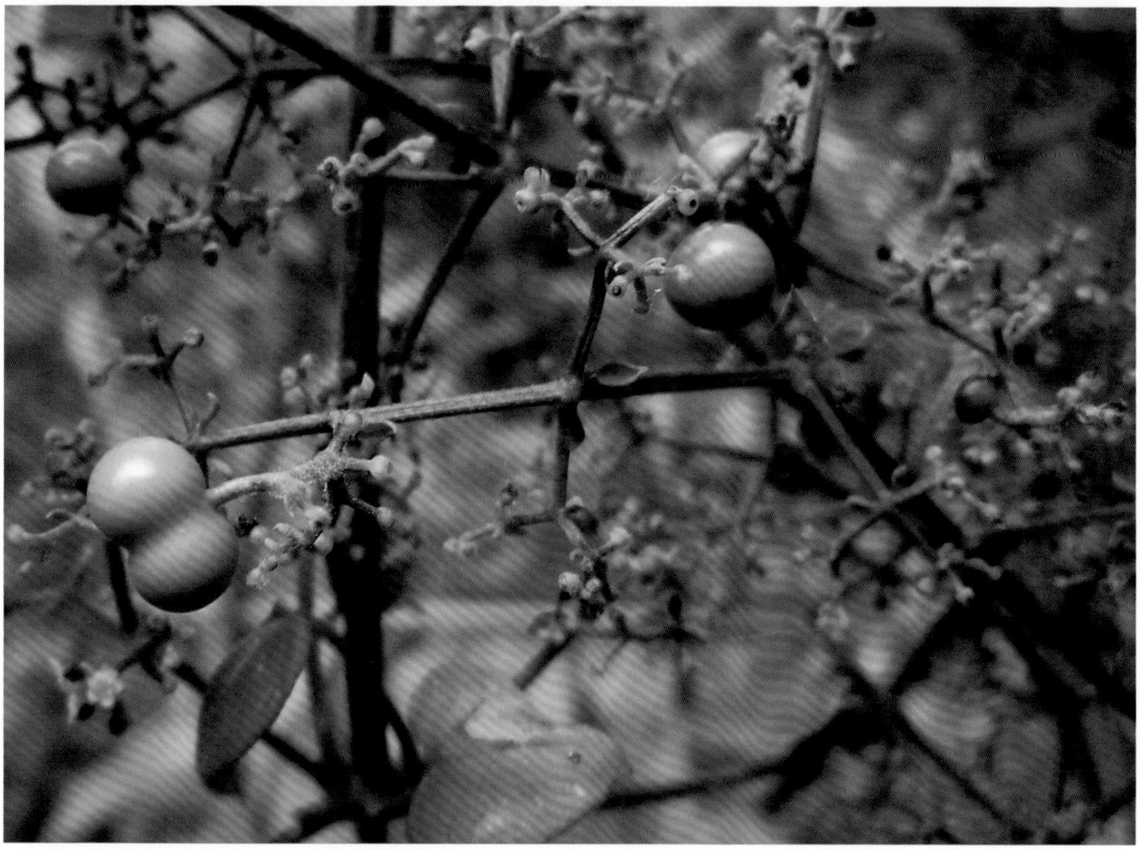

茜草

功效主治

凉血活血，祛瘀，通经。主治吐血，衄血，崩漏下血，外伤出血，经闭瘀阻，关节痹痛，跌扑肿痛。

药理作用

本品能缩短凝血时间，有一定的止血作用；茜草素同血液内钙离子结合，有轻度抗凝血效应。其水提取物有兴奋子宫作用。茜草提取物及人工合成的茜草双酯，均有升白细胞作用。茜草中的环己肽有抗肿癌作用。此外，对多种细菌及皮肤真菌有抑制作用，还有明显的止咳和祛痰作用。

用法用量

内服：10 ~ 15 g，煎服。止血炒炭用。活血通经生用或酒炒用。

民族药方

1．荨麻疹　茜草 25 g，阴地蕨 15 g。煎水，加黄酒 100 ml 冲服。

2．经痛，经期不准　茜草 15 g，益母草、大枣各适量。水煎服。

3．软组织损伤　茜草 200 g，虎杖 120 g。用白布包煮 20 分钟，先浸洗，温后敷局部，冷后再加热使用，连续用药 5 ~ 7 日。

茜草药材

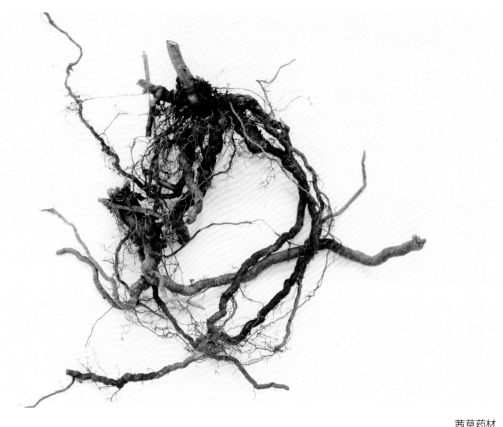

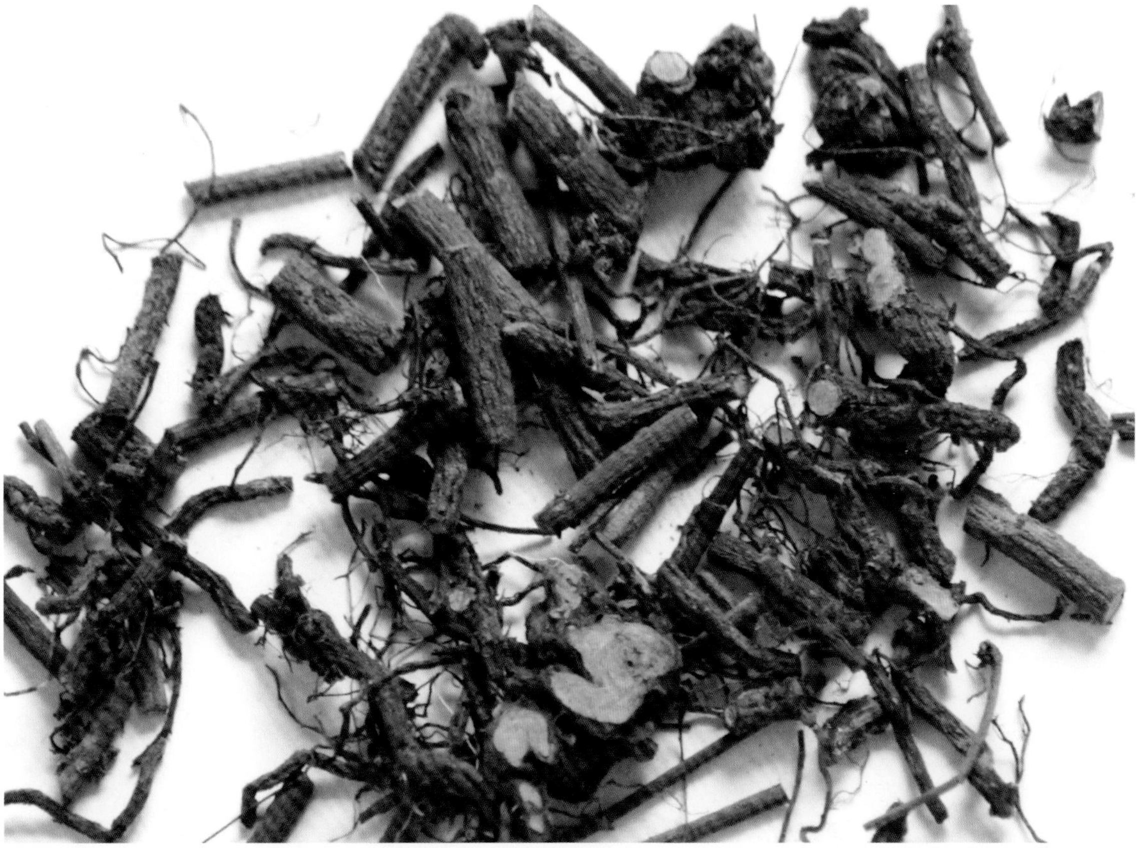

茜草饮片

4．**外伤出血**　茜草适量。研细末，外敷伤处。

5．**跌打损伤**　茜草 120 g，白酒 750 ml。将茜草置白酒中浸泡 7 日，每次服 30 ml，每日 2 次。

6．**关节痛**　茜草 60 g，猪脚 1 只。水和黄酒各半，炖 2 小时，吃猪脚喝汤。

7．**阴虚之经期延长**　茜草、墨旱莲各 30 g，大枣 10 枚。煎水取药汁，代茶饮。

8．**吐血**　茜草根 50 g。捣成末，每次 10 g，煎水，冷服，用水调末 10 g 服亦可。

9．**妇女经闭**　茜草根 50 g。煎酒服。

10．**脱肛**　茜草根、石榴皮各 1 把。加酒 1 碗，煎至七成，温服。

11．**肺肾伤热，肺热咳嗽，痰中带血，膀胱热，尿痛，尿频**　茜草、紫草茸、枇杷叶各 10 g。制成煮散剂，水煎温服，每次 3 ~ 5 g，每日 1 ~ 2 次。

12．**腑热，肠刺痛**　茜草、麦冬各 9 g，叉分蓼 16 g。制成煮散剂，水送服，每次 3 ~ 5 g，每日 1 ~ 2 次。

使用注意

脾胃虚寒、无瘀滞者禁用。

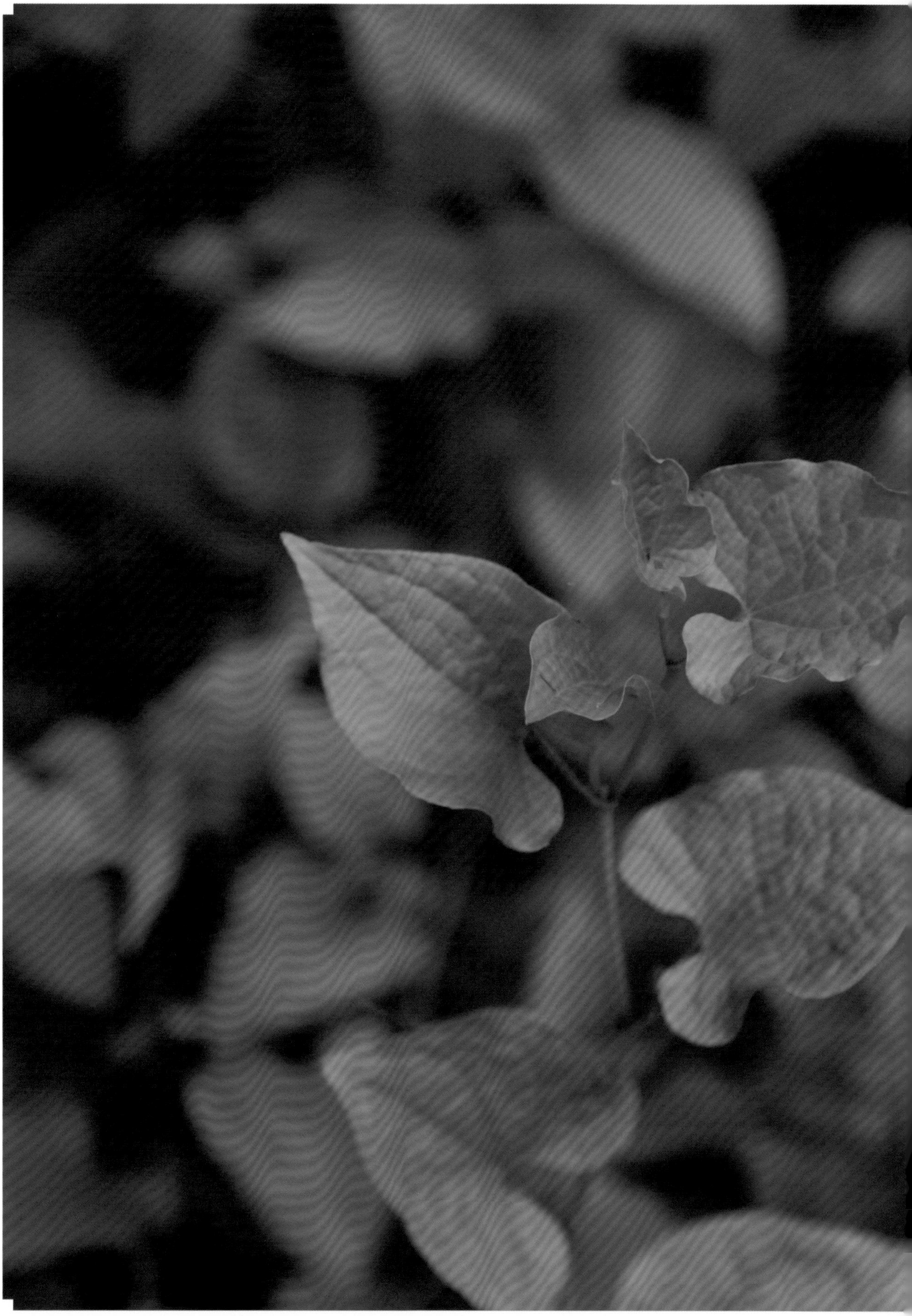

荜茇

【壮药名】巴卜。

【别　名】荜拨、荜拨梨、椹圣、蛤蒌、鼠尾。

【来　源】本品为胡椒科植物荜茇 *Piper longum L.* 的干燥近成熟或成熟果穗。

【性味归经】味麻、辣，气香，性热。归胃、大肠经。

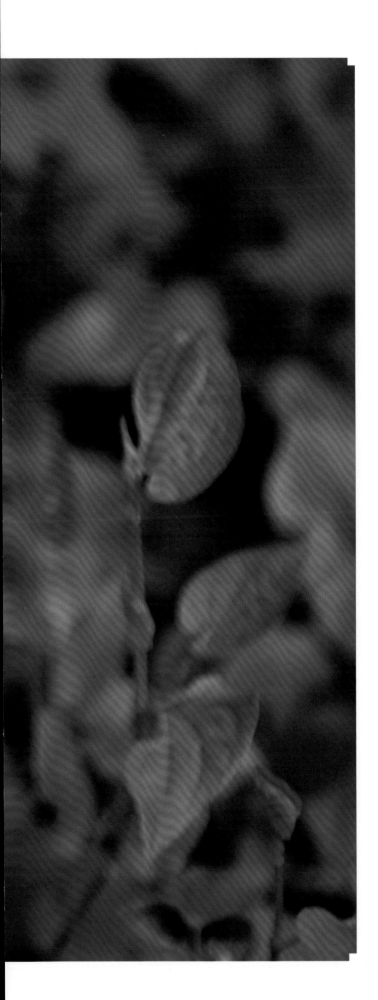

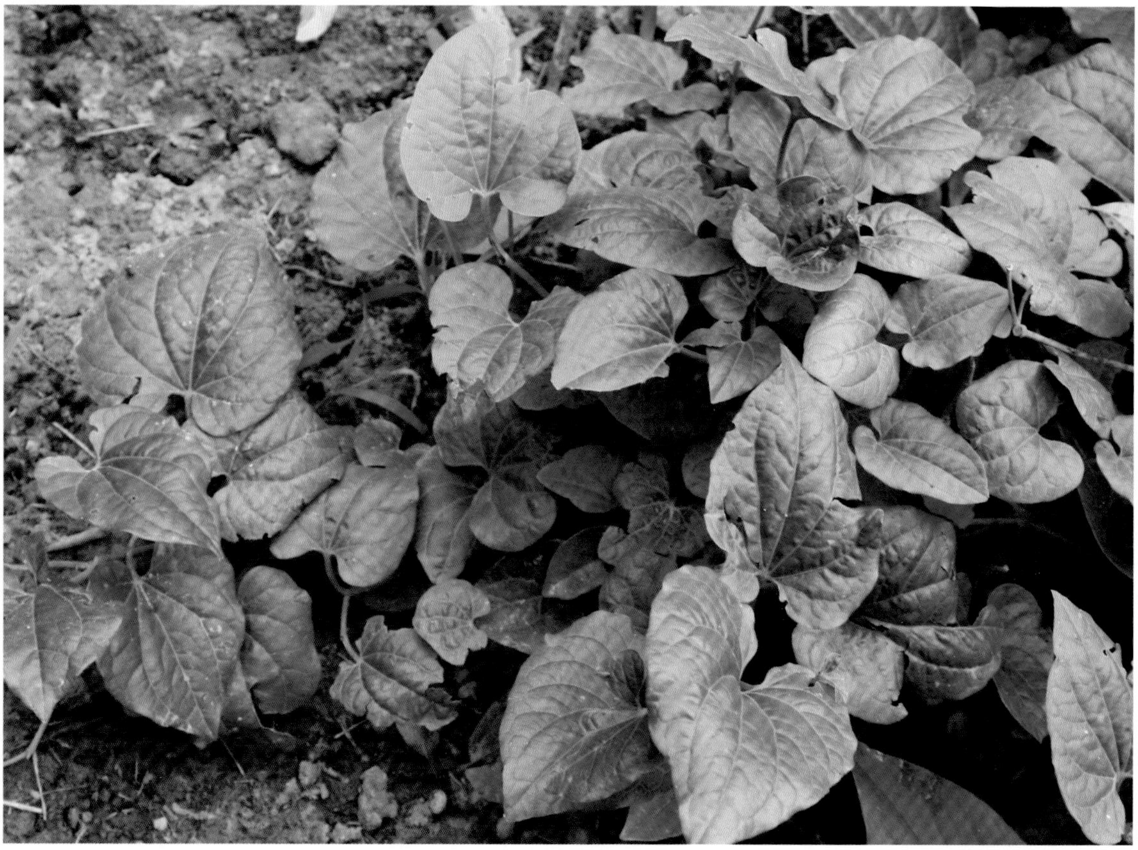

荜茇

识别特征

多年生草质藤本，根茎直立，多分枝。茎下部匍匐，枝横卧，质柔软，有棱角和槽，幼时密被短柔毛。单叶互生，下部的叶片卵状心形，具较长的柄，上部的叶片窄矩圆状心形，柄较短，密被柔毛，顶叶无柄，基部抱茎，先端渐尖，全缘，上面近光滑，下面脉上被短柔毛，掌状叶脉，通常 5 ~ 7 条。花小，穗状花序腋生，花单性异株，无花被；雄穗总花梗长 2 ~ 3.5 cm，被短柔毛，穗长约 5.5 cm，直径约 3 mm，苞片 1，近圆形，雄蕊 2 枚，花丝粗而短；雌穗总花梗长约 1.5 cm，密被柔毛，穗长约 1.5 cm，花梗短，苞片圆形。子房倒卵形，无花柱，柱头 3。浆果卵形，先端尖，部分陷入花序轴与之结合。花期春季，果期 7—10 月。

生境分布

生长于海拔 1400 ~ 1800 m 的竹林、灌丛阴湿处。分布于云南南部地区，福建、广东、广西有栽培。

采收加工

果穗由绿变黑时采收，除去杂质，晒干。

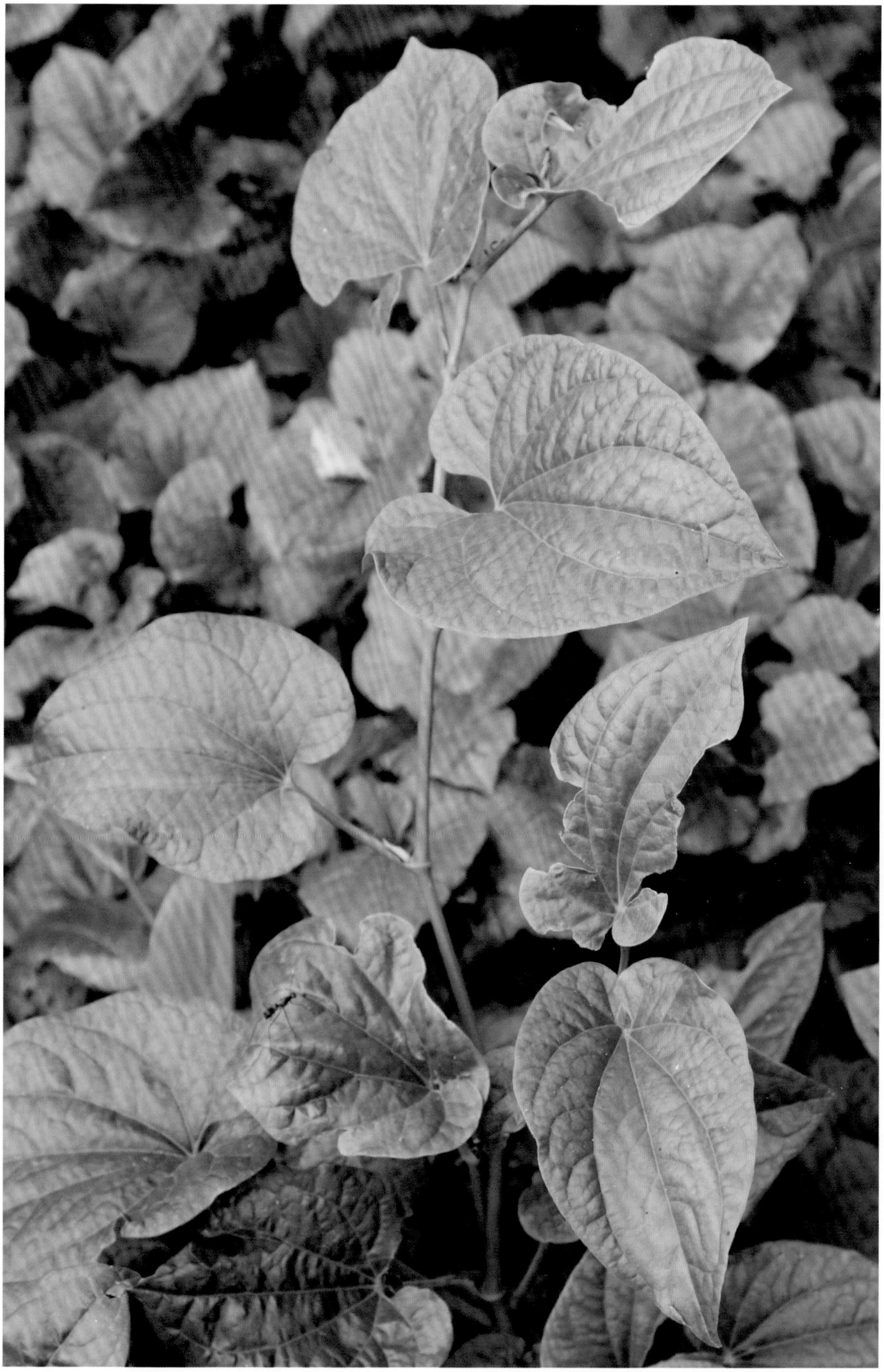

萆薢

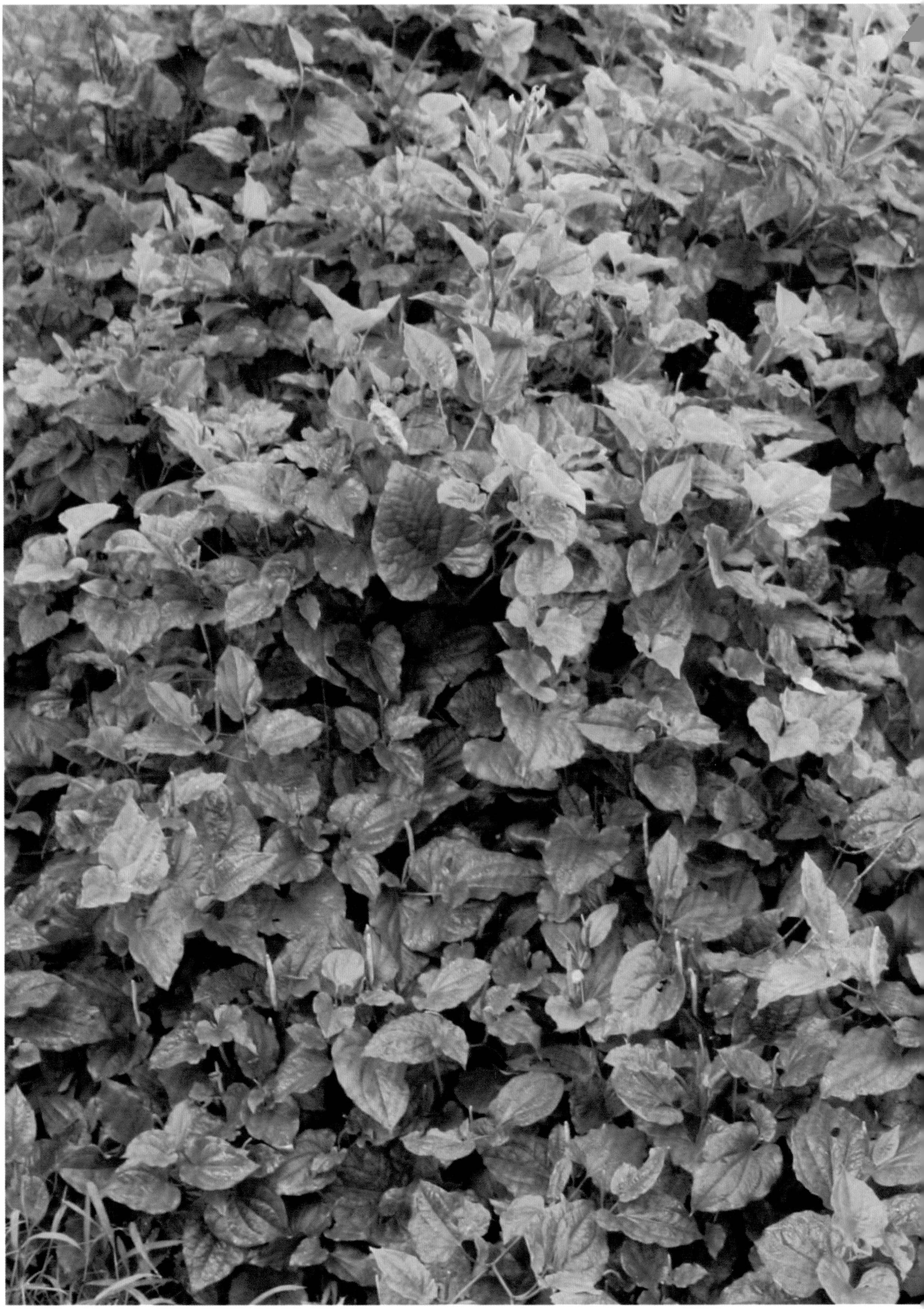

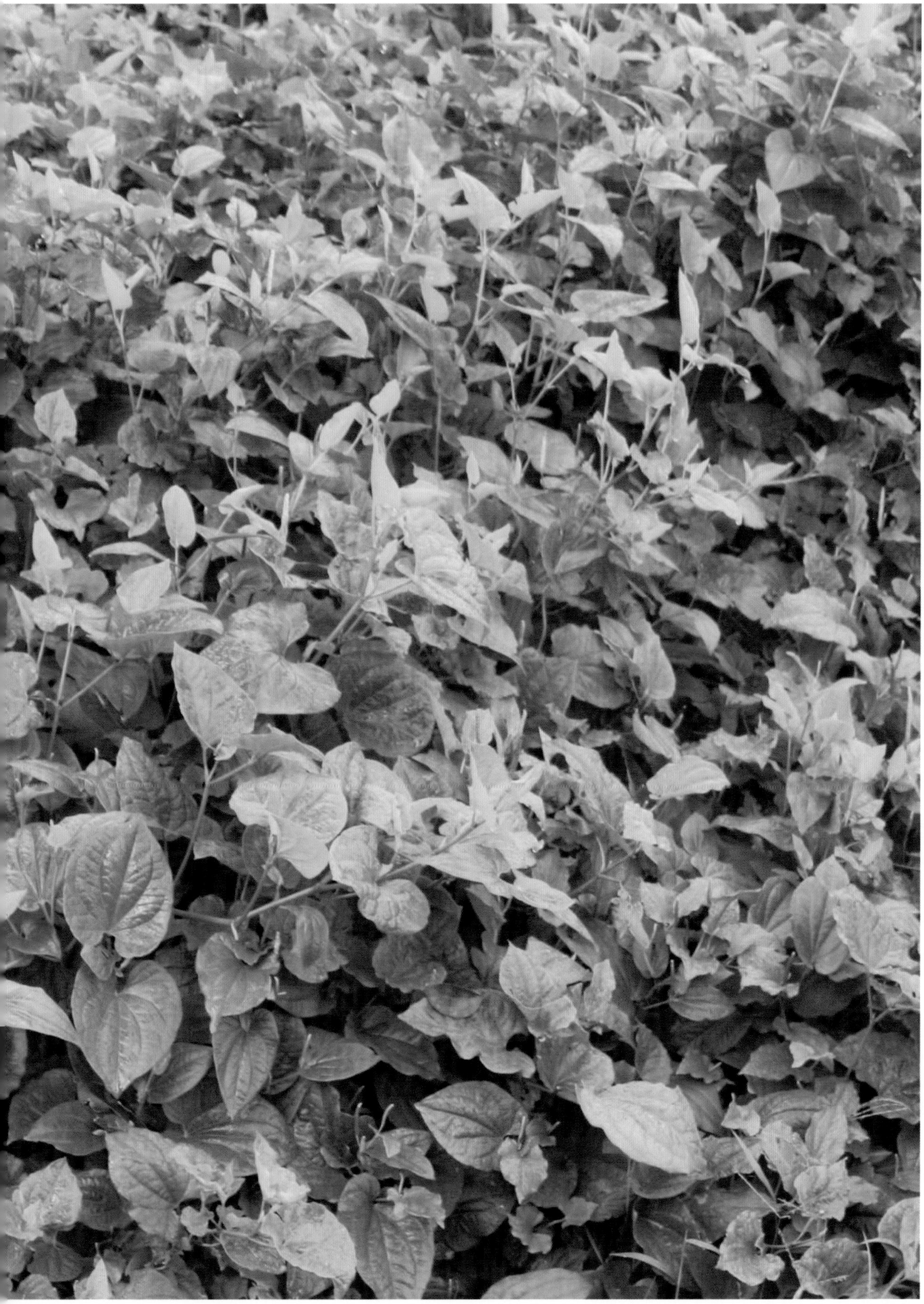

萆菝

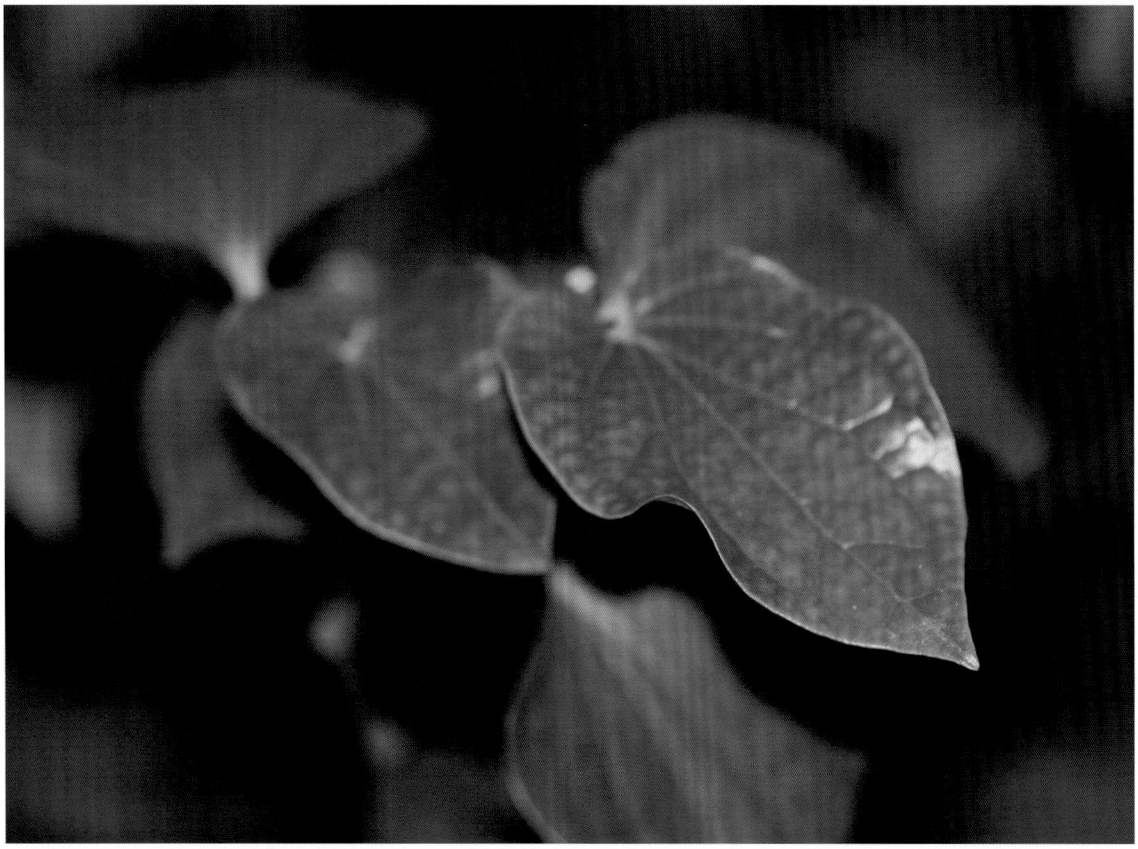

荜茇

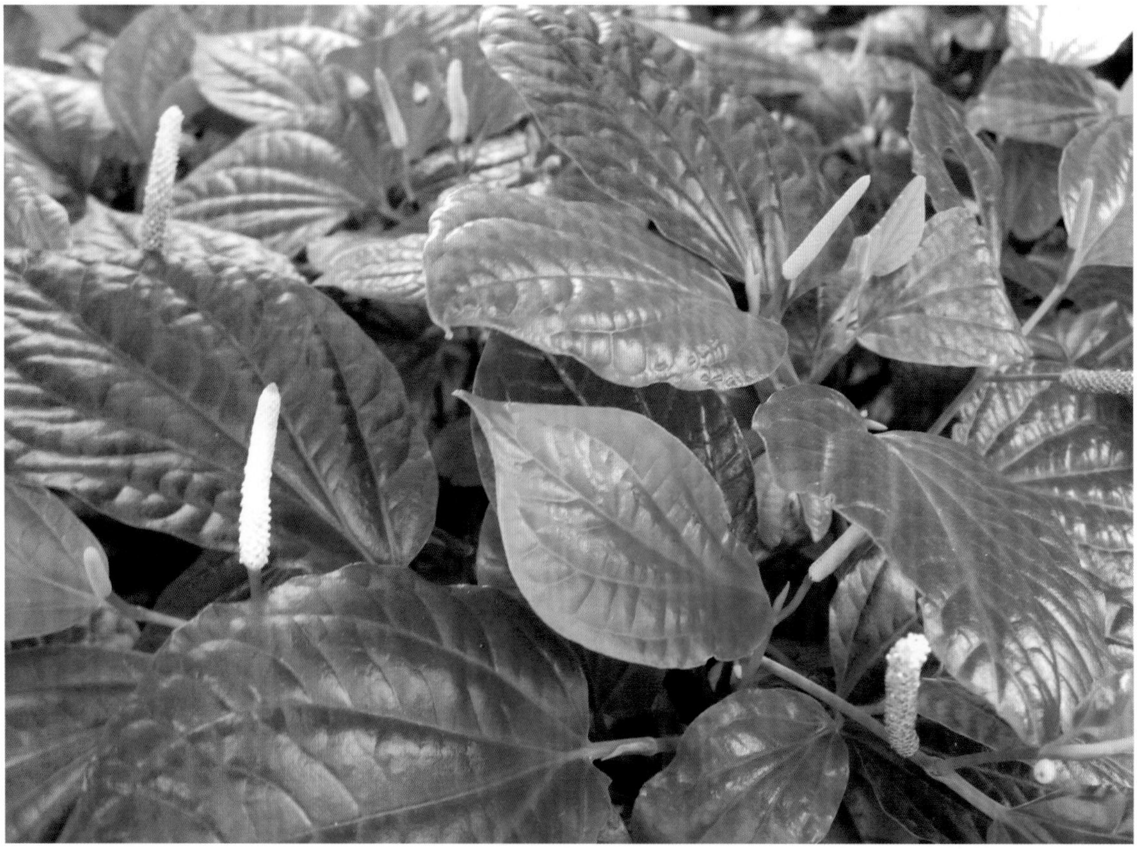

荜茇

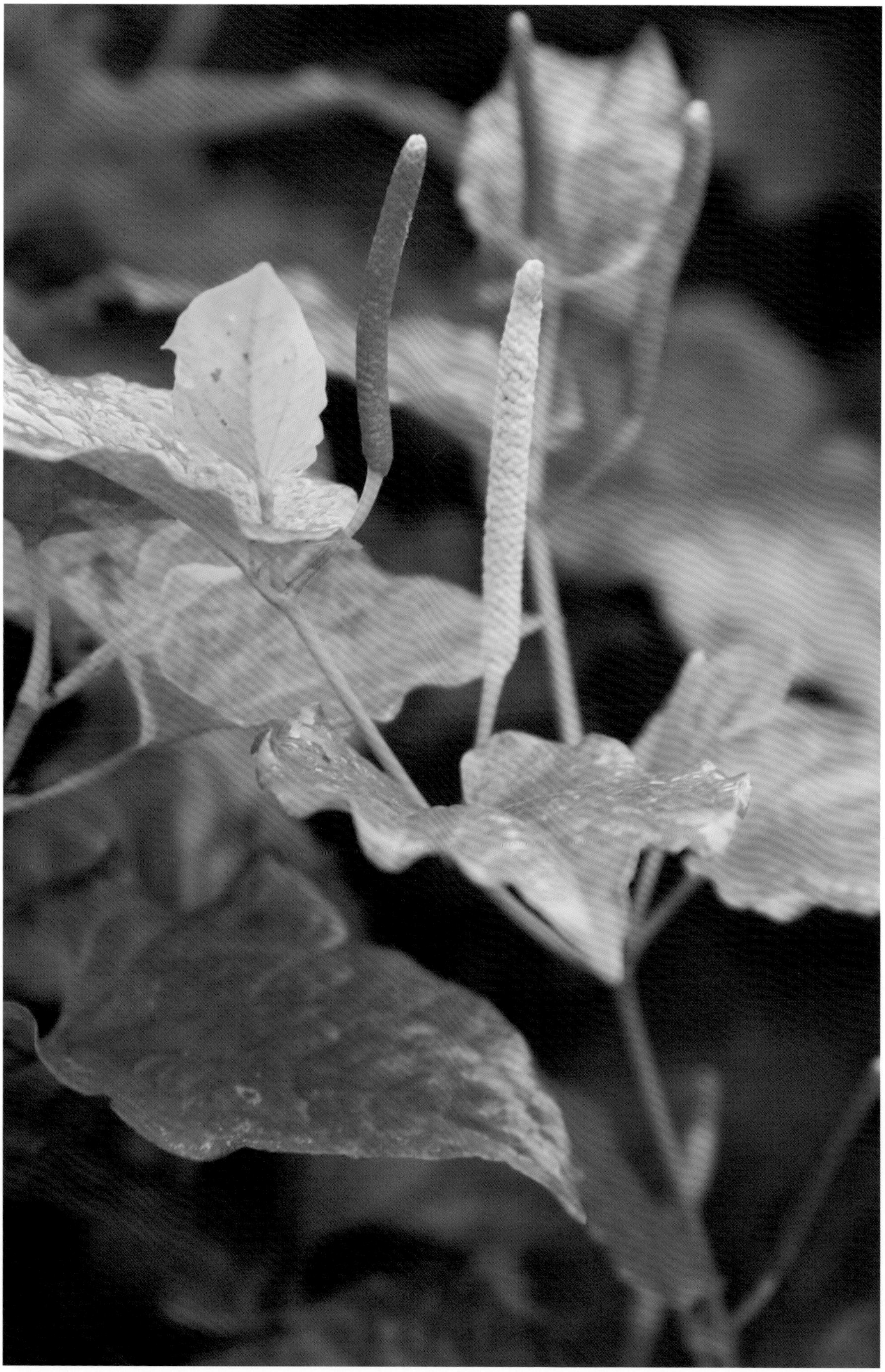

荜茇

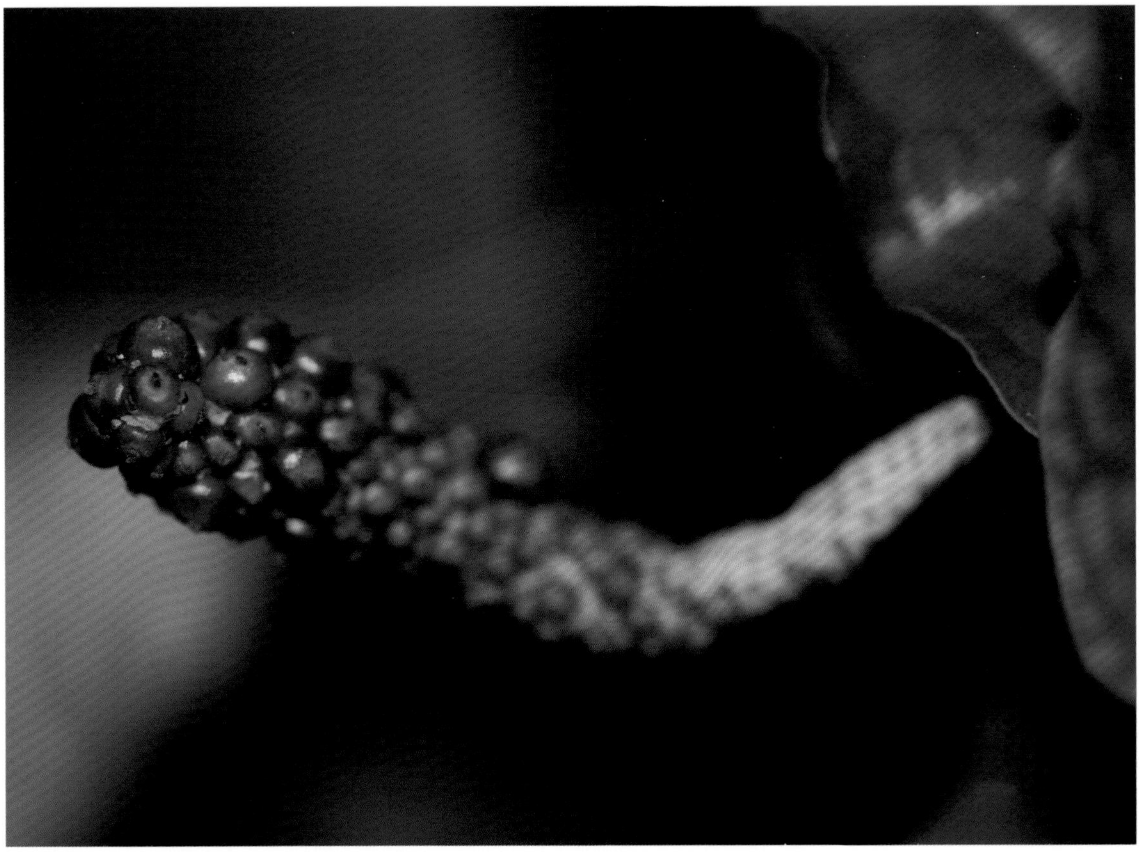

荜茇

药材鉴别

本品果穗呈圆柱状，稍弯曲，长 2 ~ 4.5 cm，直径 5 ~ 8 mm。总果柄多已脱落。表面黑褐色，由多数细小的瘦果聚集而成，排列紧密整齐，形成交错的小突起。小瘦果略呈圆球形，被苞片，直径约 1 mm。质坚硬，断面微红，胚乳白色。有特异香气；味辛辣。以肥大、质坚实、味浓者为佳。

功效主治

祛风除湿，活血止痛，通利水血。主治心慌心悸，风寒湿痹症，肢体关节酸痛，屈伸不利，肢体麻木，月经失调，痛经，经闭。

用法用量

内服：3 ~ 5 g，煎汤；0.5 ~ 1 g，研粉服。

民族药方

1. 胃痛 荜茇 50 g。加入 600 ml 黄酒中，浸泡 7 日，每次服 10 ml，每日 3 次。

2．呃逆　荜茇适量。捣细为末，饭前服，每次 2 g，每日 2 次。

3．月经失调，痛经，经闭　荜茇 5 g，臭麻木 10 g。水煎服。

4．腹胀，肠鸣　荜茇、肉桂各 10 g，干姜 8 g。水煎服，每日 2 次。

5．腹泻　荜茇、干姜各 3 g，肉豆蔻、炒白术、甘草各 6 g，木香 5 g。水煎服，每日 1 剂。

6．风寒湿痹症，肢体关节酸痛，屈伸不利，肢体麻木　荜茇粉 1 g，丁香粉 0.5 g。开水送服。

7．龋齿疼痛　荜茇、胡椒各等份。研末混均，将药粉塞入蛀孔中，1 ~ 3 分钟即可见效。

8．偏头痛　荜茇适量。研细粉，口含温水，左侧头痛以左鼻孔吸入荜茇细粉，右侧头痛则以右鼻孔吸入。

9．鼻塞　荜茇、川芎、白芷各 10 g，生川乌 4 g，冰片 3 g，鹅不食草 6 g，细辛 5 g。共研细末，装瓶备用，用时取 0.3 g，吹入鼻腔内，3 ~ 5 分钟即可见效。

使用注意

实热郁火、阴虚火旺者均忌服。

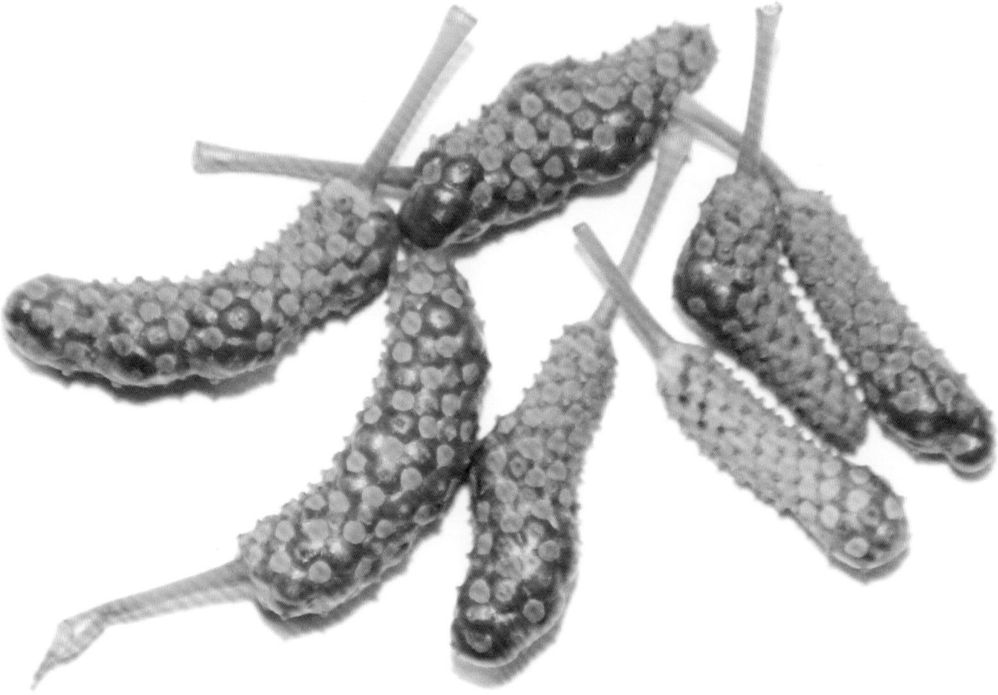

荜茇药材

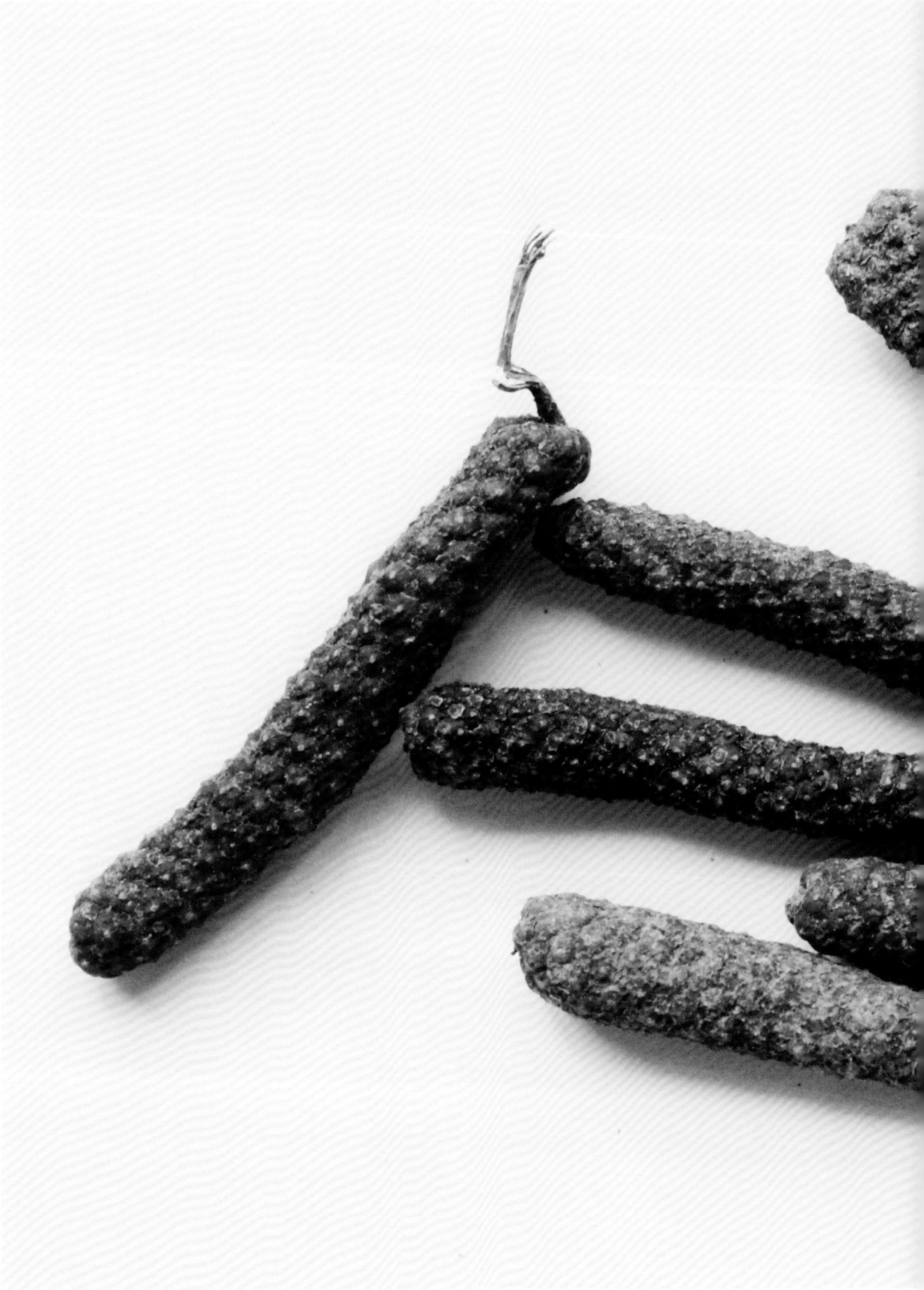

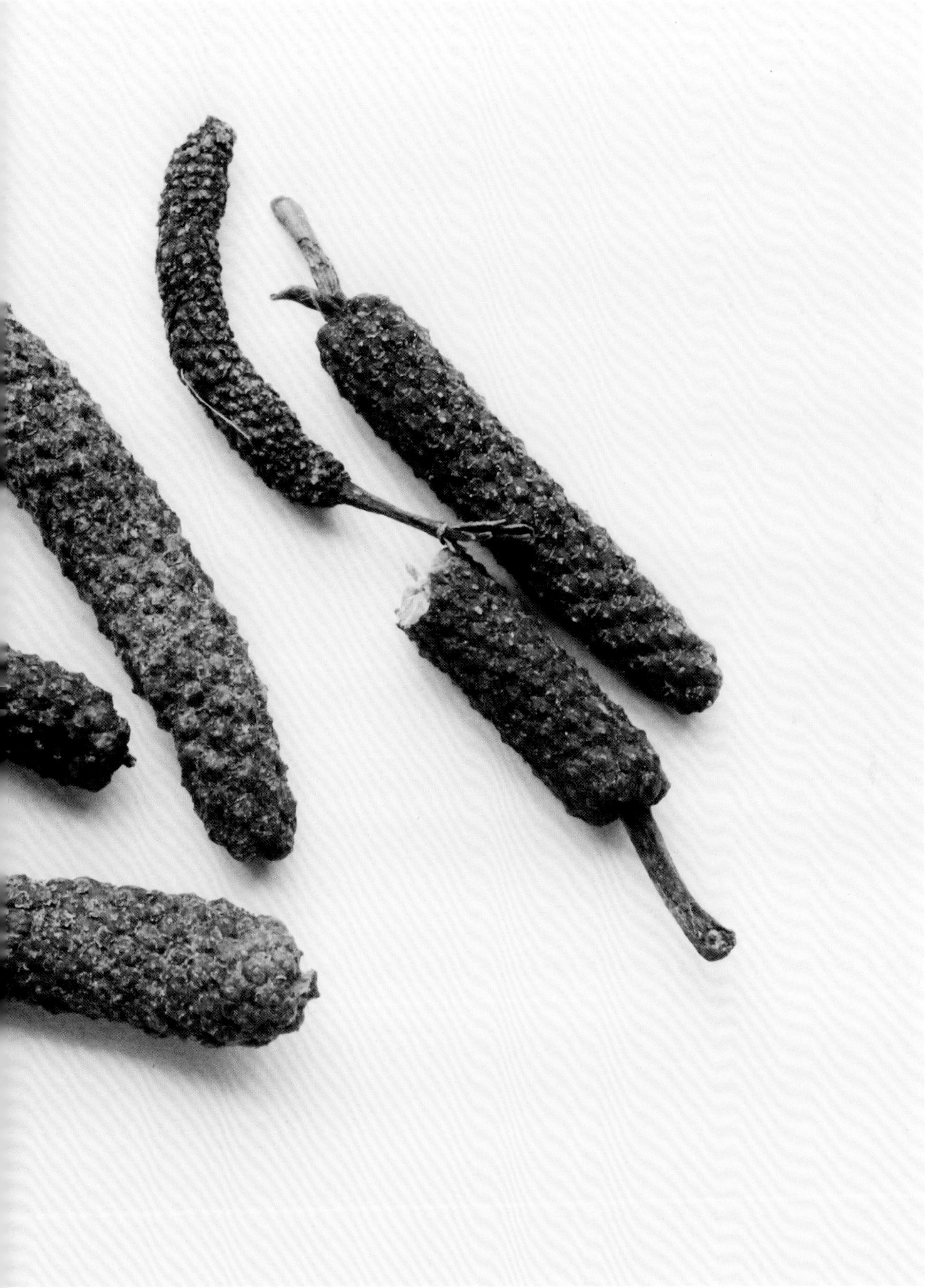

荜茇饮片

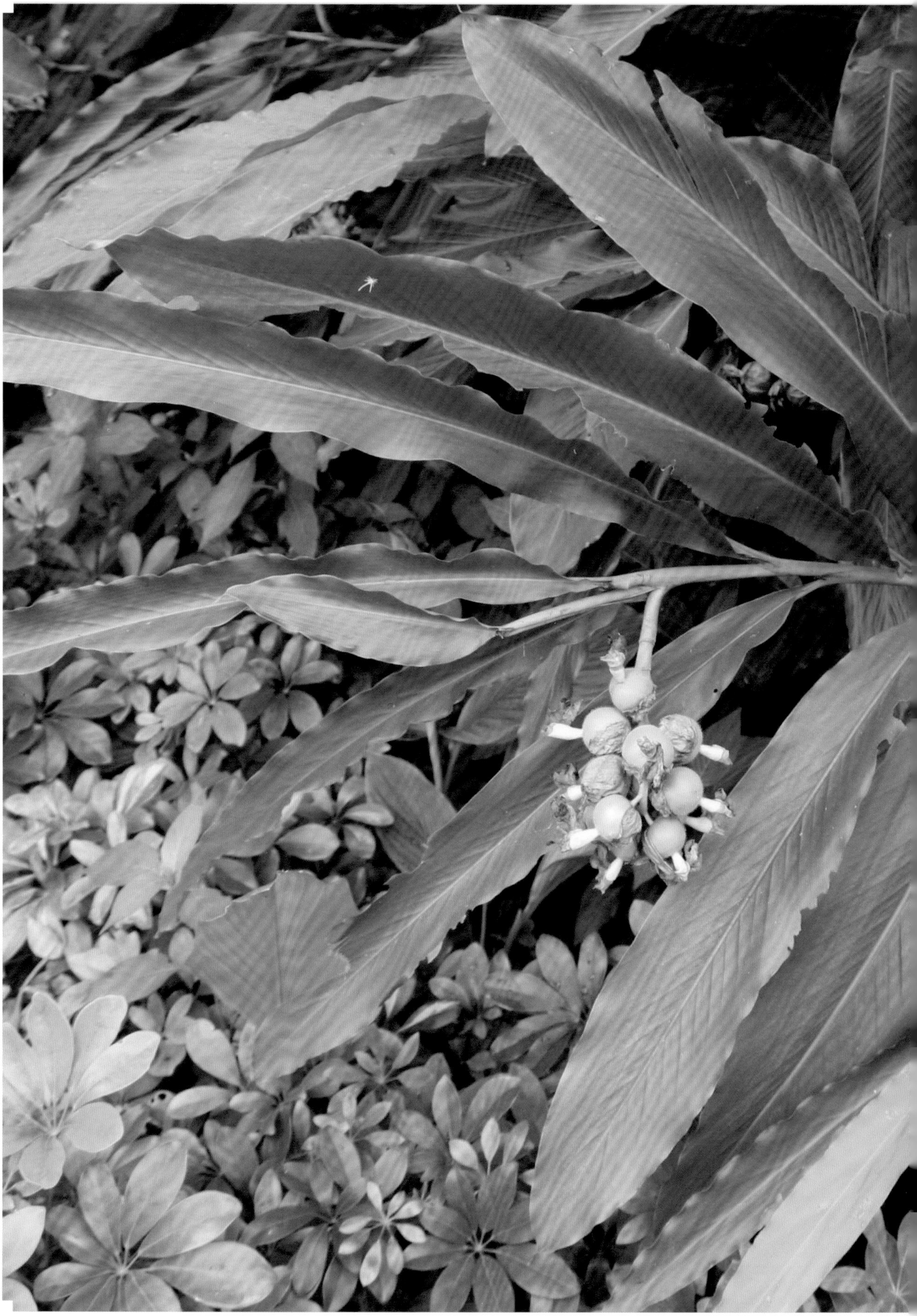

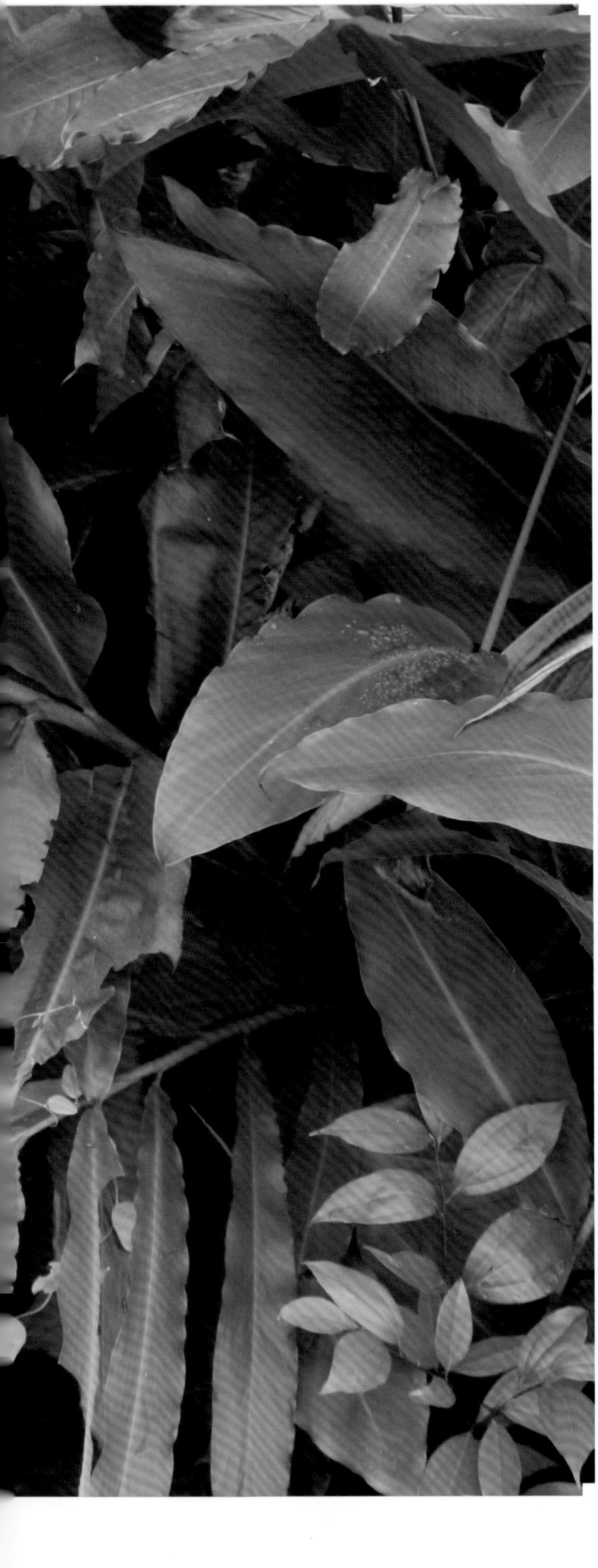

草豆蔻

【壮药名】芒卡。

【别　名】豆蔻、漏蔻、草果、豆蔻子、草蔻、大草蔻、草蔻仁、飞雷子。

【来　源】本品为姜科植物草豆蔻 *Alpinia katsumadai* Hayata 的干燥近成熟种子。

【性味归经】辛，温。归脾、胃经。

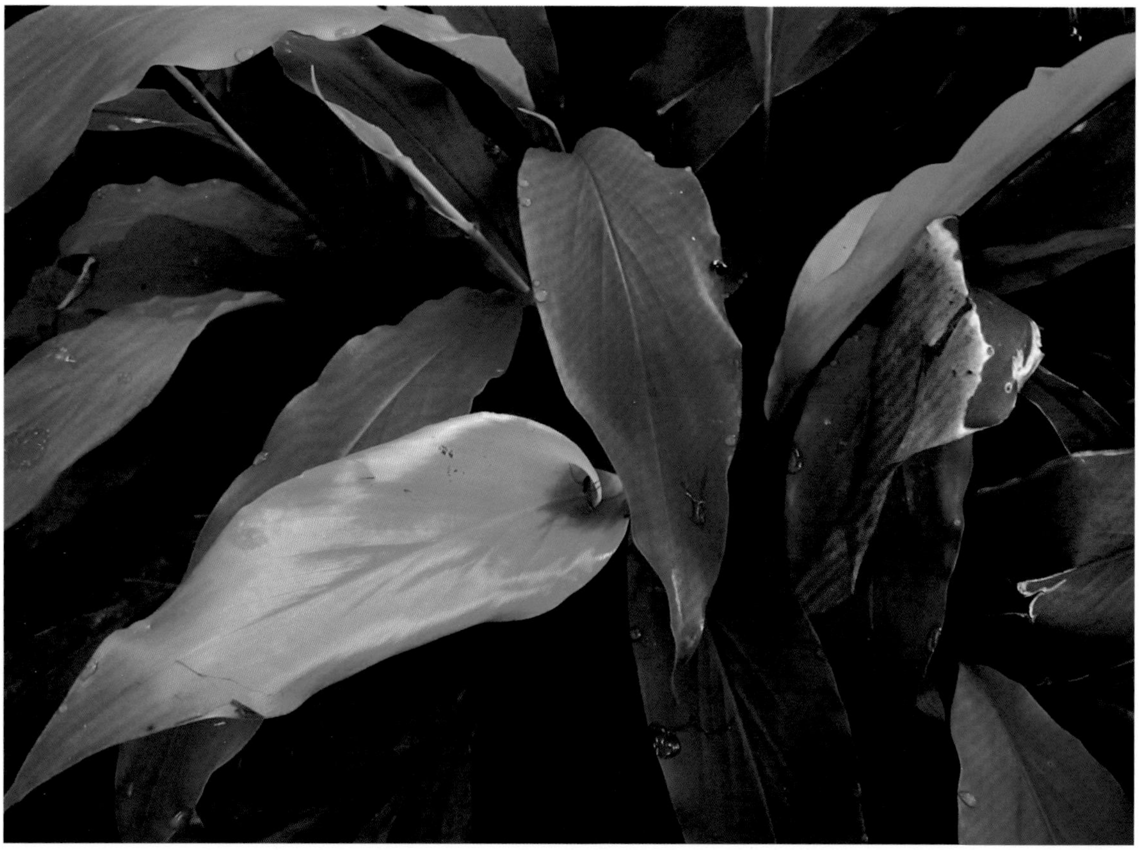

草豆蔻

识别特征

多年生草本；高 1 ~ 2 m。叶 2 列；叶舌卵形，革质，长 3 ~ 8 cm，密被粗柔毛；叶柄长不超过 2 cm；叶片狭椭圆形至披针形，长 30 ~ 55 cm，宽 6 ~ 9 cm，先端渐尖；基部楔形，全缘；下面被绒毛。总状花序顶生，总花梗密被黄白色长硬毛；花疏生，花梗长约 3 mm，被柔毛；小苞片阔而大，紧包着花芽，外被粗毛，花后苞片脱落；花萼筒状，白色，长 1.5 ~ 2 cm，先端有不等 3 钝齿，外被疏长柔毛，宿存；花冠白色，先端 3 裂，裂片为长圆形或长椭圆形，上方裂片较大，长约 3.5 cm，宽约 1.5 cm；唇瓣阔卵形，先端 3 个浅圆裂片，白色，前部具红色或红黑色条纹，后部具淡紫红色斑点；雄蕊 1，花丝扁平，长约 1.2 cm；子房下位，密被淡黄色绢状毛，上有二棒状附属体，花柱细长，柱头锥状。蒴果圆球形，不开裂，直径约 3.5 cm，外被粗毛，花萼宿存，熟时黄色。种子团呈类圆球形或长圆形，略呈钝三棱状，长 1.5 ~ 2.5 cm，直径 1.5 ~ 2 mm。花期 4—6 月，果期 6—8 月。

生境分布

生长于林缘、灌木丛或山坡草丛中。分布于广东、广西等省区。

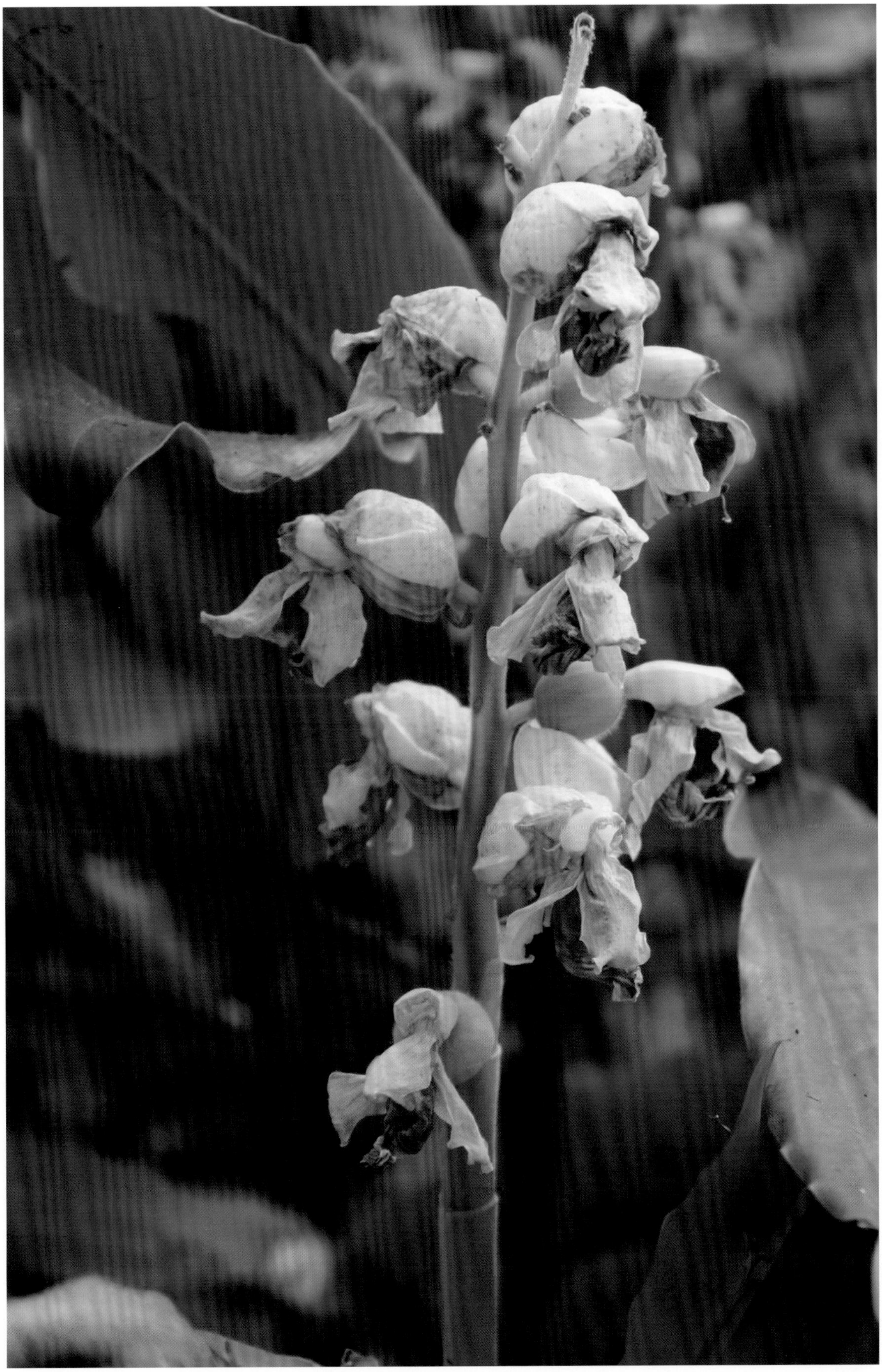

草豆蔻

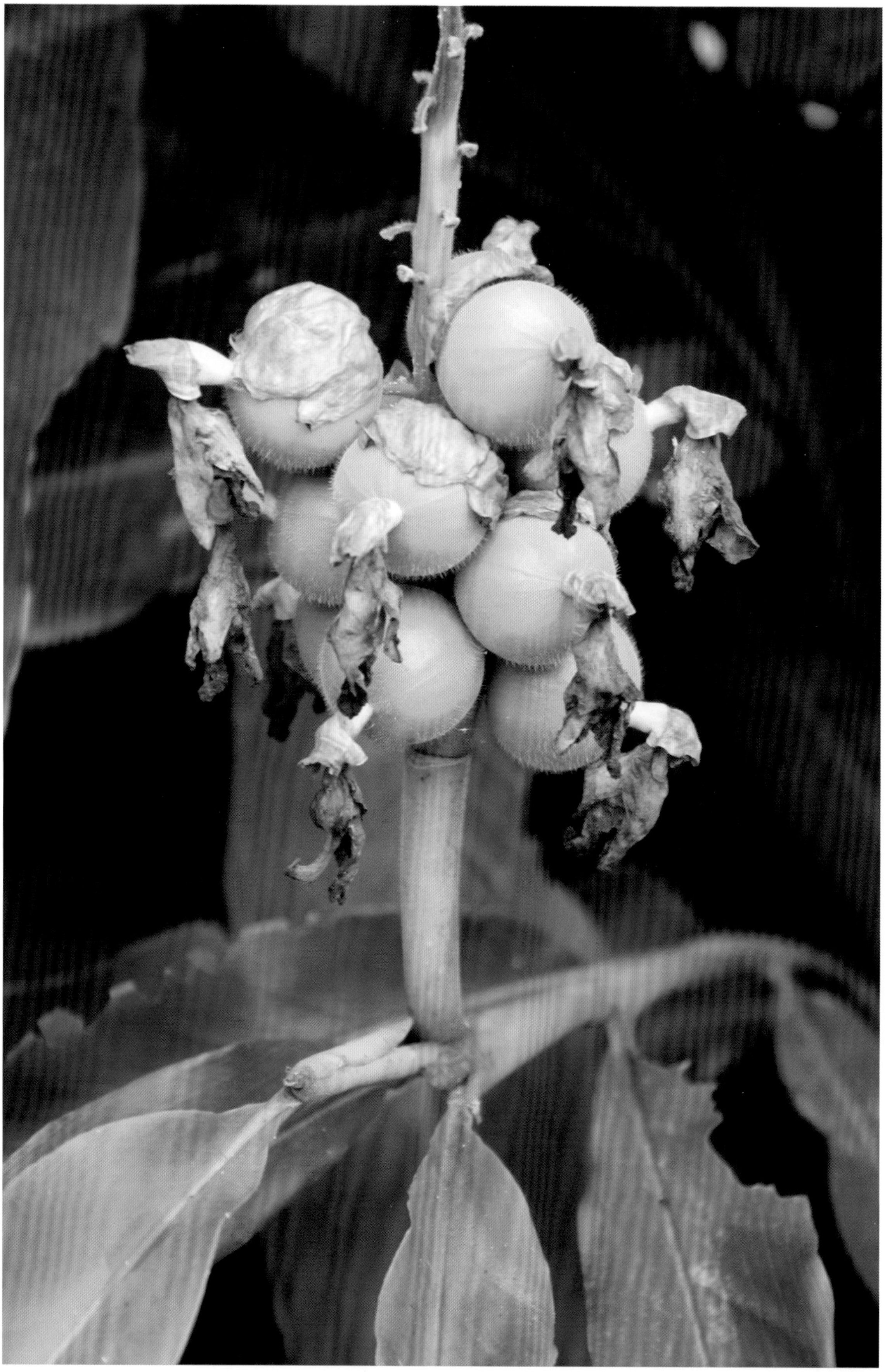

草豆蔻

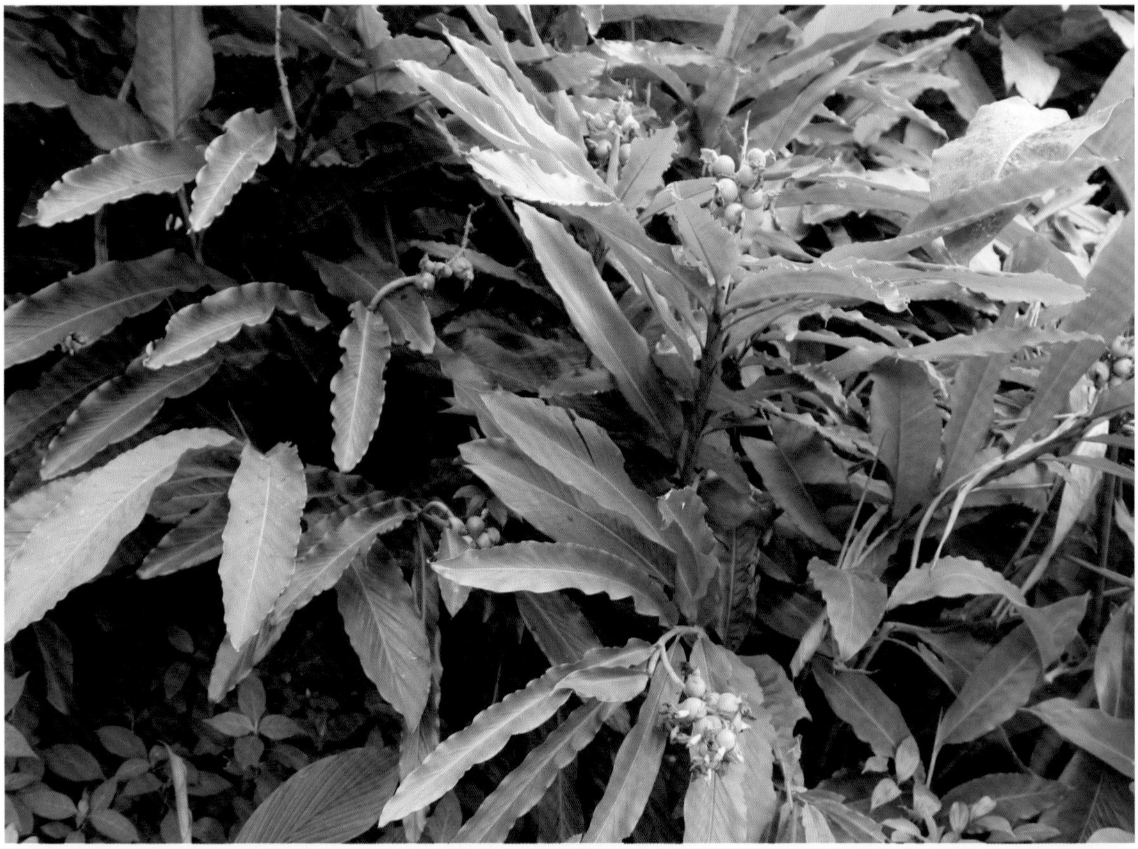

草豆蔻

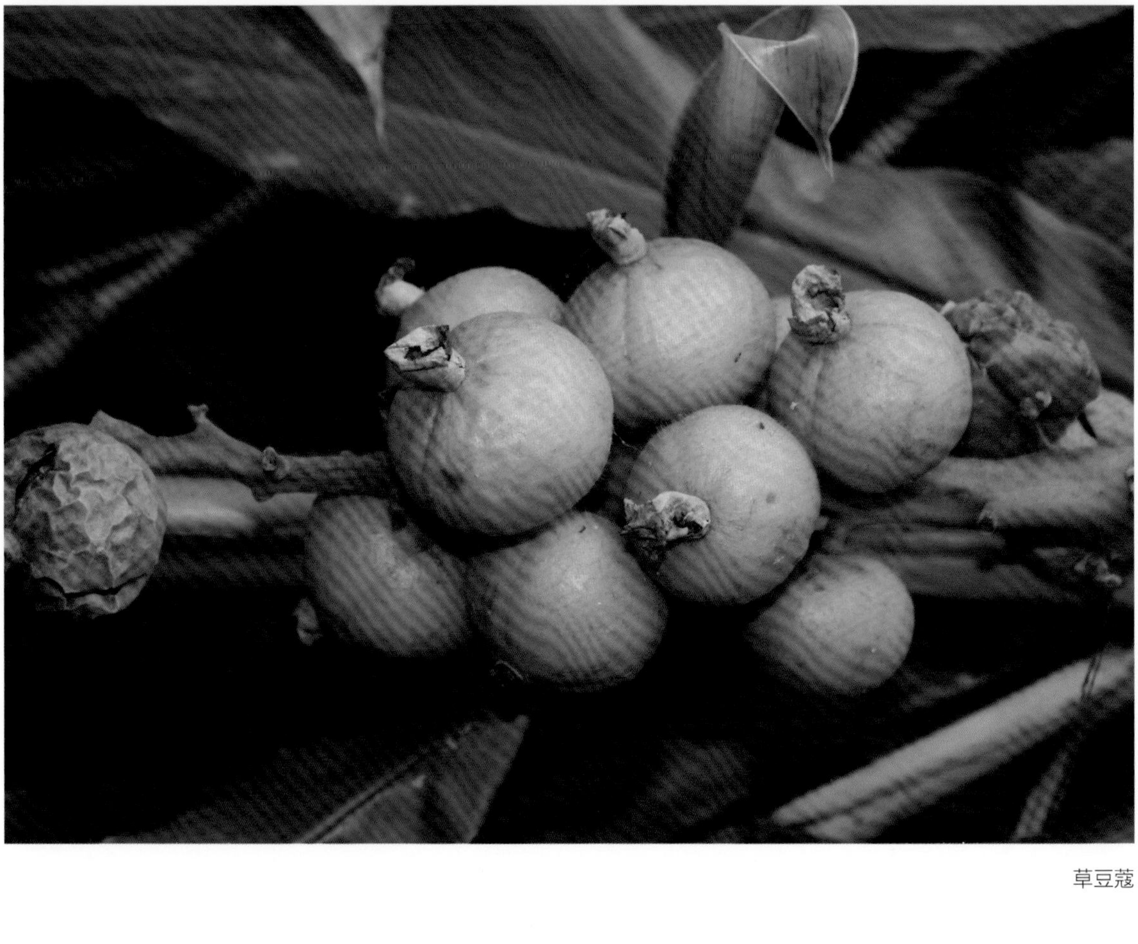

草豆蔻

采收加工

夏、秋二季采收。晒干，或用沸水略烫，晒至半干，除去果皮，取其种子团晒干，捣碎生用。

药材鉴别

本品干燥种子团呈圆球形或椭圆形，直径 1.5 ~ 2.5 cm，表面灰白色或灰棕色。中间有白色隔膜分成 3 瓣，每瓣有种子多数粘连紧密。种子卵圆状多角形，长 3 ~ 5 mm，直径约 3 mm。表面灰棕色，被一层白色透明的假种皮，背稍隆起，合点约在中央，种脐位于背侧面，种脊为一纵沟，经腹面至合点，破开后里面灰白色。气芳香，味辛辣。以个圆、坚实者为佳。

功效主治

温中，祛寒，行气，燥湿。主治心腹冷痛，痞满食滞，噎膈反胃，寒湿吐泻，痰饮积聚。

用法用量

内服：5 ~ 10 g，煎服，宜后下。

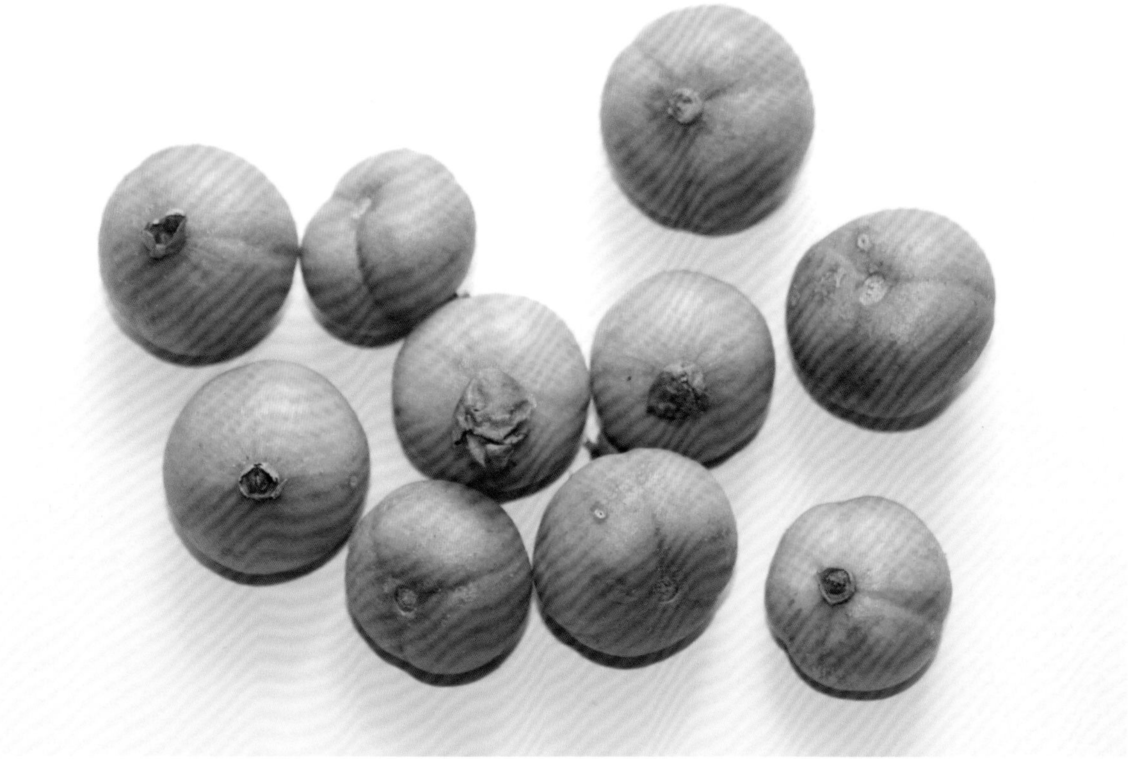

草豆蔻

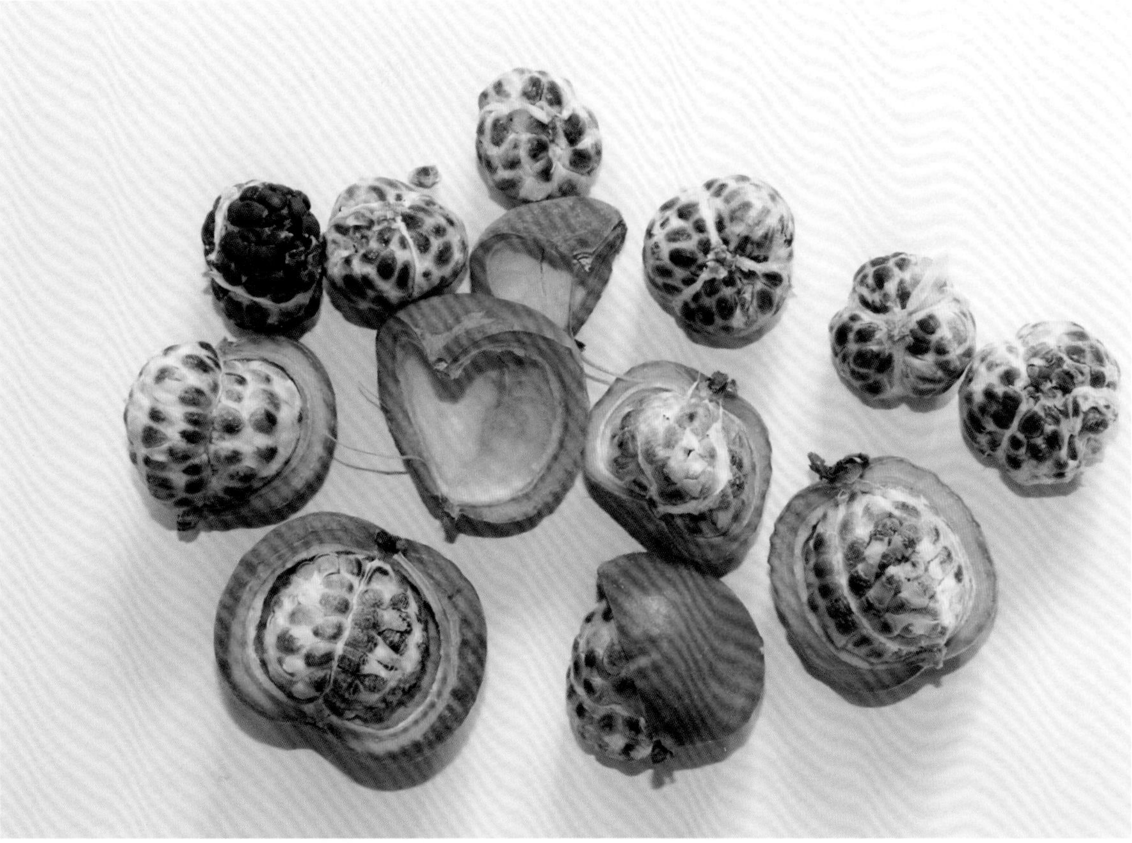

草豆蔻药材

民族药方

1．心腹胀满 草豆蔻 50 g。去皮为末，每次 2 g，以木瓜生姜汤调服。

2．慢性胃炎 草豆蔻适量。炒黄研末，每次服 3 g，每日 3 次。

3．中暑受热，恶心呕吐，腹痛泄泻，胸中满闷，晕车晕船，水土不服 草豆蔻、砂仁、青果、肉桂、槟榔、橘皮、茯苓、小茴香各 30 g，甘草 25 g，木香 45 g，红花、丁香各 15 g，薄荷冰 27 g，冰片 9 g，麝香 0.3 g。糊丸，每次 10 粒，温开水送服；平时每次 2 ~ 3 粒，含化。

4．胸腹胀闷，食欲不振 草豆蔻、陈皮、香附各 10 g，石菖蒲 15 g。水煎服。

5．小儿泄泻不止 草豆蔻 1 枚。剥开皮，入乳香 1 块在内，复用白面裹，慢火烧令熟，去面及豆蔻皮不用。同研为细末，以粟米饮和丸如麻子大，米汤饮下，每次 5 ~ 7 丸，不拘时服。

使用注意

阴虚血少者禁服。

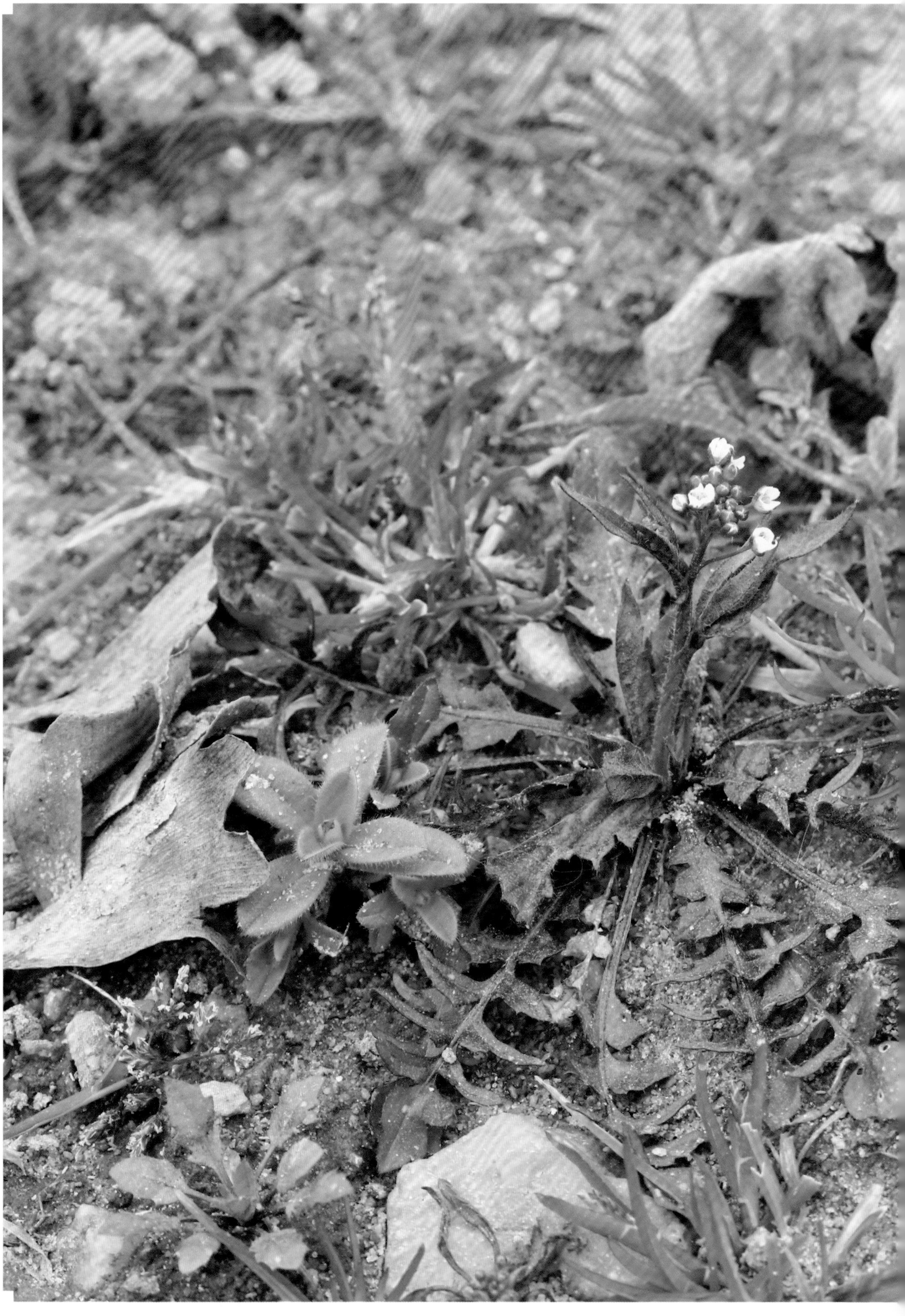

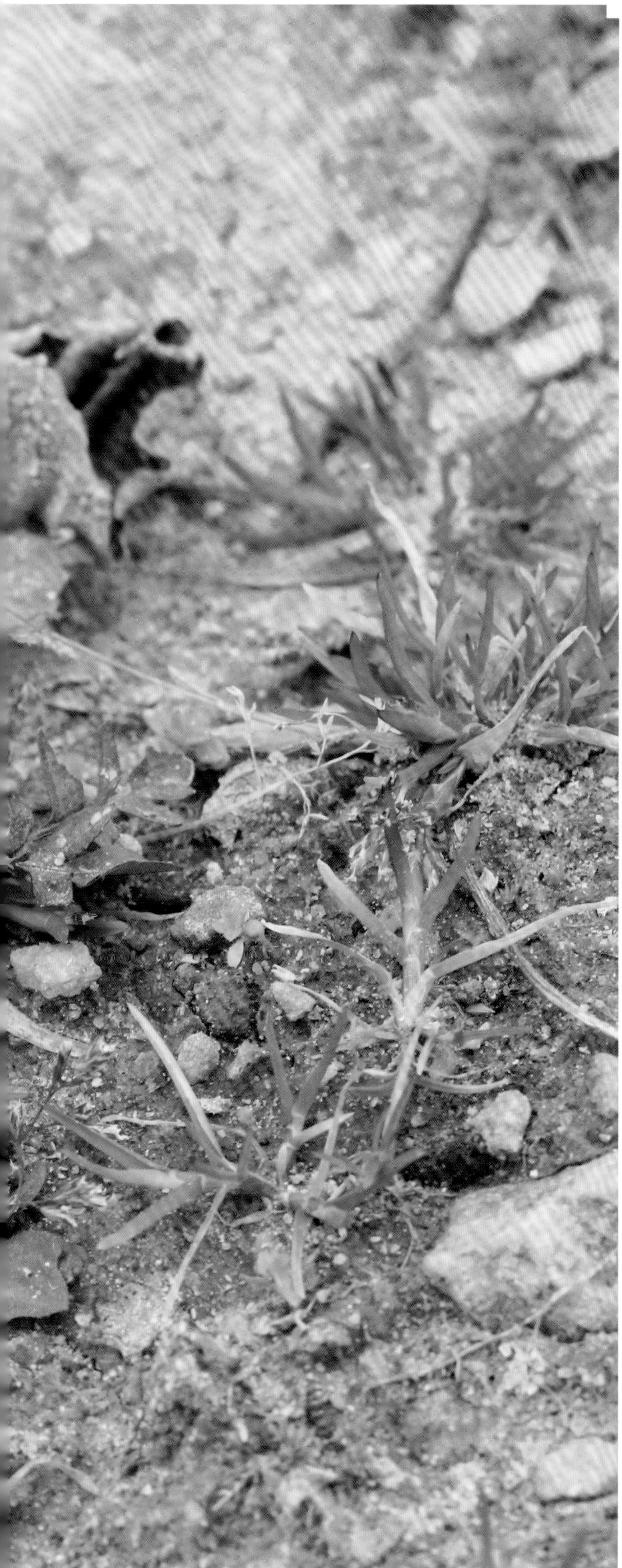

荠菜

【壮药名】碰堆。

【别　名】荠、护生草、清明菜、鸡心菜、净肠草、地米菜、鸡脚菜、假水菜。

【来　源】本品为十字花科植物荠菜 *Capsella bursa-pastoris*（L.）Medic. 的全草。

【性味归经】味甘、淡，性微冷。归肝、心、肺经。

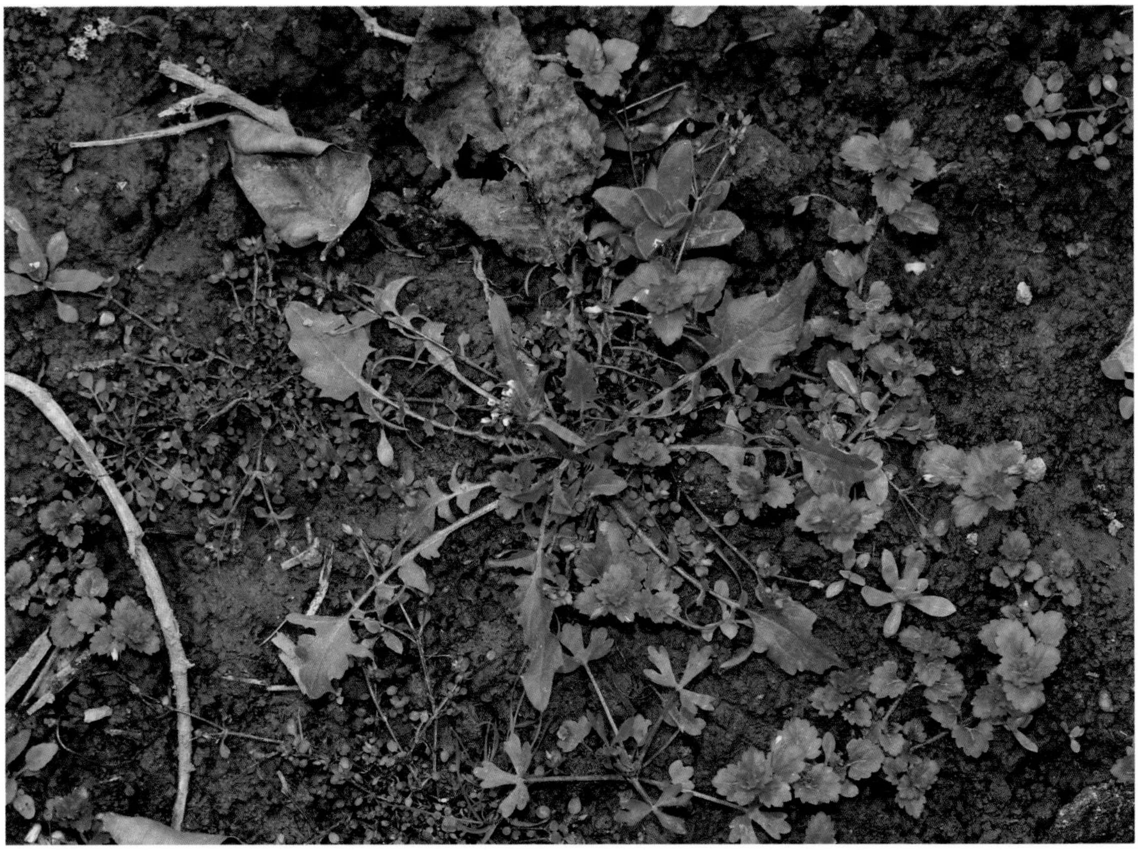

荠菜

识别特征

一年或二年生草本植物，高 20 ~ 50 cm。茎直立，有分枝，稍有分枝毛或单毛。基生叶丛生，呈莲座状，具长叶柄，达 5 ~ 40 mm；叶片大头羽状分裂，长可达 12 cm，宽可达 2.5 cm。顶生裂片较大，卵形至长卵形，长 5 ~ 30 mm，侧生者宽 2 ~ 20 mm，裂片 3 ~ 8 对，较小，狭长，呈圆形至卵形，先端渐尖，浅裂或具有不规则锯齿；茎生叶狭披针形，长 1 ~ 2 cm，宽 2 ~ 15 mm，基部箭形抱茎，边缘有缺刻或锯齿，两面有细毛或无毛。总状花序顶生或叶生，果期延长达 20 cm；萼片长圆形；花瓣白色，匙形或卵形，长 2 ~ 3 mm，有短爪。短角果倒卵状三角形或倒心状三角形，长 5 ~ 8 mm，宽 4 ~ 7 mm，扁平，无毛，先端稍凹，裂片具网脉，花柱长约 0.5 mm。种子 2 行，呈椭圆形，浅褐色。花、果期 4—6 月。

生境分布

生长于田边、路旁。全国各地均有分布或栽培。

采收加工

3—5 月采收，除去枯叶、杂质，洗净，晒干。

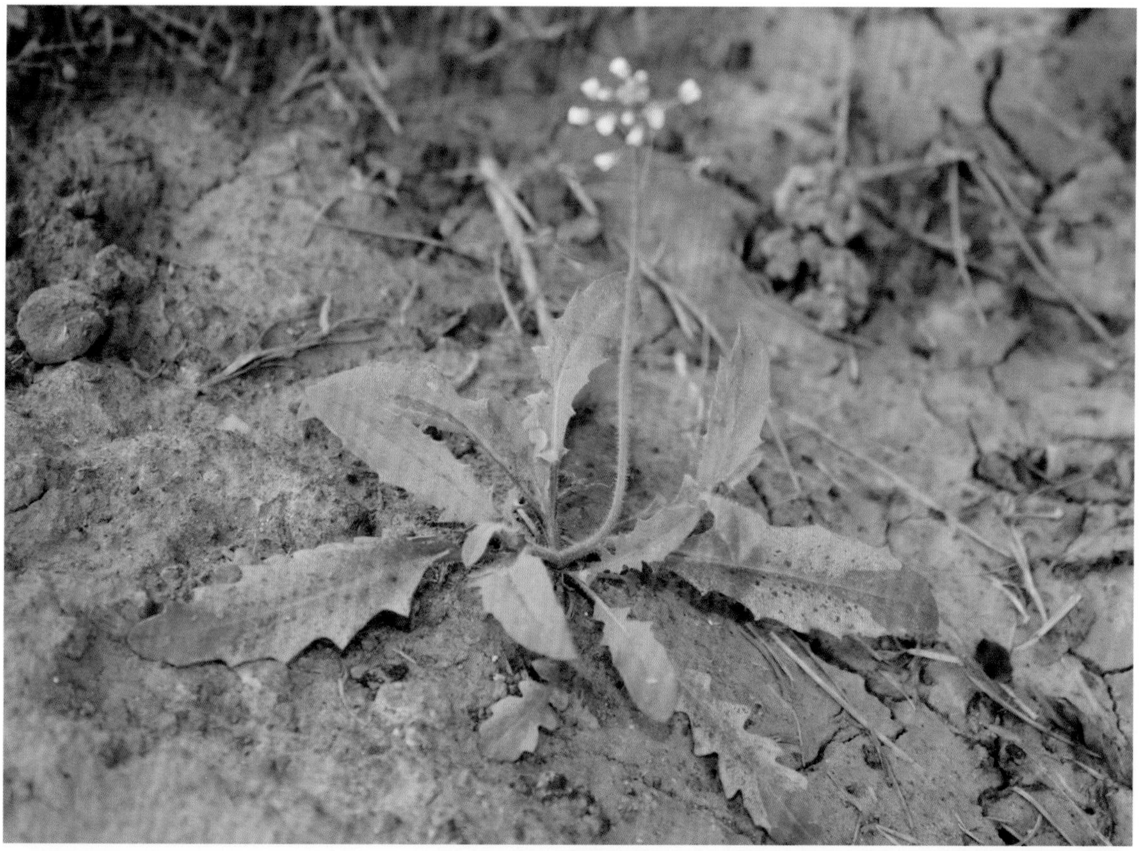

荠菜

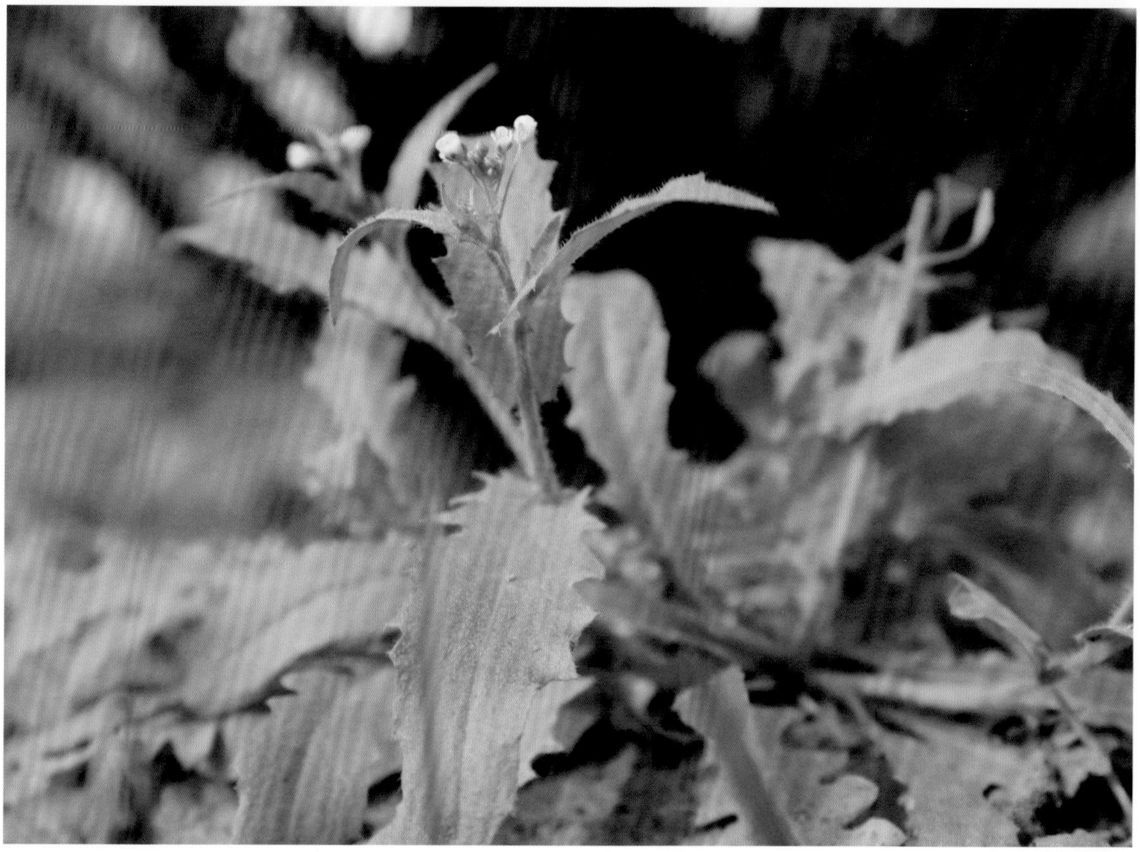

荠菜

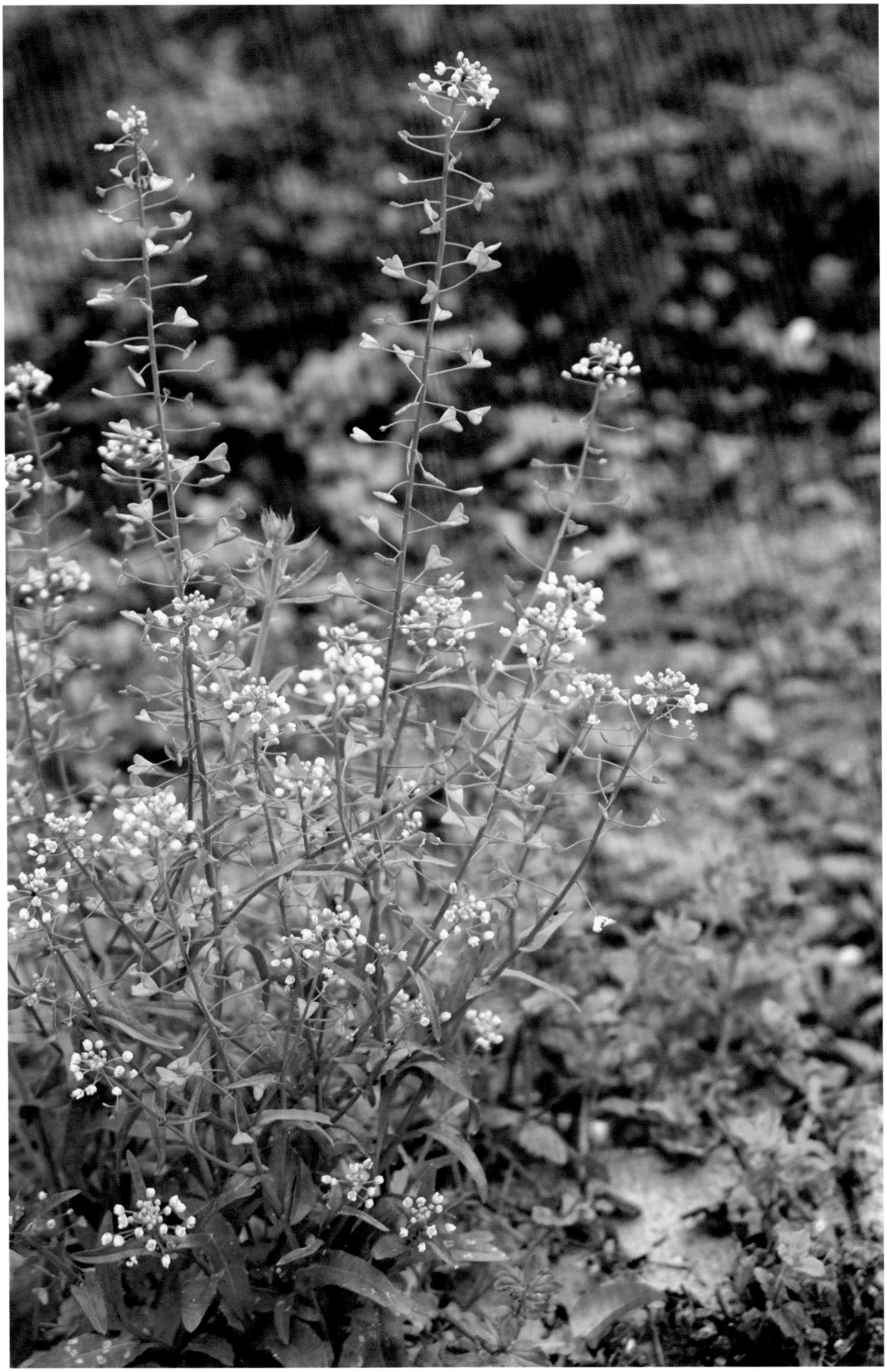

荠菜

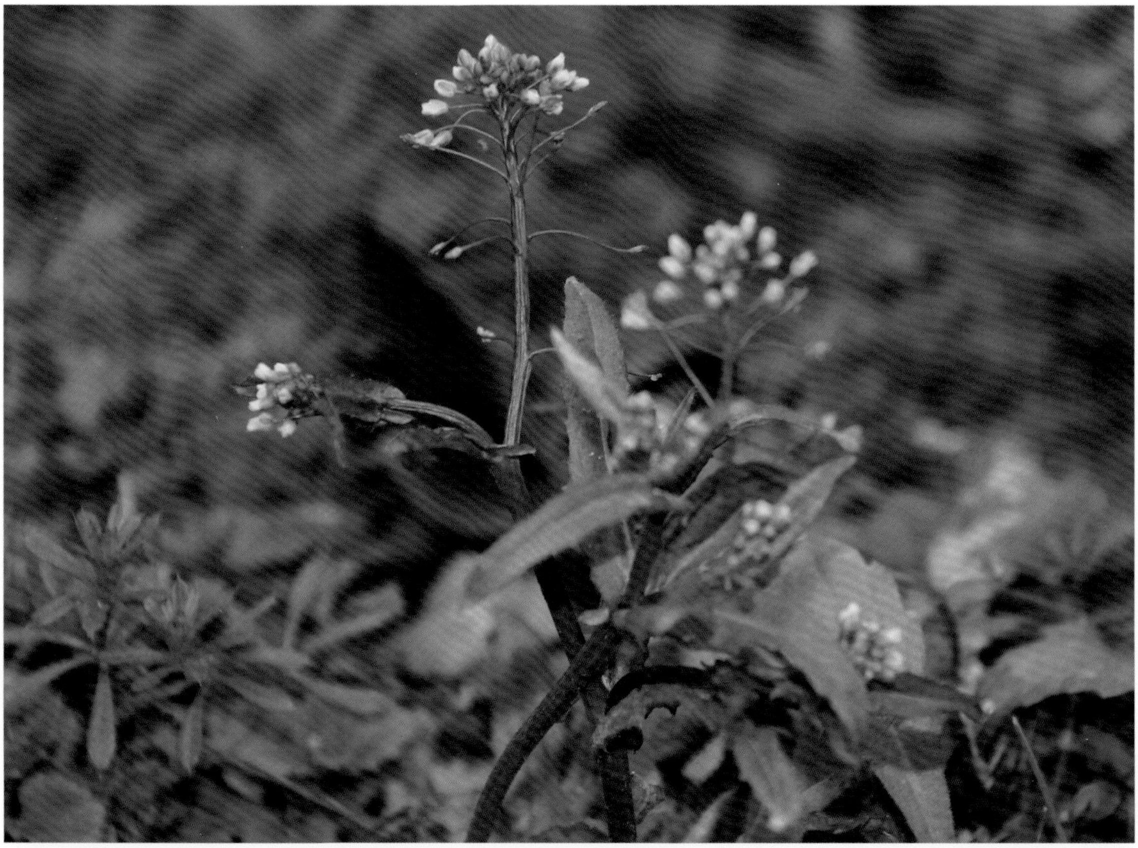

荠菜

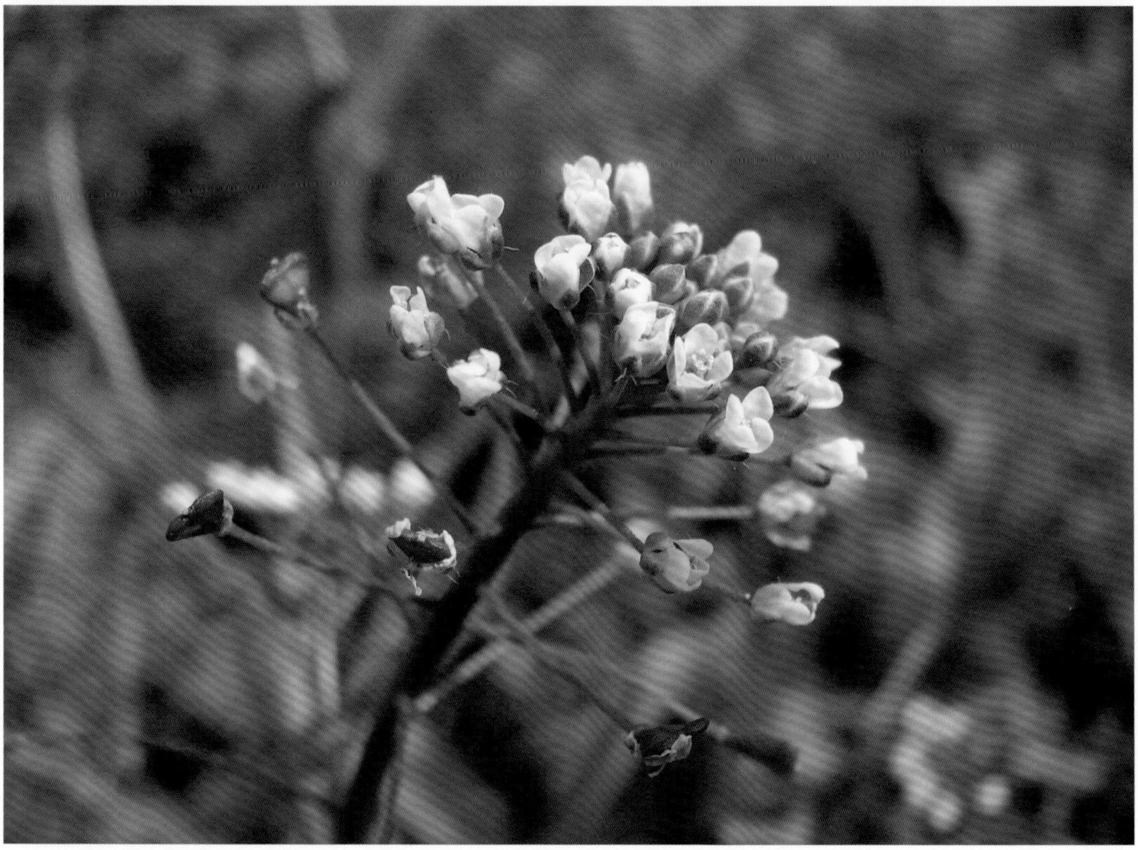

荠菜

药材鉴别

本品主根呈圆柱形或圆锥形，有的有分枝，长 4 ~ 10 cm。表面类白色或淡褐色，有众多须状侧根。茎纤细，黄绿色，易折断。根出叶羽状裂，多蜷缩，展平后呈披针形，顶端裂片较大，边缘具粗齿；表面灰绿色或枯黄色，有的棕褐色，纸质，易碎；茎生叶长圆形或线状披针形，基部耳状抱茎。果实倒三角形，扁平，顶端微凹，具残存短花柱。种子细小，倒卵圆形，着生在假隔膜上，呈 2 行排列。搓之有清香气，味淡。

功效主治

凉肝止血，平肝明目，清热利湿。主治吐血，衄血，咯血，尿血，崩漏，目赤疼痛，眼底出血，原发性高血压，赤白痢疾，肾炎性水肿，乳糜尿。

用法用量

内服：15 ~ 30 g，鲜品 60 ~ 120 g，煎汤；或入丸、散服。外用：适量，捣汁点眼。

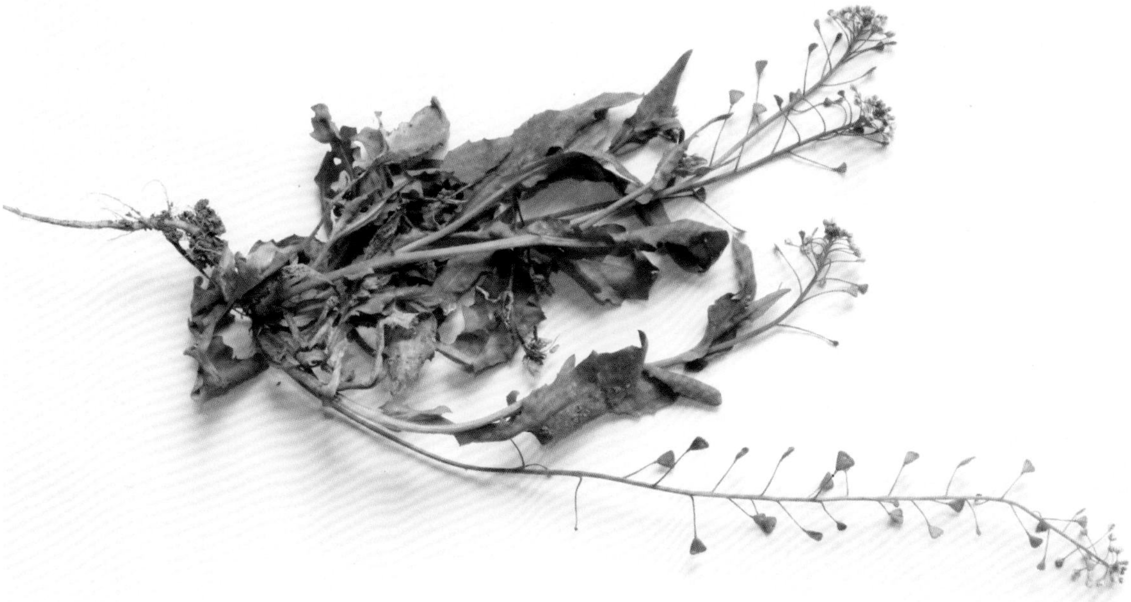

荠菜

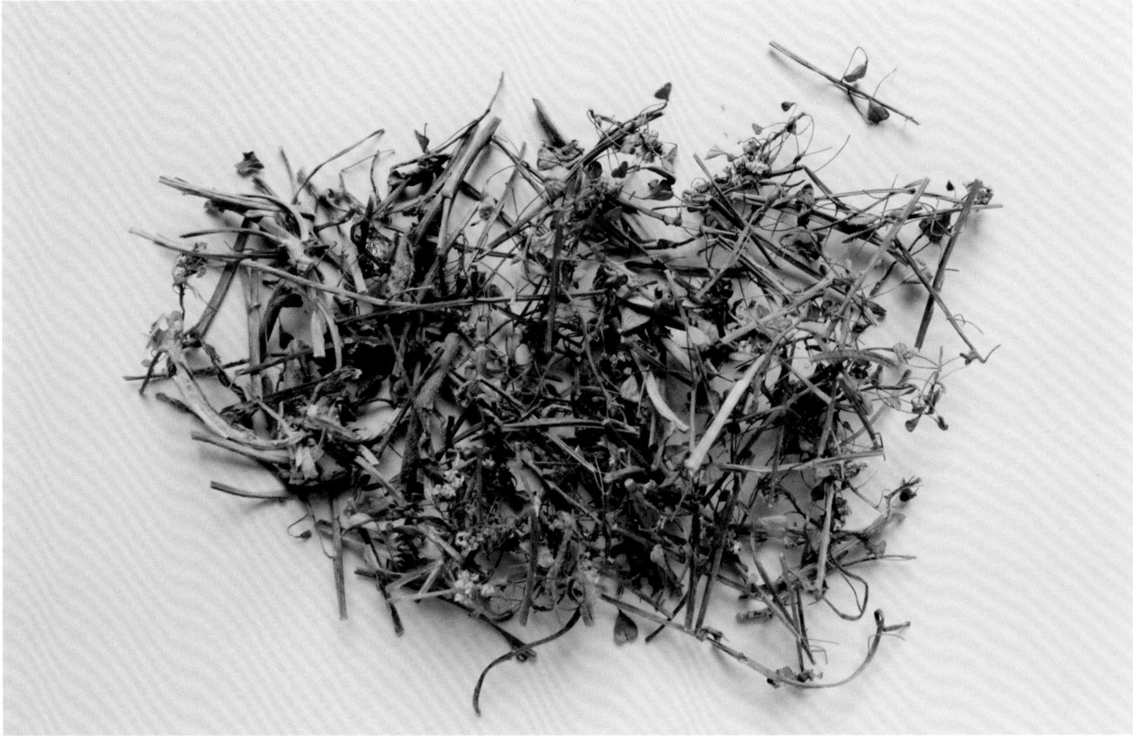

荠菜饮片

民族药方

1．内伤吐血　荠菜、大枣各 30 g。水煎服。

2．崩漏，月经过多　荠菜、龙芽草各 30 g。水煎服。

3．肺热咳嗽　荠菜全草适量。同鸡蛋煮吃。

4．肝阳头昏目痛　荠菜 9 g，菊花、桑叶、草决明各 6 g。水煎服。

5．痢疾　荠菜 60 g。水煎服。

6．阳证水肿　荠菜、车前草各 30 g。水煎服。

7．小儿麻疹火盛　鲜荠菜 30 ~ 60 g（干品 15 ~ 30 g），白茅根 120 ~ 150 g。水煎服，可代茶长服。

使用注意

脾胃虚寒者慎用。

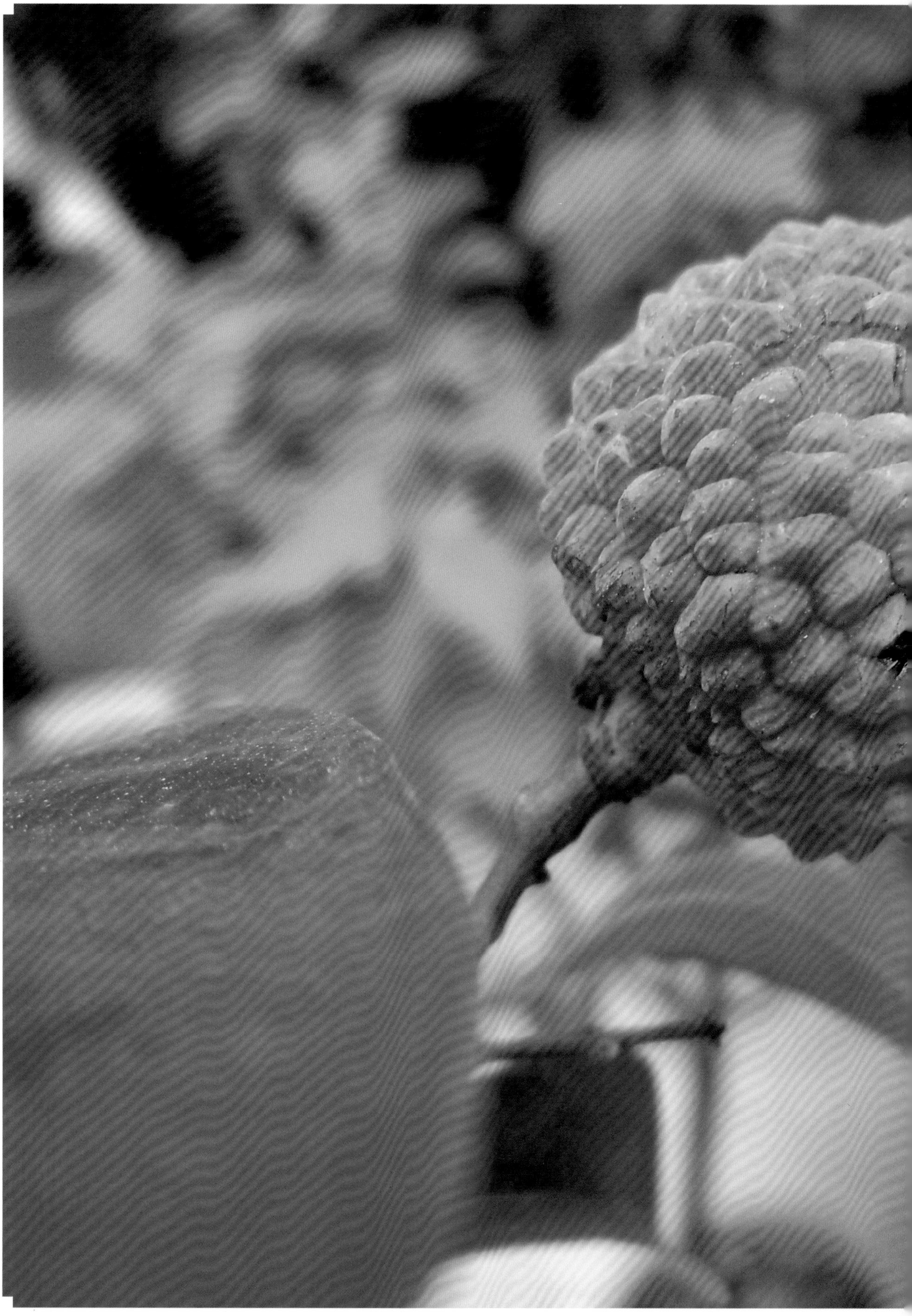

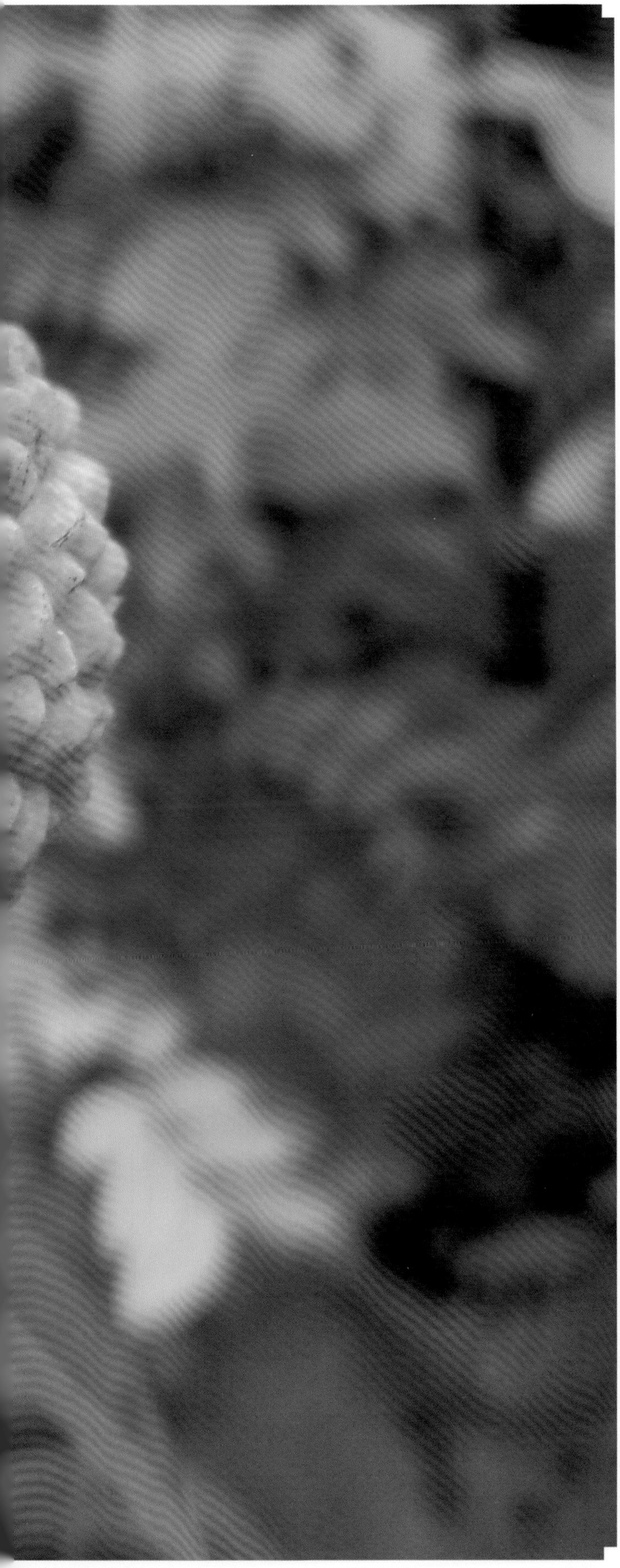

荔枝核

【壮药名】芒累。

【别　名】离支、荔支、荔枝子、离枝、丹荔、火山荔、丽枝、勒荔。

【来　源】本品为无患子科植物荔枝 *Litchi chinensis* Sonn. 的干燥成熟种子。

【性味归经】性辛、微苦，温。归肝、胃经。

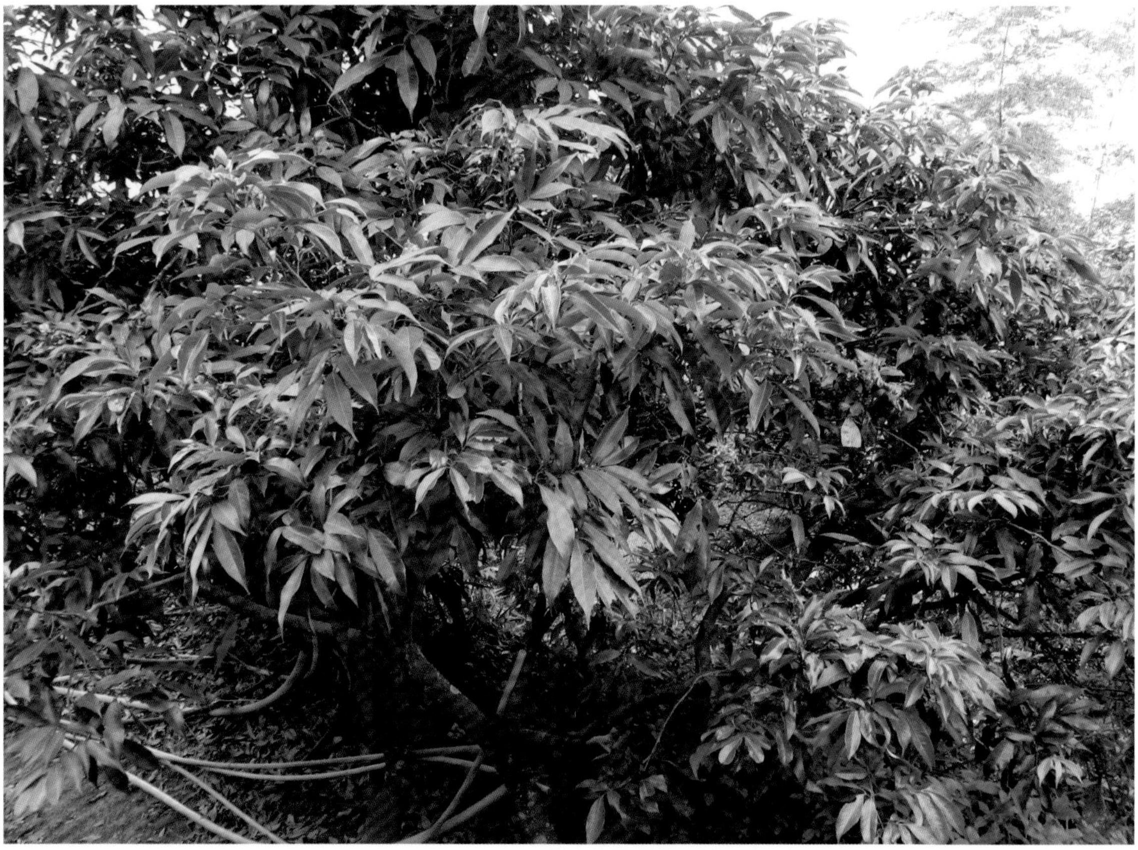

荔枝

识别特征

常绿乔木，高达 10 m；树冠广阔，枝多扭曲。羽状复叶，互生；小叶 2 ~ 4 对，革质而亮绿色，矩圆形或矩圆状披针形，长 6 ~ 12 cm，宽 2.5 ~ 4 cm，先端渐尖，基部楔形且稍斜，全缘，新叶橙红色。圆锥花序顶生，花小，杂性，青白色或淡黄色；杯状，4 片，宽 2.5 ~ 3 mm，边缘浅波状；无花瓣，花盘环状，肉质；雄蕊 6 ~ 10 枚，长 5 ~ 6 mm，花丝分离。被毛；子房上位，具短柄，倒心状，2 ~ 3 裂，2 ~ 3 室，花柱线状，顶端 2 短裂。核果球形或卵形，直径约 3 cm，外果皮革质，有瘤状突起，熟时赤色。种子矩圆形，褐色而明亮，假种皮肉质，白色，半透明，与种子极易分离。花期 2—3 月，果期 6—7 月。

生境分布

全国各地均有栽培。分布于华南和西南等地区，尤以广东和福建南部、台湾栽培最盛。

采收加工

夏季采摘成熟果实，除去果皮及肉质假种皮，洗净，晒干。

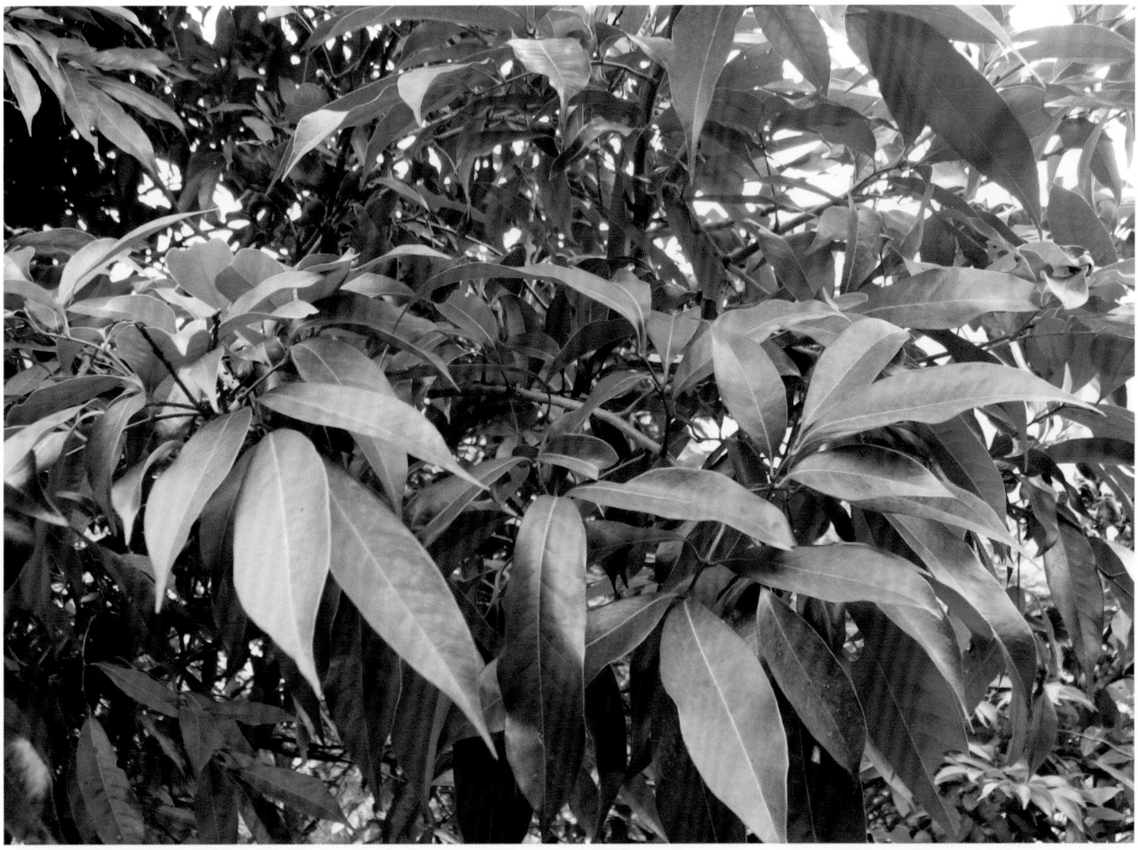
荔枝

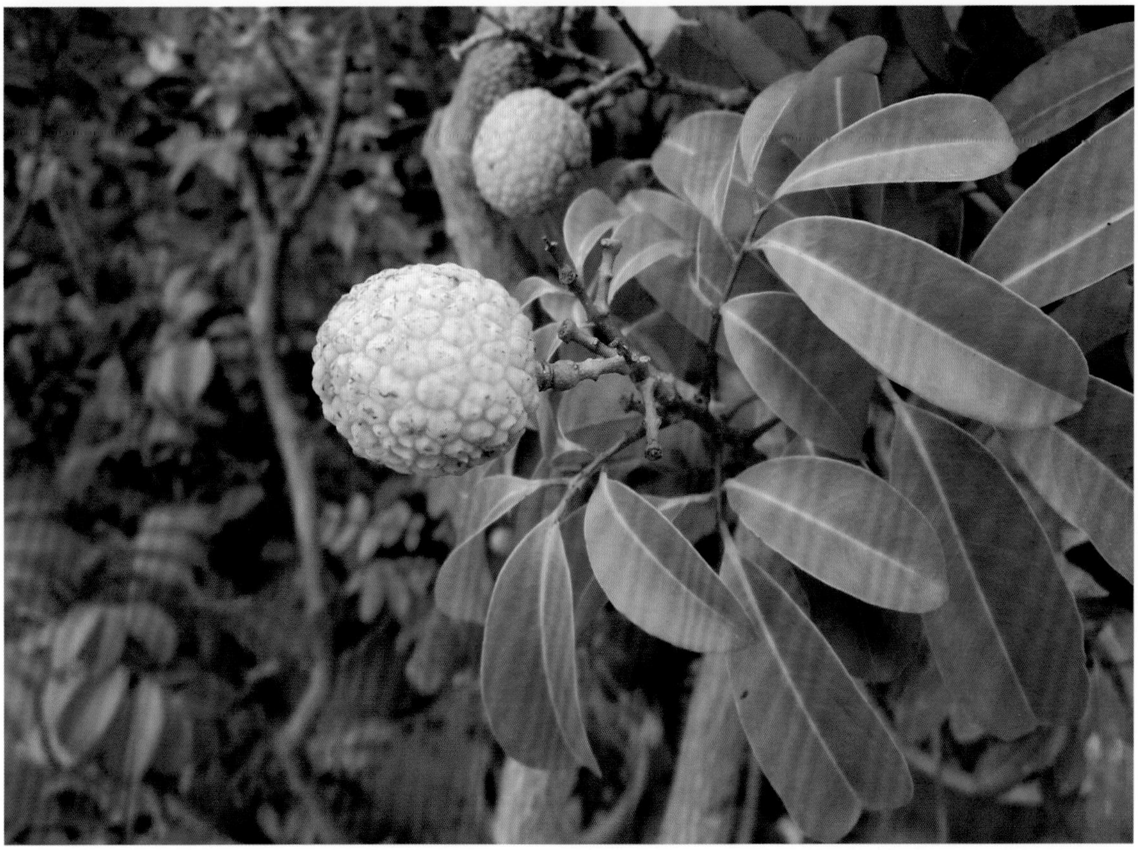
荔枝

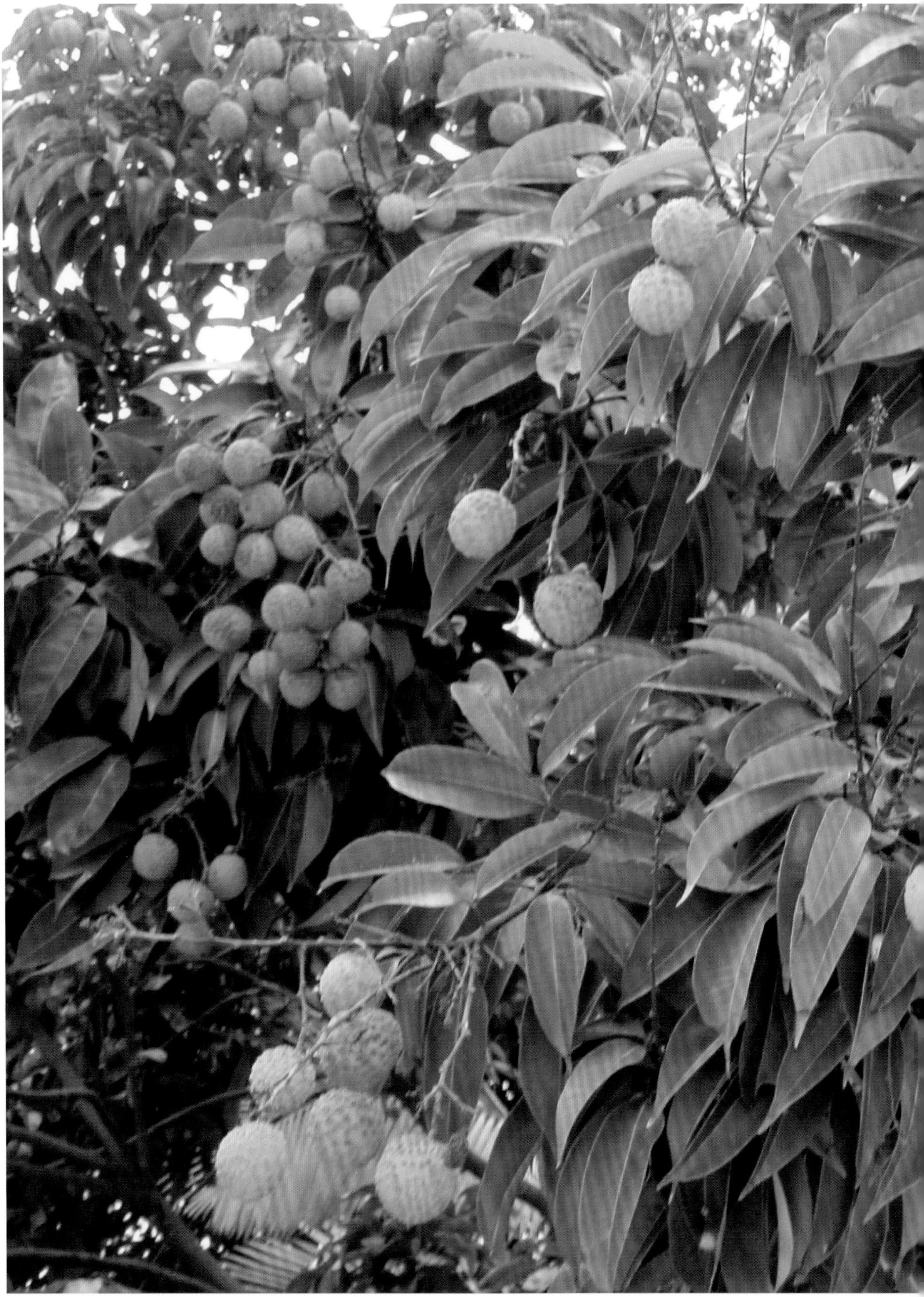

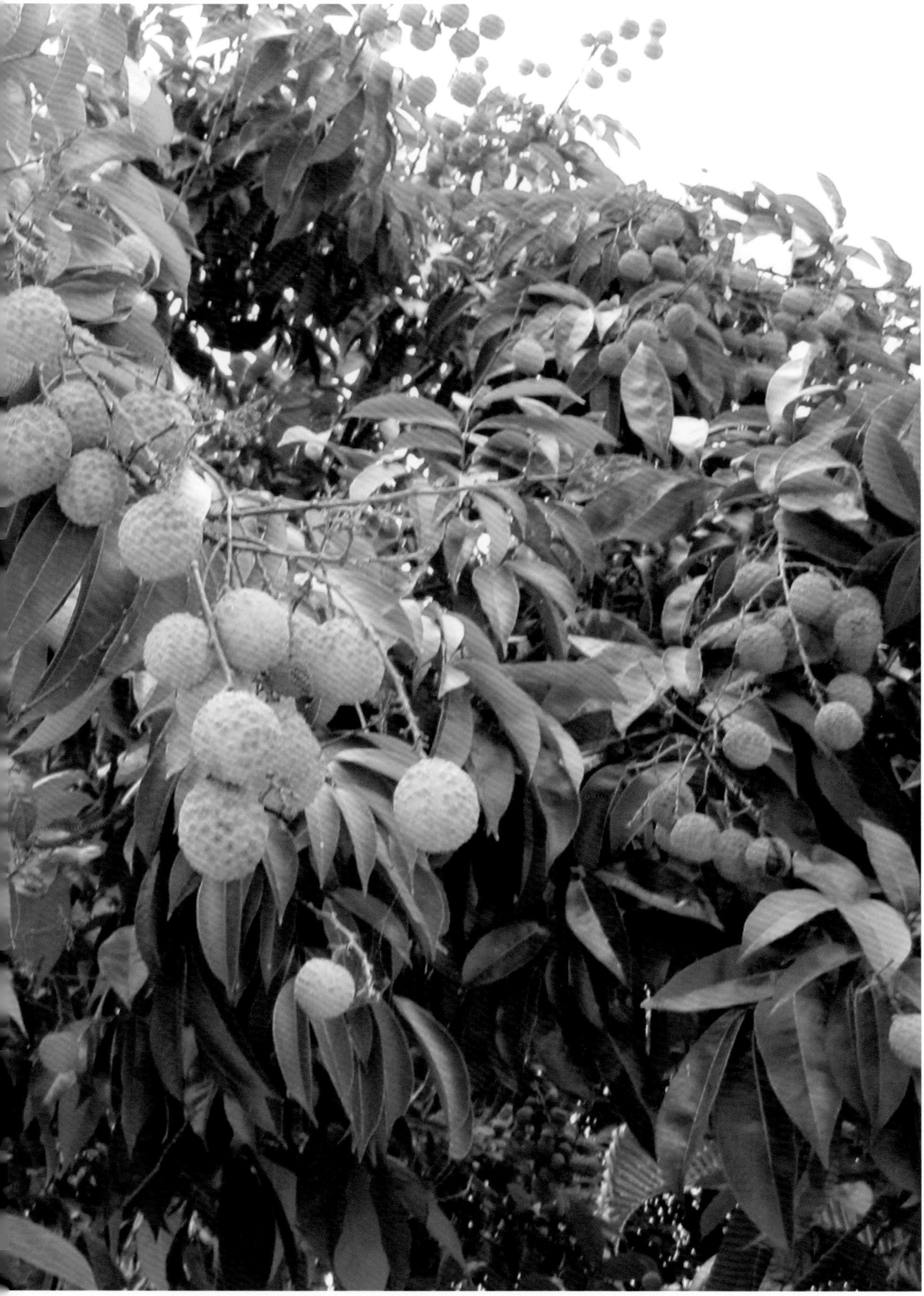

荔枝

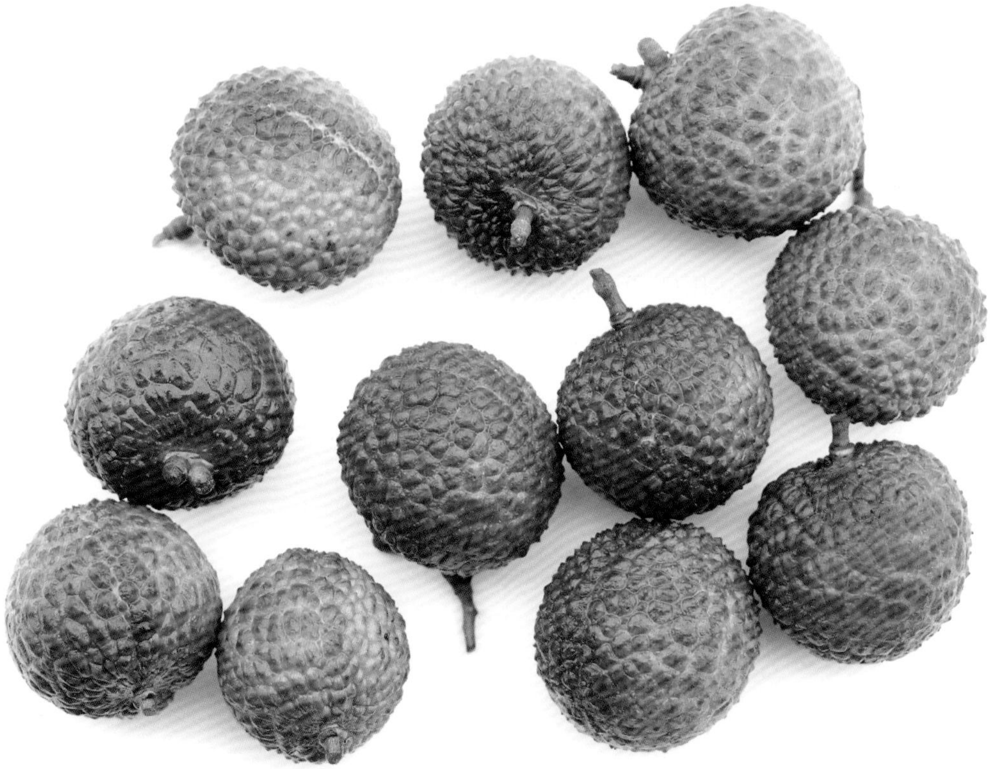

荔枝

药材鉴别

本品呈长圆形或卵圆形，略扁，长 1.5 ~ 2.2 cm，直径 1 ~ 1.5 cm。表面棕红色或紫棕色，平滑，有光泽，略有凹陷及细波纹。一端有类圆形黄棕色的种脐，直径约 7 mm。质硬，子叶 2，棕黄色。气微，味微甘、苦、涩。以干燥，粒大，饱满者为佳。

功效主治

理气止痛，祛寒散滞。主治疝气痛，睾丸肿痛，胃脘痛，痛经及产后腹痛。

用法用量

内服：10 ~ 15 g，煎服；或入丸、散服。

民族药方

1．癣　荔枝核适量。研细末，调醋搽患处。

2．肋间神经痛　荔枝核（烧炭存性捣碎）、广木香各 6 g。水煎服。

3．气滞胃痛　荔枝核、木香、丁香、海螵蛸、川楝子、延胡索、白芍、柴胡、枳实、香附、甘草各 10 g。水煎服，每日 1 剂，早、晚分服，连服 2 周为 1 个疗程。

4．疝气疼痛　荔枝核、小茴香、川楝子、延胡索、柴胡、木香、甘草各 10 g。水煎服，每日 1 剂，早、晚分服，连服 7 日为 1 个疗程。

5．睾丸肿痛　荔枝核、橘核、栀子、连翘、延胡索、甘草各 10 g，金银花、苦参、蒲公英、野菊花各 30 g，紫花地丁 15 g。水煎服，每日 1 剂，早、晚分服，连服 2 周为 1 个疗程。

6．妇女痛经　荔枝核、川楝子、延胡索、川芎各 10 g，当归、丹参各 20 g，黄芪、益母草各 30 g。水煎服，于经前 7 日每日 1 剂，早、晚分服，服至月经来潮为止，连服 3 个月经周期为 1 个疗程。

7．乳腺小叶增生　荔枝核、川芎、桃仁、红花、昆布、甘草、川楝子、延胡索、青皮各 10 g，当归 20 g，益母草 30 g，丹参 15 g，地龙、柴胡、香附各 12 g。水煎服，每日 1 剂，早、晚分服，连服 2 周为 1 个疗程。

使用注意

阴虚火旺者慎服。

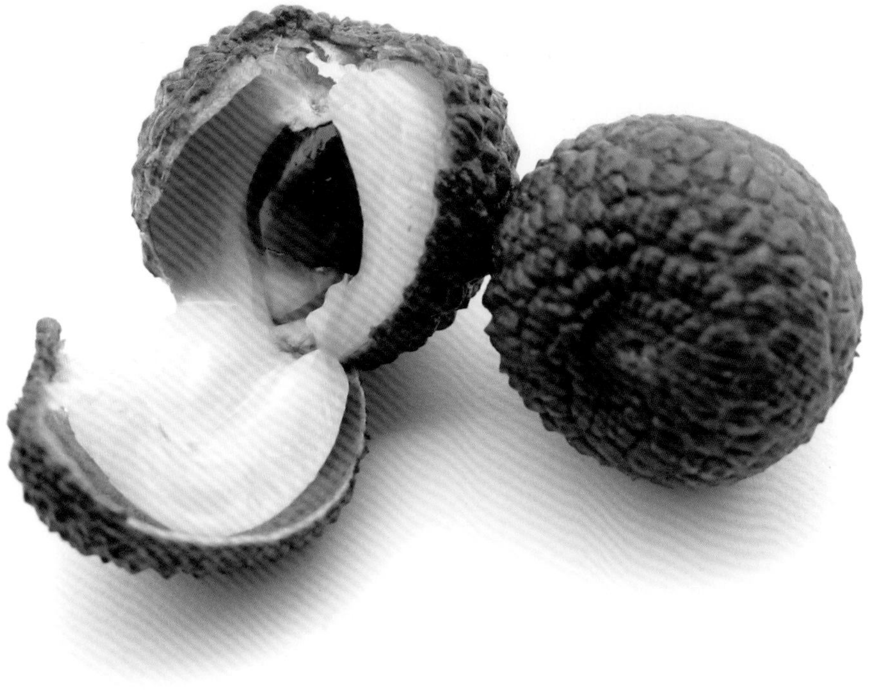

荔枝

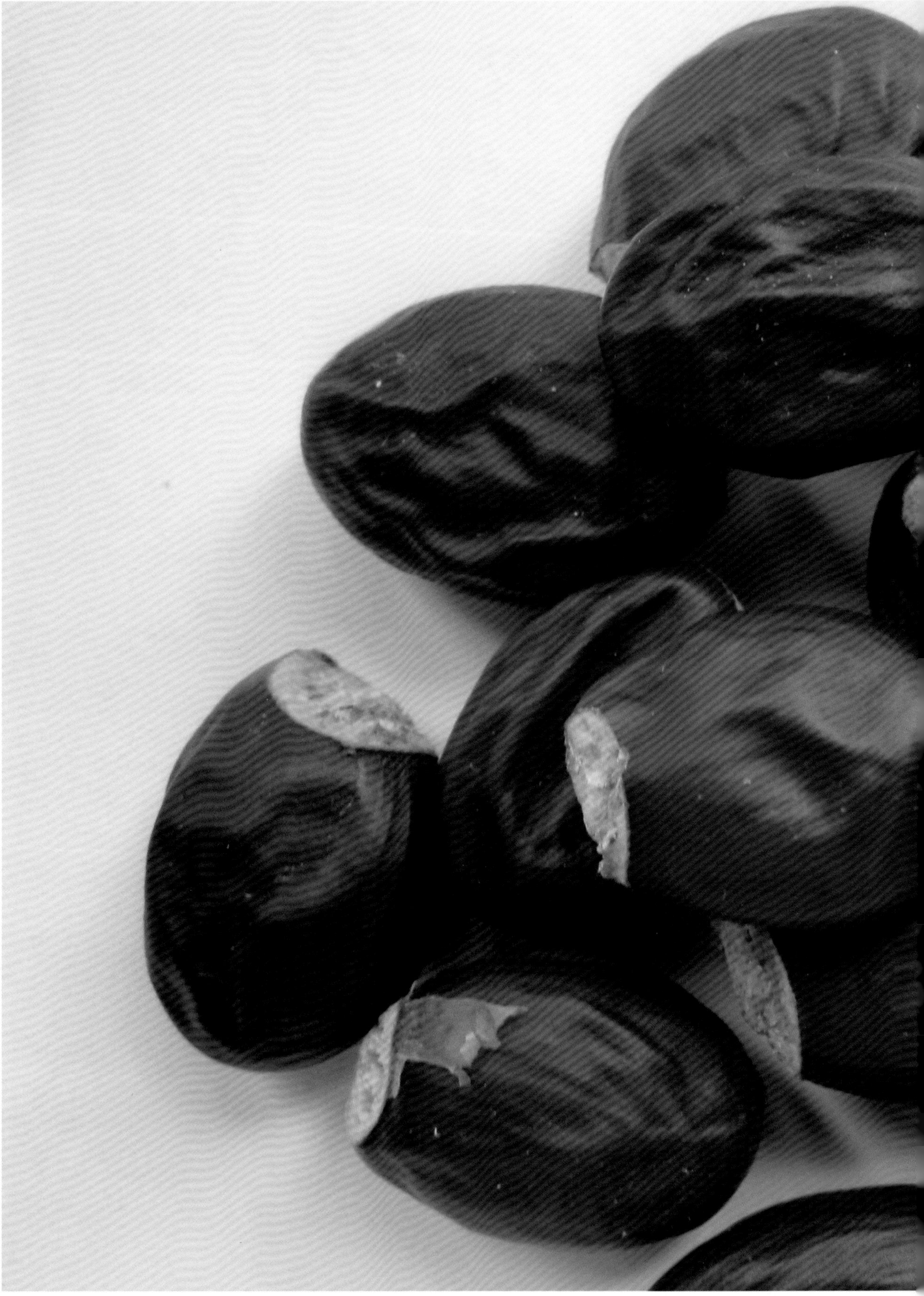

荔枝核

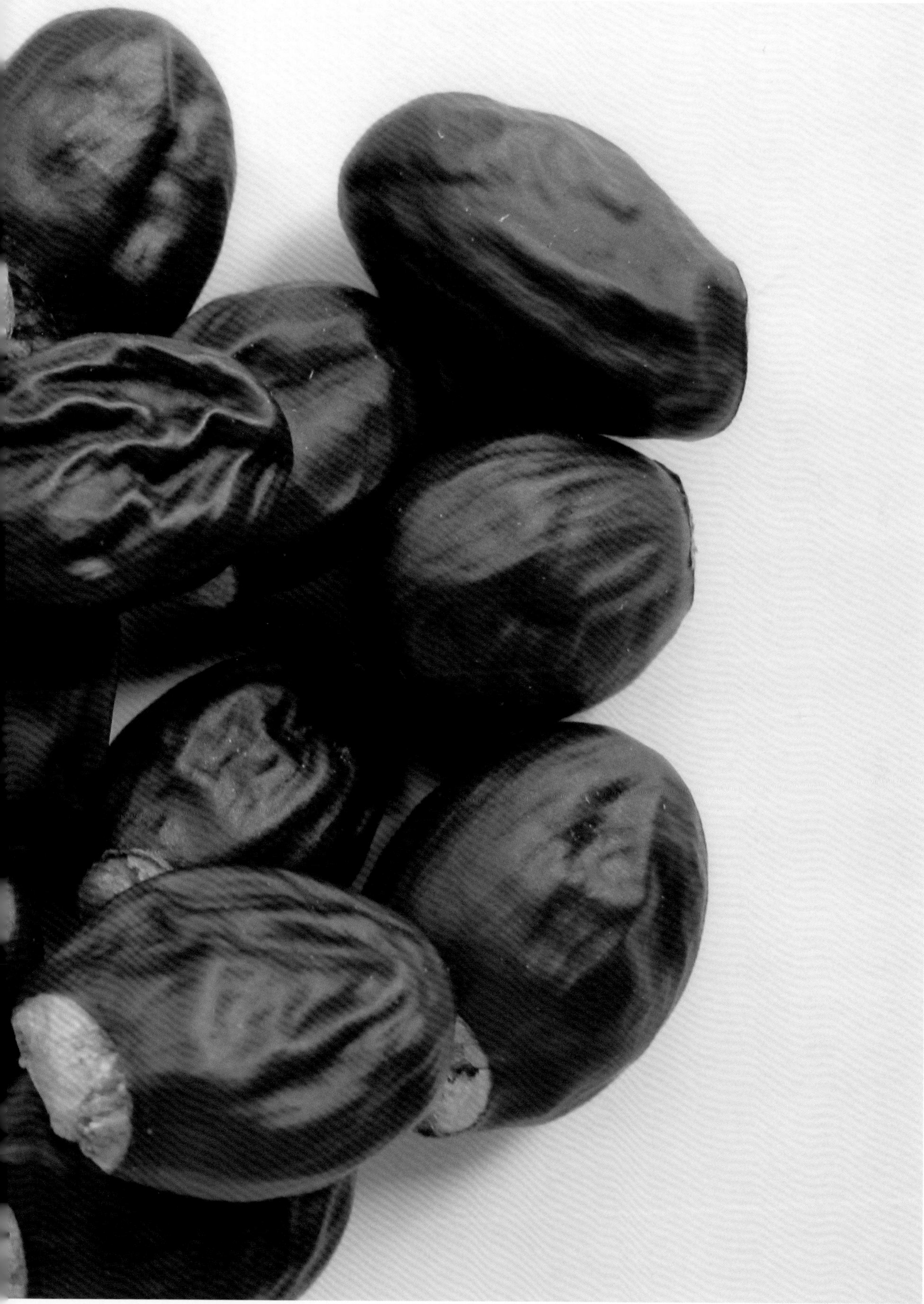

荔枝核饮片

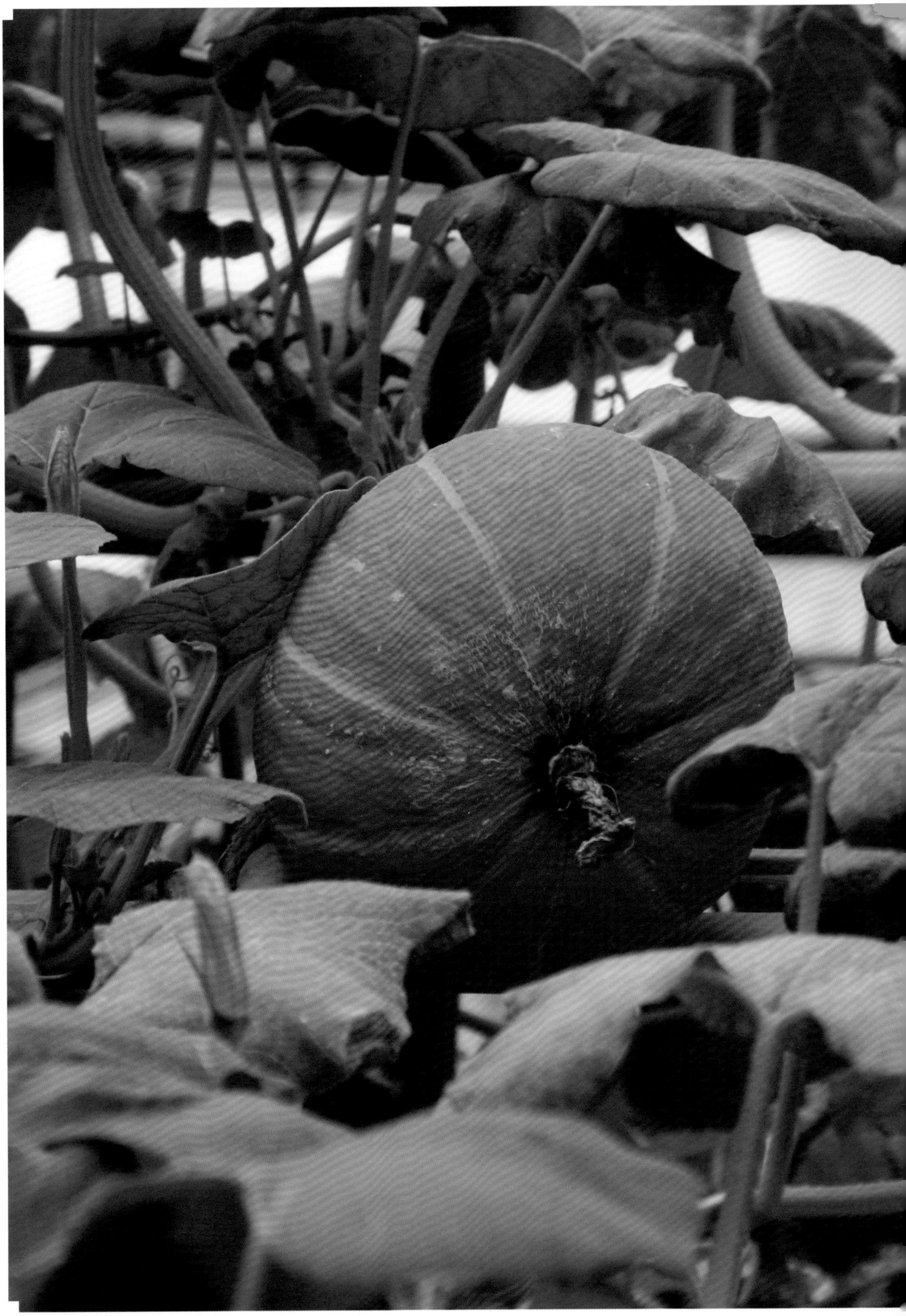

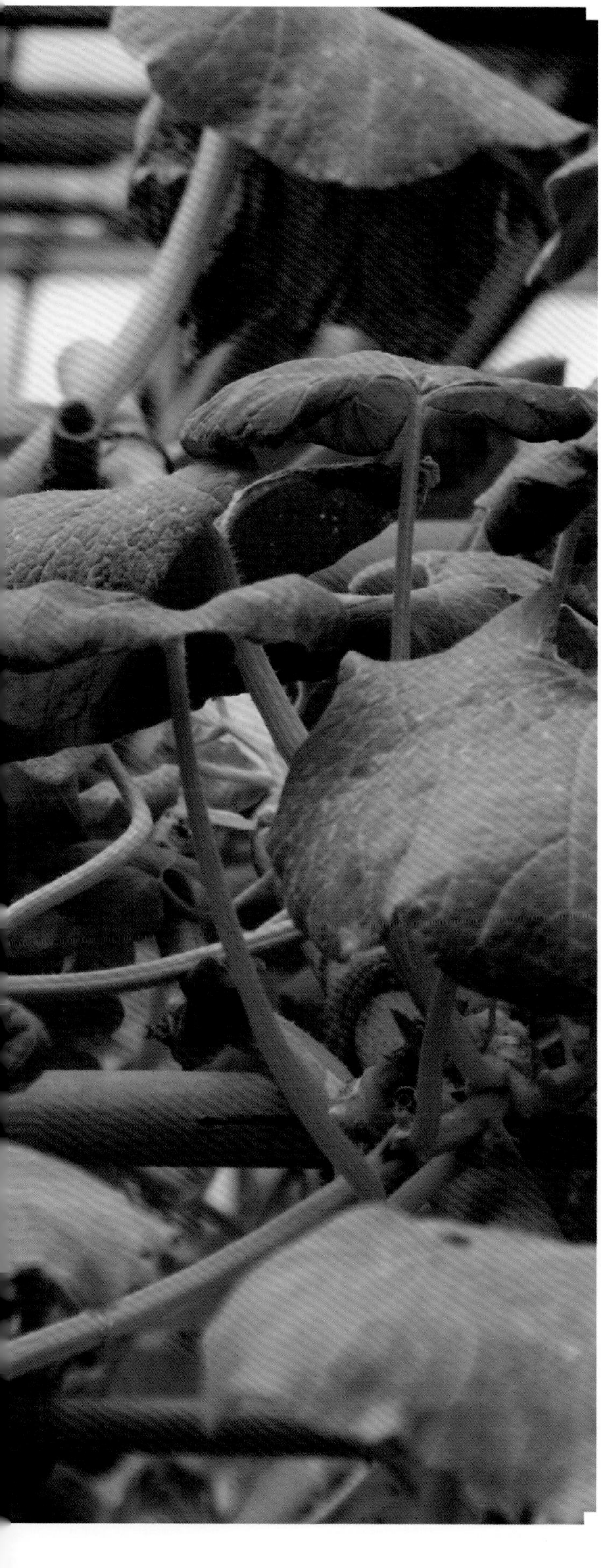

南瓜子

【壮药名】冷瓜。

【别　　名】南瓜仁、白瓜子、金瓜米、窝瓜子、倭瓜子。

【来　　源】本品为葫芦科植物南瓜 *Cucurbita moschata* Duch. 的干燥种子。

【性味归经】甘，平。归胃、大肠经。

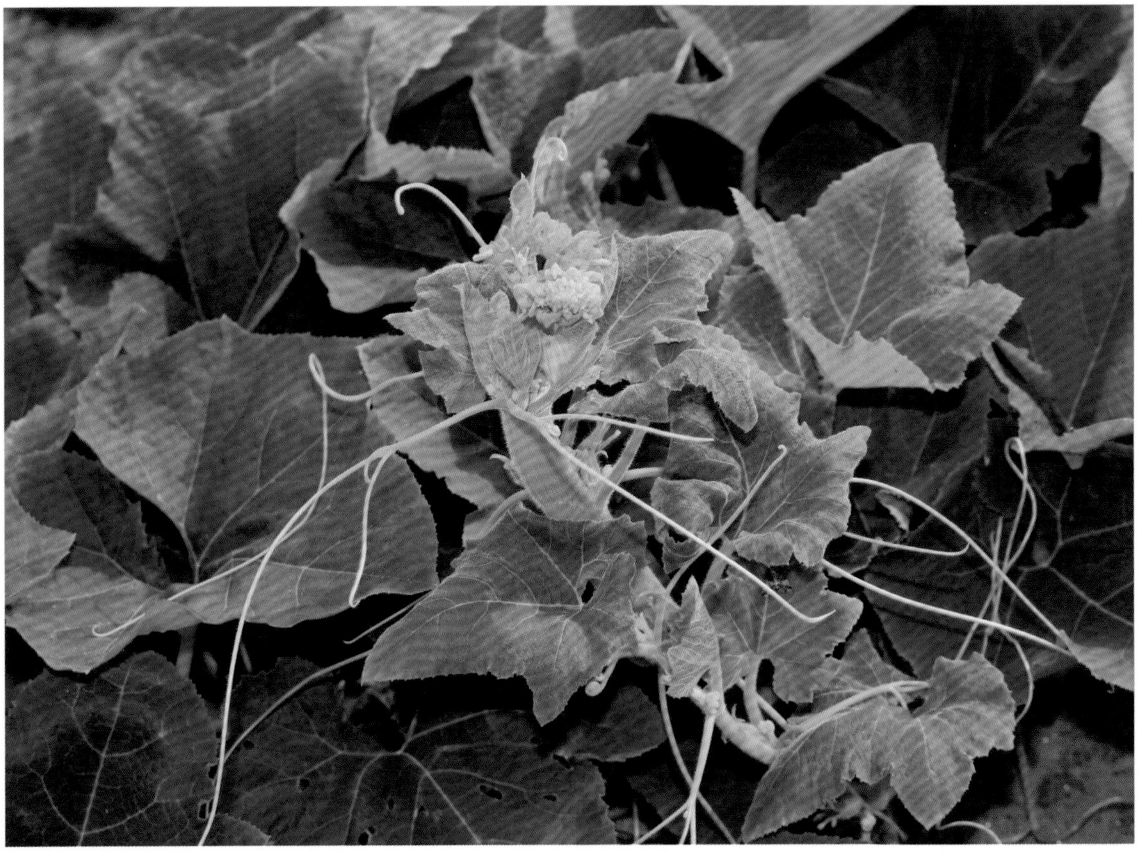

南瓜

识别特征

一年生蔓生草本。茎有短刚毛，卷须 3 ~ 4 裂。叶片稍柔软，宽卵形或卵圆形，5 浅裂，两面密生粗糙毛，边缘有细齿。花雌雄同株，单生，黄色；雄花花萼裂片线形，花冠钟状，雄蕊 3；雌花花萼裂片显著叶状，花柱短。果柄有棱和槽，瓜蒂扩大呈喇叭状。果实常有数条纵沟。花期 7—8 月，果期 9—10 月。

生境分布

栽培于庭院及河滩边。分布于浙江、江苏、河北、河南、山东、山西、四川等省区。

采收加工

夏、秋二季果实成熟时采收，取籽，晒干。捣碎或去壳研粉生用，以新鲜者良。

药材鉴别

本品呈扁圆形。表面淡黄白色至淡黄色，两面平坦而微隆起，边缘稍有棱，一端略尖，有珠孔，种脐稍突或不明显。除去种皮，胚乳薄膜状，黄色，肥厚，有油性。气微香，味微甘。

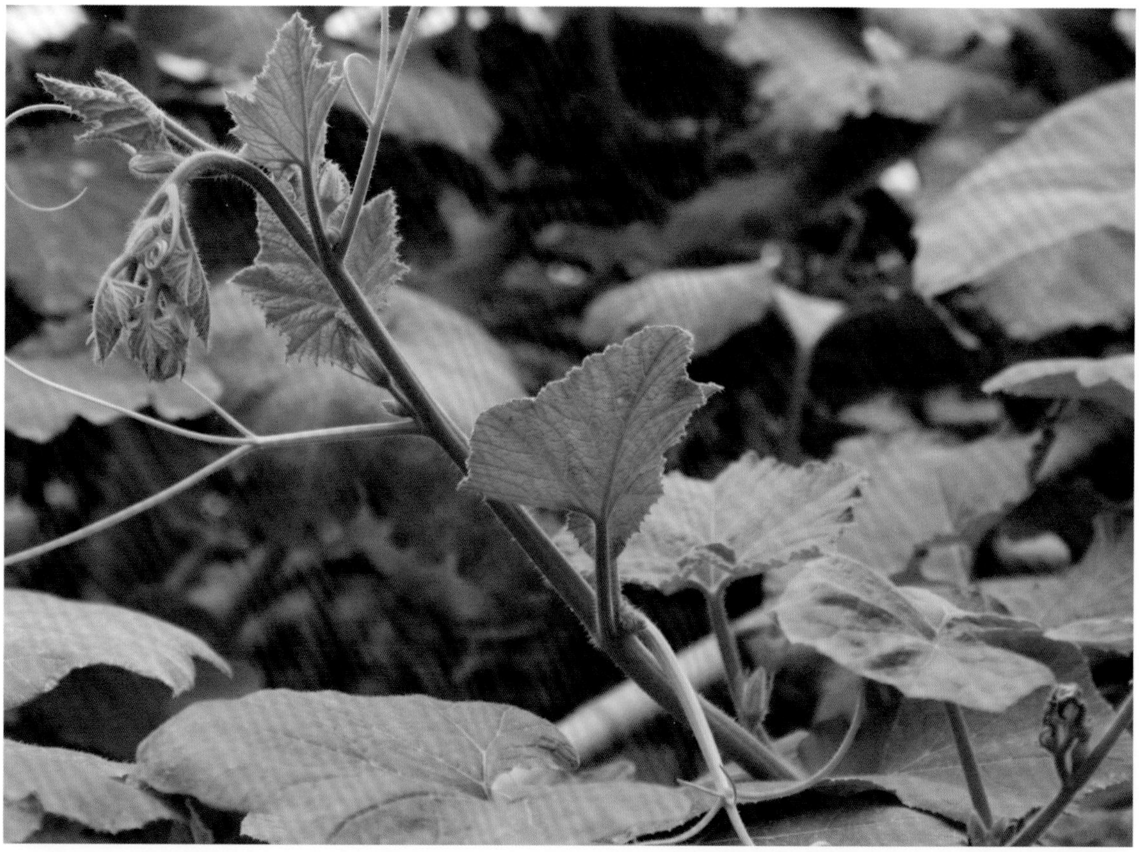

南瓜

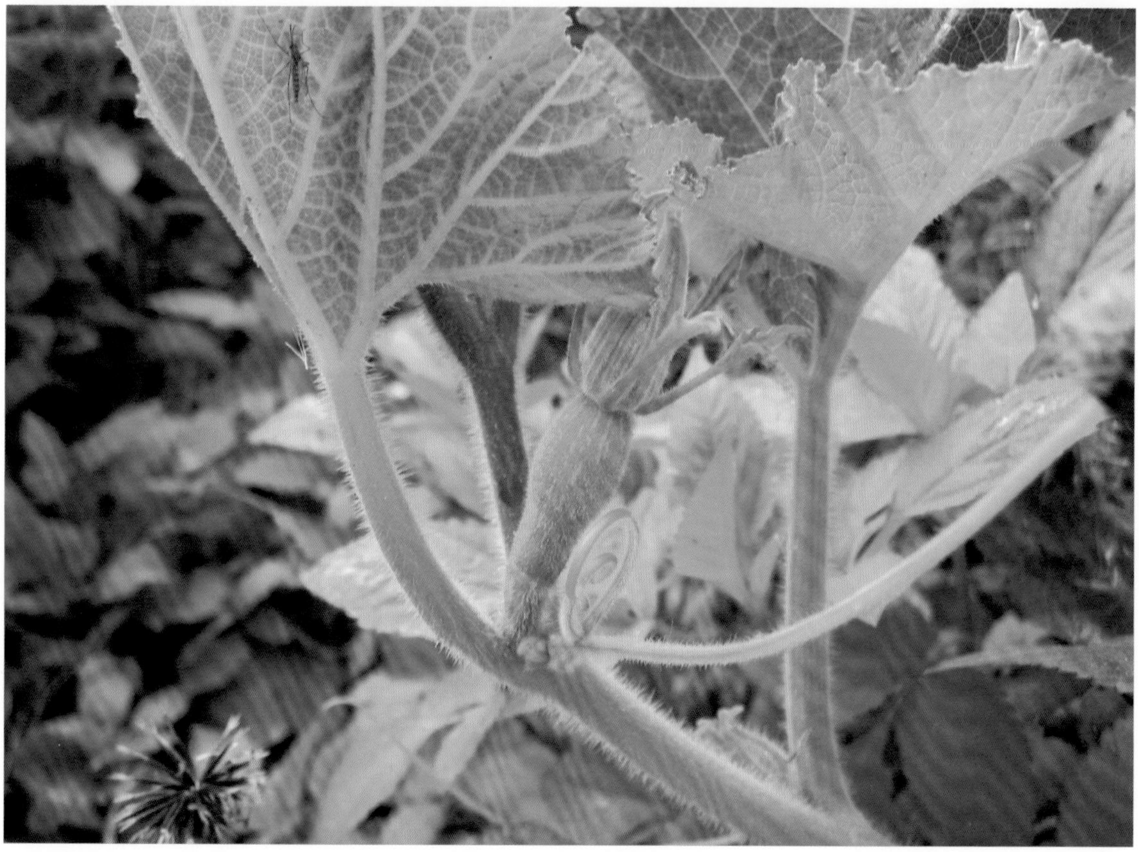

南瓜

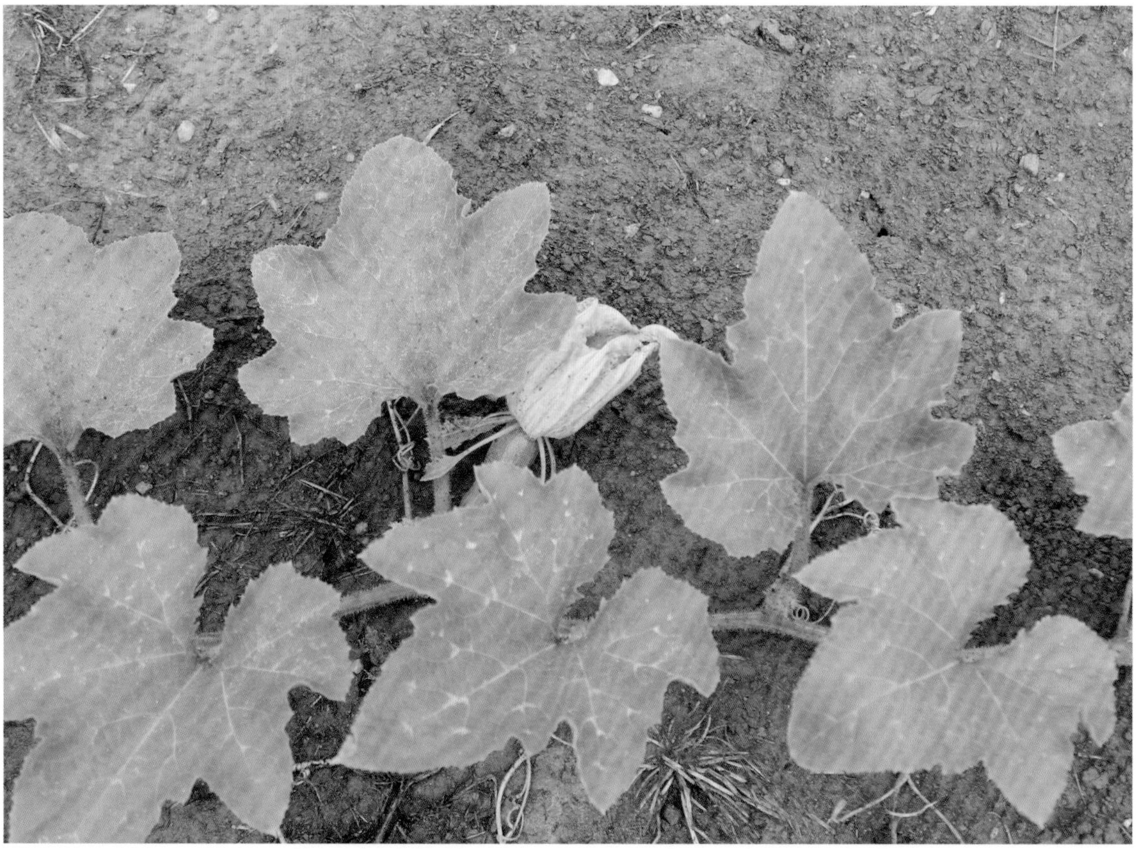

南瓜

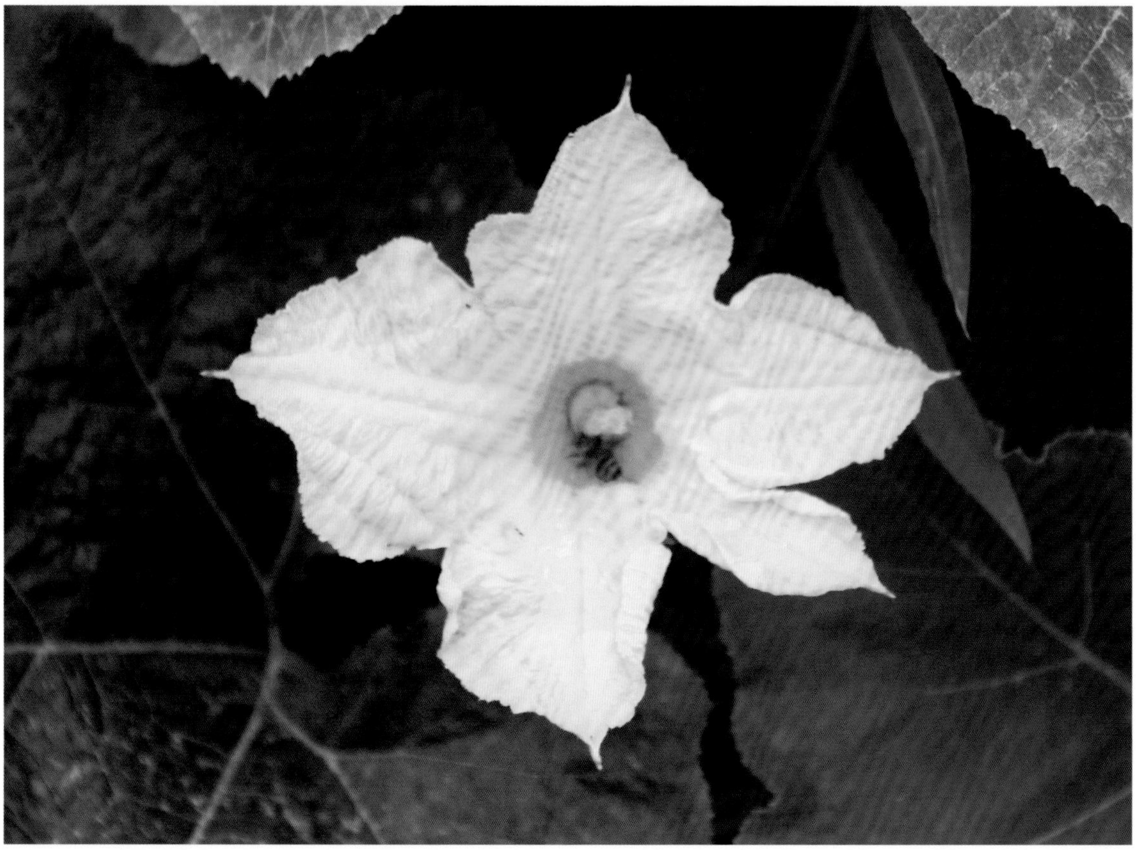

南瓜

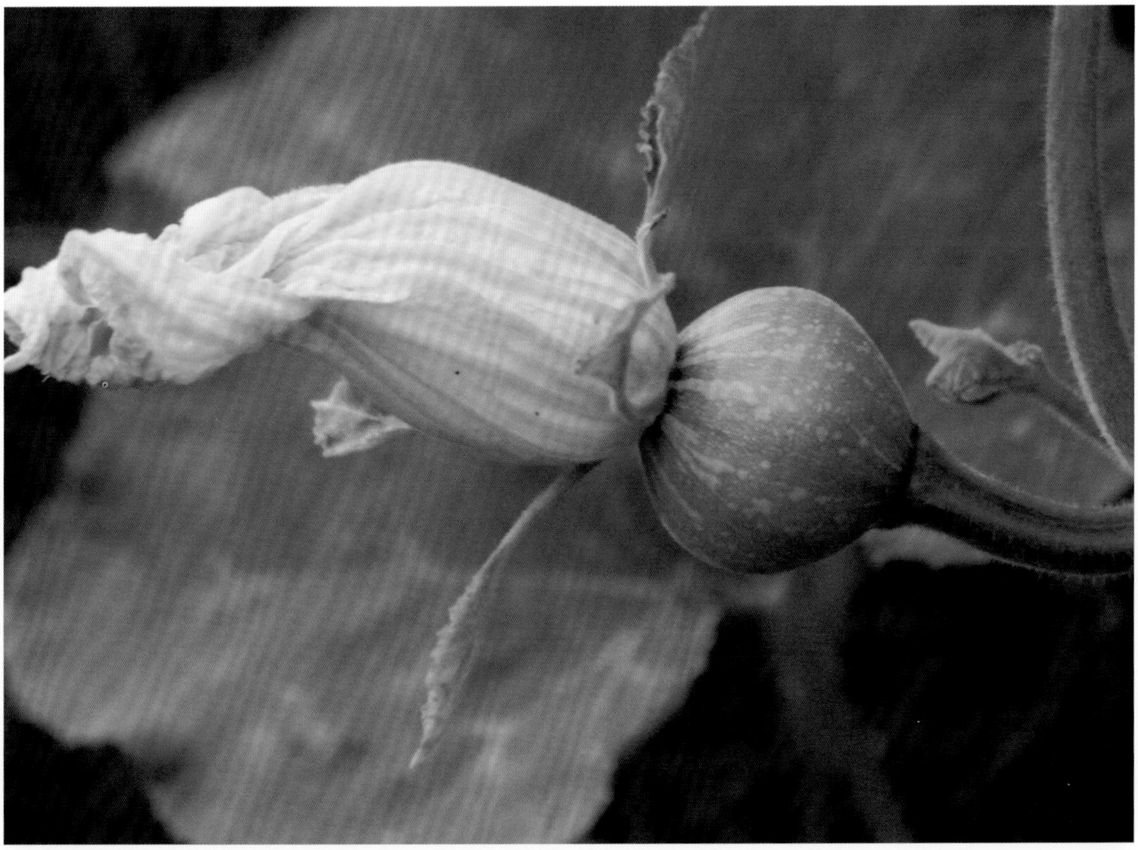

南瓜

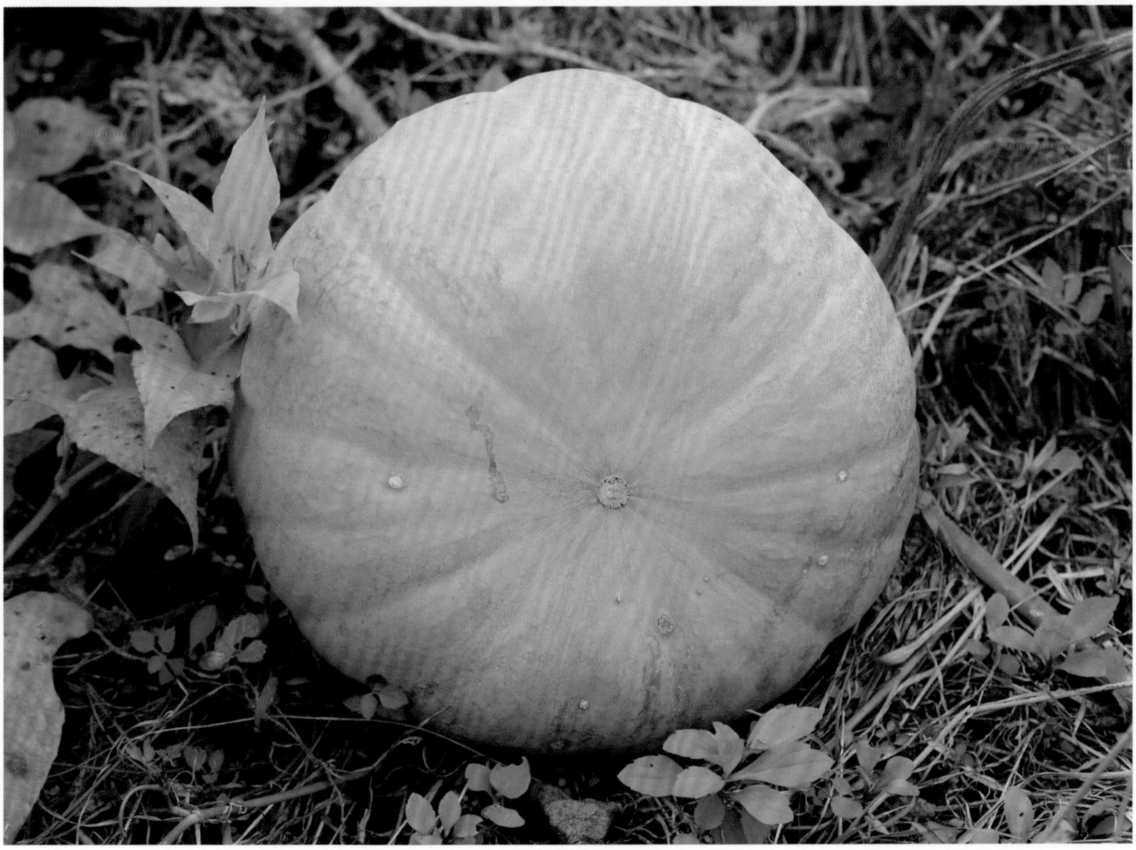

南瓜

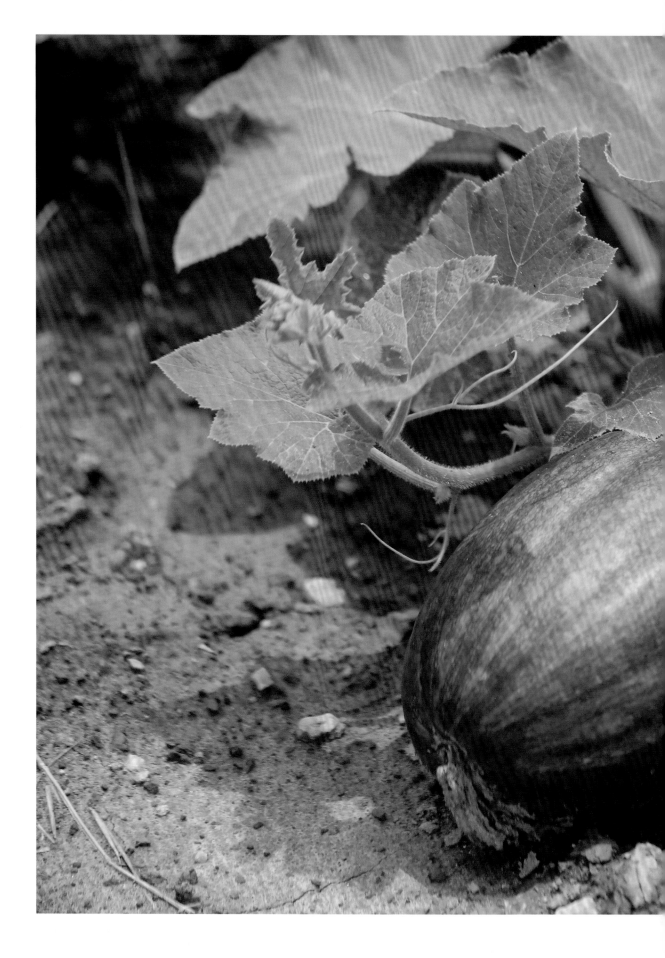

南瓜

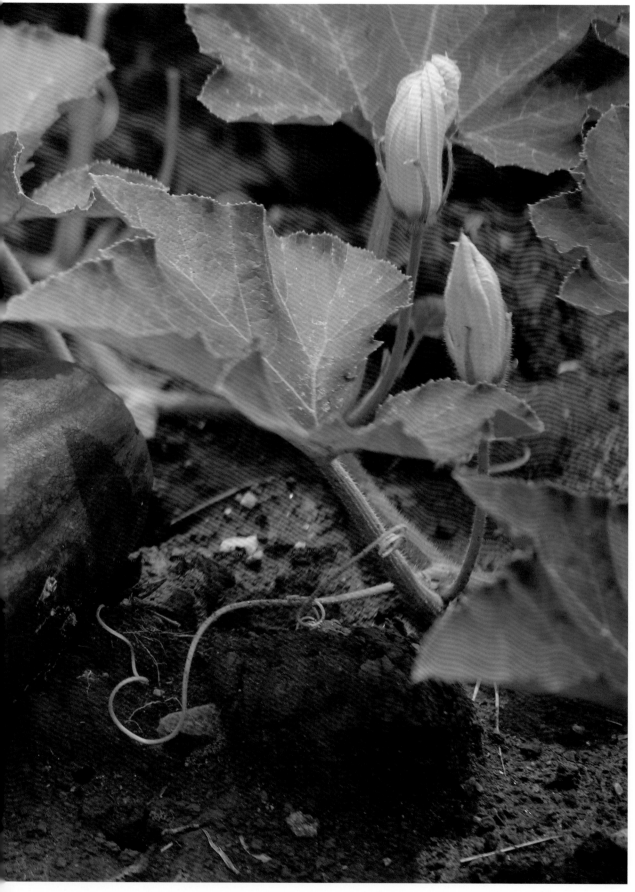

南瓜

功效主治

杀虫，下乳，利水消肿。主治绦虫，蛔虫，血吸虫，钩虫，蛲虫病，产后缺乳，手足浮肿，百日咳，痔疮。

药理作用

本品有效成分南瓜子氨酸对绦虫的中段及后段有麻痹作用，并与槟榔有协同作用，尤以大剂量煎服（50～300 g）治绦虫显效。对血吸虫幼虫有抑制和杀灭作用，使成虫虫体萎缩、生殖器退化、子宫内虫卵减少，但不能杀灭。

用法用量

内服：60～120 g，研粉调服；或嚼烂吞服。

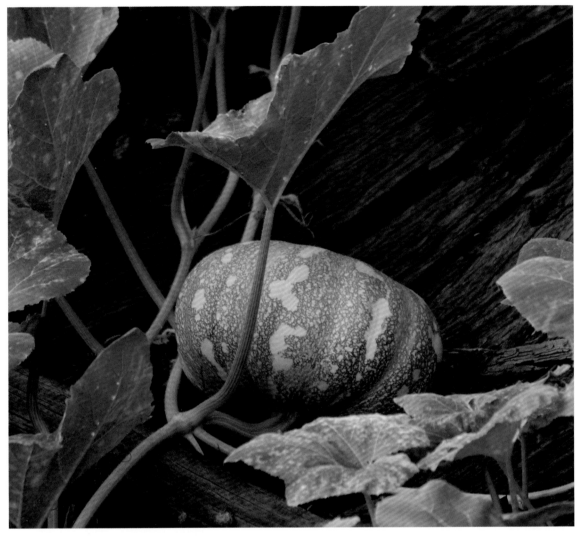

民族药方

1．绦虫病 新鲜南瓜子 30 ~ 60 g。研烂，加水、冰糖或蜂蜜调匀，空腹顿服。与槟榔同用，则疗效更佳。先用本品研粉，冷开水调服 60 ~ 120 g，2 小时后服槟榔 60 ~ 120 g 的水煎剂，再过 30 分钟，服玄明粉 15 g，促使泻下，以利虫体排出。

2．血吸虫病 南瓜子 120 ~ 200 g。长期服用。

3．内痔 南瓜子 1000 g。煎水熏之，每日 2 次，连熏数日。

4．小儿咽喉痛 南瓜子（不用水洗且晒干）、冰糖各适量。用冰糖煎汤，每日服 10 ~ 15 g。

5．百日咳 南瓜种子适量。瓦上炙焦，研细粉，红糖汤调服少许，每日数次。

使用注意

多食壅气滞膈。

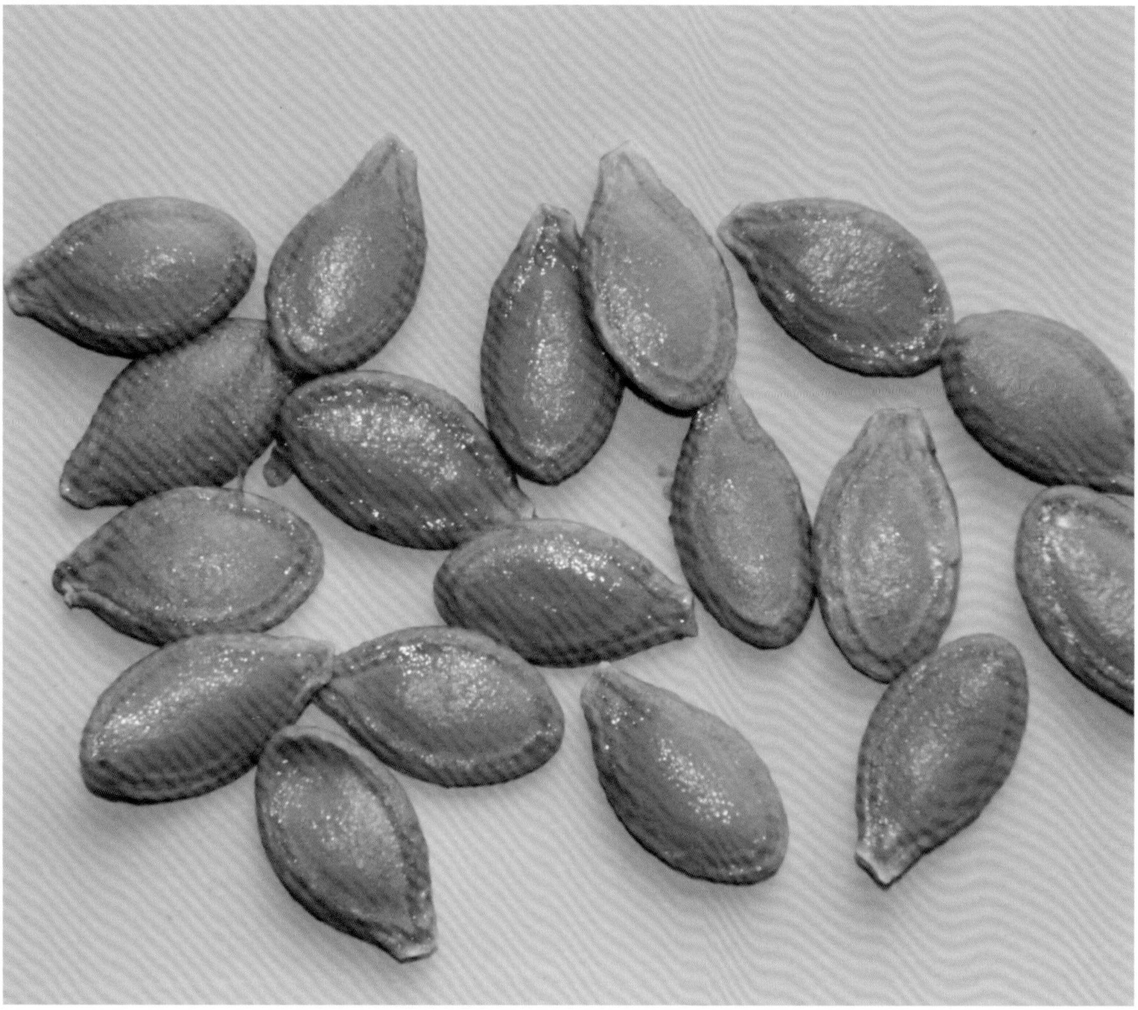

南瓜子药材

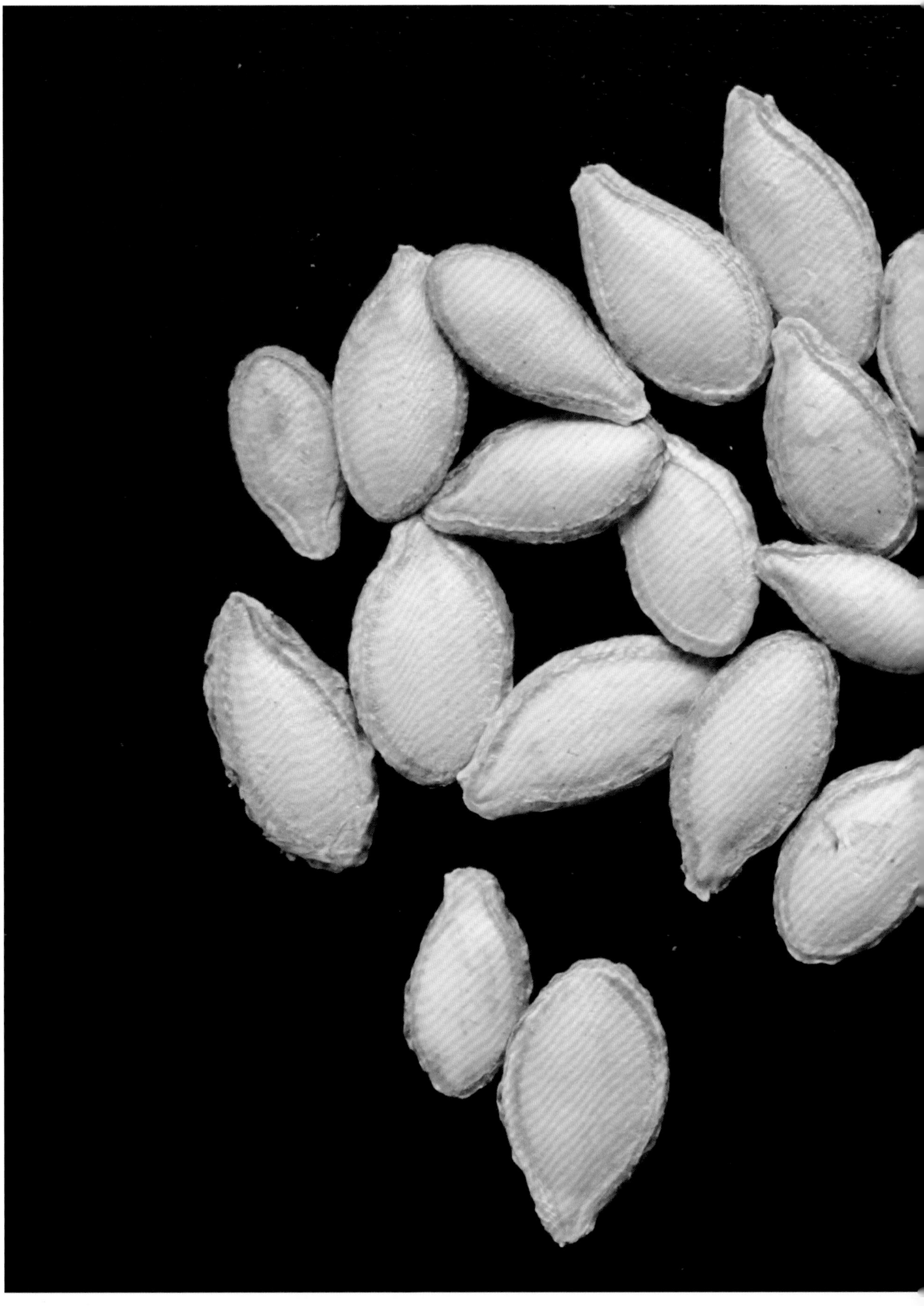

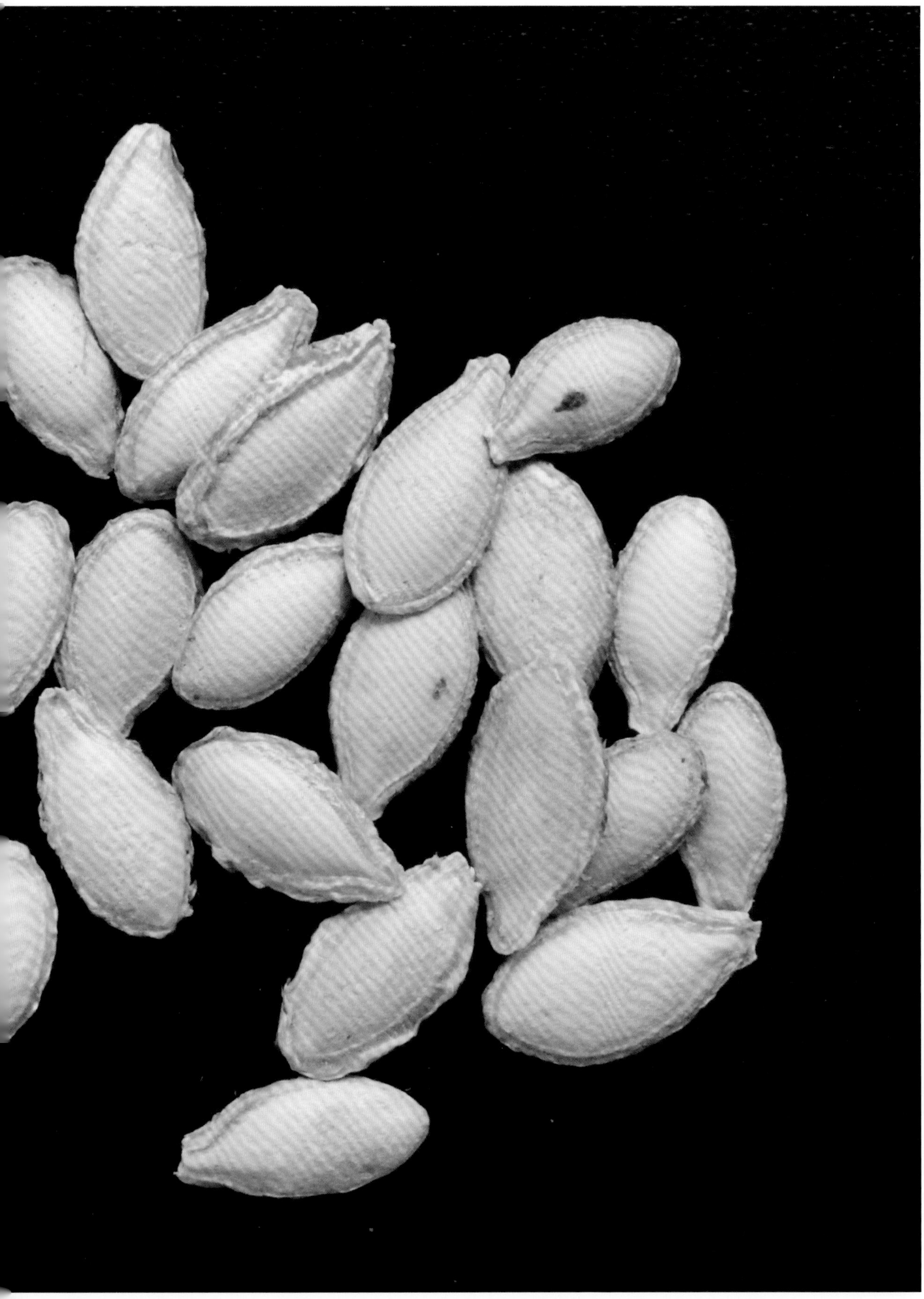

南瓜子饮片

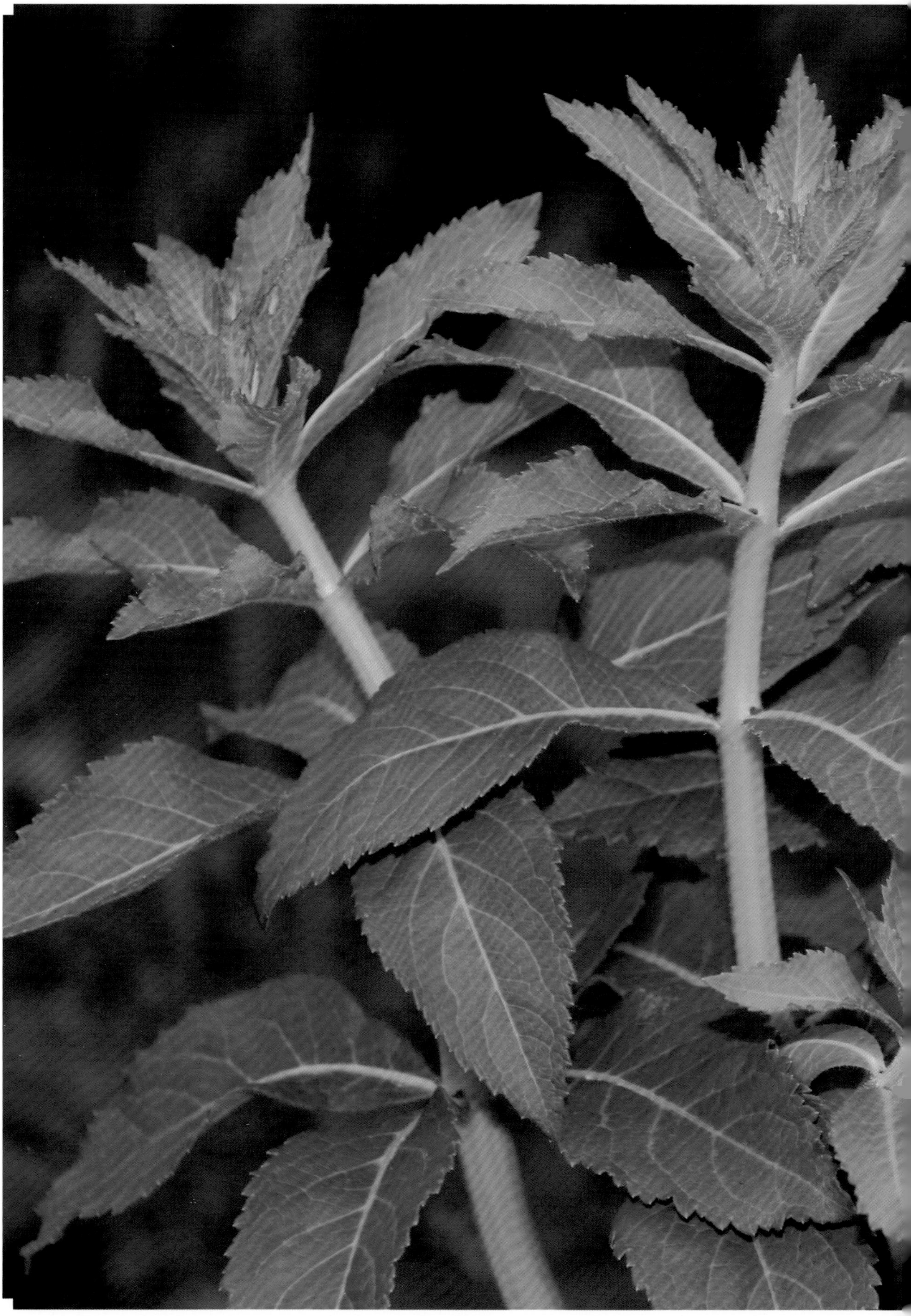

南沙参

【壮药名】棵沙参。

【别　名】沙参、白沙参、虎须、白参、羊婆奶、泡沙参、土人参。

【来　源】本品为桔梗科植物轮叶沙参 *Adenophora tetraphylla* (Thunb.) Fisch. 或沙参 *Adenophora stricta* Miq. 的干燥根。

【性味归经】甘、微苦，微寒。归肺、胃经。

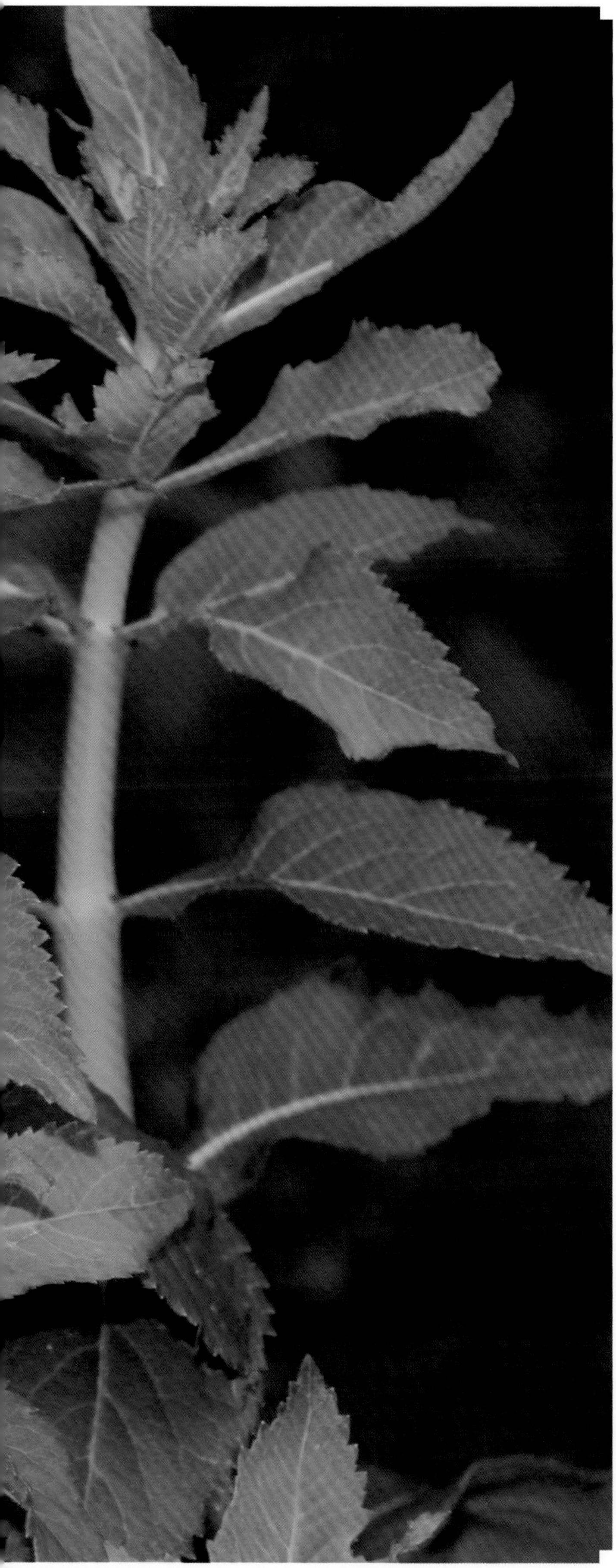

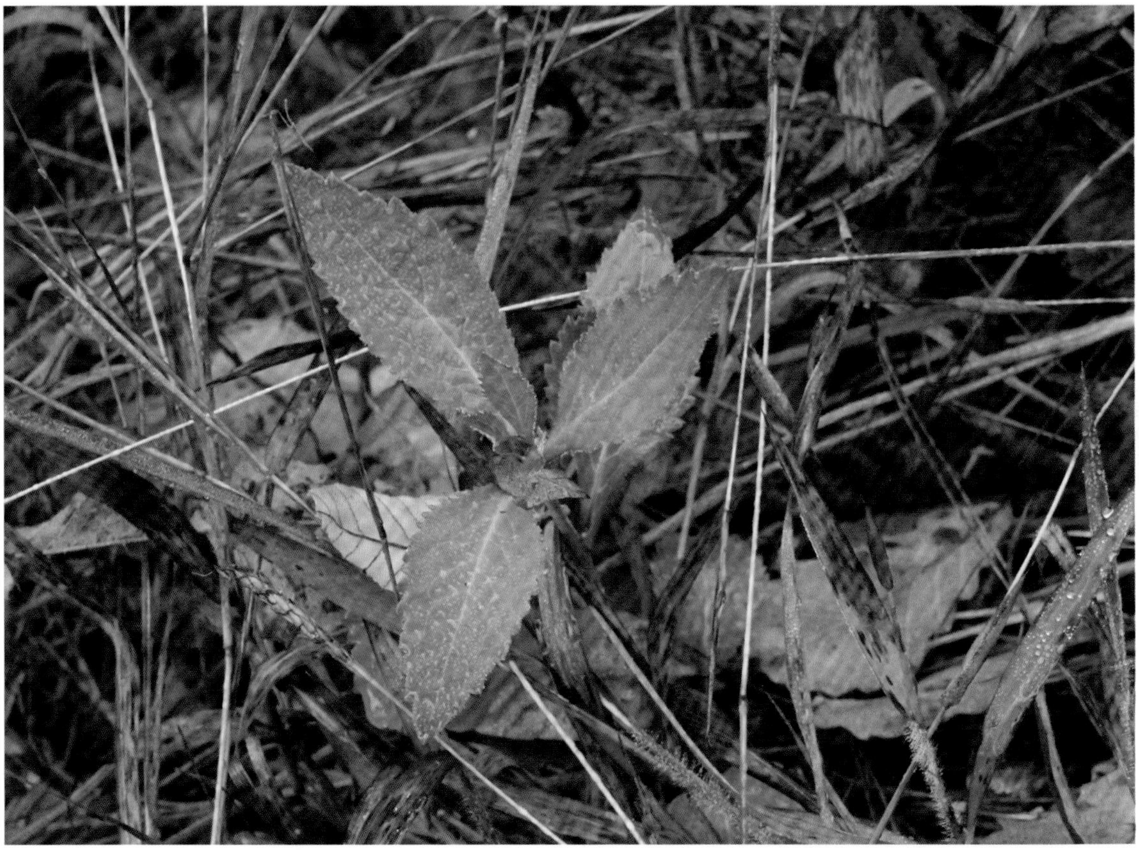

轮叶沙参

识别特征

多年生草本，茎高 40 ~ 80 cm。不分枝，常被短硬毛或长柔毛。基生叶心形，大而具长柄；茎生叶无柄，或仅下部的叶有极短且带翅的柄；叶片椭圆形、狭卵形，基部楔形。先端急尖或短渐尖，边缘有不整齐的锯齿，两面疏生短毛或长硬毛。花序不分枝而成假总状花序，或有短分枝而成极狭的圆锥花序，极少具长分枝而成圆锥花序；花梗长不足 5 mm；花萼常被短柔毛或粒状毛，少数无毛，筒部常倒卵状，少数为倒卵状圆锥形，裂片 5，狭长，多为钻形，少数为条状披针形；花冠宽钟状，蓝色或紫色，外面无毛或有硬毛，裂片 5，三角状卵形；花盘短筒状，无毛；雄蕊 5，花丝下部扩大呈片状，花药细长；花柱略长于花冠，柱头 3 裂，子房下位，3 室。蒴果椭圆状球形，极少为椭圆状。种子多数，棕黄色，稍扁，有 1 条棱。花、果期 8—10 月。

生境分布

多生长于山野的阳坡草丛中。分布于安徽、江苏、浙江、贵州等省区，四川、河南、甘肃、湖南、山东等省区也产。

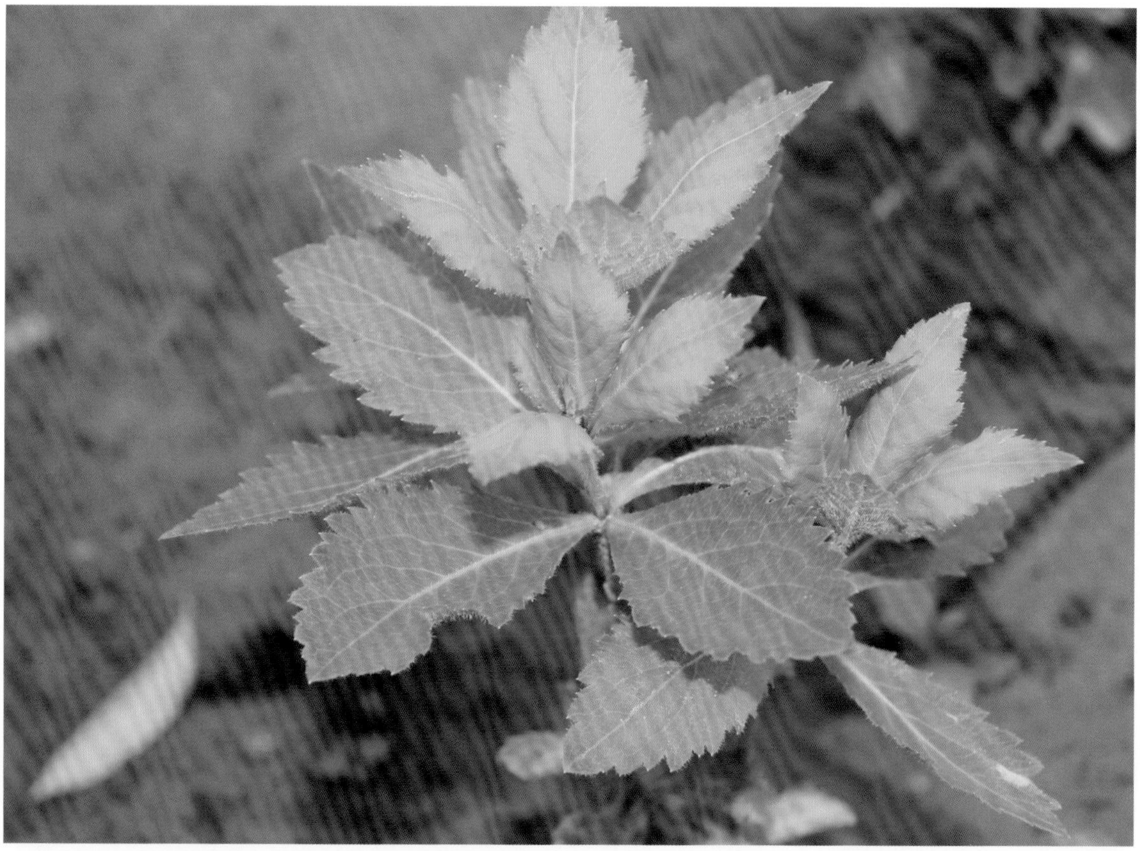

轮叶沙参

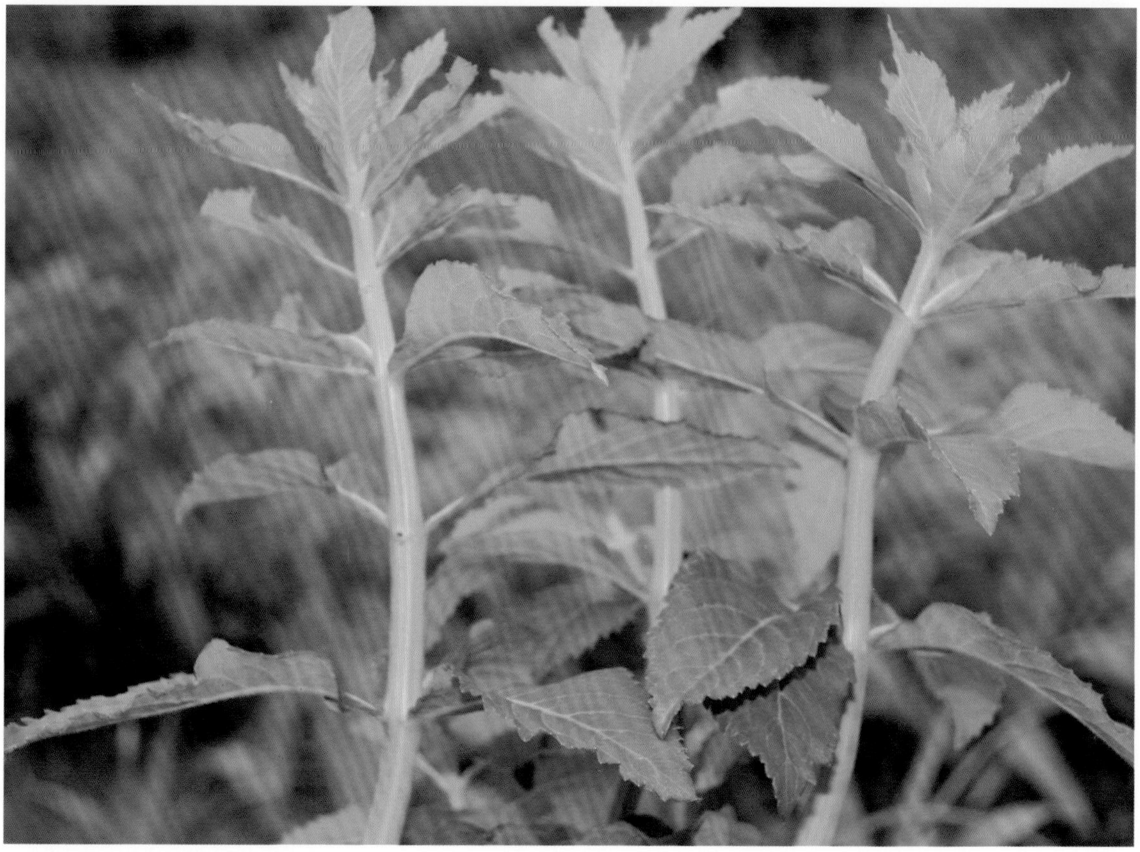

轮叶沙参

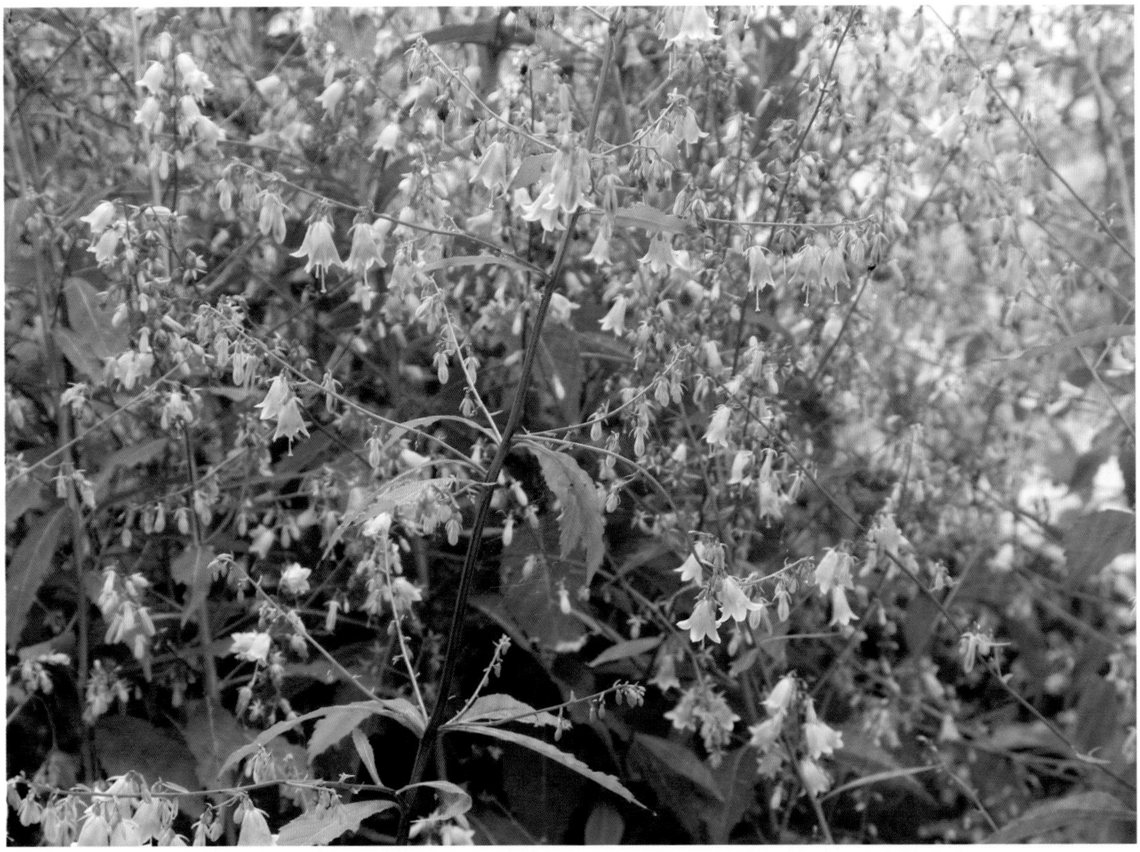

沙参

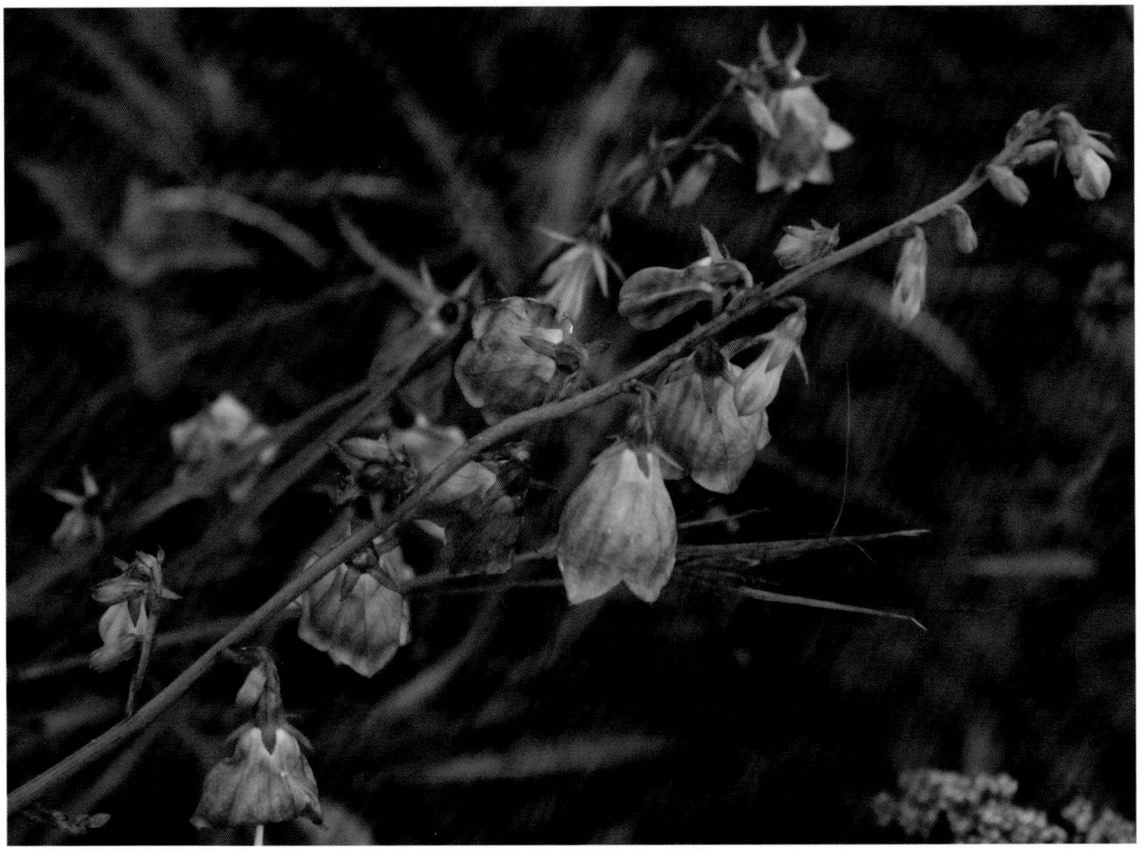

沙参

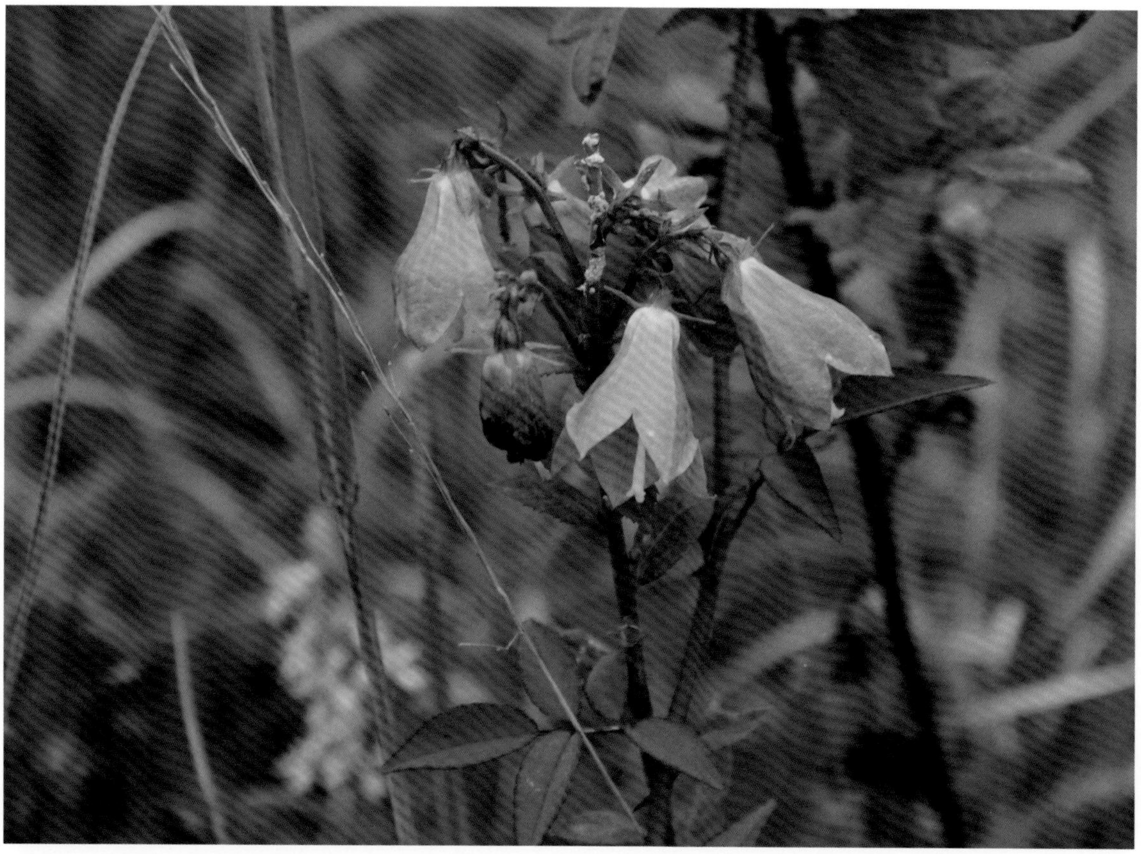

沙参

采收加工

春、秋二季采挖根部，洗净泥土，除去须根，刮去粗皮，洗净，干燥。

药材鉴别

本品为类圆形或不规则形的厚片。外表面黄白色至淡棕黄色，残留外皮部分呈黄褐色至棕褐色，具纵皱纹，有的可见须根痕。切面黄白色，多裂隙。体轻，质松。无臭，味微甘。以根粗大，饱满、无外皮、色黄白者为佳。

功效主治

养阴清肺，祛痰止咳，益胃生津。主治肺热燥咳，虚痨久咳，阴伤咽干喉痛，阴虚劳嗽，干咳痰黏，气阴不足，烦热口干。

用法用量

内服：煎服，鲜品 15 ~ 60 g，10 ~ 15 g。清热生津力强，多用于热盛津伤者。

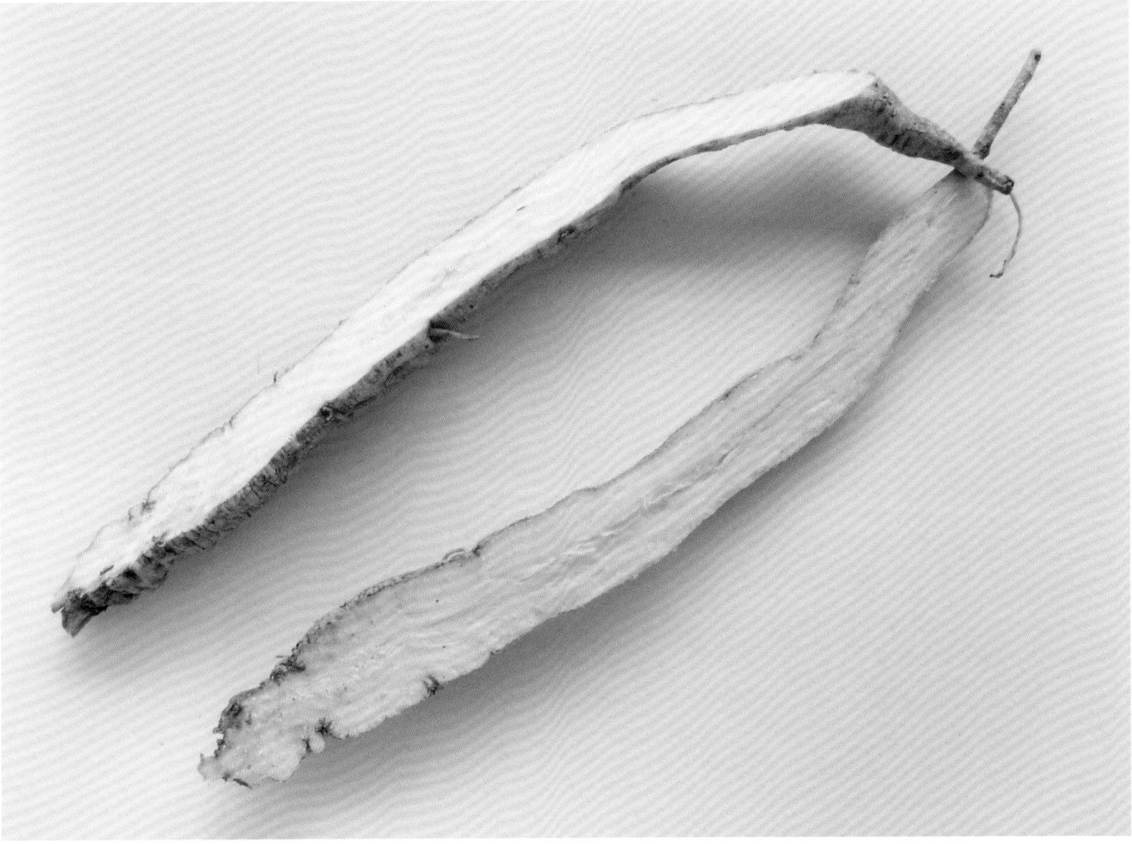

南沙参药材

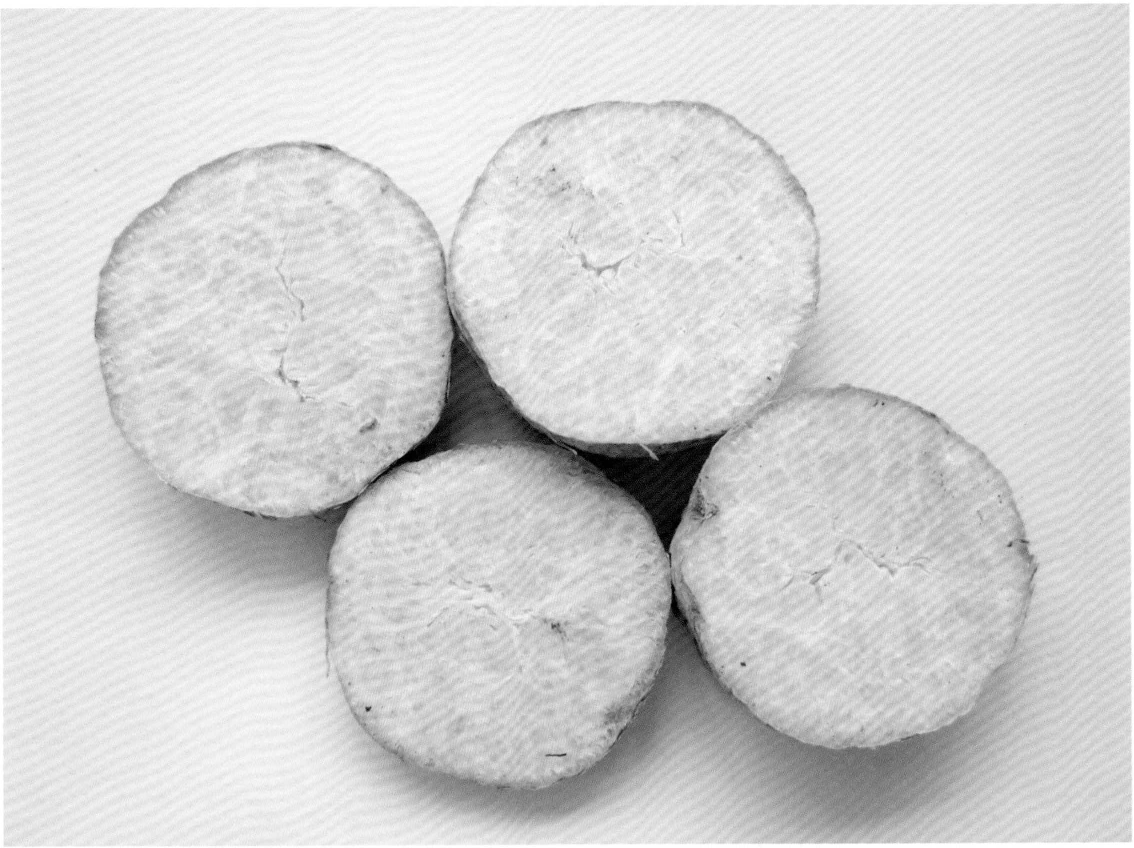

南沙参药材

民族药方

1．慢性支气管炎，干咳无痰或痰少而黏　南沙参、杏仁、川贝母、枇杷叶各 9 g，麦冬 10 g。水煎服，每日 1 剂。

2．百日咳　南沙参、百部各 9 g，麦冬 10 g。水煎服，每日 1 剂。

3．肺结核，干咳无痰　南沙参 9 g，麦冬 6 g，甘草 3 g。开水冲泡，代茶饮服。

4．胃阴不足，胃部隐痛　南沙参、麦冬、玉竹、白芍各 10 g，佛手、延胡索各 5 g。水煎服，每日 1 剂。

5．食管炎，胸骨刺痛，吞咽困难　南沙参、金银花、麦冬、桔梗、甘草、连翘各 100 g，胖大海 50 g。共为蜜丸，于两餐之间或空腹含化，缓咽，每次 1 ~ 2 丸，每日 3 ~ 5 次。

6．小儿口疮　南沙参、天花粉、大青叶、玉竹、扁豆各 6 g。水煎服，每日 1 剂，连服 2 ~ 5 剂。

7．小儿百日咳重咳期　南沙参 60 g，甘草 30 g，冰糖适量。南沙参、甘草加水共煎成浓稠状，加入冰糖即成，每日 2 次，7 日服完。

8．小儿脾气虚弱型缺铁性贫血　南沙参、炒党参、丹参各 15 g，淫羊藿、仙鹤草、焦山楂、焦麦芽、焦神曲各 10 g。水煎取药汁，每日 1 剂，分 2 次服，10 日为 1 个疗程。

使用注意

反藜芦。风寒咳嗽、寒饮喘咳、脾胃虚寒者忌用。

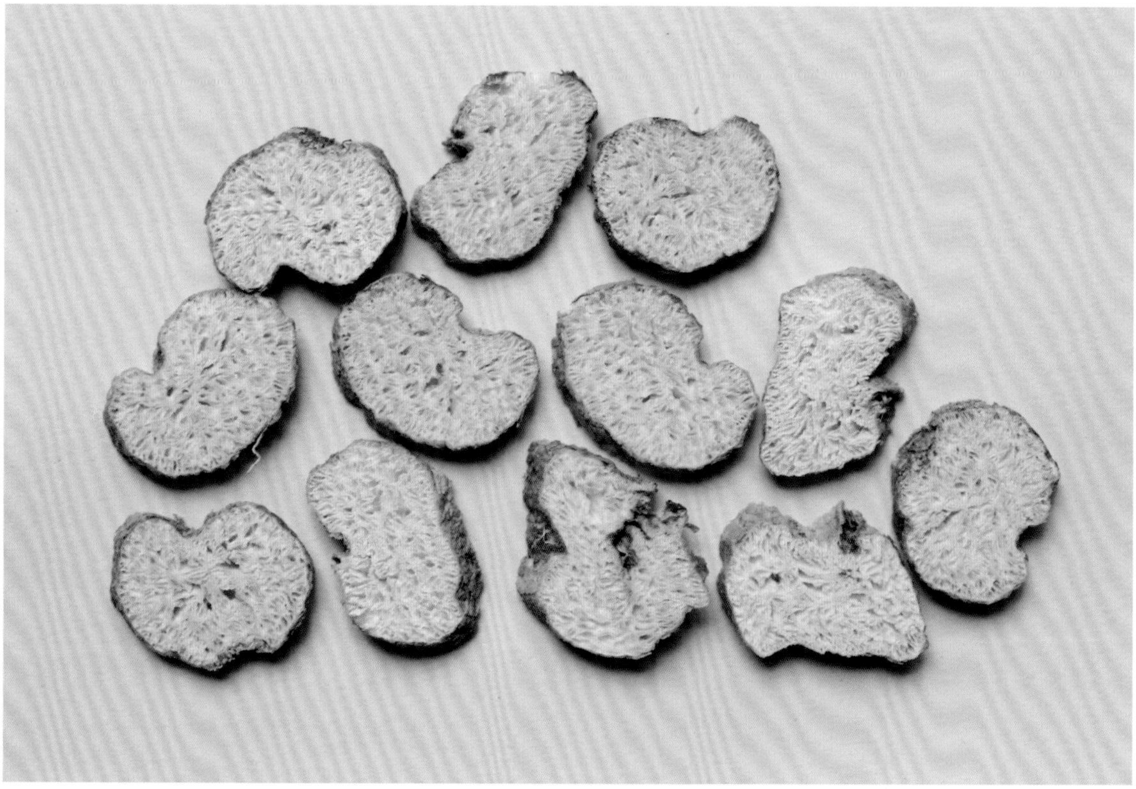

南沙参饮片

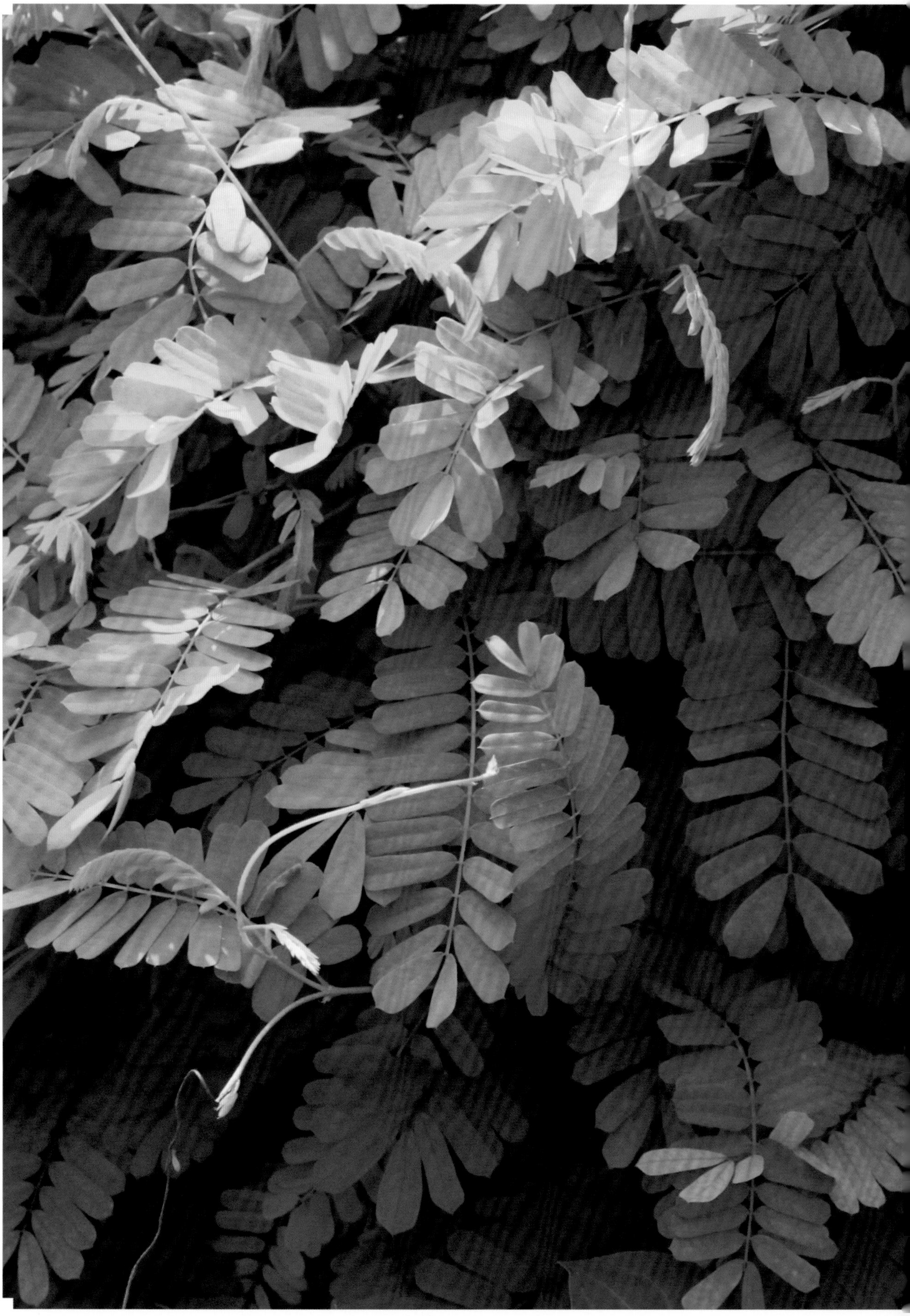

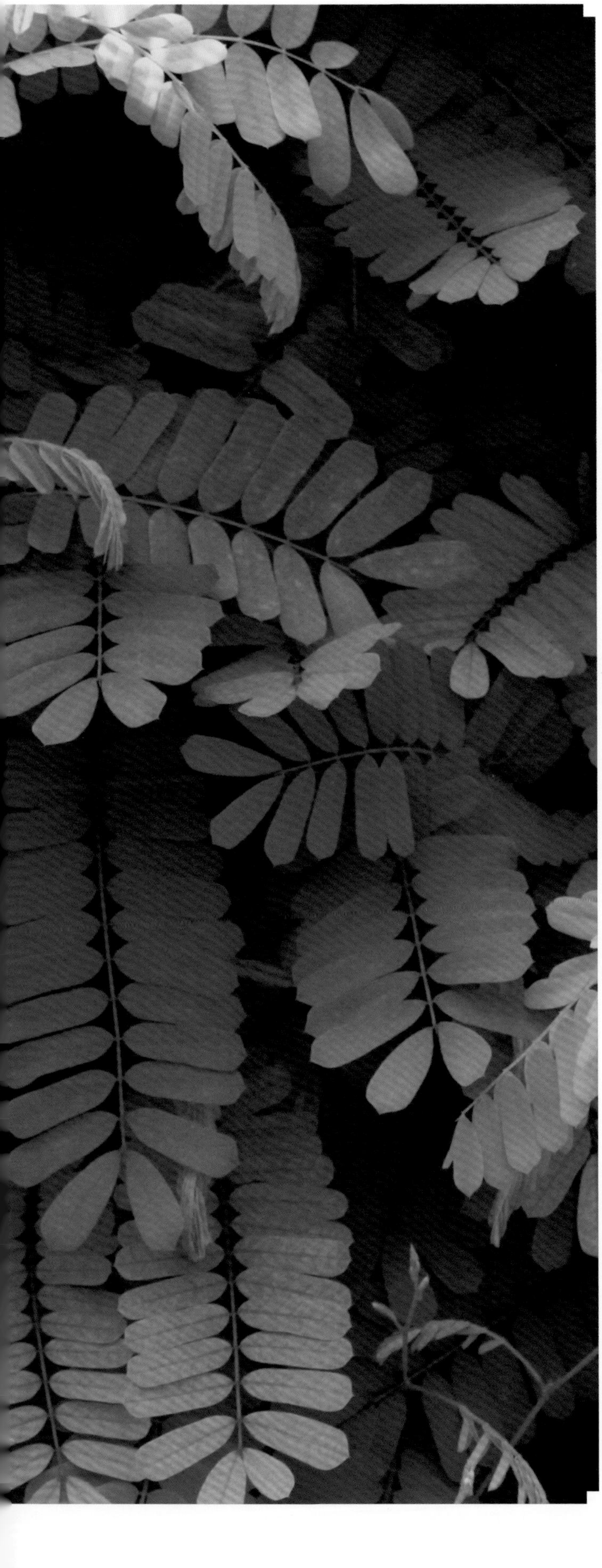

相思子

【壮药名】督哄。

【别　名】红豆、相思豆、黑头小鸡、鸡母珠、土甘草、红漆豆、观音子、鸳鸯豆。

【来　源】本品为豆科植物相思子 *Abrus precatorius* L. 的种子。

【性味归经】味辛、苦。归心、肺经。

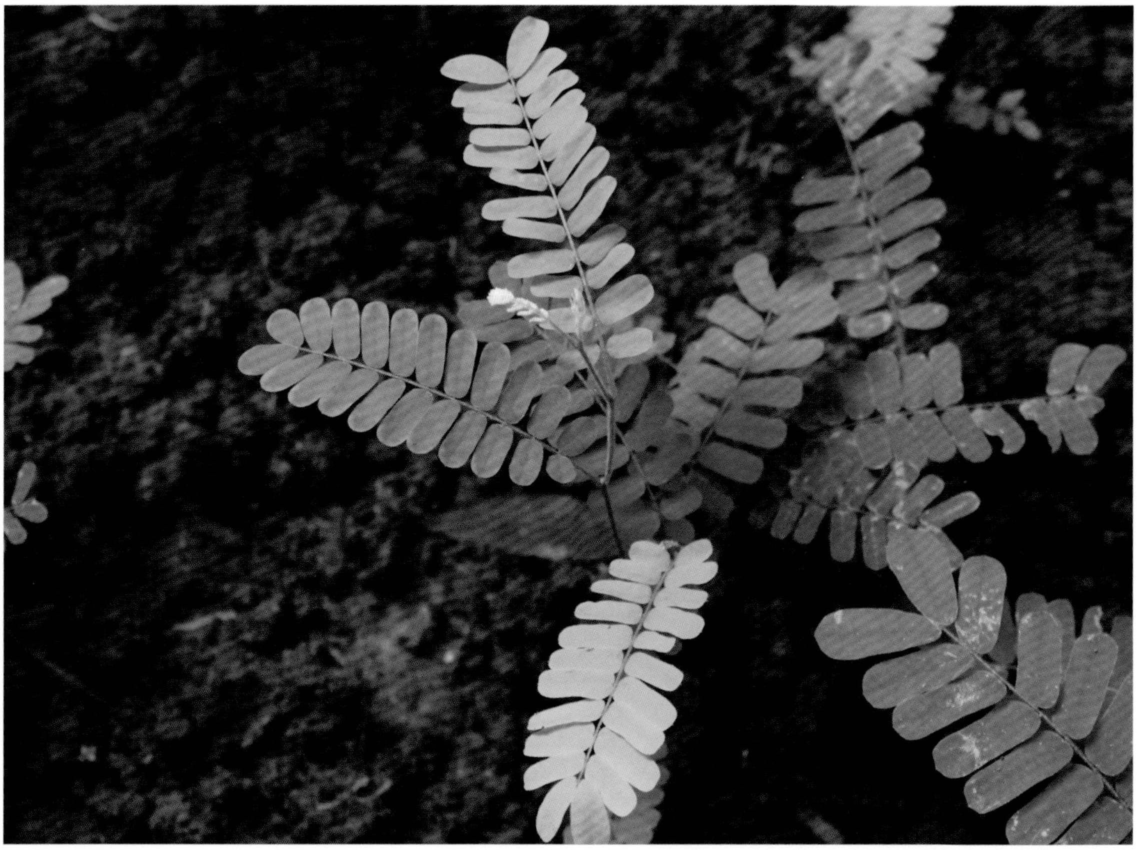

相思子

识别特征

缠绕藤本。枝柔细，被平伏短柔毛。小叶 16 ~ 40，膜质，长椭圆形或长椭圆状倒卵形，长 9 ~ 22 mm，宽 3.5 ~ 8.0 mm，先端圆形或截形，具细尖，基部近圆形或宽楔形，上面无毛，下部疏生平伏短柔毛，总状花序密集头状，生于短枝上；花序轴短而粗，肉质；花小，紫色，长约 8 mm；萼钟状，被平伏短柔毛，萼齿短，牙齿状；旗瓣卵形，基部近心形，具窄三角形爪，翼瓣与龙骨瓣狭窄，子房被毛，花柱无毛。荚果矩形，长 2 ~ 3 cm，宽 1.1 ~ 1.3 mm，稍膨胀，密被平伏状短柔毛，先端具弯曲的喙，含 1 ~ 6 粒种子，种子椭圆形，长约 6.5 mm，在脐的一端黑色，上端朱红色。花期 3—5 月，果期 5—6 月。

生境分布

生长于丘陵地带或山间、路旁灌丛中。分布于福建、台湾、广东、海南、云南、广西等省区。

采收加工

夏、秋二季分批采收成熟果荚，晾干，打出种子。

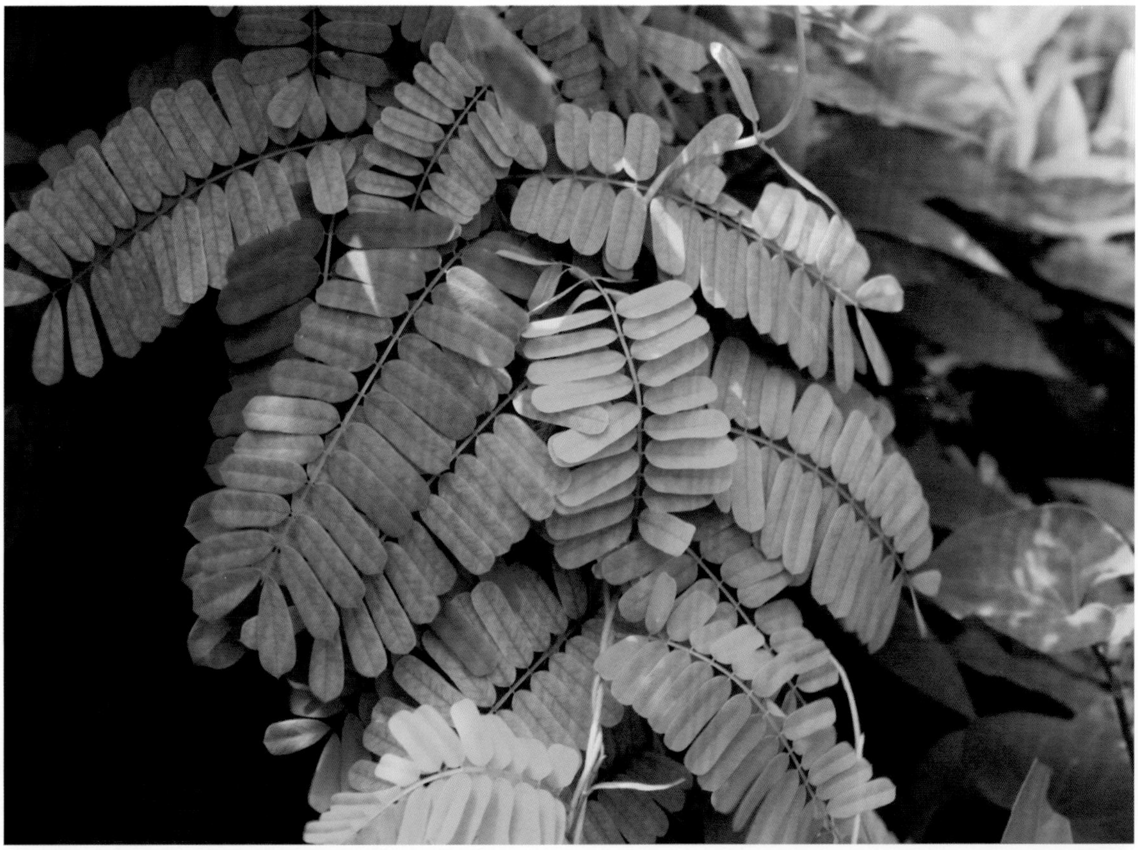

相思子

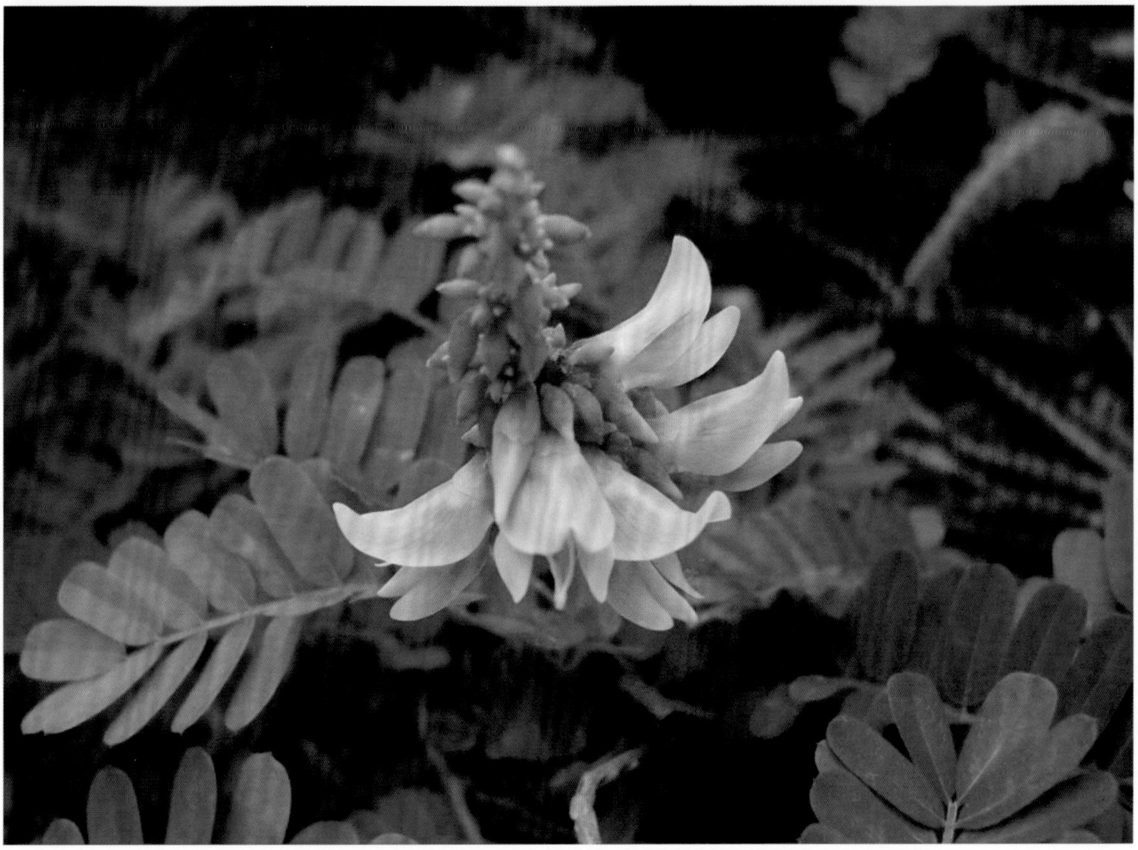

相思子

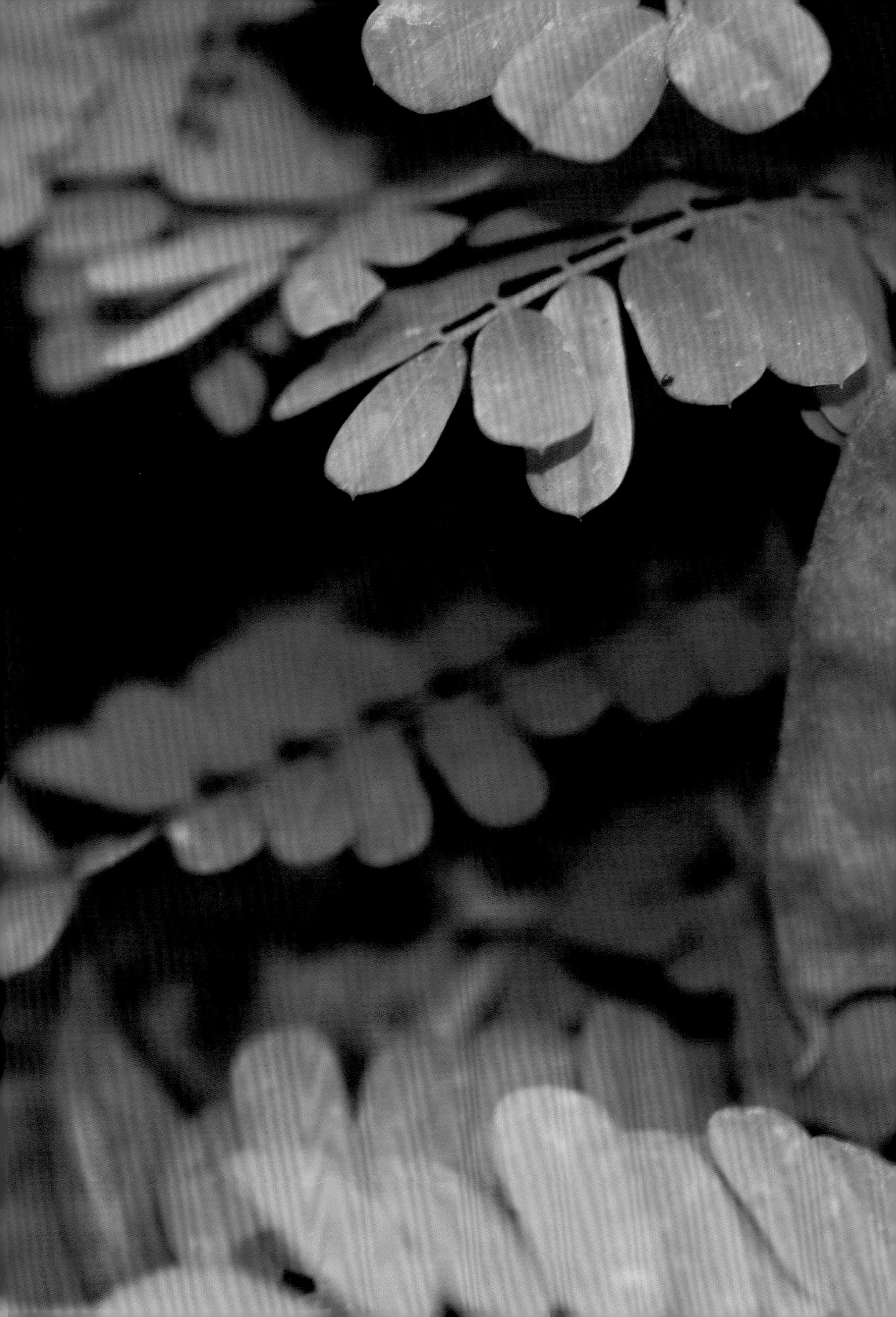

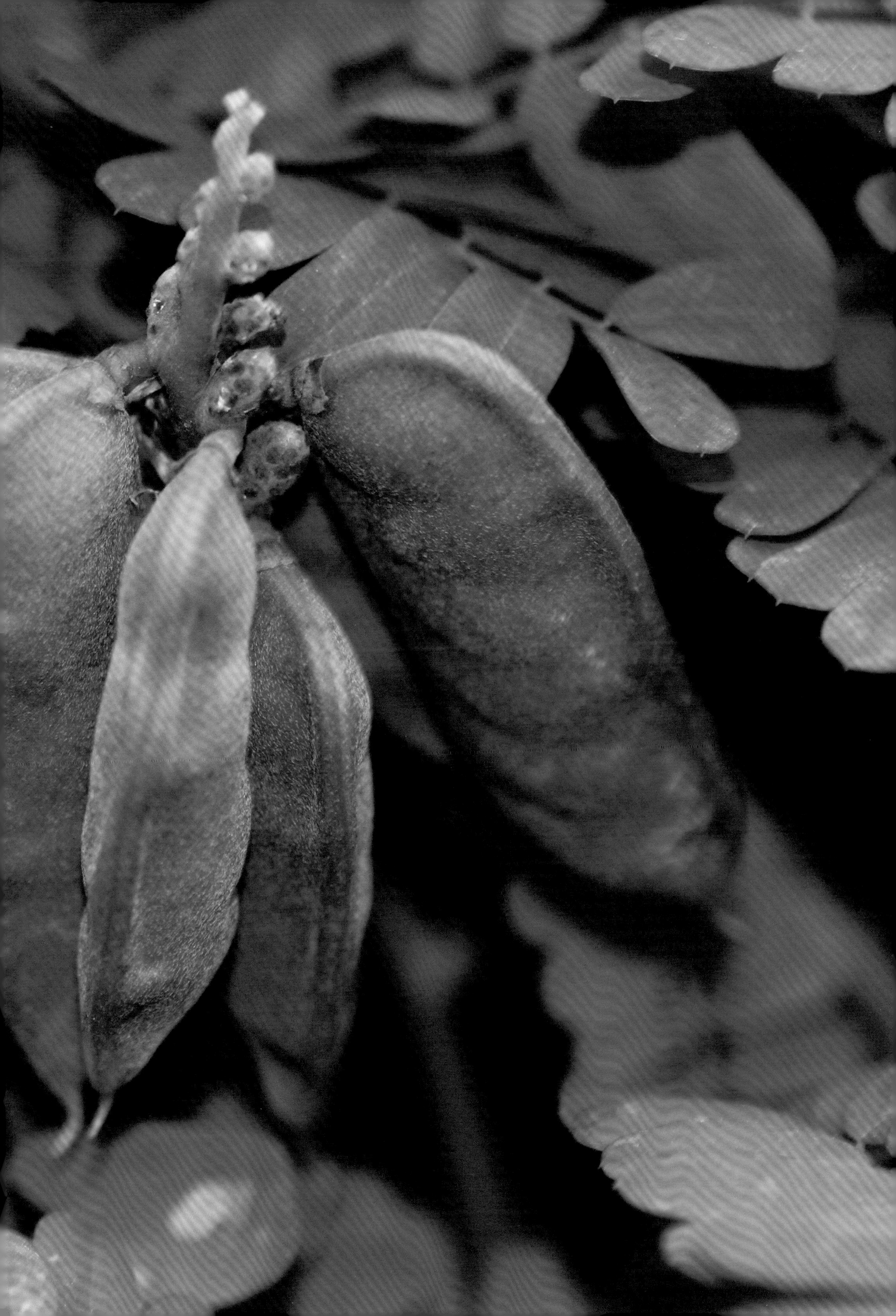

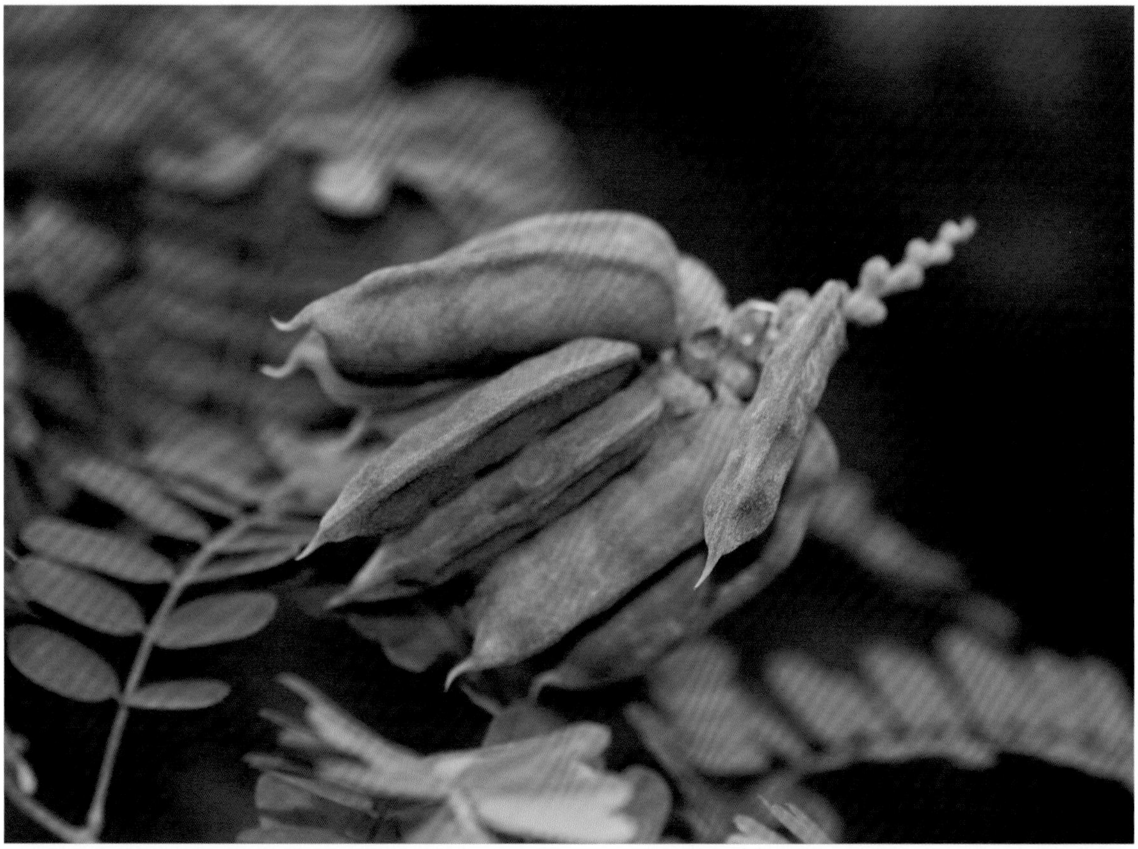

相思子

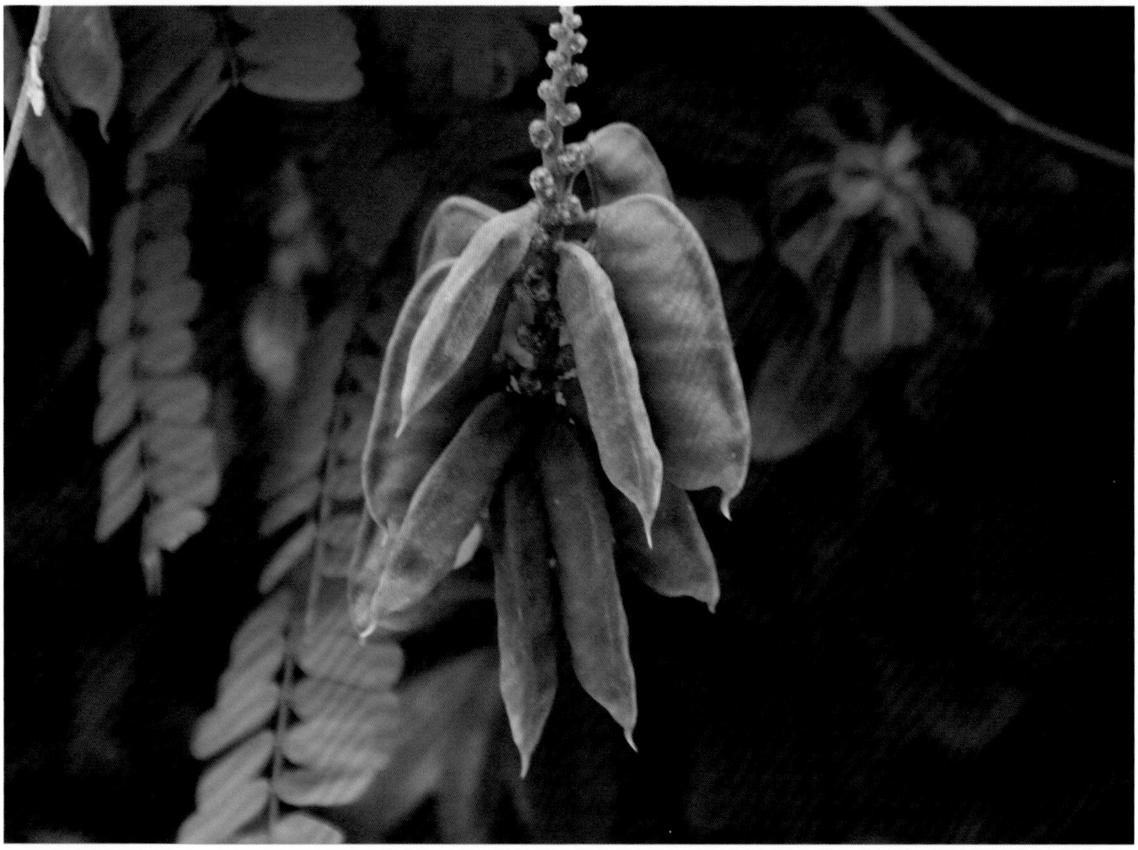

相思子

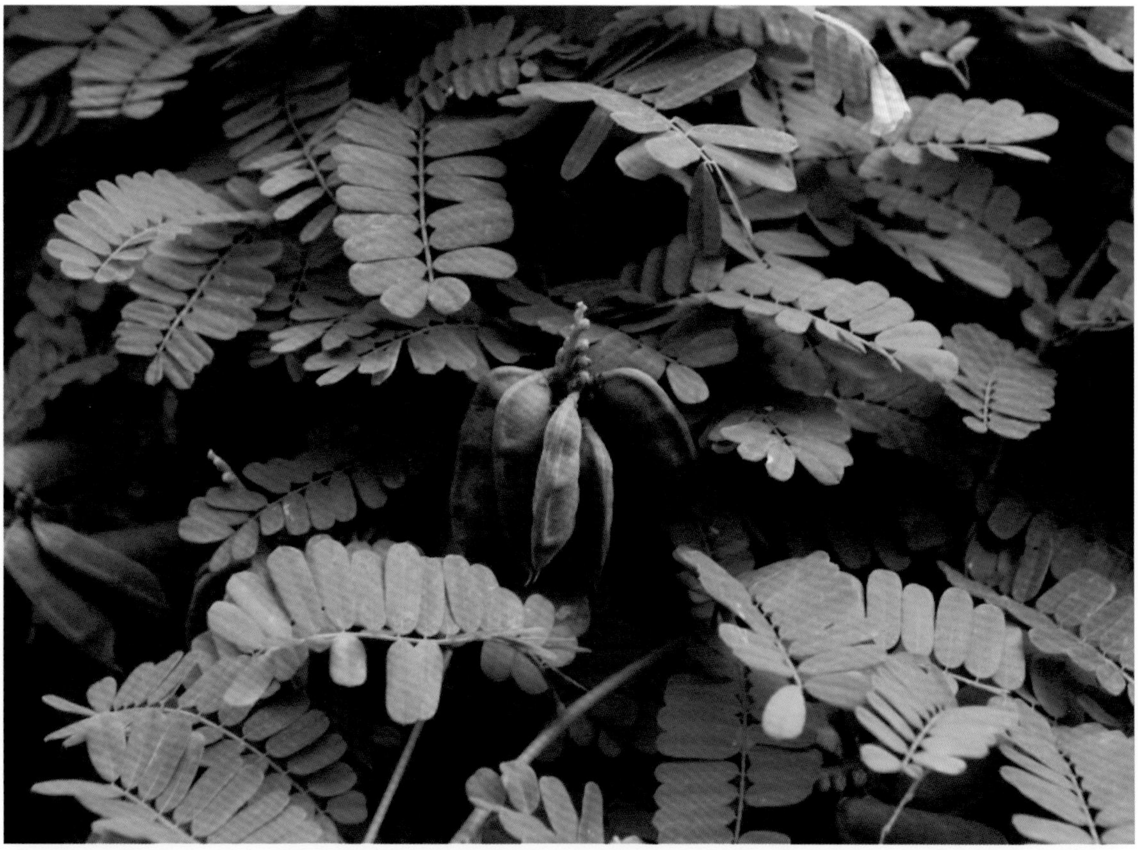

相思子

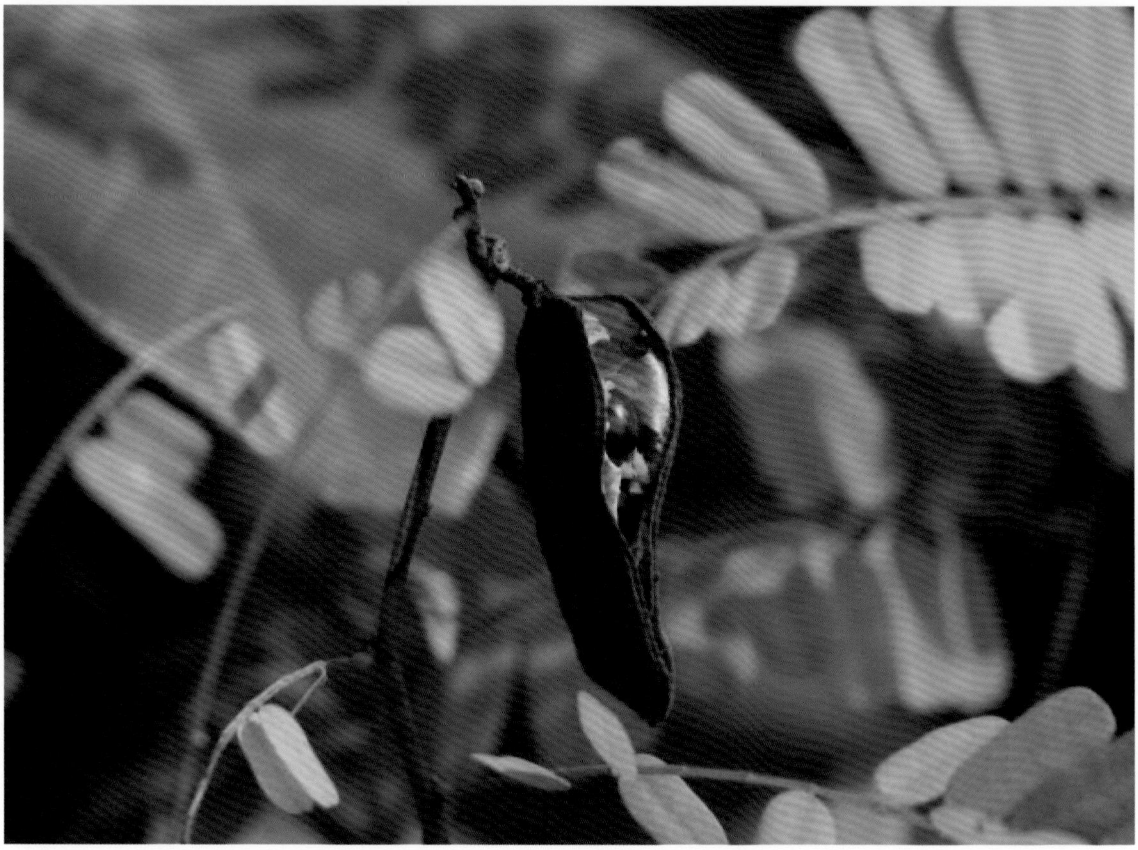

相思子

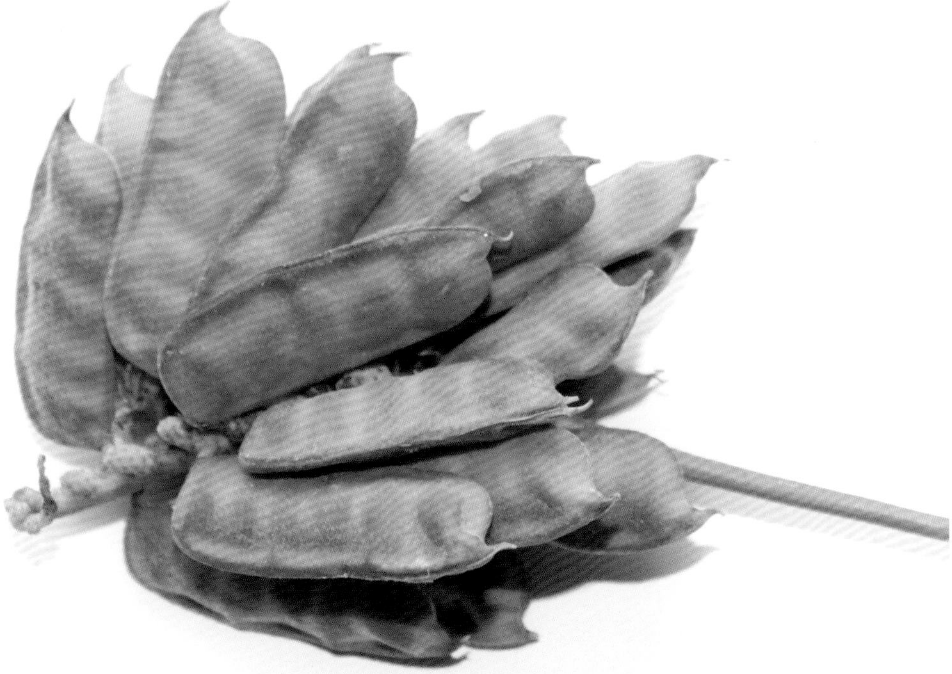

相思子

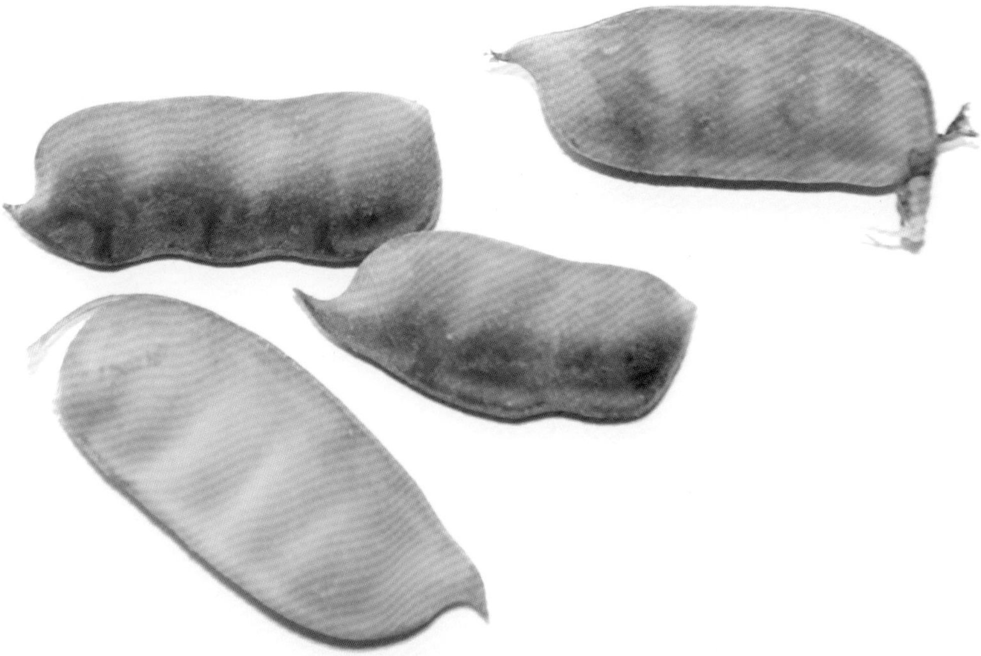

相思子

药材鉴别

本品干燥种子呈椭圆形，少数近于球形，长径 5 ~ 7 mm，短径 4 ~ 5 mm，表面红色，种脐白色椭圆形，位于腹面的一端，在其周围呈乌黑色，约占种皮表面的 1/4 ~ 1/3，种脊位于种脐一端，呈微凸的直线状。种皮坚硬，不易破碎，内有 2 片子叶和胚根，均为淡黄色，味涩。以个大、红头、黑底、色艳、粒圆、饱满者为佳。

功效主治

清热解毒，祛痰，杀虫，解石，通脉，催产。主治妇科病，胆结石，难产，痈疮，腮腺炎，疥癣，风湿骨痛。

用法用量

外用：适量，研末调敷；或煎水洗；或熬膏涂。

民族药方

1．除虫疥　相思子适量。捣烂如泥，涂敷患处。

2．疥癣，痈肿　相思子适量。研细粉，醋调涂患处。

3．流行性腮腺炎　相思子适量。研细粉，与 1 个鸡蛋清搅匀成糊状，摊于纱布上，外敷患处。

4．诸疥顽癣　相思子 6 g。研细粉，水调涂患处。

使用注意

不宜内服，以防中毒。

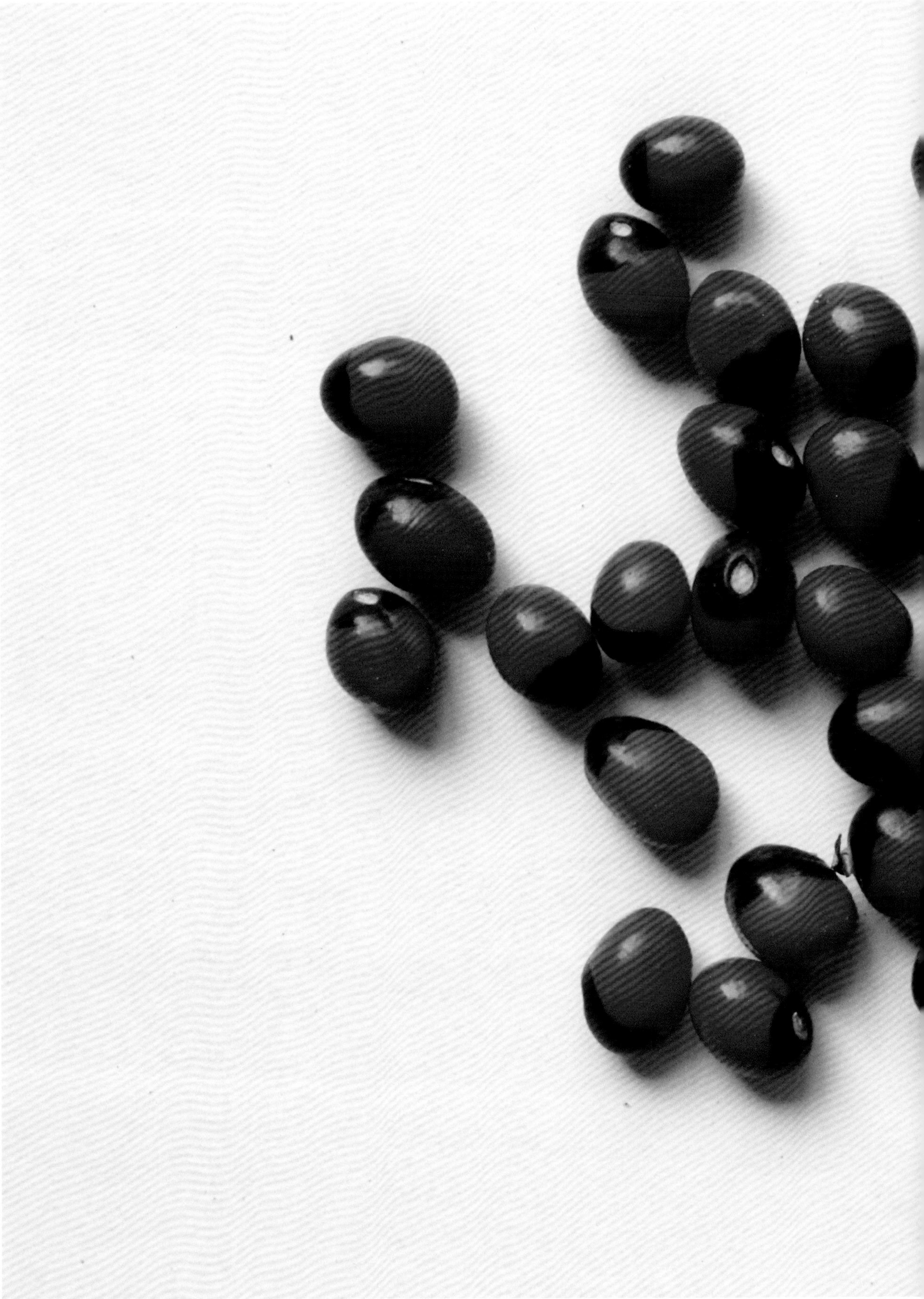

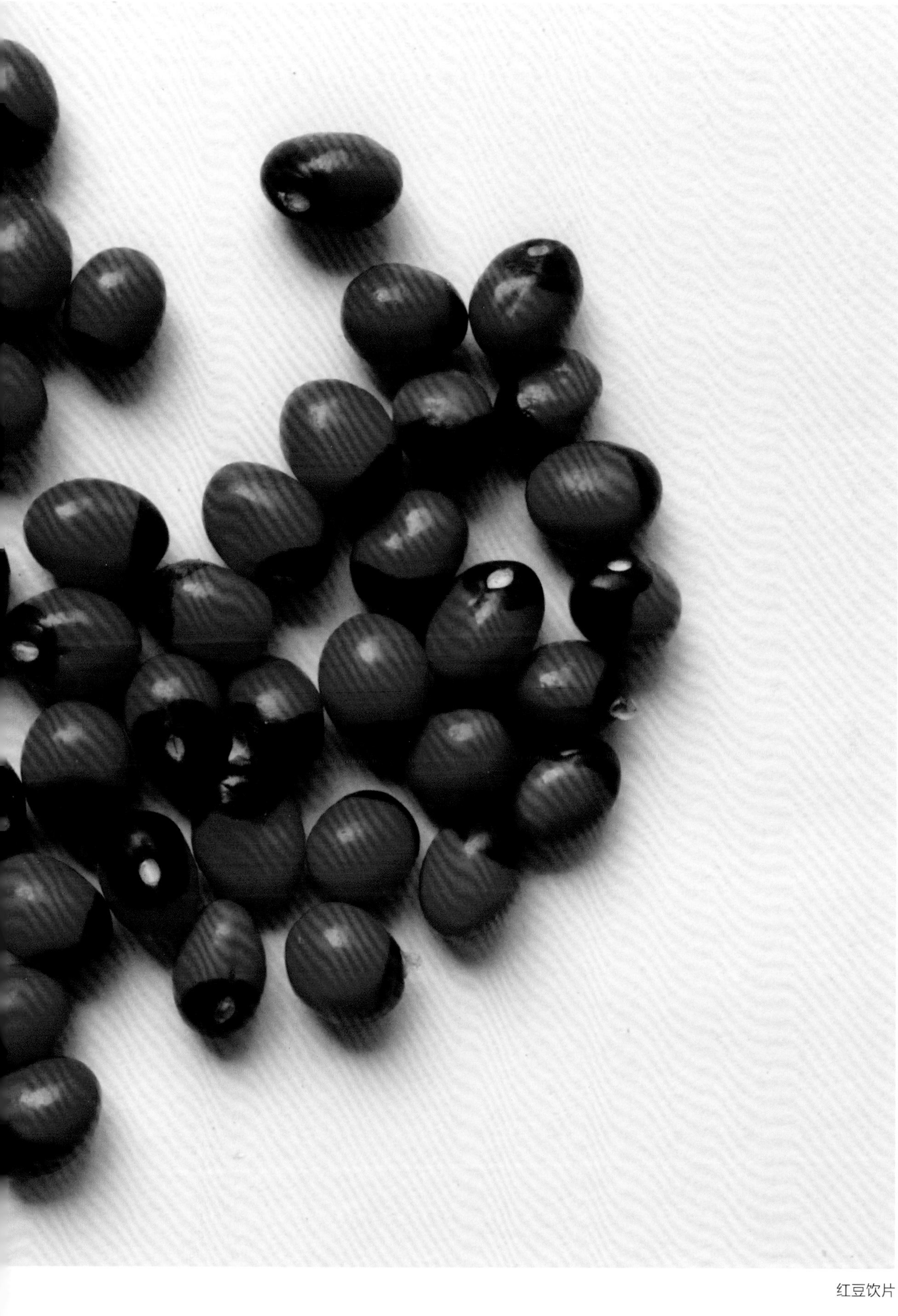

红豆饮片

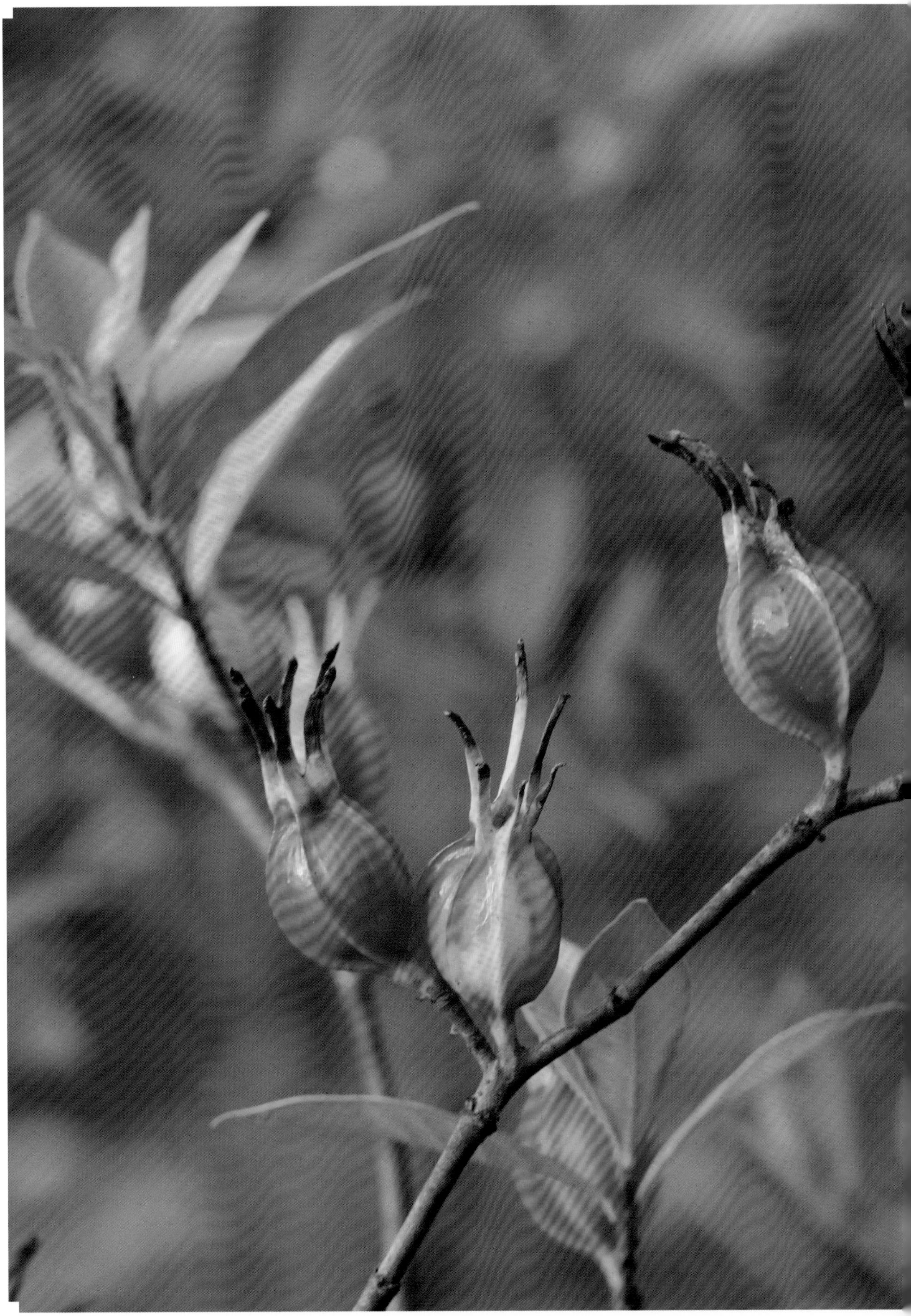

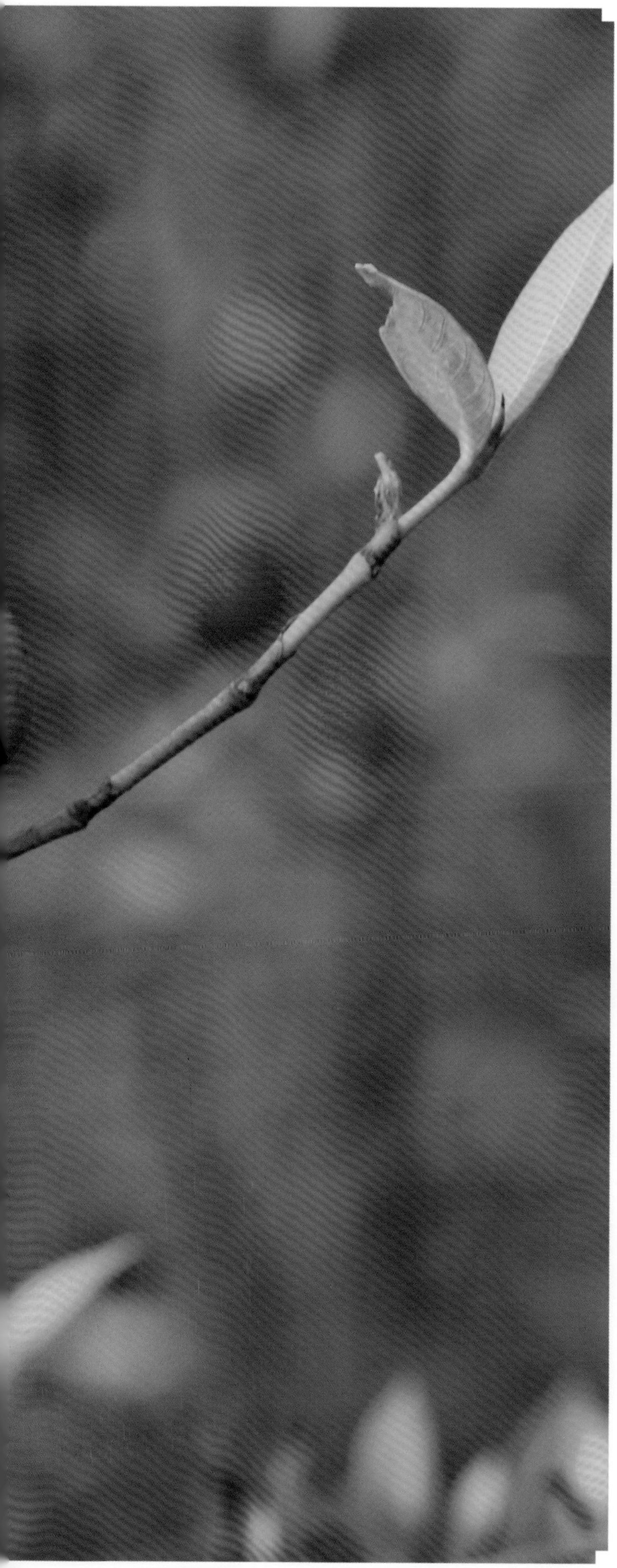

栀子

【壮药名】棵汪梗。

【别　名】木丹、越桃、山栀子、枝子、黄荑子、黄栀子、黄栀、山黄栀、山栀。

【来　源】本品为茜草科植物栀子 *Gardenia jasminoides* Ellis 的干燥成熟果实。

【性味归经】味苦，性寒。归心、肺、肝、胃经。

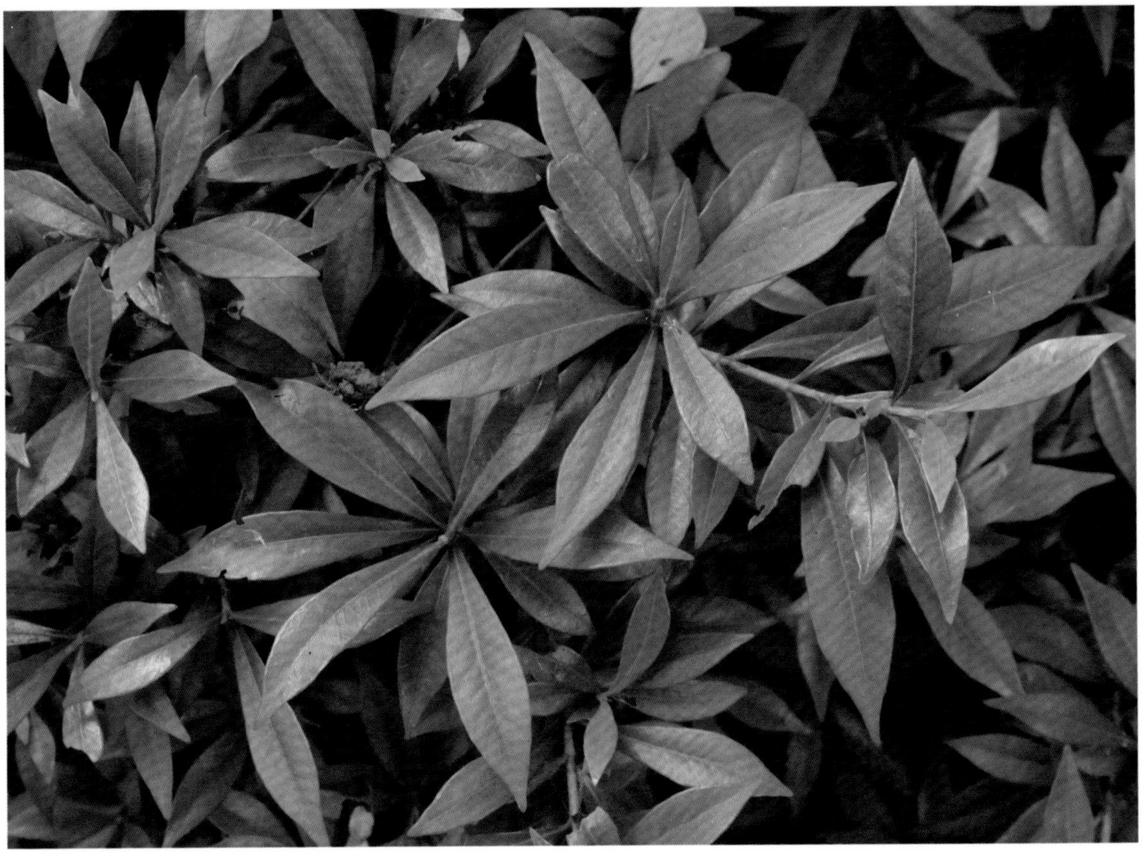

栀子

识别特征

常绿灌木，高 0.5 ~ 2 m，幼枝有细毛。叶对生或三叶轮生，革质，长圆状披针形或卵状披针形，长 7 ~ 14 cm，宽 2 ~ 5 cm，先端渐尖或短渐尖，全缘，两面光滑，基部楔形；有短柄；托叶膜质，基部合成一鞘。花单生于枝端或叶腋，大型，白色，极香；花梗极短，常有棱；萼管卵形或倒卵形，上部膨大，先端 5 ~ 6 裂，裂片线形或线状披针形；花冠旋卷，高脚杯状，花冠管狭圆柱形，长约 3 mm，裂片 5 或更多，倒卵状长圆形；雄蕊 6，着生花冠喉部，花丝极短或缺，花药线形；子房下位 1 室，花柱厚，柱头棒状。果倒卵形或长椭圆形，有翅状纵棱 5 ~ 8 条，长 2.5 ~ 4.5 cm，黄色，果顶端有宿存花萼。花期 5—7 月，果期 8—11 月。

生境分布

生长于山坡、路旁，南方各地有野生。分布于我国浙江、江西、湖南、福建等长江以南各省区。以江西产者为道地产品。

采收加工

9—11 月果实成熟呈红黄色时采收，除去果梗及杂质，蒸至上汽或置沸水中略烫，取出干燥即得。

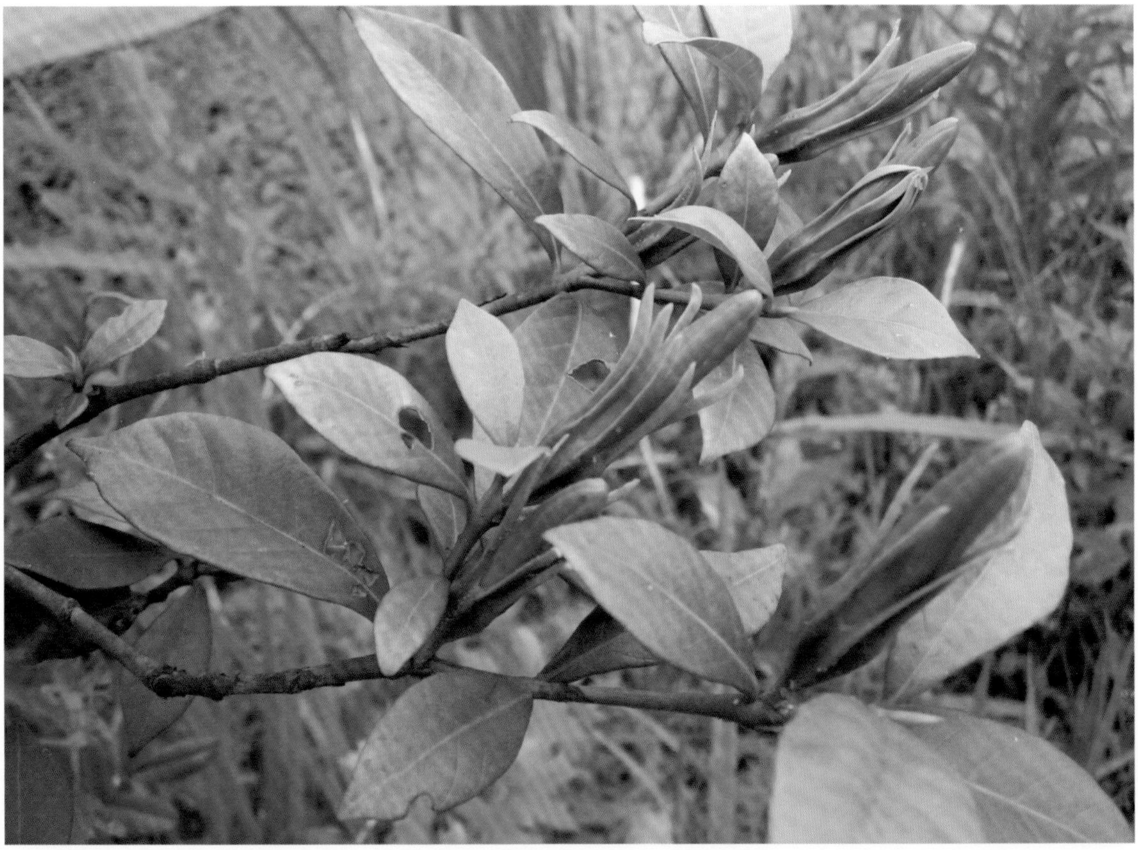

栀子

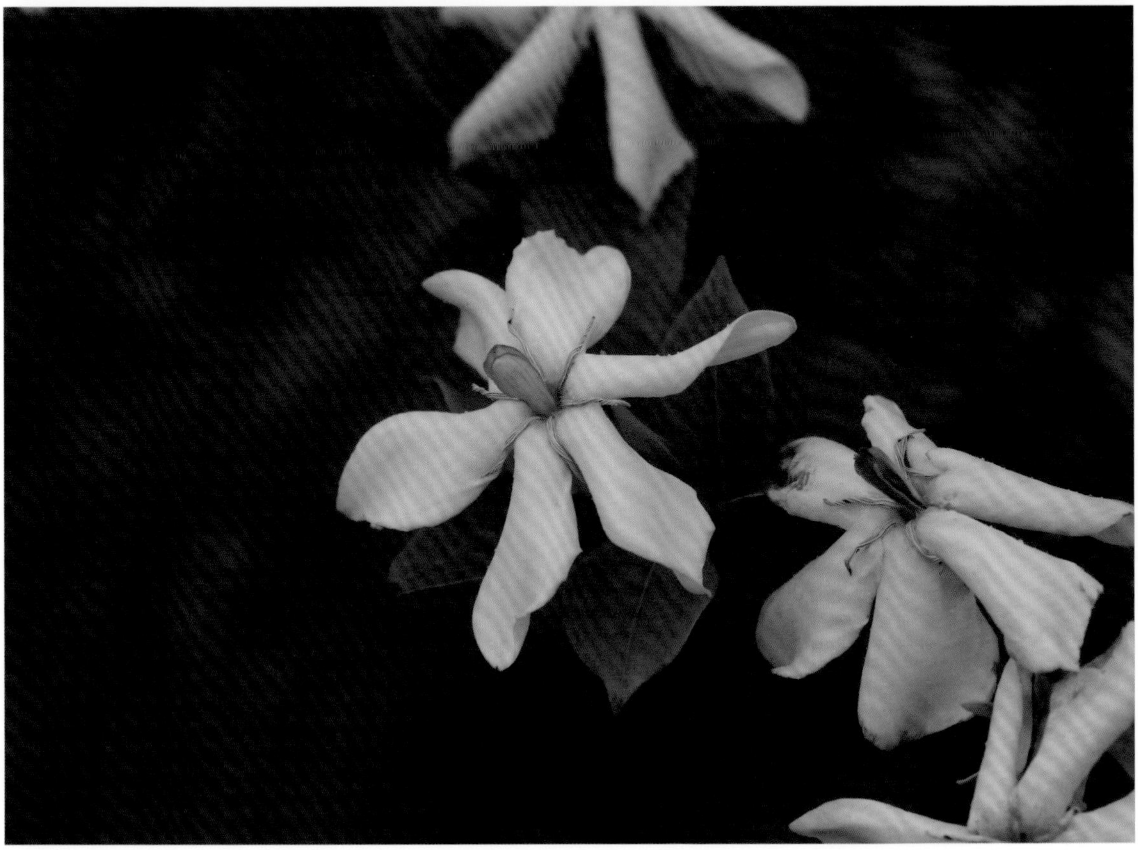

栀子

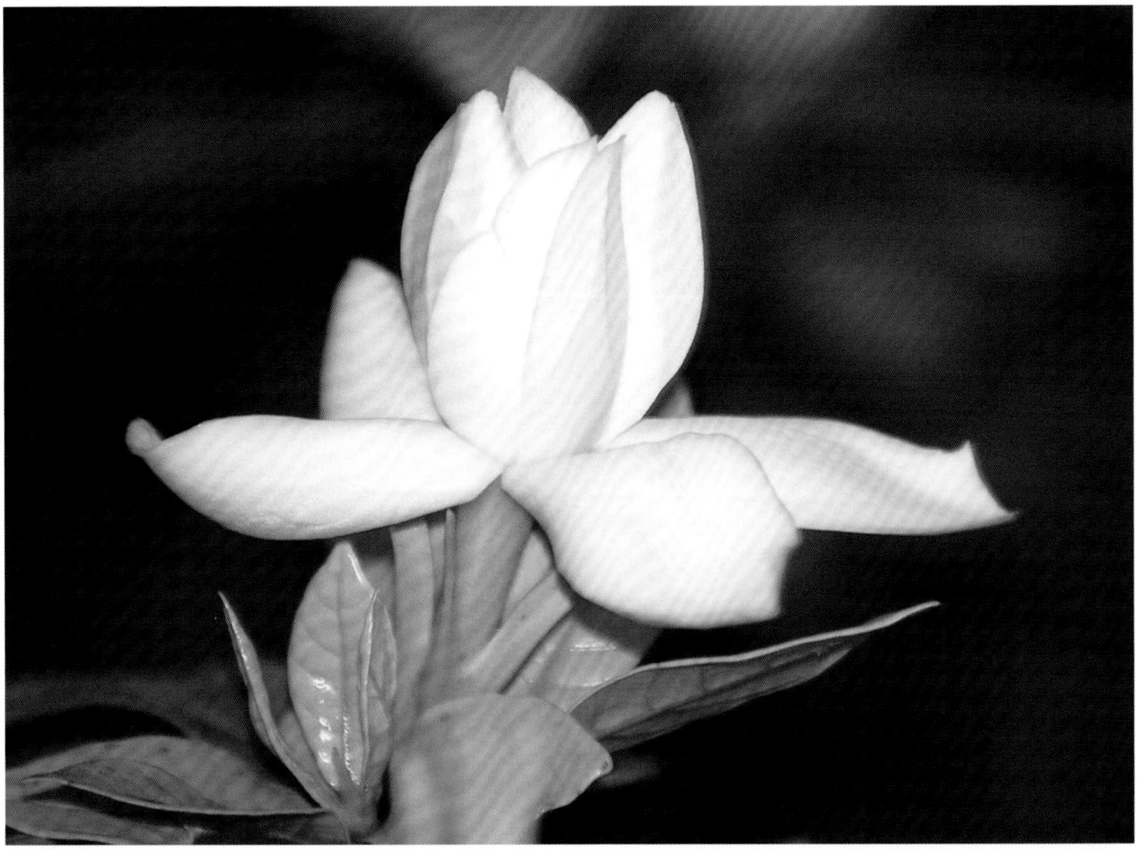

栀子

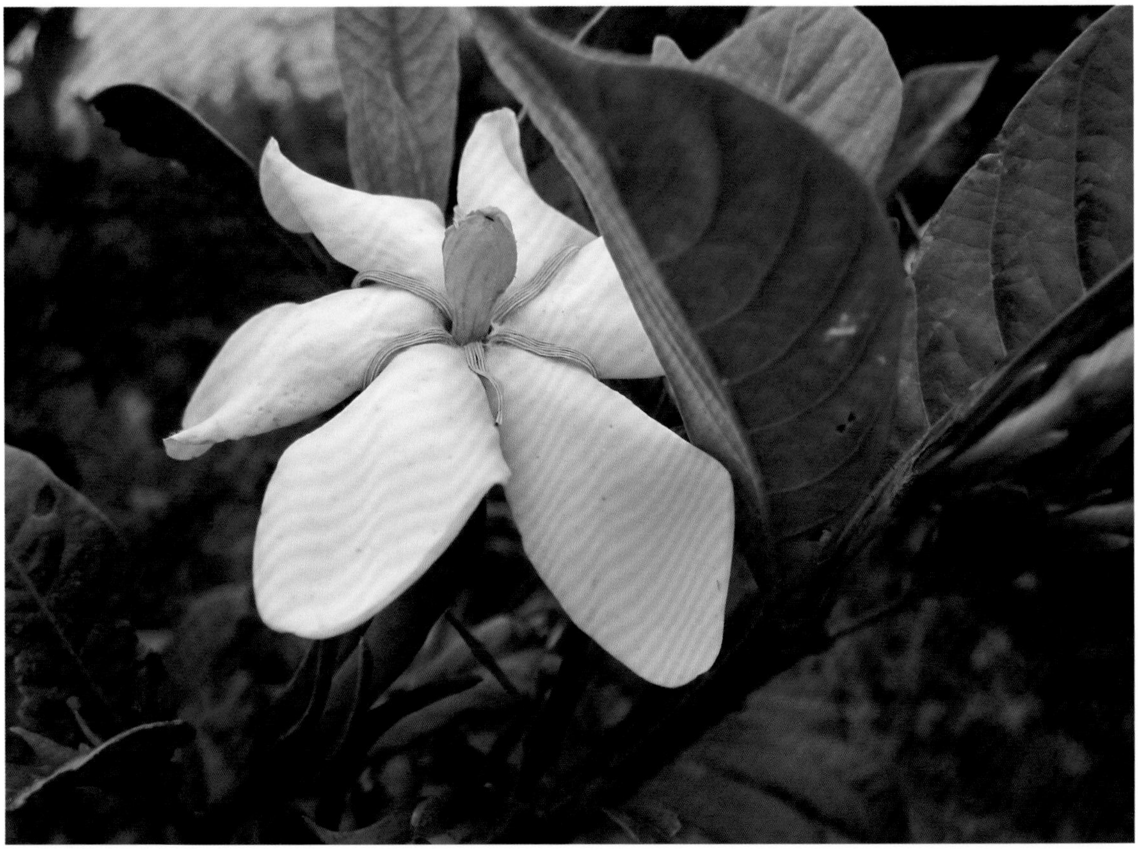

栀子

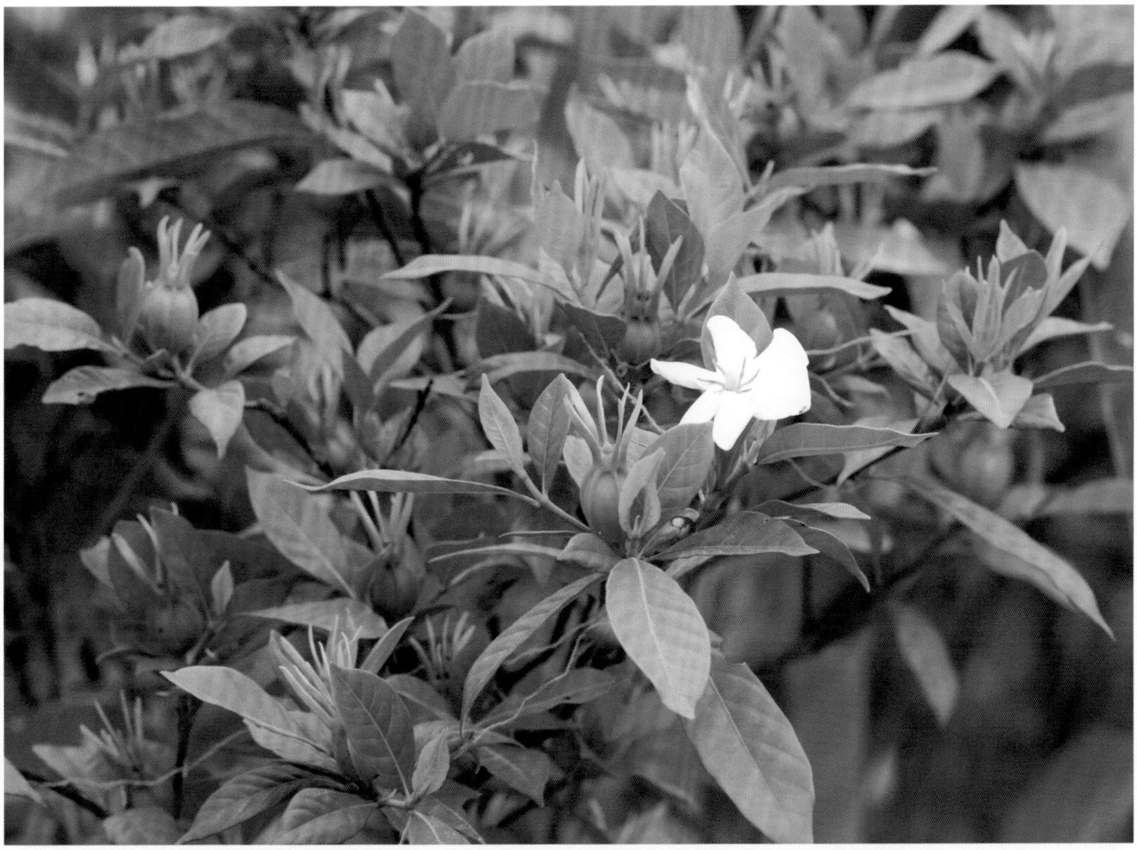

栀子

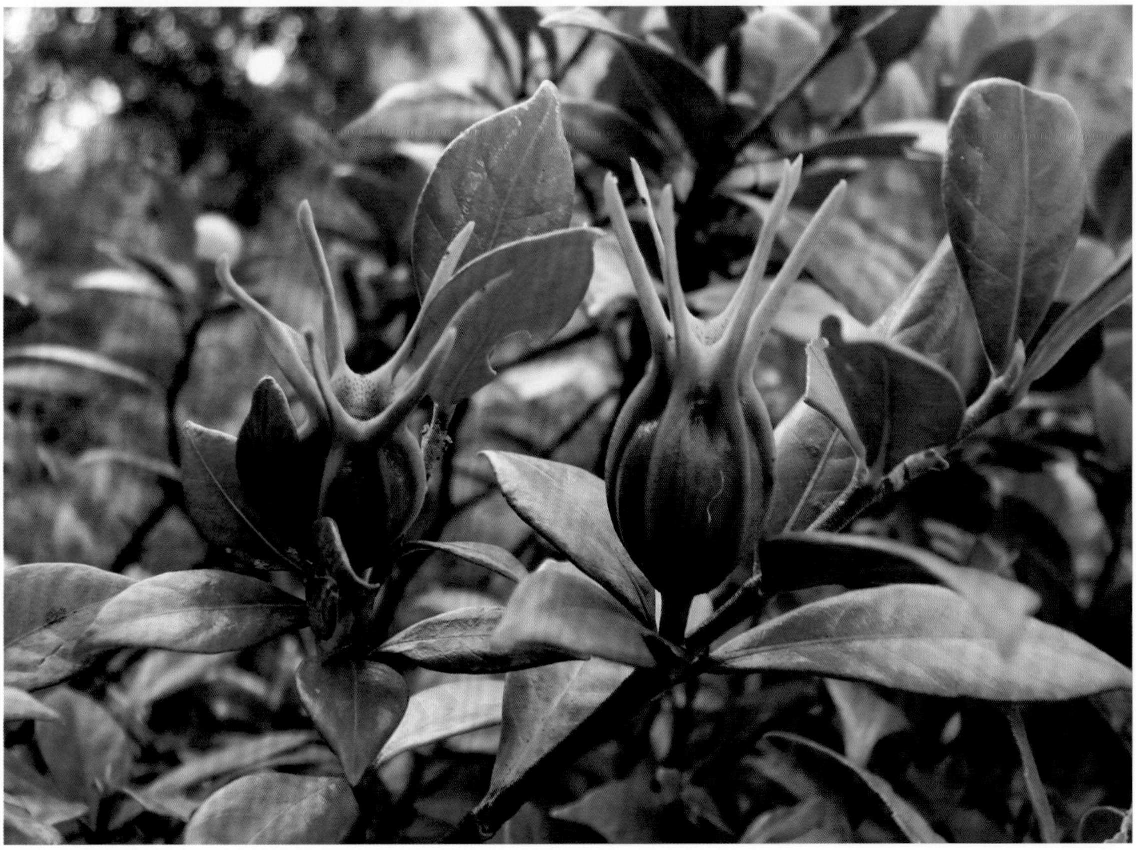

栀子

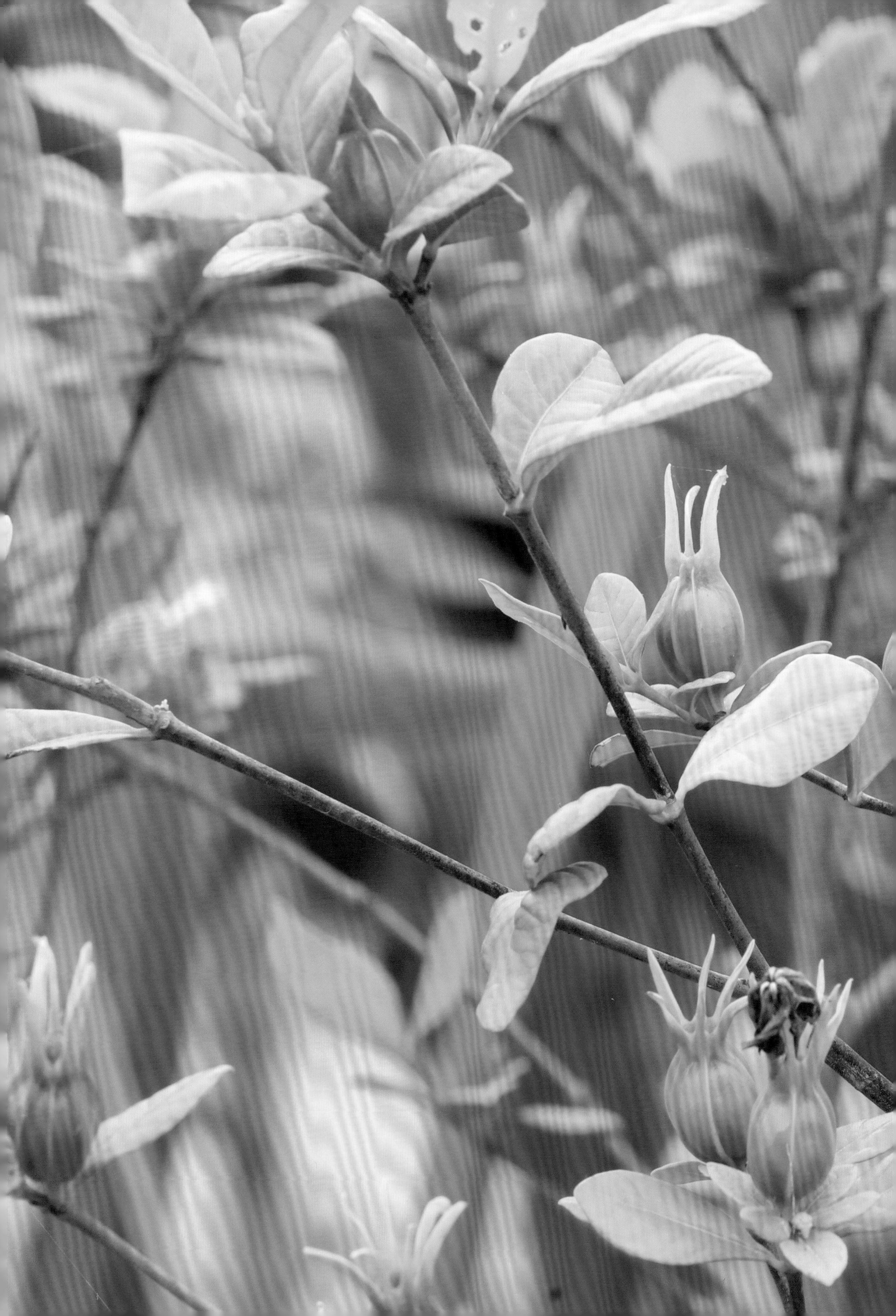

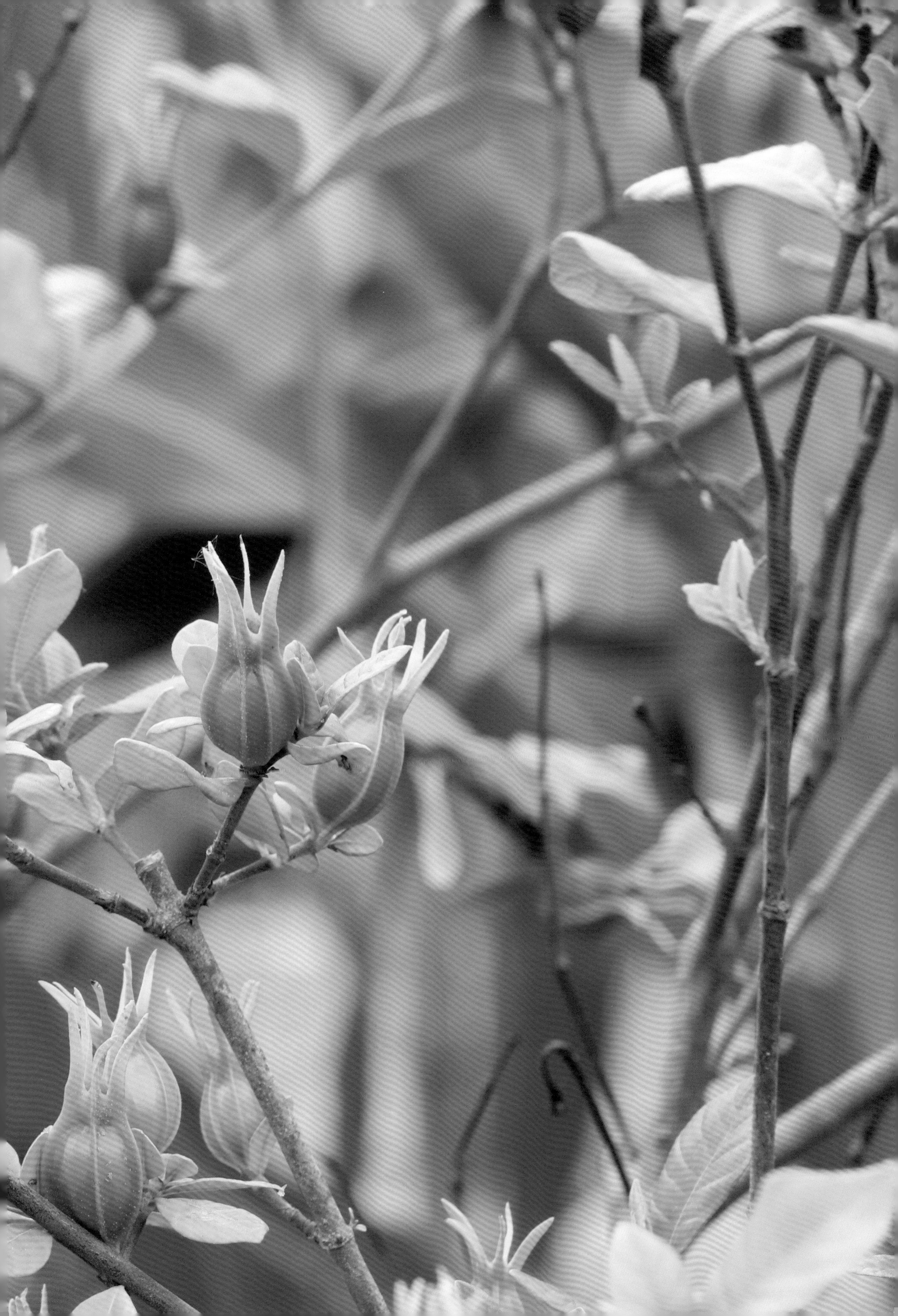

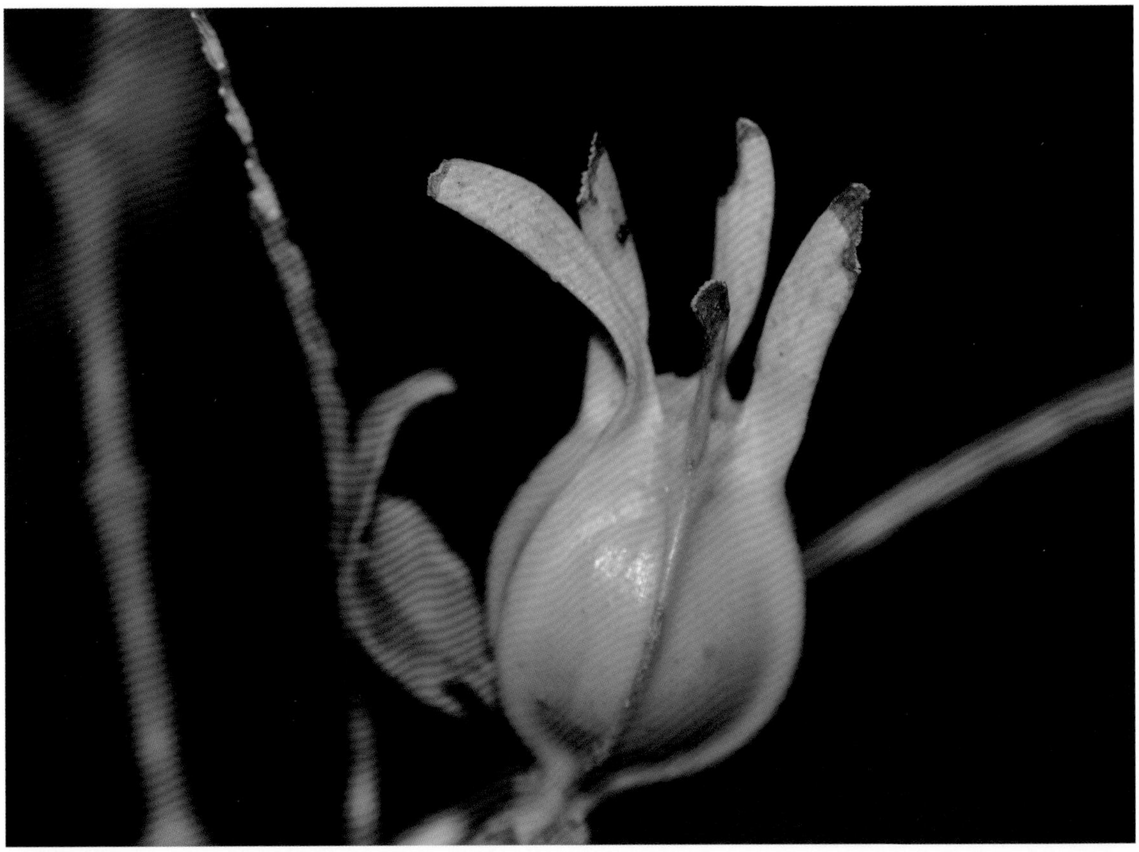

栀子

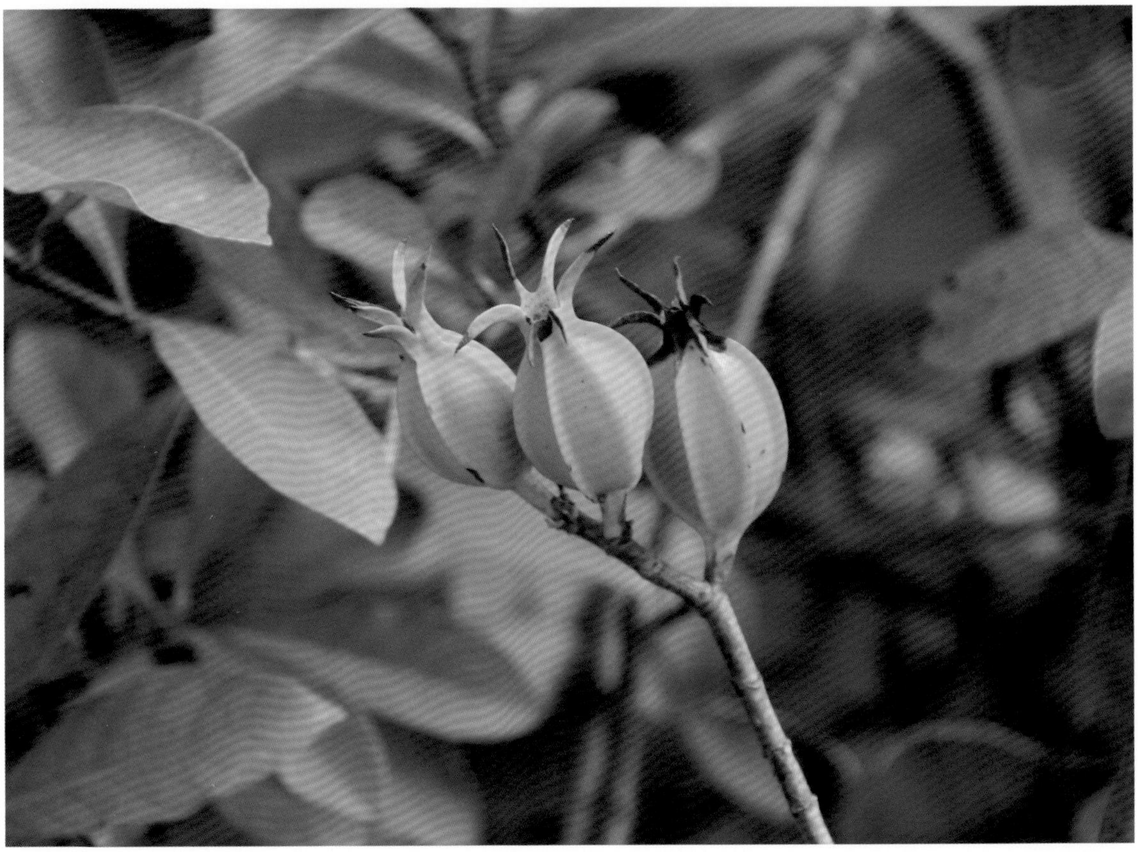

栀子

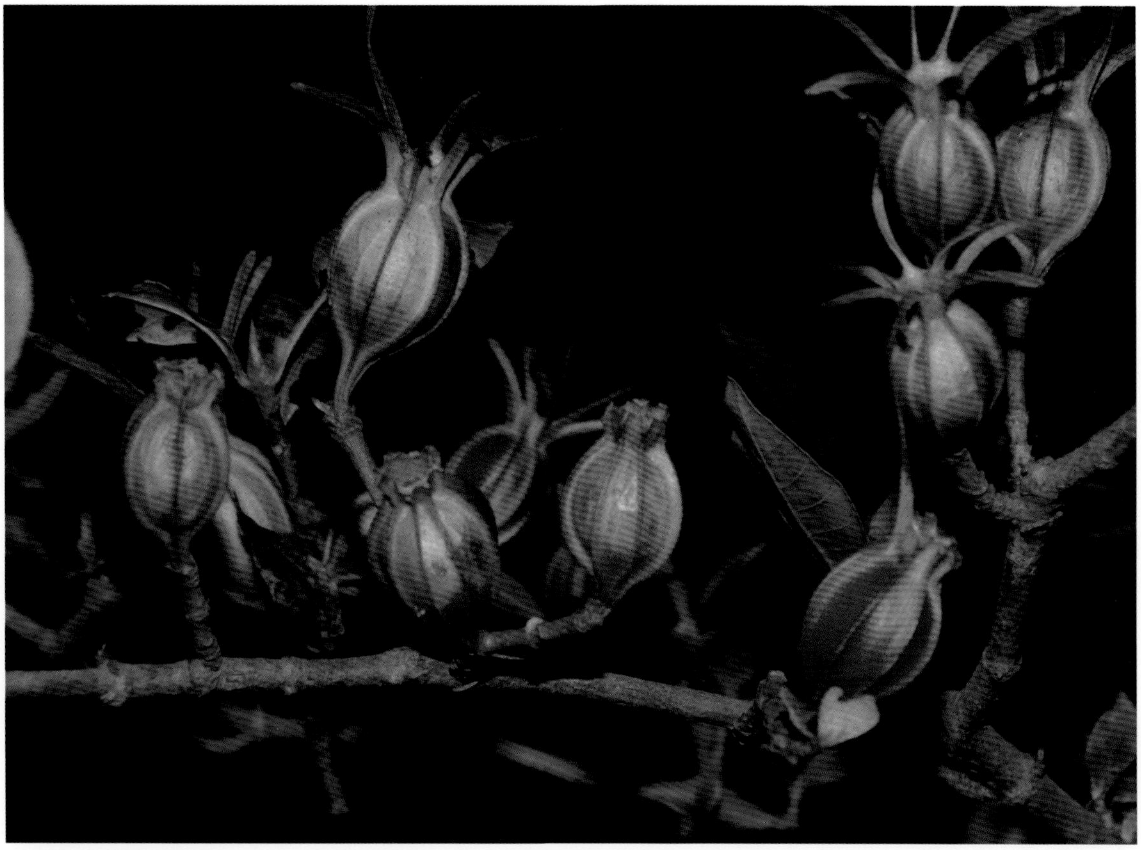

栀子

药材鉴别

本品呈长卵圆形或椭圆形，表面红黄色或红棕色，具 6 条翅状纵棱，棱间有 1 条明显的纵脉纹，且有分枝。顶端残存萼片，基部稍尖，有残留果梗。

功效主治

泻火除烦，清热利湿，凉血解毒，消肿止痛。主治热病虚烦不眠，黄疸，淋病，消渴，目赤，咽痛，吐血，衄血，血痢，尿血，热毒疮疡，扭伤肿痛。

用法用量

内服：6 ~ 10g，煎服。外用：适量。生用清热泻火强，炒焦后止血，姜汁炒用止烦呕。栀子皮偏于达表祛肌热，栀子仁偏于走里清内热。

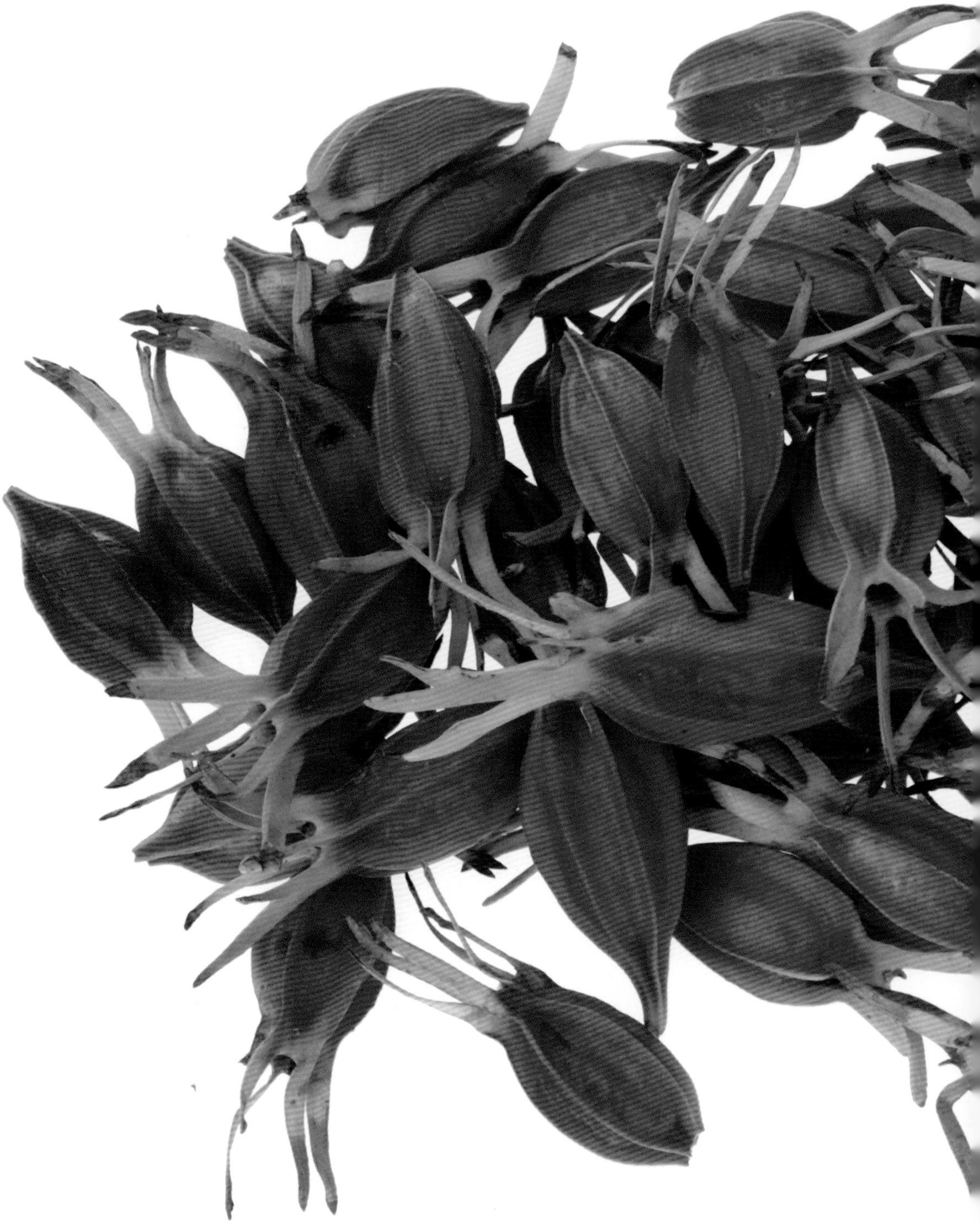

栀子

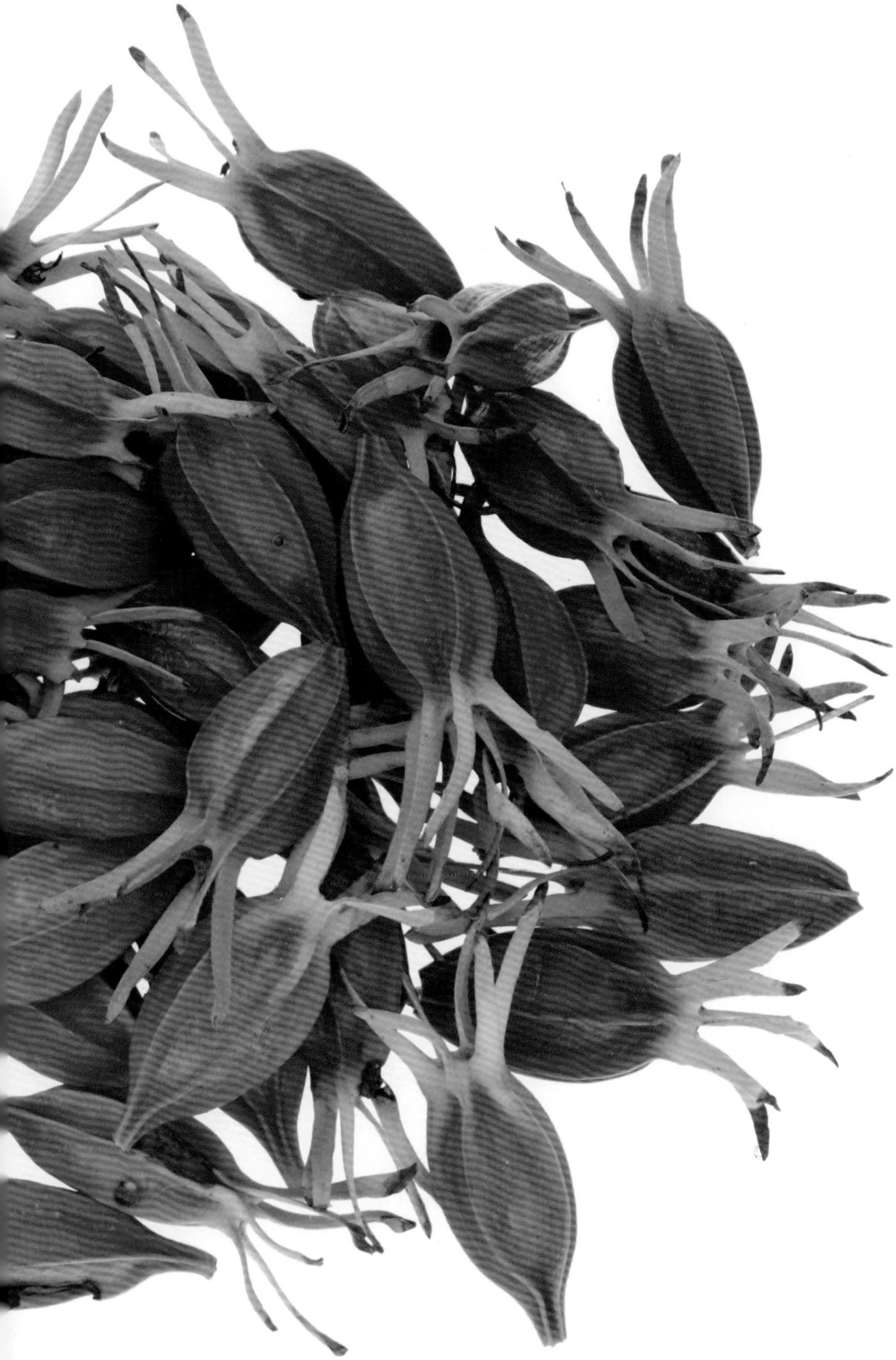

栀子药材

民族药方

1．血淋涩痛　生栀子末、滑石各等份。葱汤下。

2．热毒下血　栀子 30 枚。水 1500 ml，煎取 500 ml，去渣服。

3．小便不通　栀子 27 枚，盐少许，独头大蒜 1 枚。捣烂，摊纸花上贴脐，或涂阴囊上，良久即通。

4．急性胰腺炎　栀子、牡丹皮、木香、厚朴、延胡索各 25 g，大黄、赤芍各 40 g，芒硝 15 g。取上方药用水 800 ml，煎取药汁约 500 ml。轻者每日 1 剂，分 2 次服。

5．毛囊炎　栀子粉、穿心莲粉各 15 g，冰片 2 g，凡士林 100 g。调匀外涂，每日 2 次。

6．结节性红斑　栀子粉 20 g，赤芍粉 10 g，凡士林 100 g。调匀外涂，每日 2 次。

7．软组织挫伤　栀子粉适量。用食醋或凉茶调成糊状，外涂患处，干后即换。

8．脓疱疮　栀子 9 g，黄芩、黄柏各 12 g，黄连 15 g。煎取药汁，口服，每次 1 剂。

9．痛风性关节炎　栀子、黄柏、白术、云苓、苦参、猪苓、桂枝、泽泻、苍术、茵陈各 10 g。加水煎 2 次，每次加水 500 ml，煎取药汁 150 ml，共煎药汁 300 ml，混匀备用，每日 1 剂，分 2 次服。1 周为 1 个疗程，连服 2 ~ 3 个疗程。

使用注意

脾虚便溏、食少者忌用。

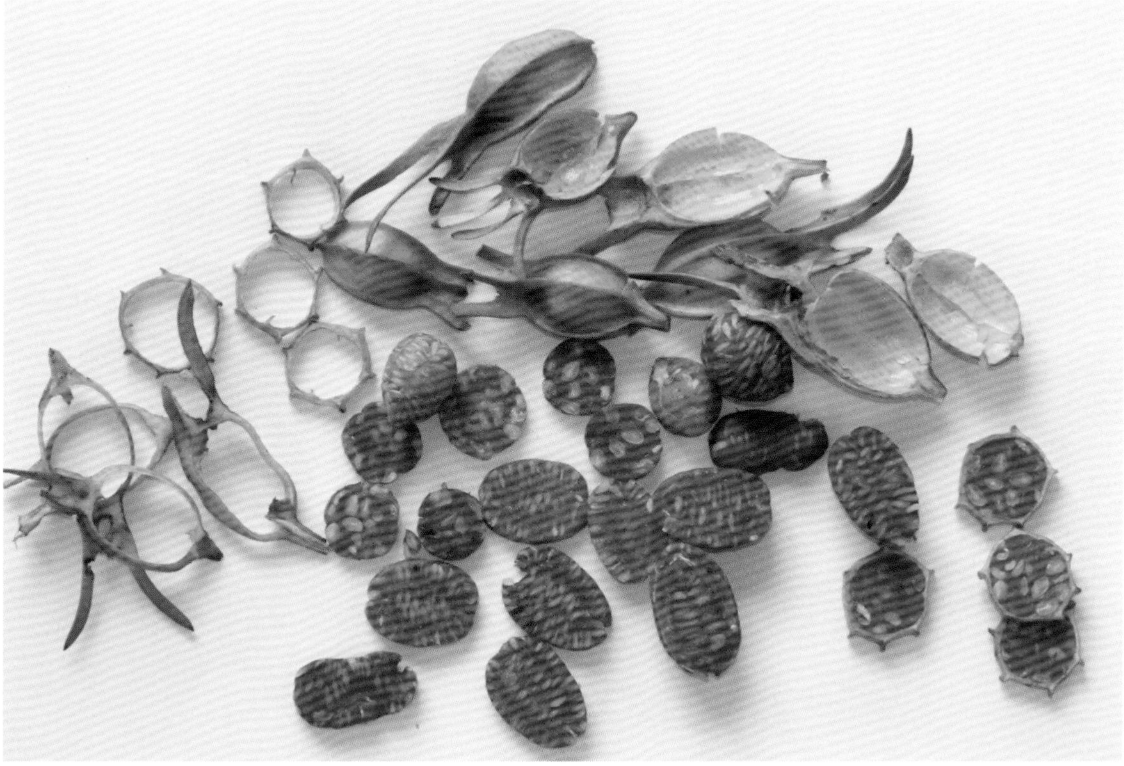

栀子药材

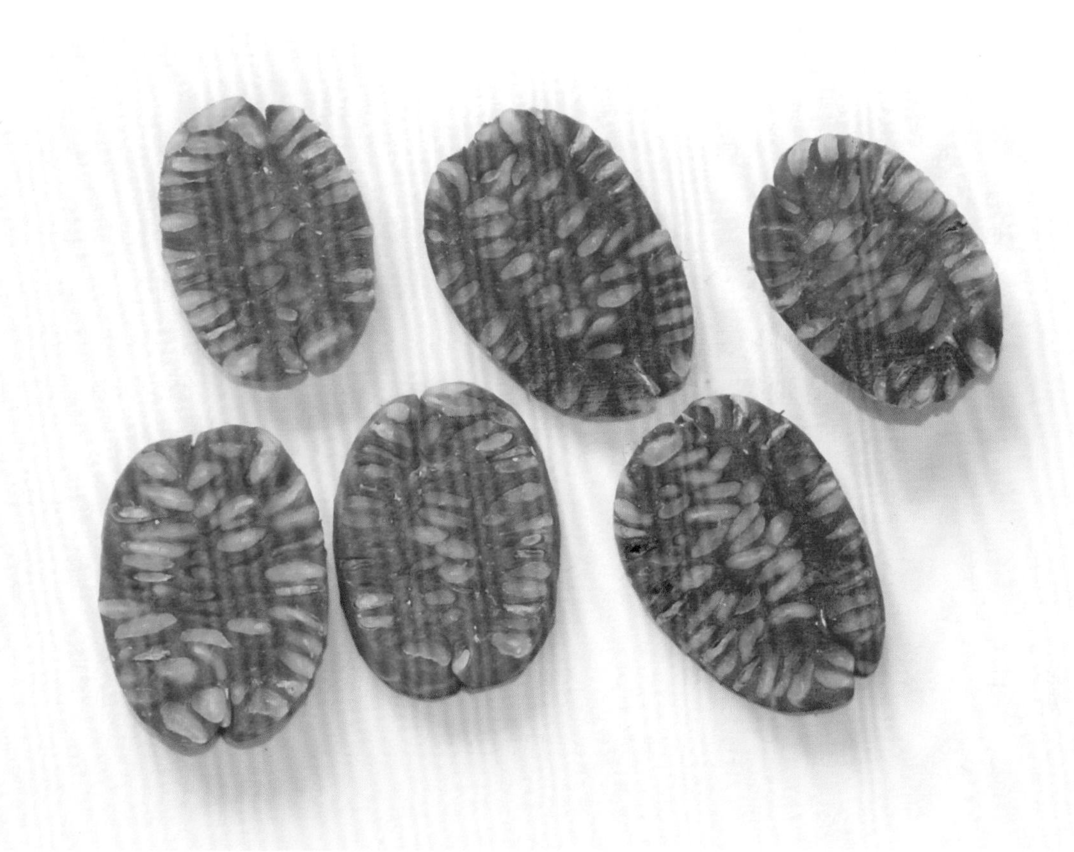

栀子药材

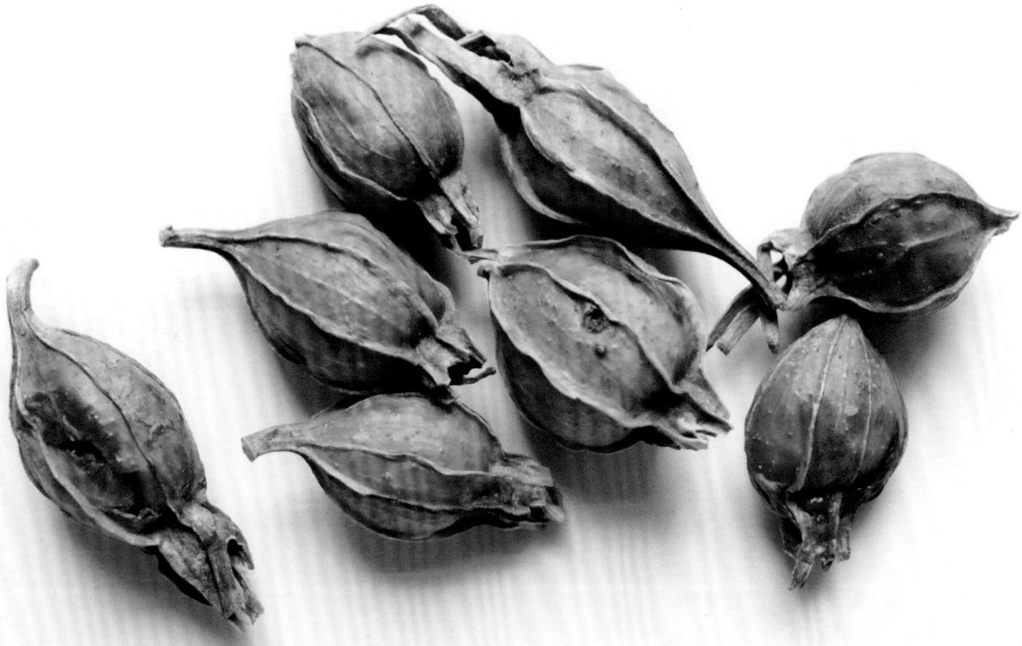

栀子饮片

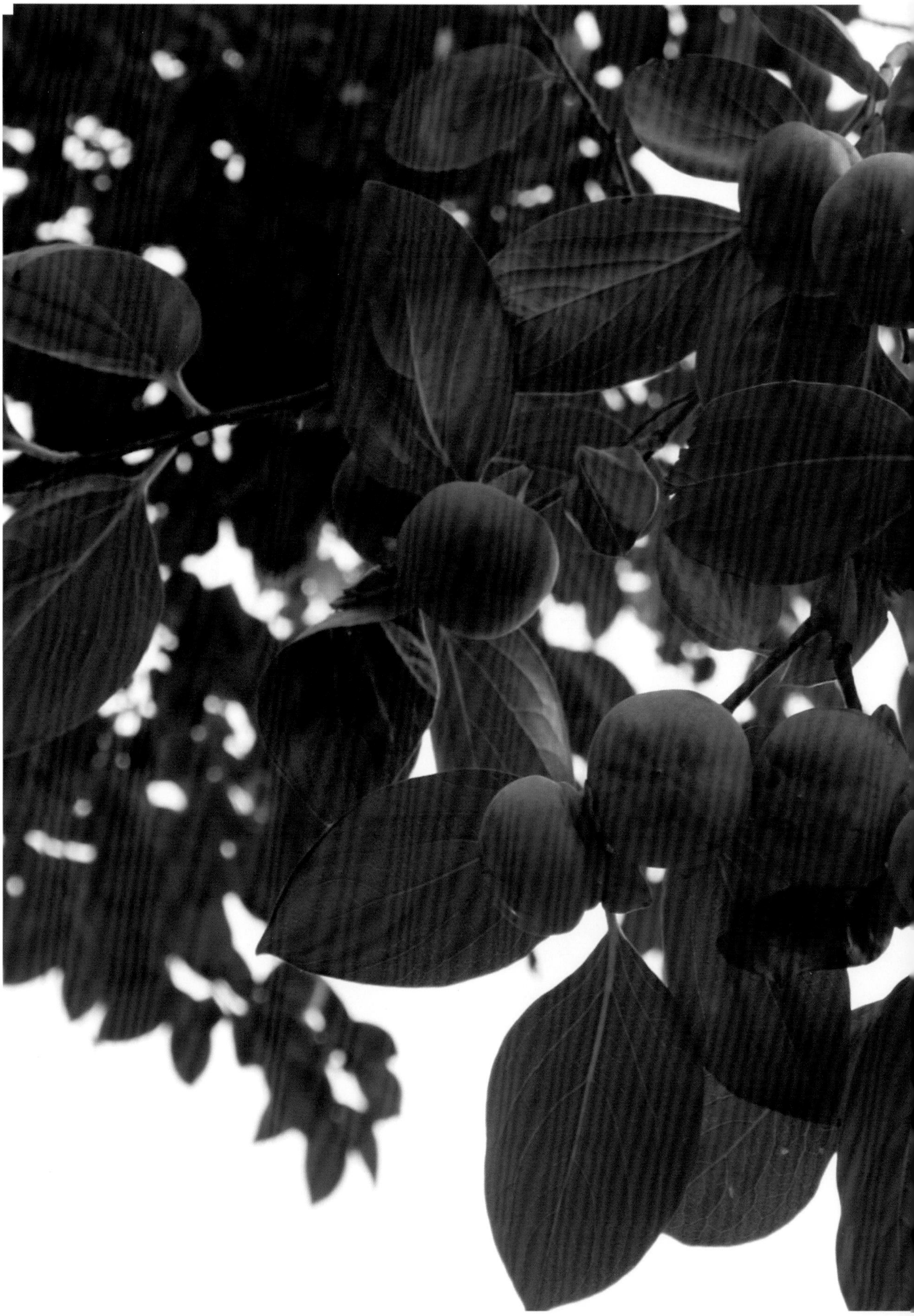

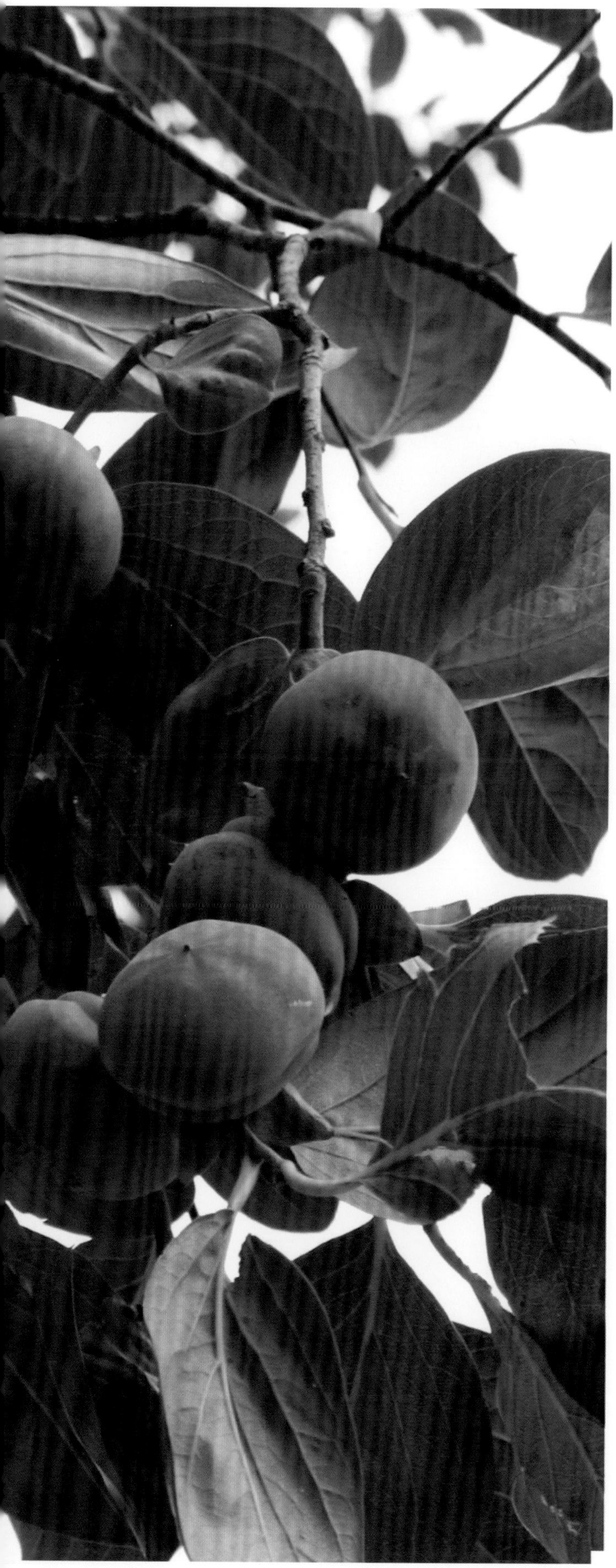

柿蒂

【壮药名】芒内。

【别　名】柿钱、柿丁、柿子把、柿萼。

【来　源】本品为柿树科植物柿 *Diospyros kaki* Thunb. 的干燥宿萼。

【性味归经】味甘、涩、微苦，性微寒。归胃经。

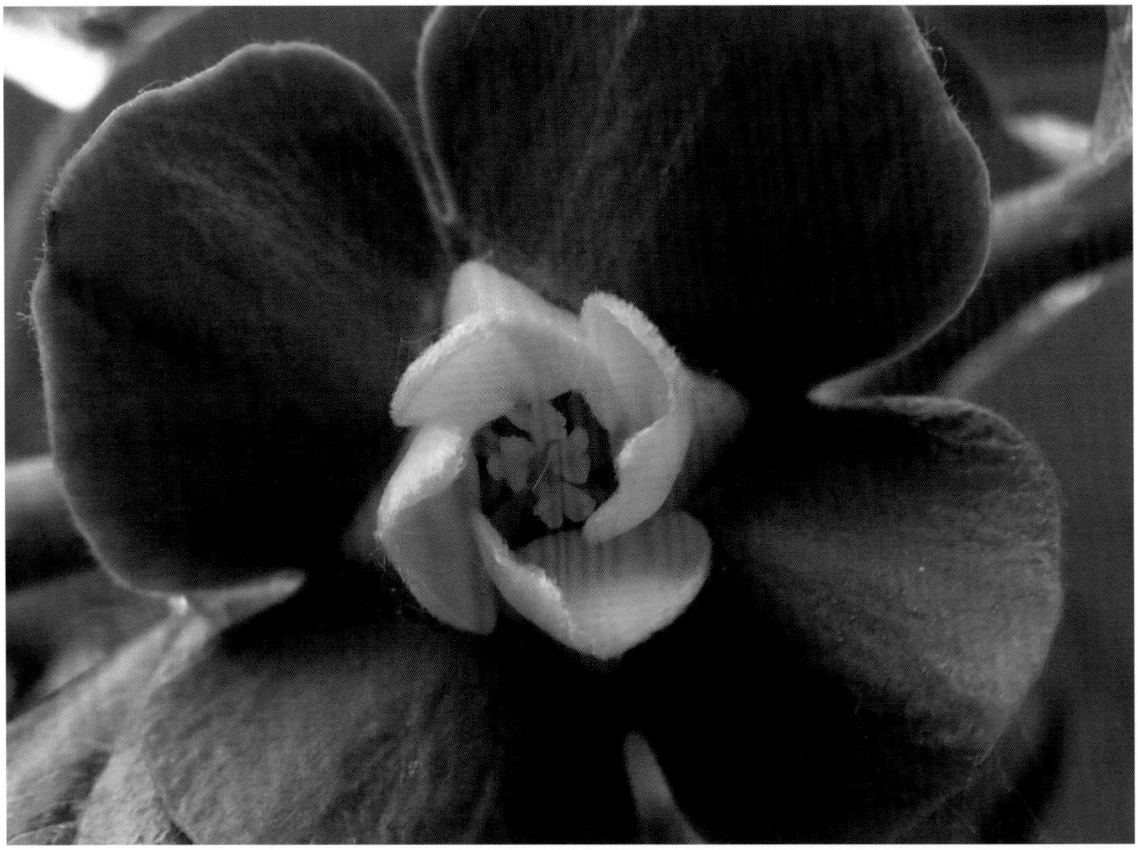

柿

识别特征

落叶乔木，高达 14 m，树皮深灰色至黑色，鳞片状开裂；枝展开，有深棕色皮孔，幼枝有柔毛。叶互生；叶片椭圆形至倒卵形，长 6 ~ 18 cm，宽 3 ~ 9 cm，先端渐尖或钝，基部阔楔形，全缘，上面脉疏生柔毛，下面被茸毛。雌雄异株或同株，雄花聚伞花序；雌花单生叶腋；花萼 4 深裂，结果时增大，花冠白色，4 裂；雄花的雄蕊 16 枚，在两性花中 8 ~ 16 枚，雌花有 8 枚退化雄蕊；子房上位，8 室。浆果形状多样，多为卵圆形，直径 3.5 ~ 8.0 cm，橙黄色或鲜红色，花萼宿存。种子褐色，椭圆形。花期 5 月，果期 9—10 月。

生境分布

全国各地有分布或栽培。分布于辽宁、河北、河南、山东、安徽、江苏、浙江、福建、广东、江西、湖南、湖北、山西、陕西、甘肃等省区。

采收加工

冬季果实成熟时采摘，食用时收集，洗净，晒干。

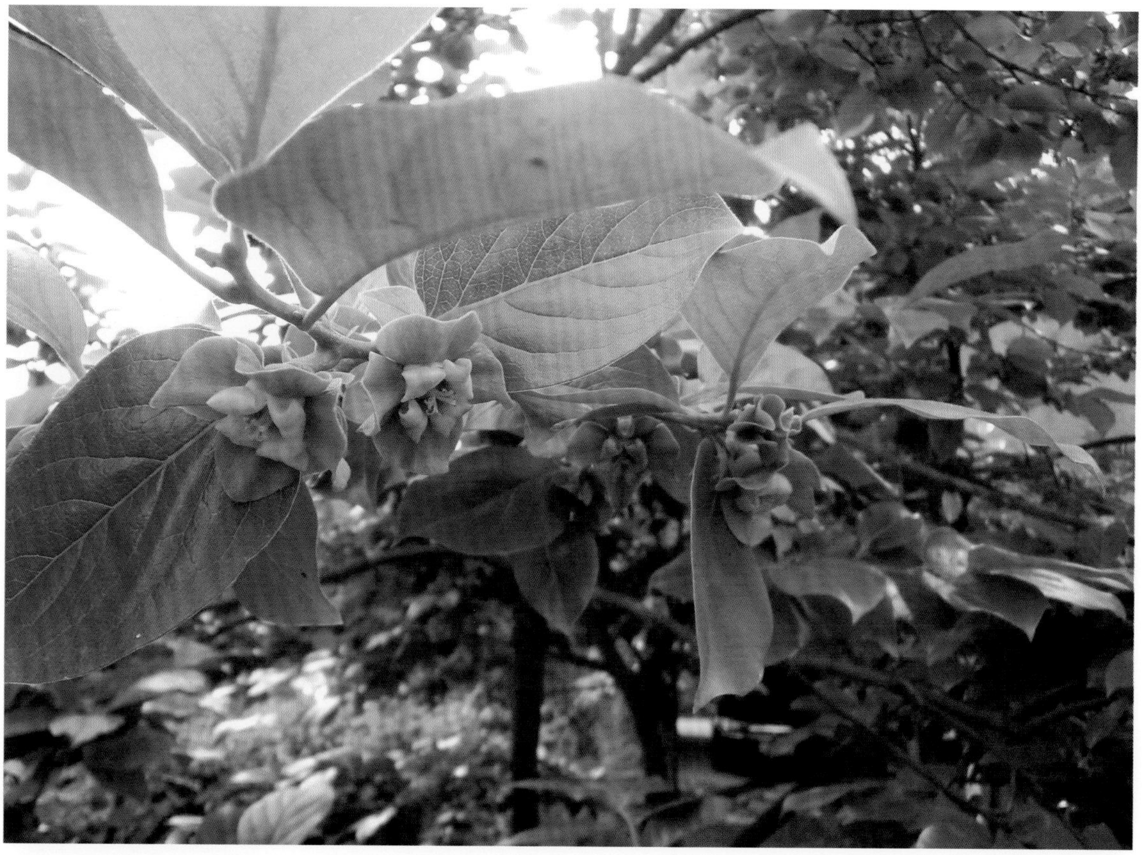

柿

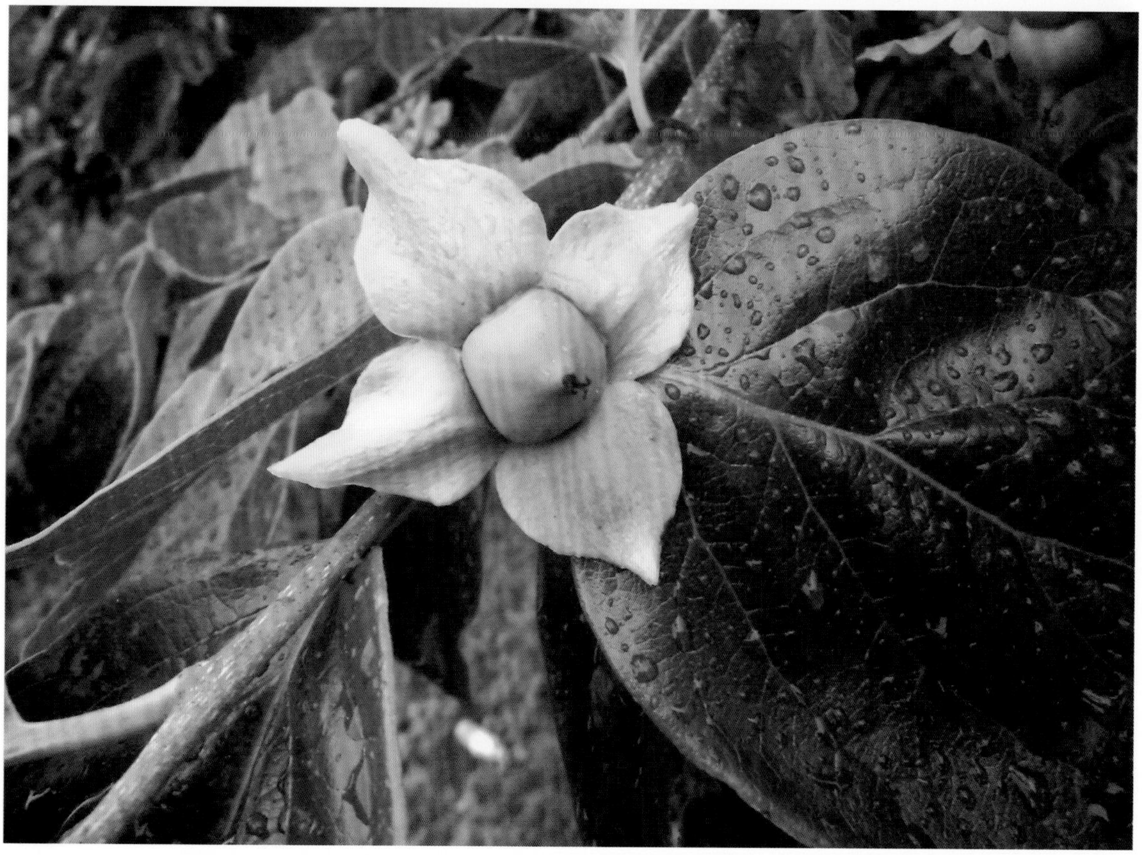

柿

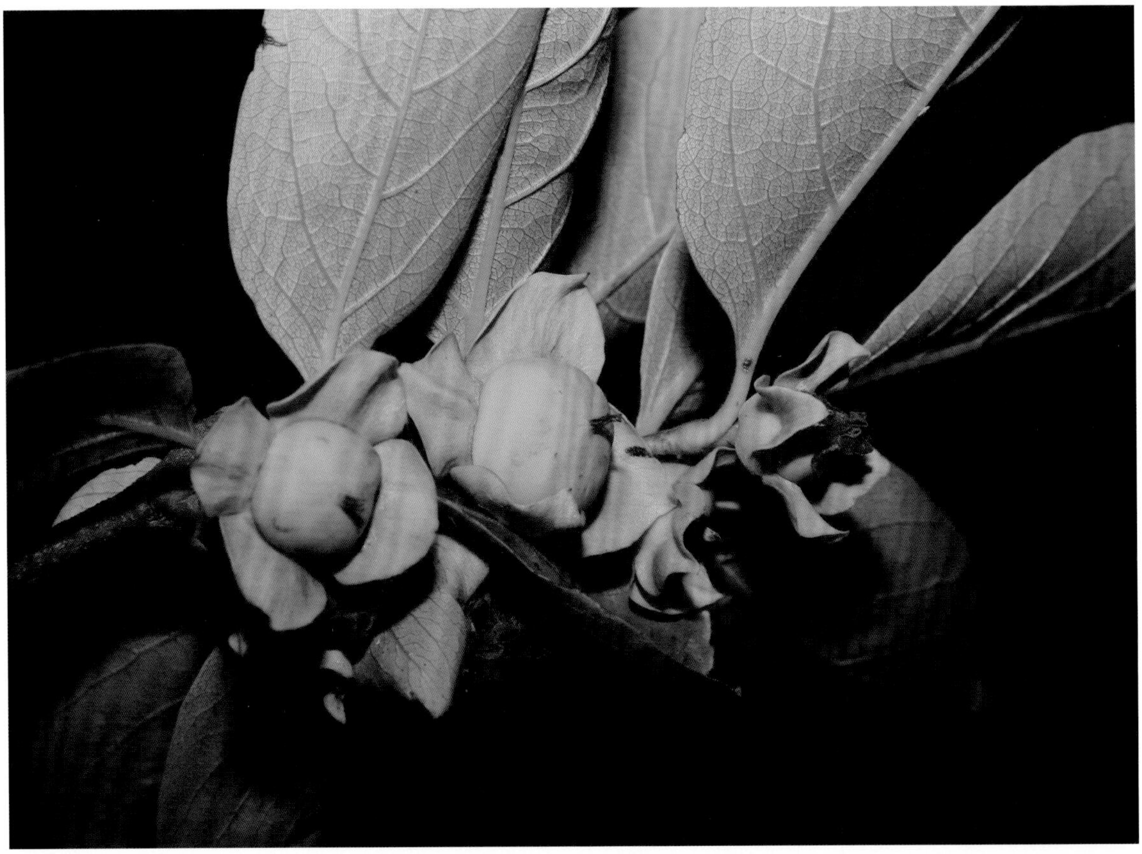

柿

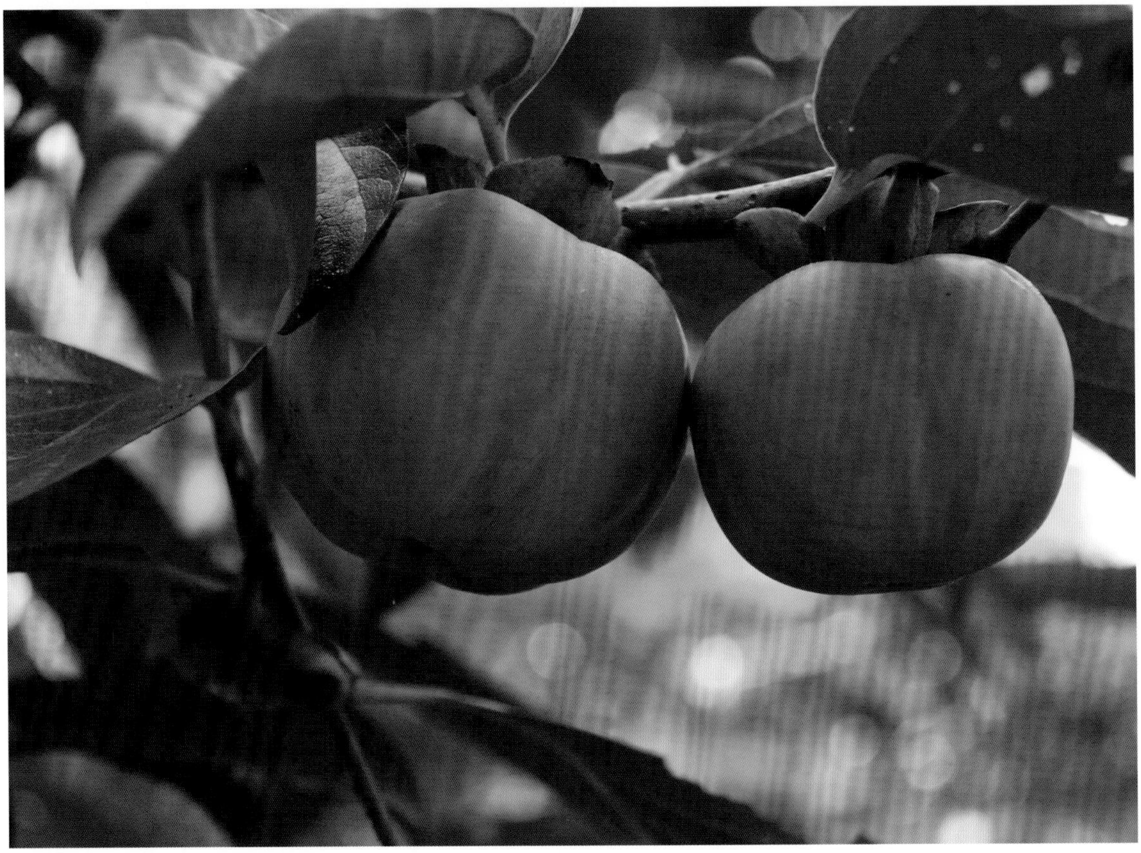

柿

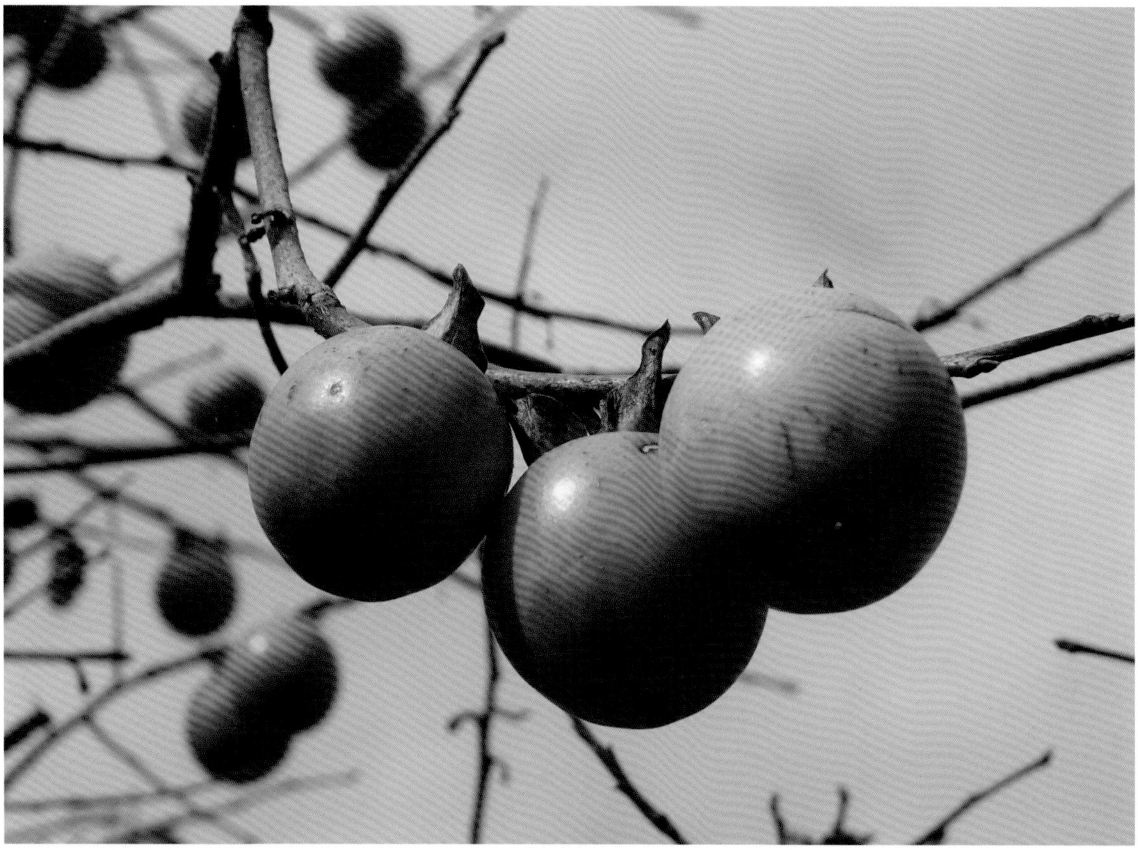

柿

药材鉴别

本品干燥宿萼呈盖状，顶端中央有一果柄，或脱落而留下圆孔，萼的中部较厚，边缘4裂，裂片常向上反卷，易碎裂，基部联合呈皿状，直径1.5～2.5 cm，厚1～4 mm。外表面红棕色，仔细观察时，上有稀疏短毛，内表面有细密的黄棕色短绒毛，放射状排列，具光泽，中央有一果实脱落所遗留的圆形凸起的疤痕。质薄而体轻。气无，味涩。以红棕色、质厚、味涩、表面带柿霜者为佳。

功效主治

清热，润肺，生津，解毒。主治咳嗽，高血压，吐血，热渴，口疮，热痢，便血。

用法用量

内服：5～10 g，煎汤；或入散剂服。外用：适量，研末撒。

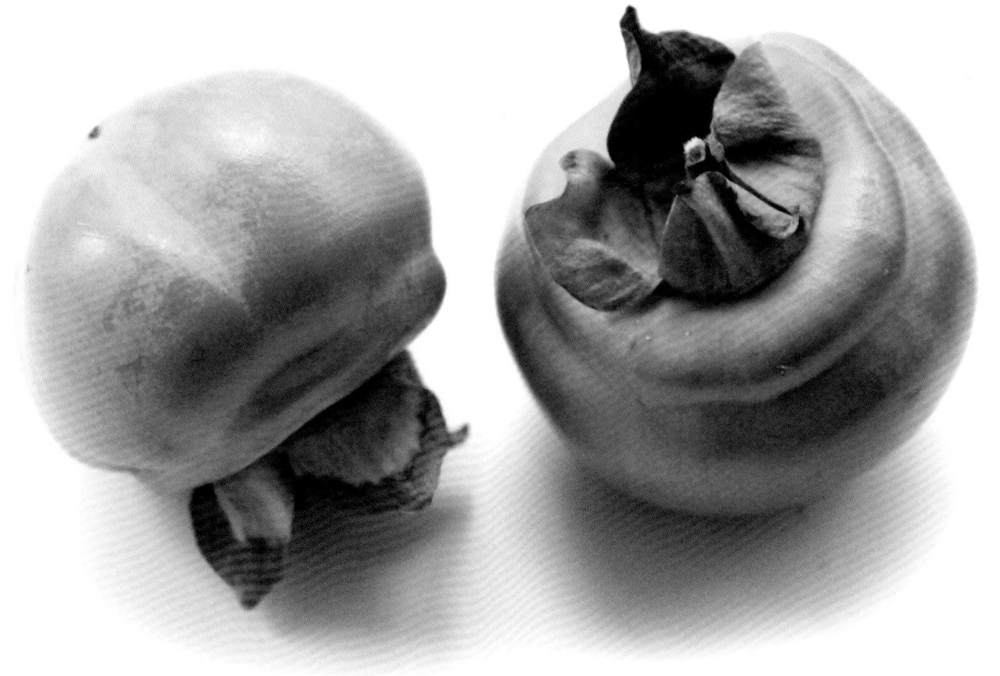

柿

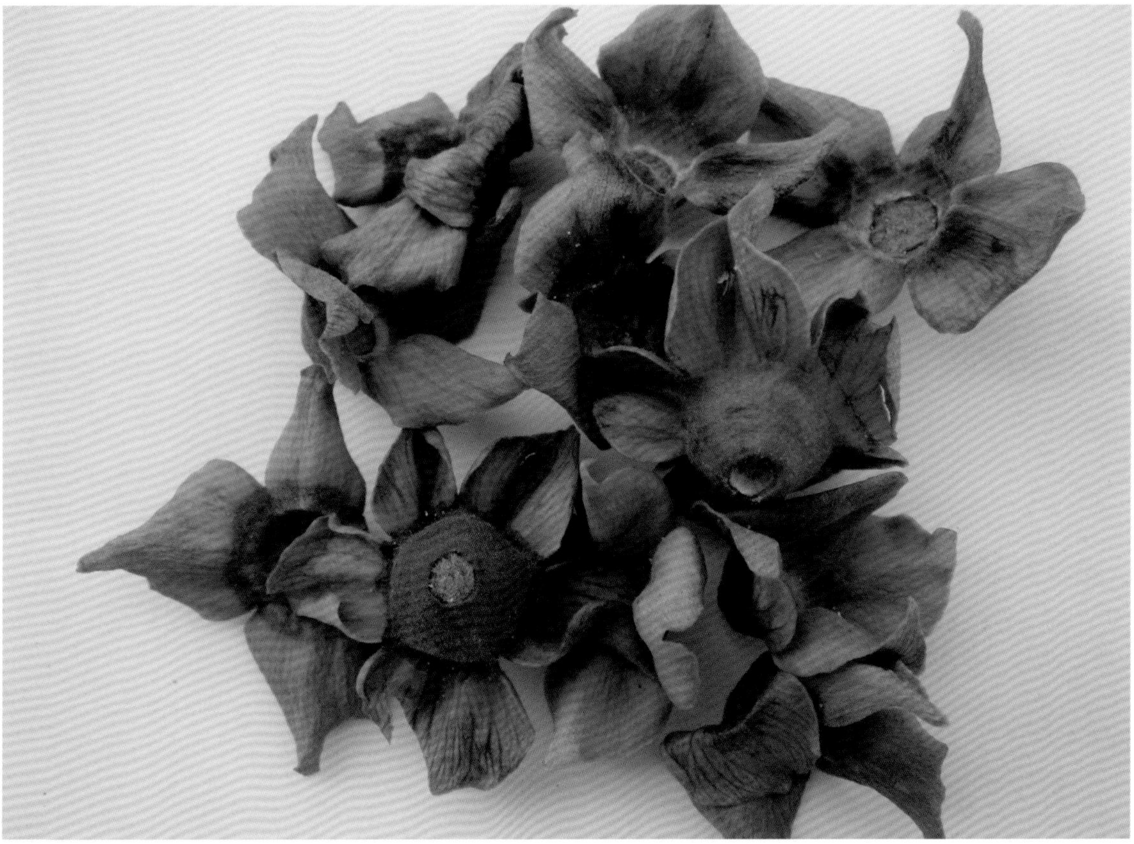

柿蒂药材

民族药方

1. 反胃 柿蒂（烧灰存性）为末。黄酒调服。或姜汁、砂糖各等份和匀，炖热徐服。

2. 风寒感冒 柿蒂、丁香各 10 g，竹茹、人参各 5 g，橘红、生姜各 5 片。水煎服。

3. 呕吐、呃逆 柿蒂 15 个，白梅（用盐腌制白梅 3 日）3 棵。同放入水中熬煮，取汁 200 ml 服用，每日 1 剂。

4. 腹泻 柿蒂 5 个，生姜 5 g，红糖 10 g。先将红糖放入锅中熬煮直至融化，再将柿蒂和生姜放入锅中，继续小火焖上 10 分钟即可服用。

5. 顽固性呃逆 柿蒂 15 ~ 20 枚。加水 1000 ml，煎至 200 ~ 300 ml，连煎 2 次，滤出柿蒂，药液分 2 ~ 3 次口服。

使用注意

脾胃虚寒者慎用。

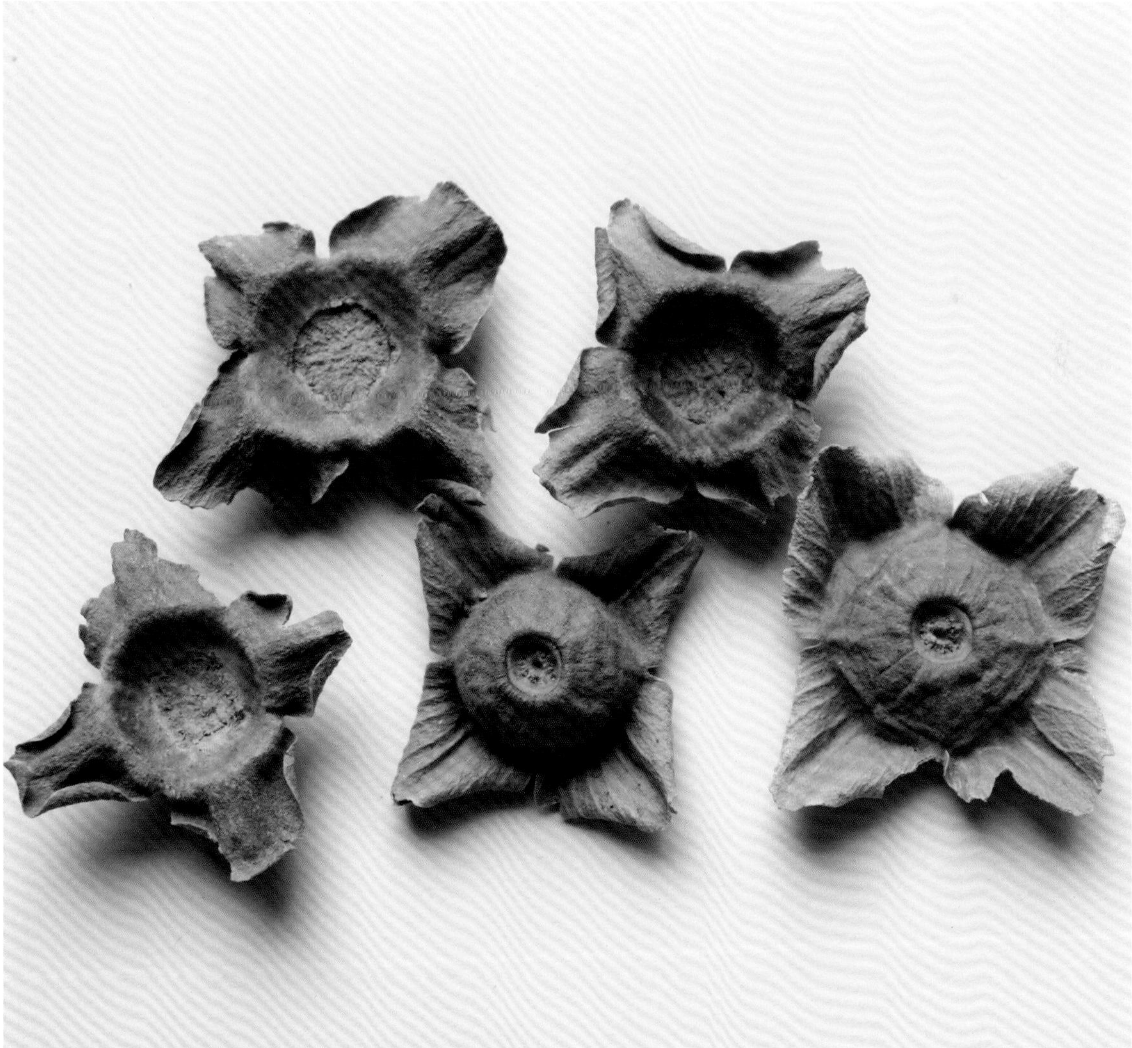

柿蒂饮片

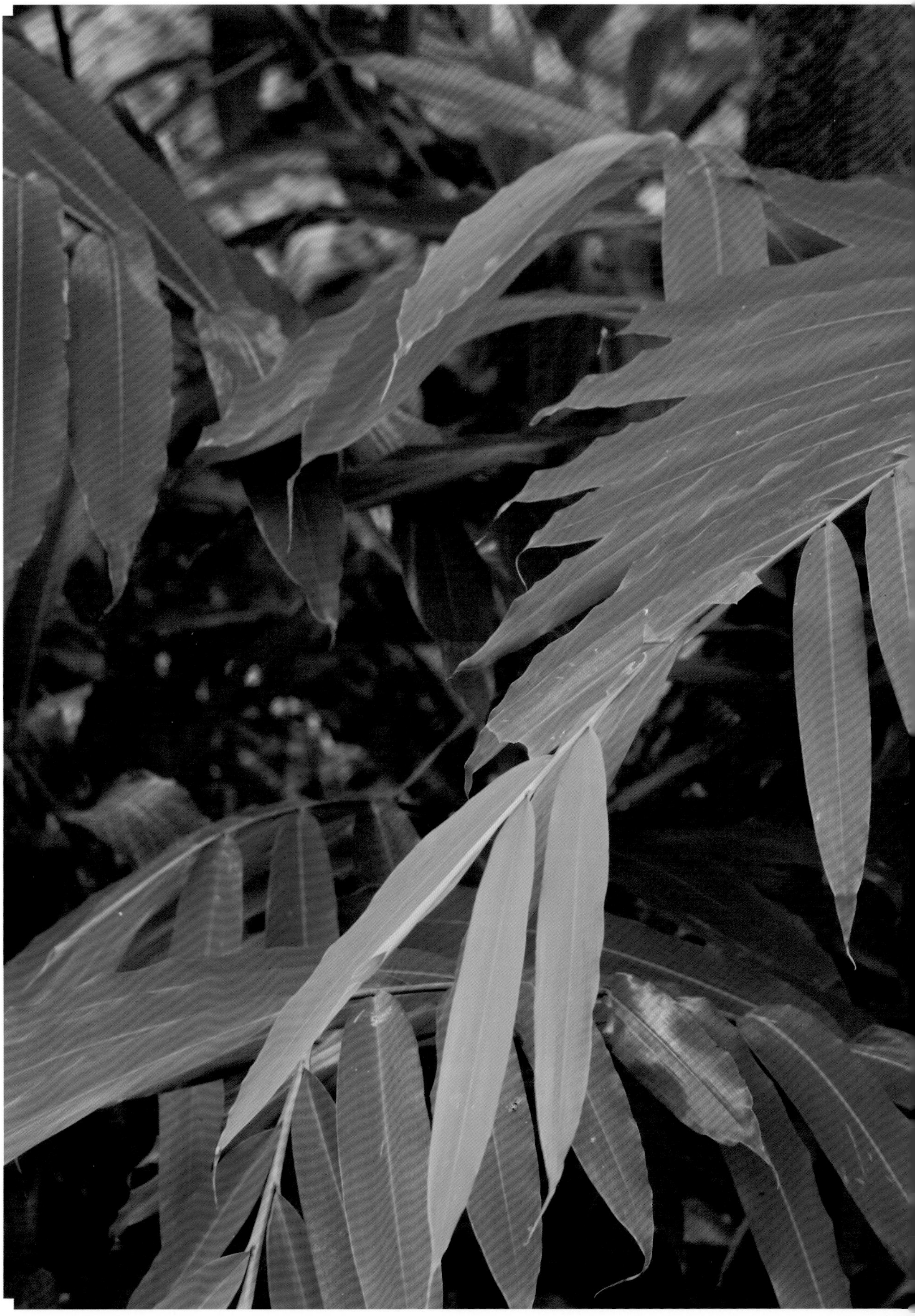

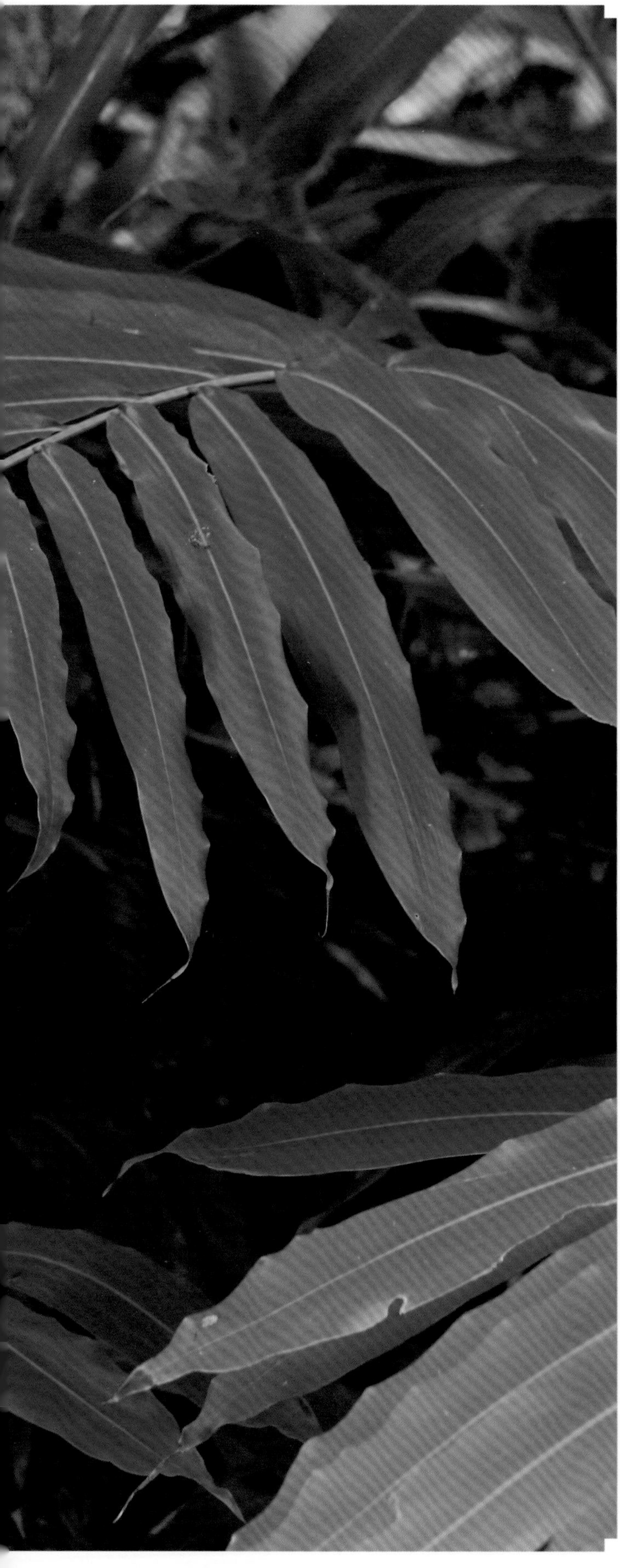

砂仁

【壮药名】棵砂仁。

【别　名】缩砂仁、春砂仁、阳春砂、缩砂蜜。

【来　源】本品为姜科植物阳春砂 *Amomum villosum* Lour. 等的干燥成熟果实。

【性味归经】味辛，性温。归脾、胃、肾经。

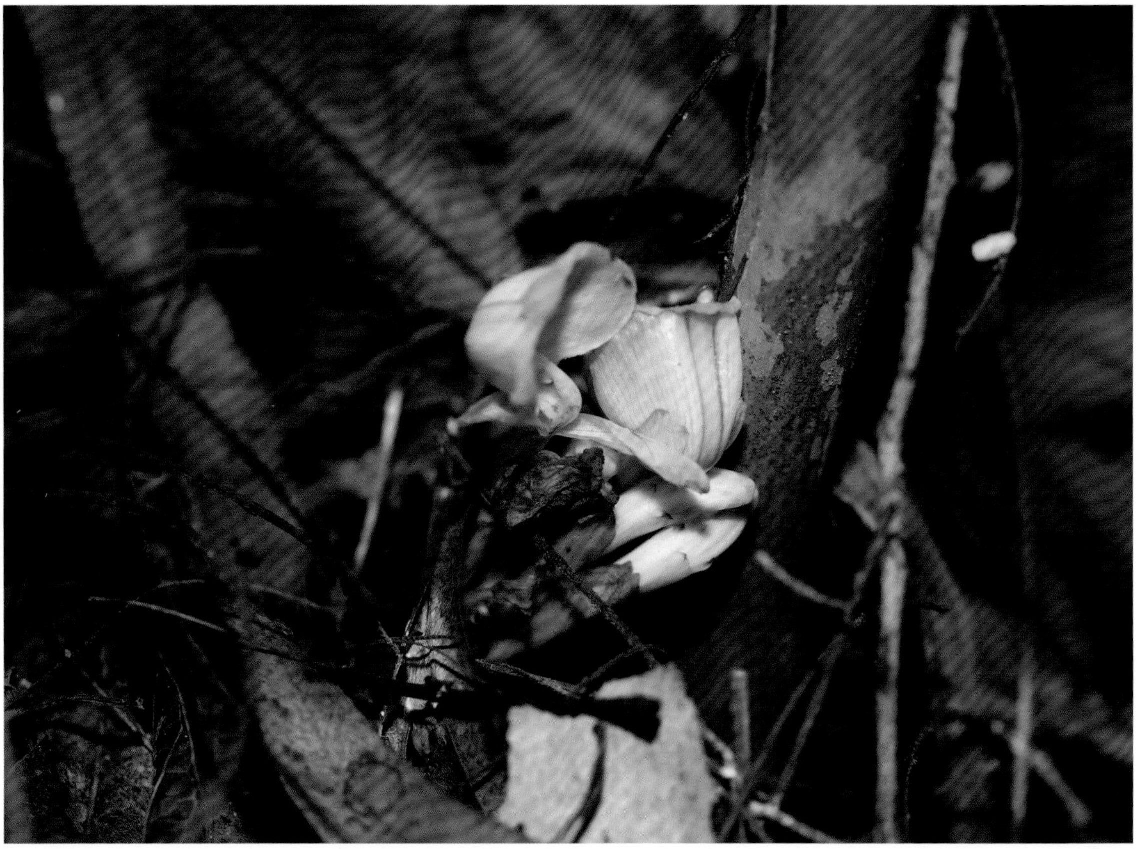

阳春砂

识别特征

多年生草本，株高 1.2 ~ 2.0 m。根茎圆柱形，匍匐于地面，节上具鞘状膜质鳞片。茎直立，圆柱形。叶无柄或近无柄；叶舌半圆形，长 3 ~ 5 mm，棕红色或有时绿色；叶 2 列，叶片狭长椭圆形或披针形，长 15 ~ 40 cm，宽 2 ~ 5 cm，先端尾尖，基部渐狭或近圆形，全缘，两面无毛或有时下面有微毛。总花梗长 3 ~ 10 cm，被细柔毛；鳞片膜质，先端钝圆，基部常联合呈管状。穗状花序椭圆形，总苞片膜质，长椭圆形；花萼管状，白色，先端具 3 浅齿；花冠管细长；唇瓣圆匙形，中央部分稍加厚，呈现淡黄色或黄绿色，间有红色斑点，先端 2 浅裂，反卷；侧生退化雄蕊 2，位于唇瓣的基部，呈乳头状突起；雄蕊 1，药隔附属体 3 裂，花丝扁平，较花药略短，子房被白色柔毛。蒴果椭圆形，具不分枝的软刺，棕红色。种子多数，聚成一团，有浓郁的香气。花期 3—5 月，果期 7—9 月。

生境分布

生长于气候温暖、潮湿、富含腐殖质的山沟林下阴湿处。分布于我国广东、广西等省区。

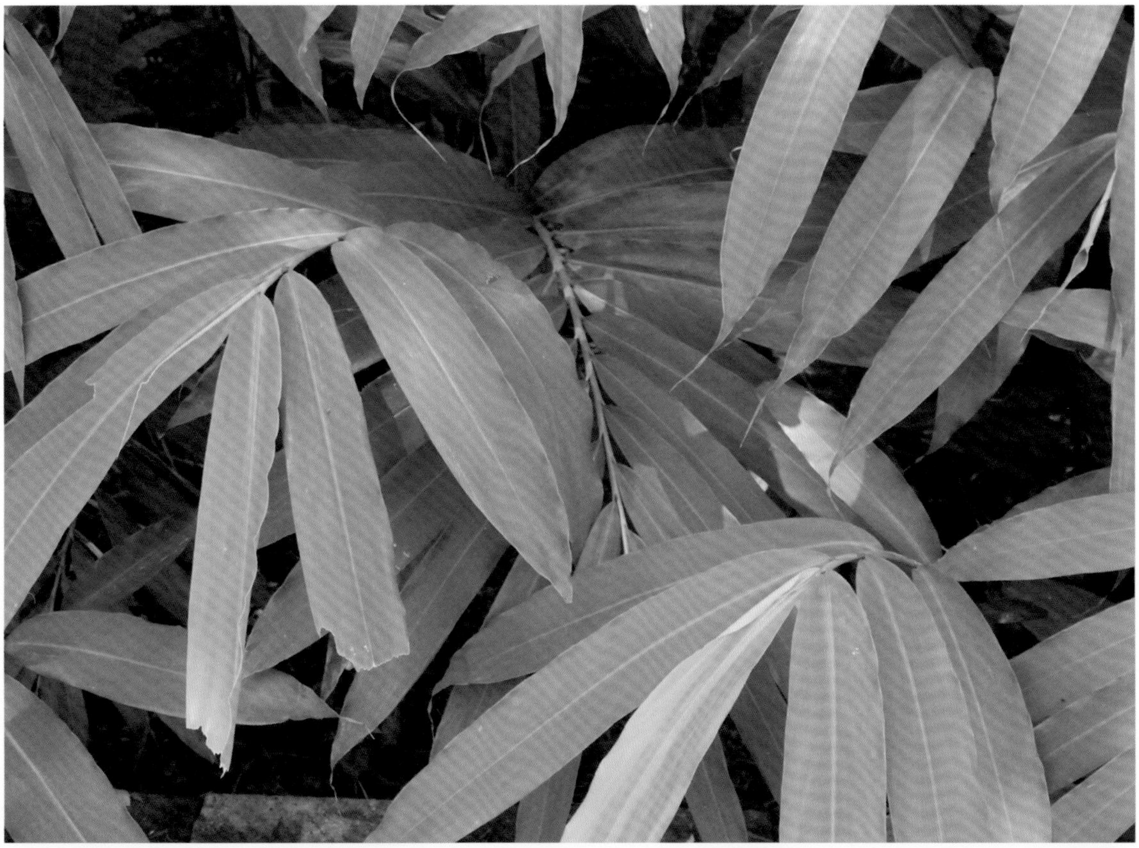

阳春砂

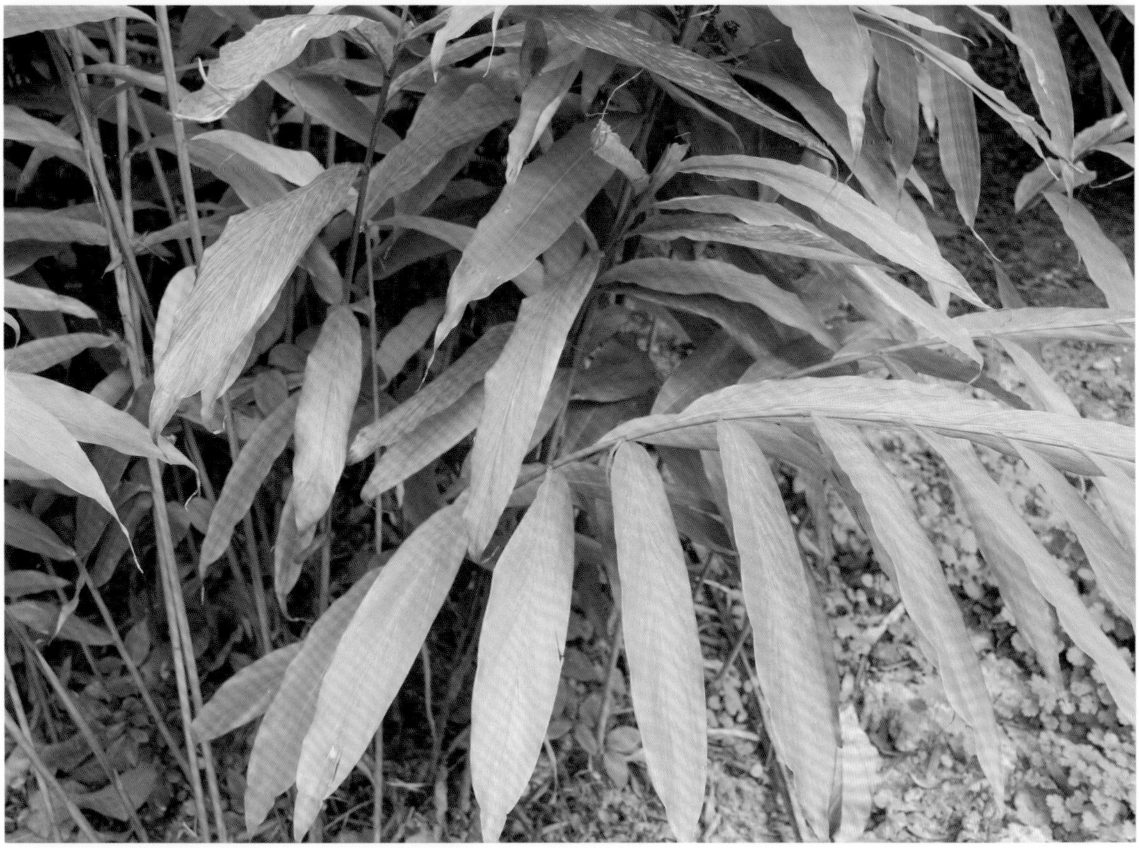

阳春砂

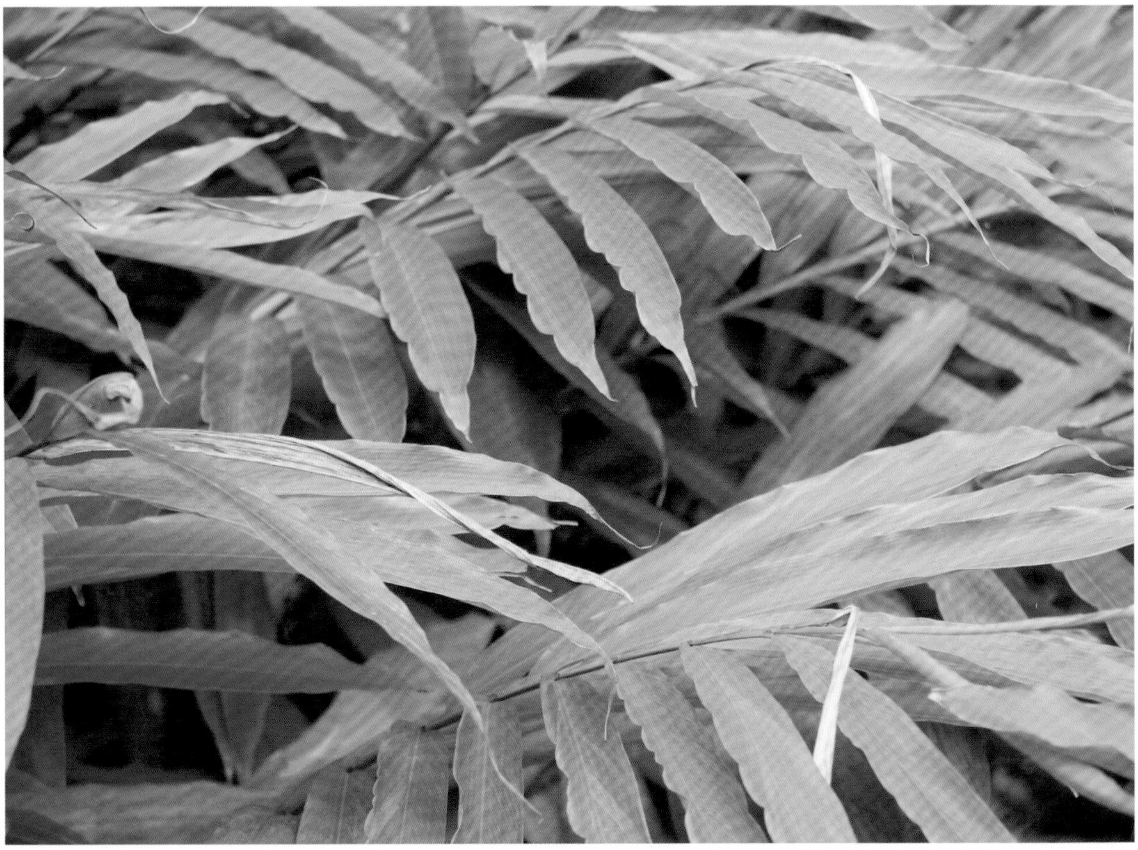

阳春砂

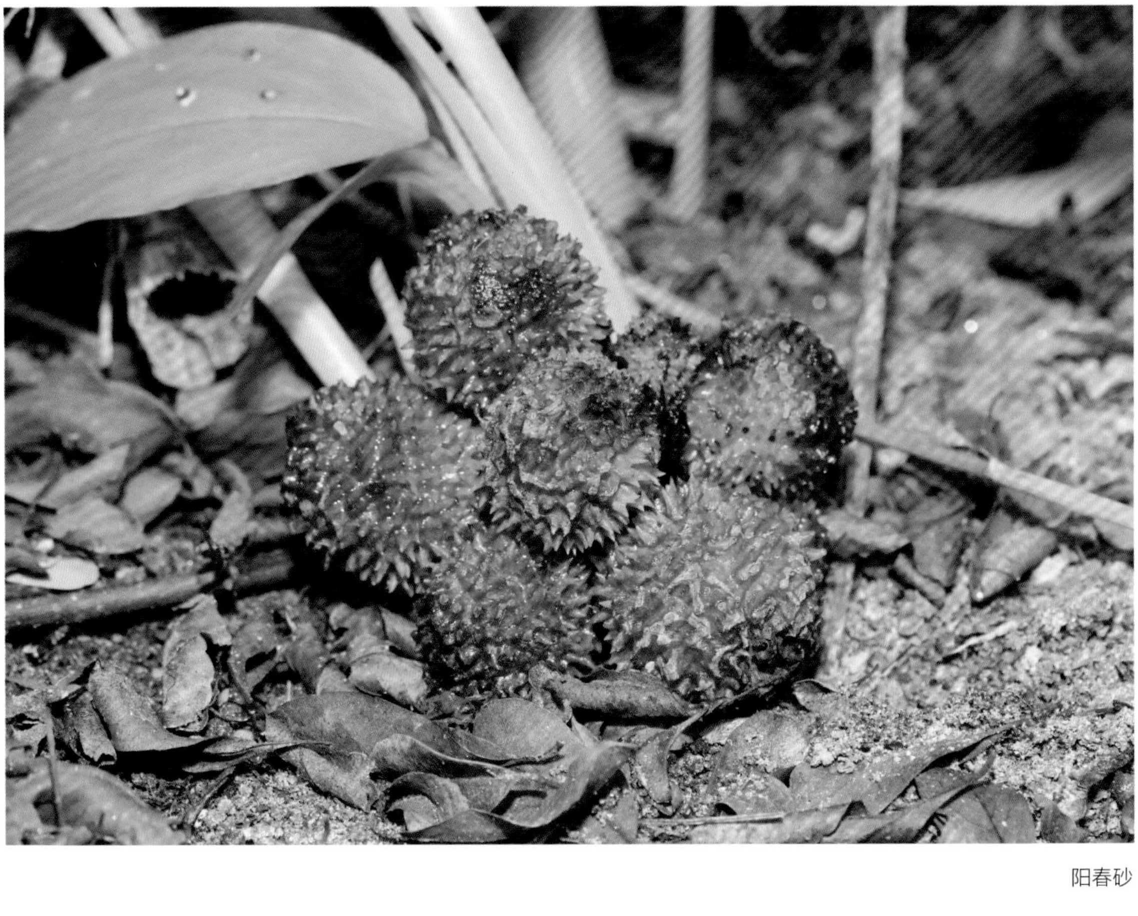

阳春砂

采收加工

夏、秋二季果实成熟时采收，晒干或低温干燥。用时，打碎生用。

药材鉴别

本品呈椭圆形、卵圆形或卵形，有不明显的 3 棱。表面红棕色或棕褐色，密生刺状突起，顶端有花被残基，基部常有果梗。果皮薄且软。种子集结成团，具 3 钝棱，中有白色隔膜，将种子团分成 3 瓣，每瓣有种子 5 ~ 26 粒。种子呈不规则多角形，表面棕红色或暗褐色，有细纵纹，外被淡棕色膜质假种皮；质硬，胚乳灰白色。气芳香而浓烈，味辛凉、微苦。

功效主治

化湿开胃，温脾止泻，理气安胎。主治湿浊中阻，脘痞不饥，脾胃虚寒，呕吐泄泻，妊娠恶阻，胎动不安。

用法用量

内服：3 ~ 6 g，煎汤，后下；或入丸、散服。

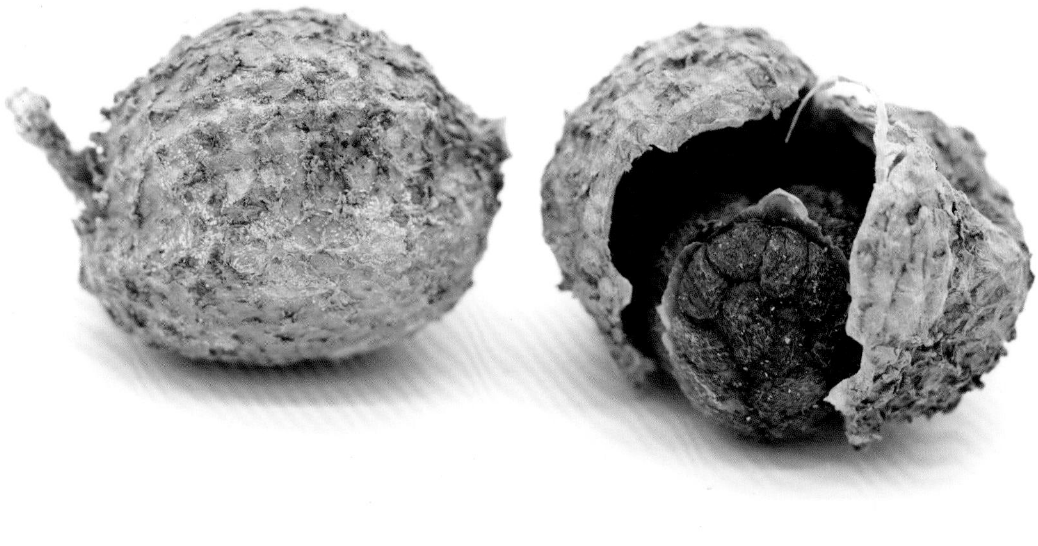

阳春砂

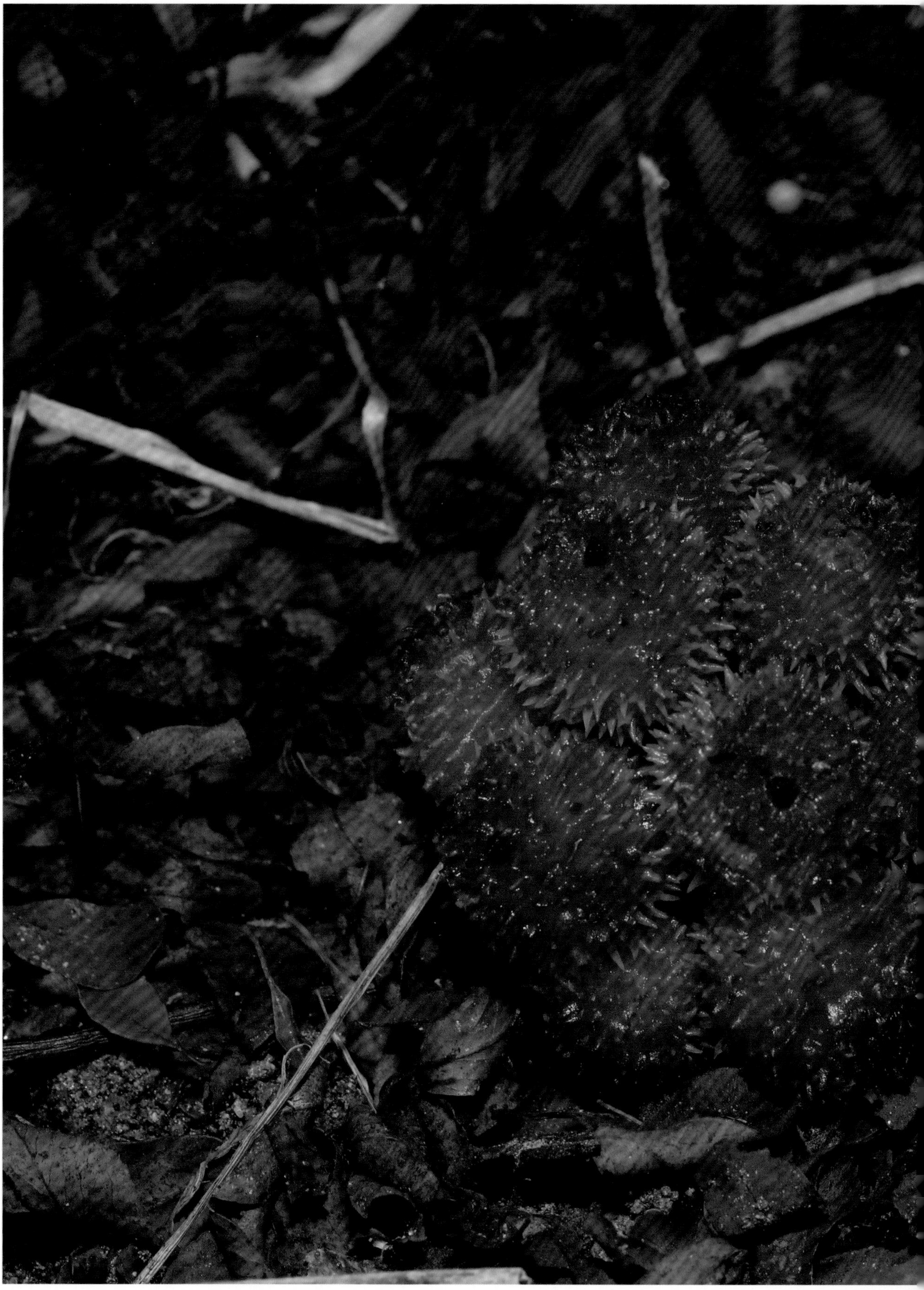

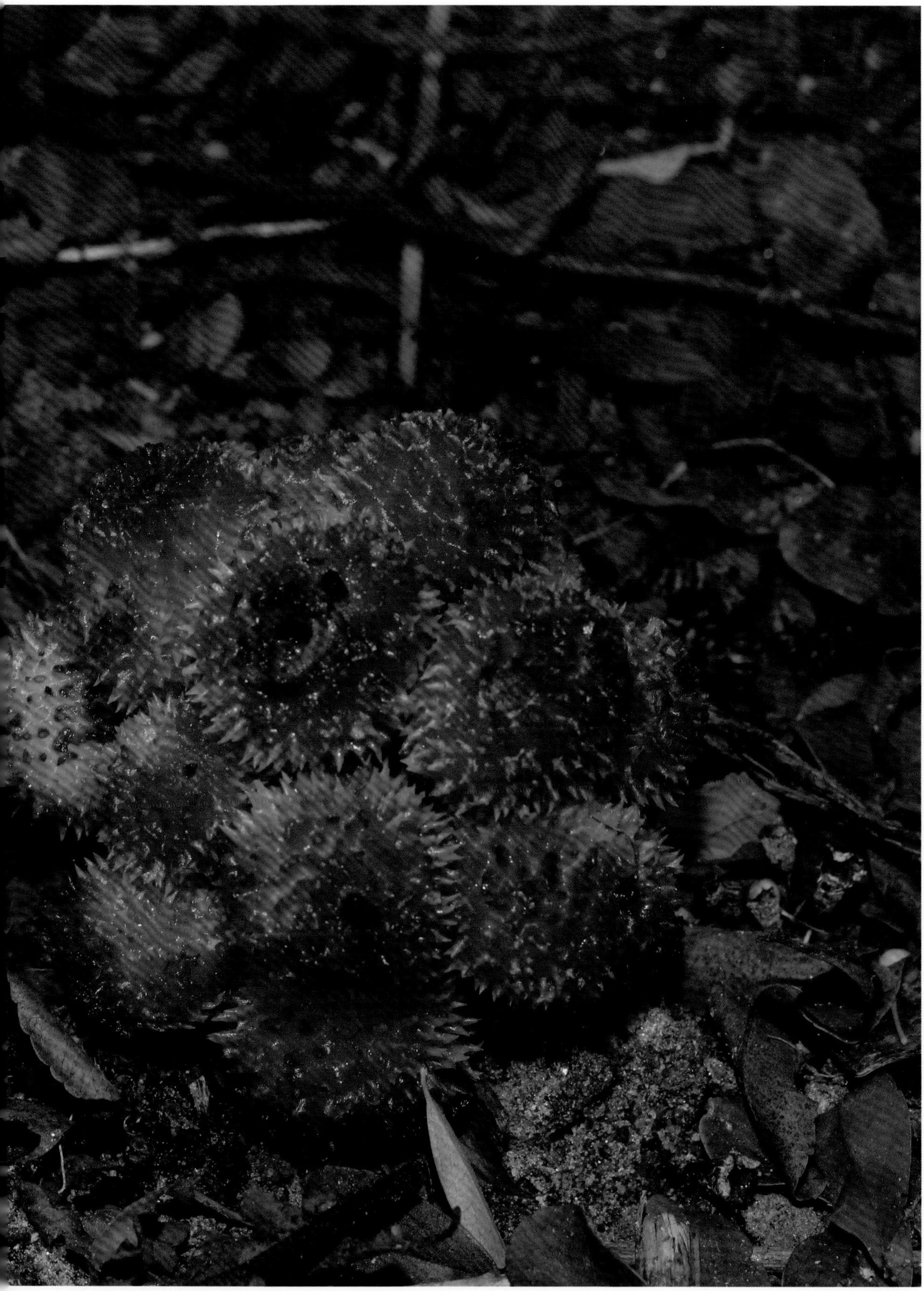

阳春砂

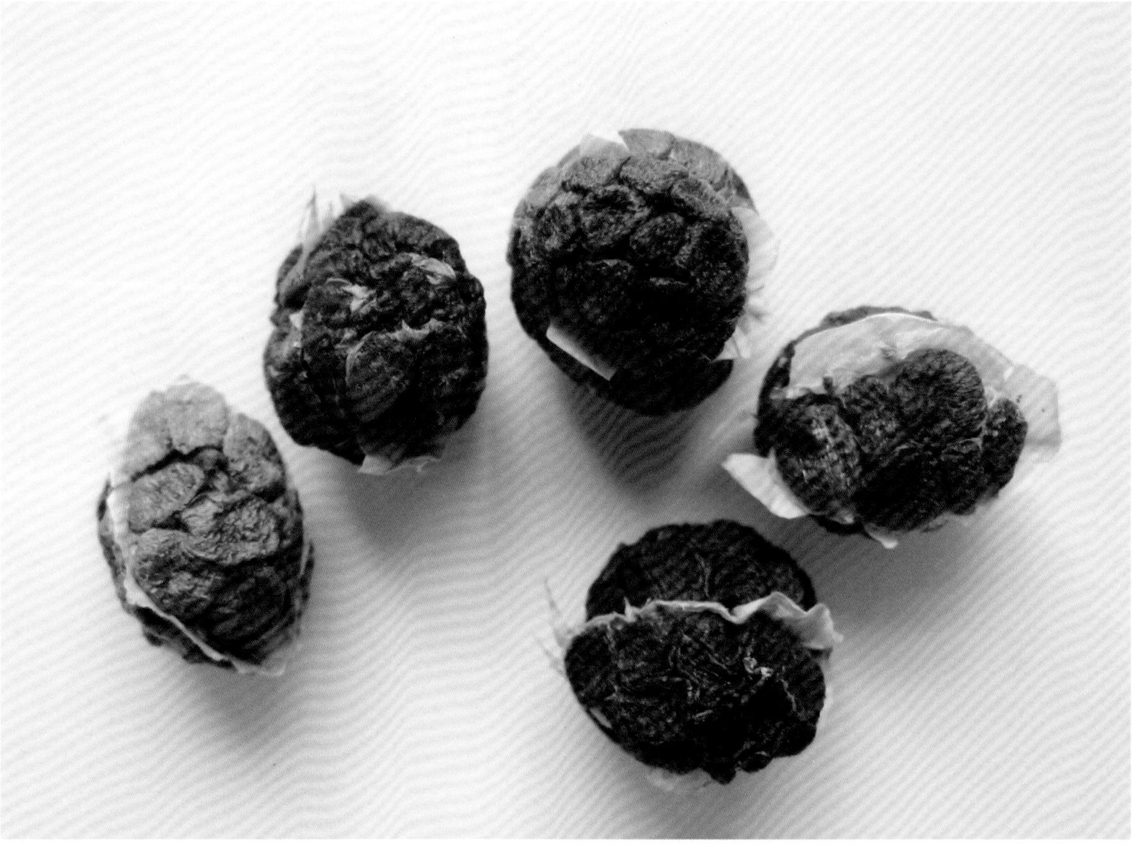

阳春砂药材

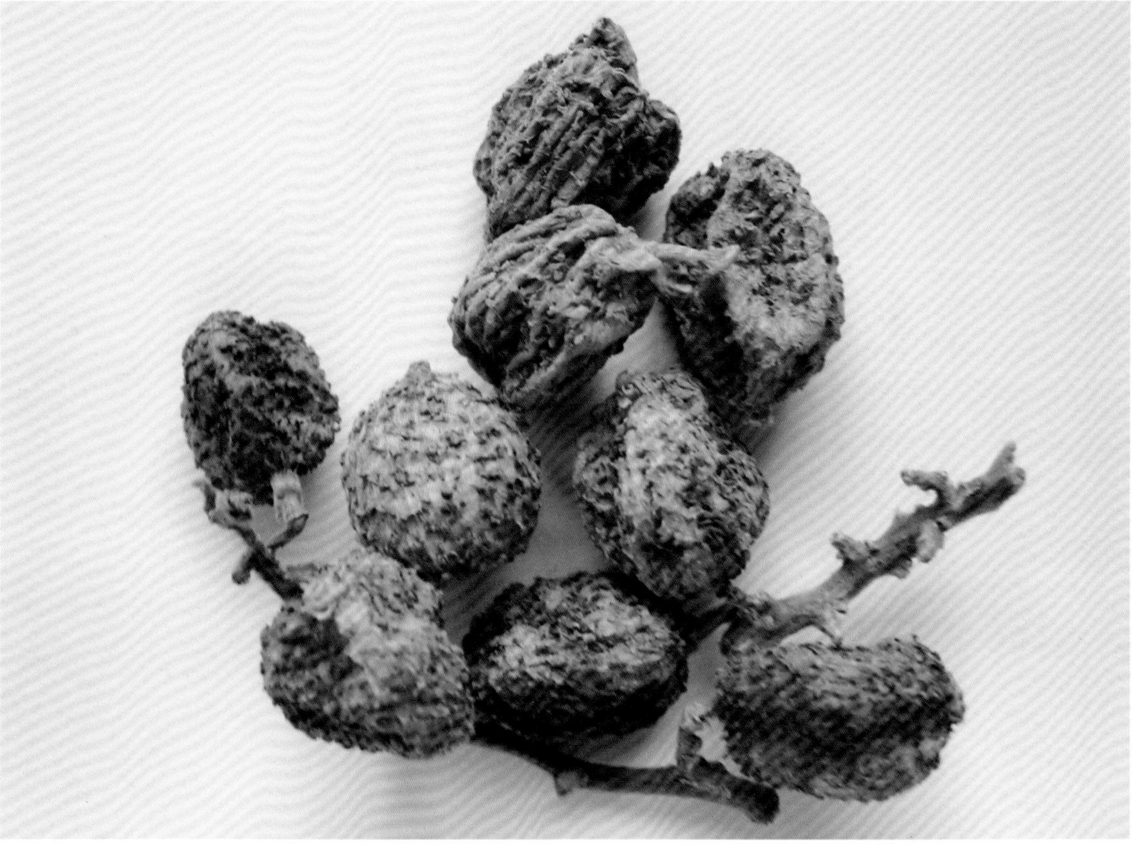

阳春砂药材

民族药方

1．胎动不安 砂仁 5 g，紫苏梗 9 g，莲子 60 g。先将莲子以净水浸泡半日，再入锅中加水炖煮至九成熟时，加入紫苏梗、砂仁，用小火煮至莲子熟透即可，吃莲子喝汤，每日 1 剂，连用 5 ~ 7 日。

2．妊娠呕吐 砂仁适量。研为细末，姜汁少许，煎汤服，每次 6 g。

3．浮肿 砂仁、蝼蛄各等份。焙燥研细末，以温黄酒和水各半送服，每次 3 g，每日 2 次。

4．乳腺炎 砂仁末适量。与少许糯米饭拌匀，搓成花生米大小，外裹以消毒青布，塞鼻孔。右侧乳腺炎塞左鼻，左侧乳腺炎塞右鼻，或左右交替每隔 12 小时换 1 次。一般用 1 周可愈。

5．痛经 砂仁、木香（后下）各 10 g，乌药、香附、生姜各 15 g。水煎服。

使用注意

阴虚内热者禁服。

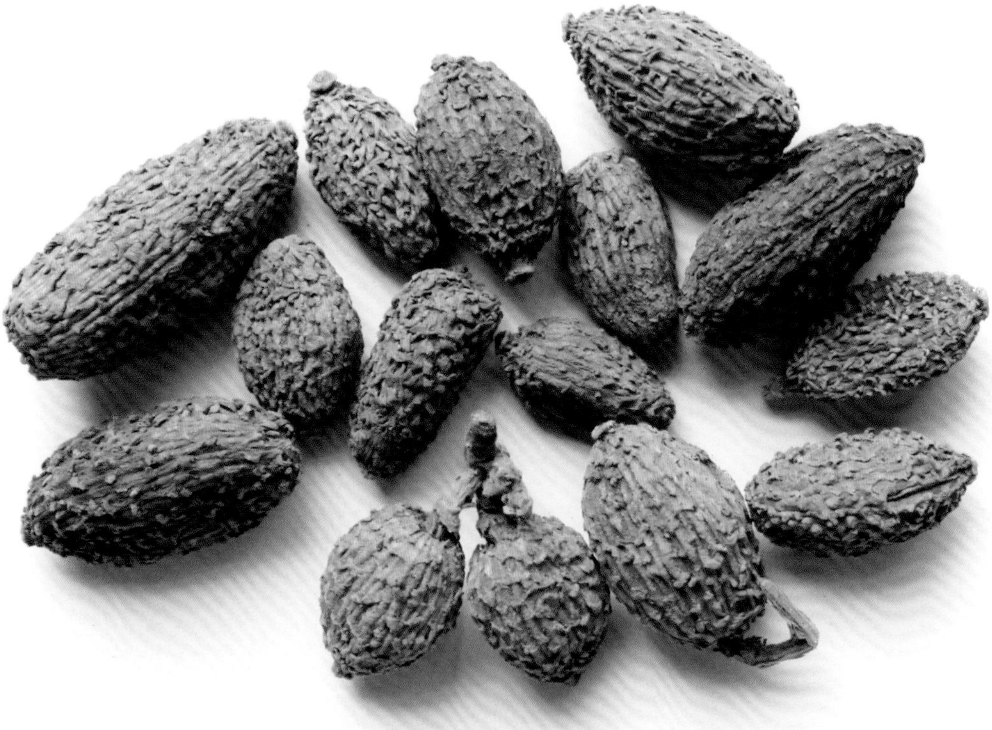

砂仁饮片

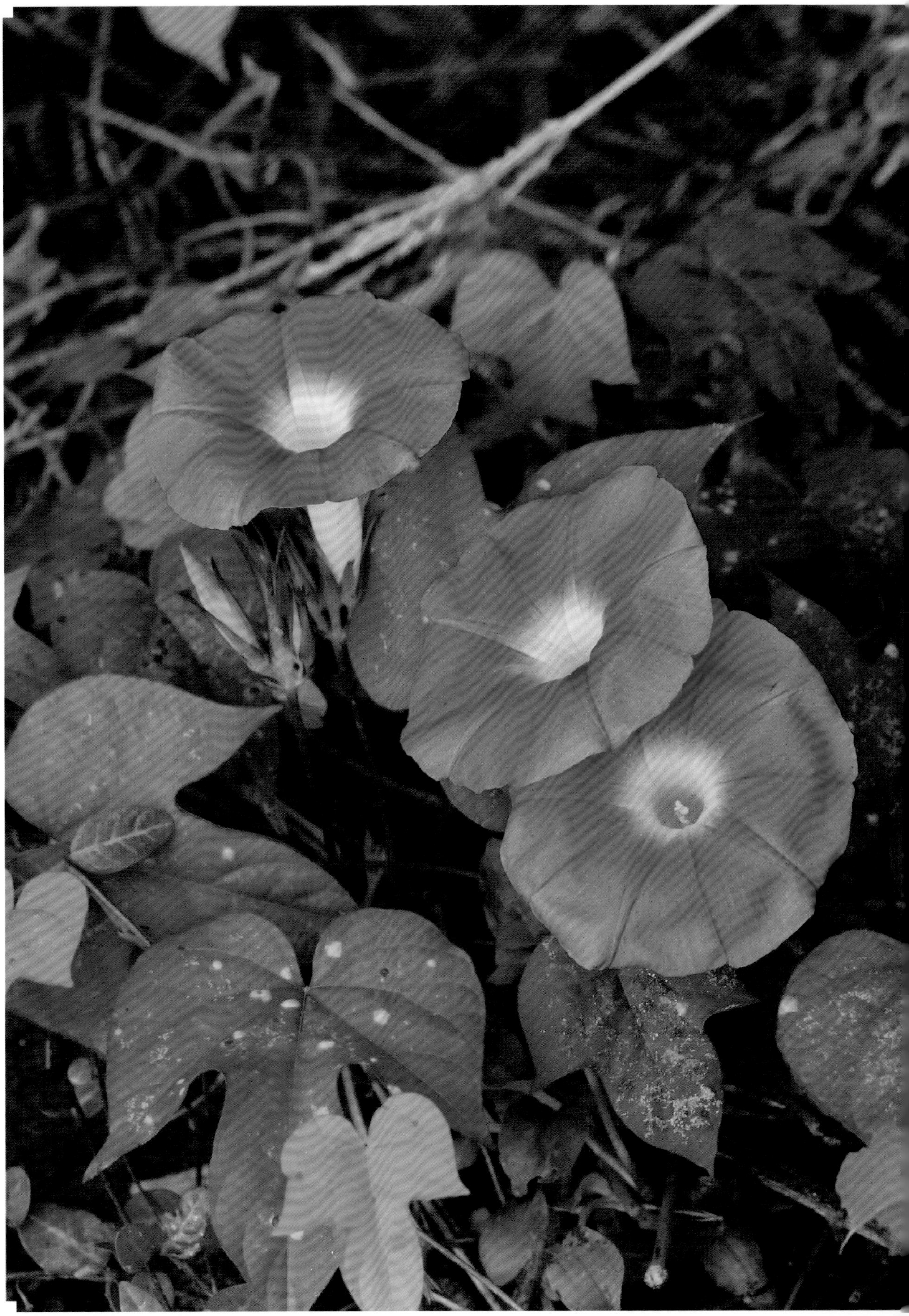

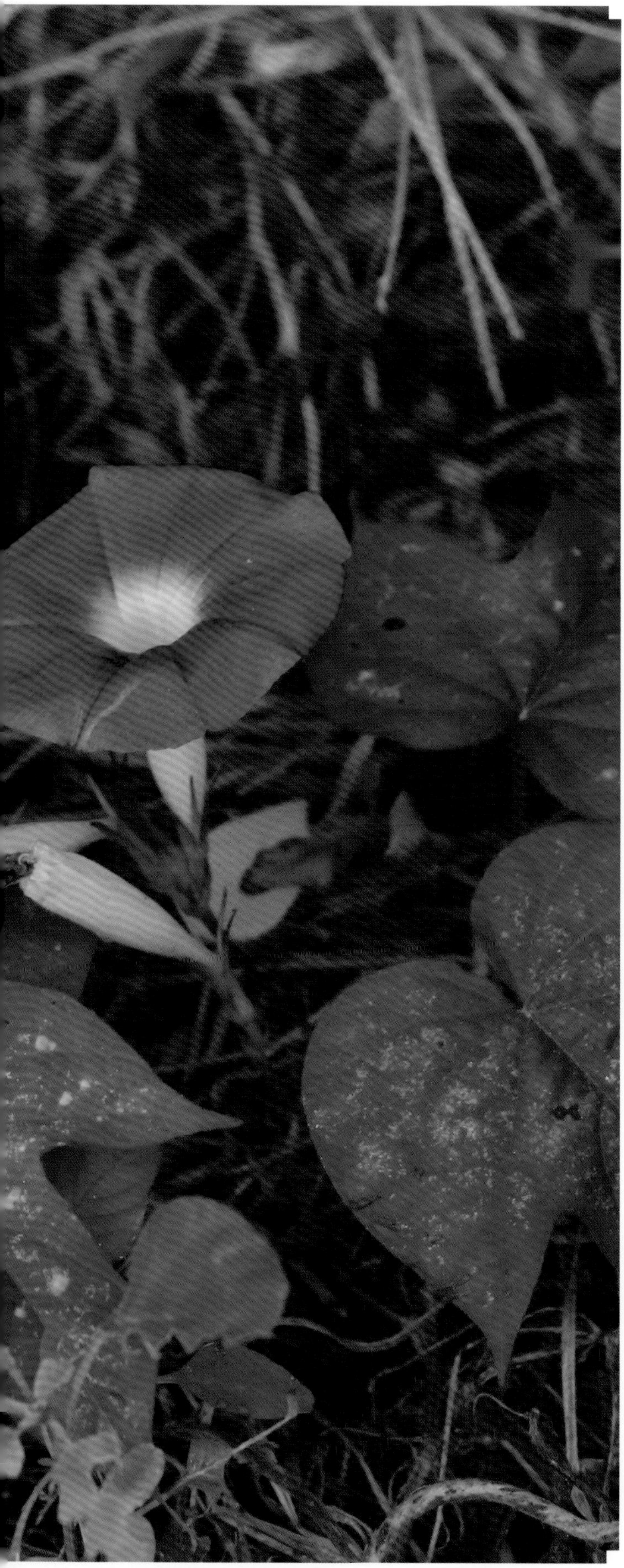

牵牛子

【壮药名】勾票盆。

【别　　名】二丑、金铃、黑牵牛、白牵牛、黑丑、白丑。

【来　　源】本品为旋花科植物裂叶牵牛 *Pharbitis nil*（L.）Choisy 或圆叶牵牛 *Pharbitis purpurea*（L.）Voigt 的干燥成熟种子。

【性味归经】味苦、辛，性冷；有毒。归肺、肾、大肠经。

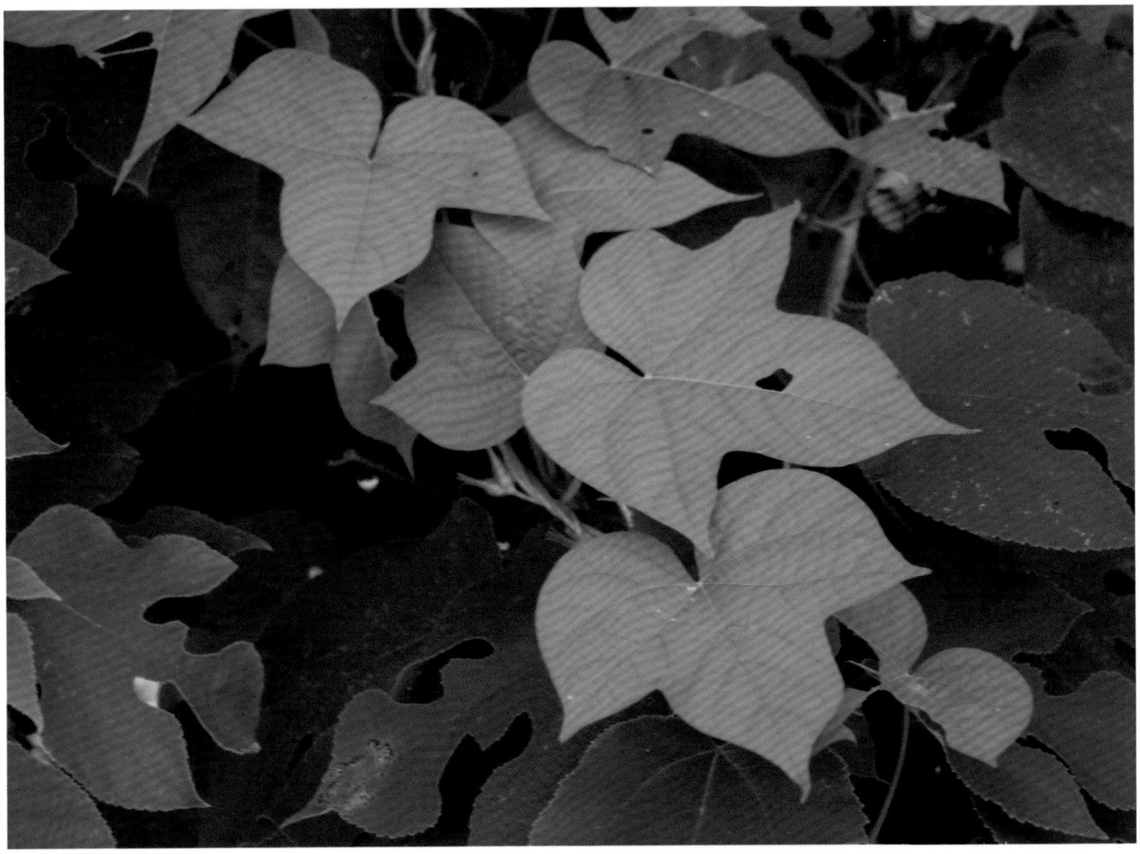

裂叶牵牛

识别特征

1. 裂叶牵牛 一年生攀援草本，茎缠绕，多分枝。叶互生，心脏形，三裂至中部，中间裂片卵圆形，先端短渐尖，两侧裂片斜卵形，全缘，两面均被毛；叶柄较花梗为长。花2～3朵腋生，具总梗；小花梗长约1 cm，具2细长苞片；萼5深裂，裂片狭披针形，长2～3 cm，先端长尖，基部被硬毛；花冠漏斗状，先端5浅裂，紫色或淡红色，上部色较深，下部色浅或为白色；雄蕊5，生于花冠近基部，花药长圆形；子房圆形，3室，花柱长于雄蕊，柱头头状。蒴果球形，种子5～6枚，黑褐色或白色、浅黄色，无毛。花期6—9月，果期7—9月。

2. 圆叶牵牛 一年生攀缘草本，全体具白色长毛。叶阔心脏形，长7～12 cm，宽7～13 cm，先端短尖，基部心形，全缘。花1～5朵成簇腋生，花梗多与叶柄等长；花萼裂片卵状披针形，长约1.5 cm，基部皆被伏刺毛；花冠漏斗状，通常为蓝紫色、粉红或白色。蒴果球形，种子黑色或黄白色，无毛。花期7—8月，果期9—10月。

生境分布

生长于平地及海拔2800 m的田边、路旁、宅旁或山谷林内，栽培或野生。分布于我国大部分地区。

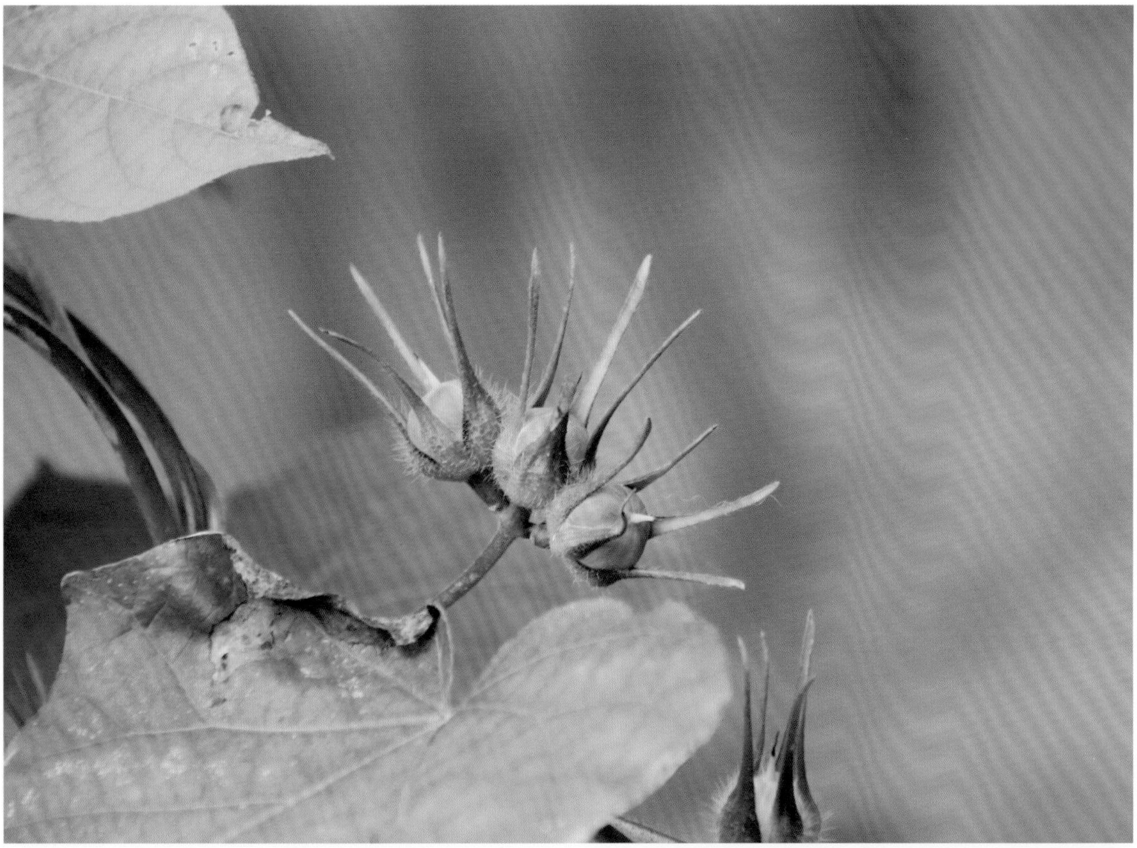

裂叶牵牛

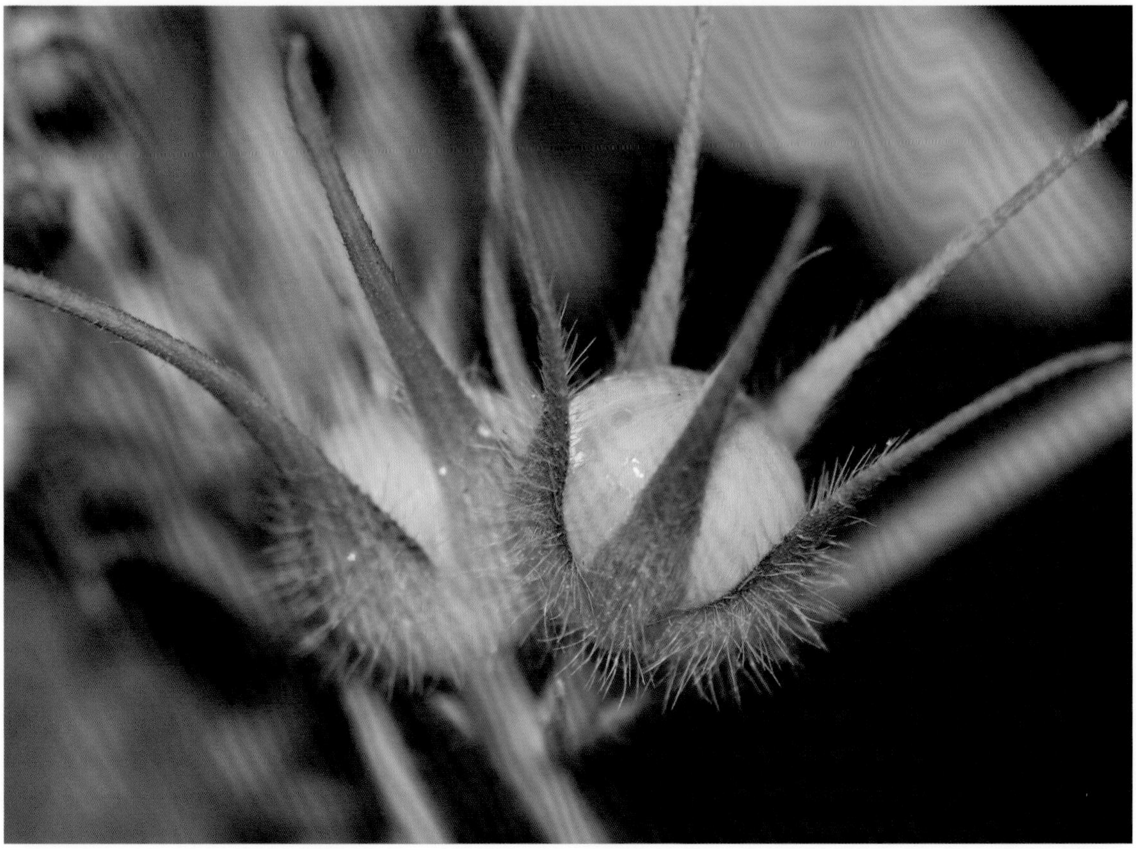

裂叶牵牛

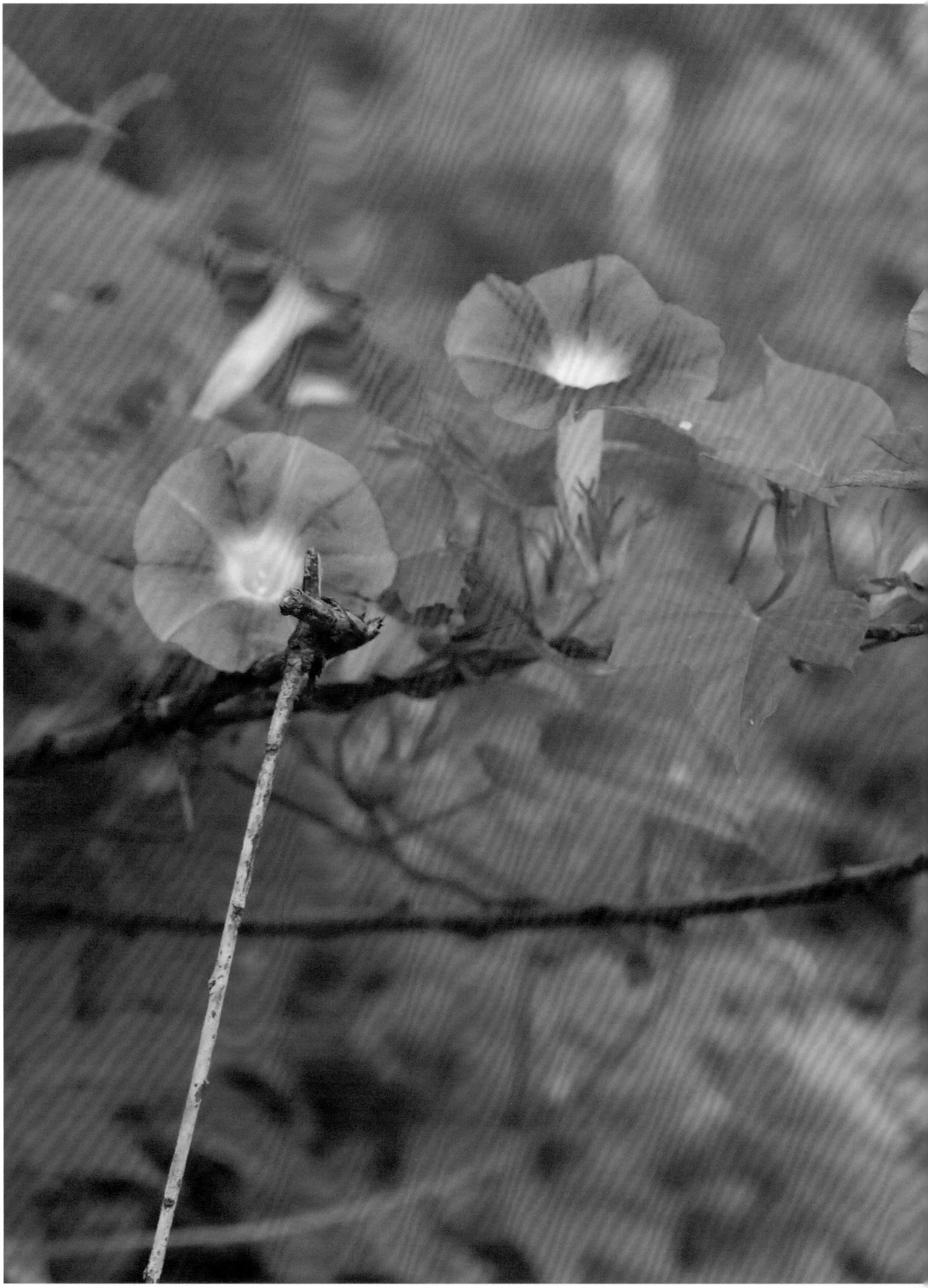

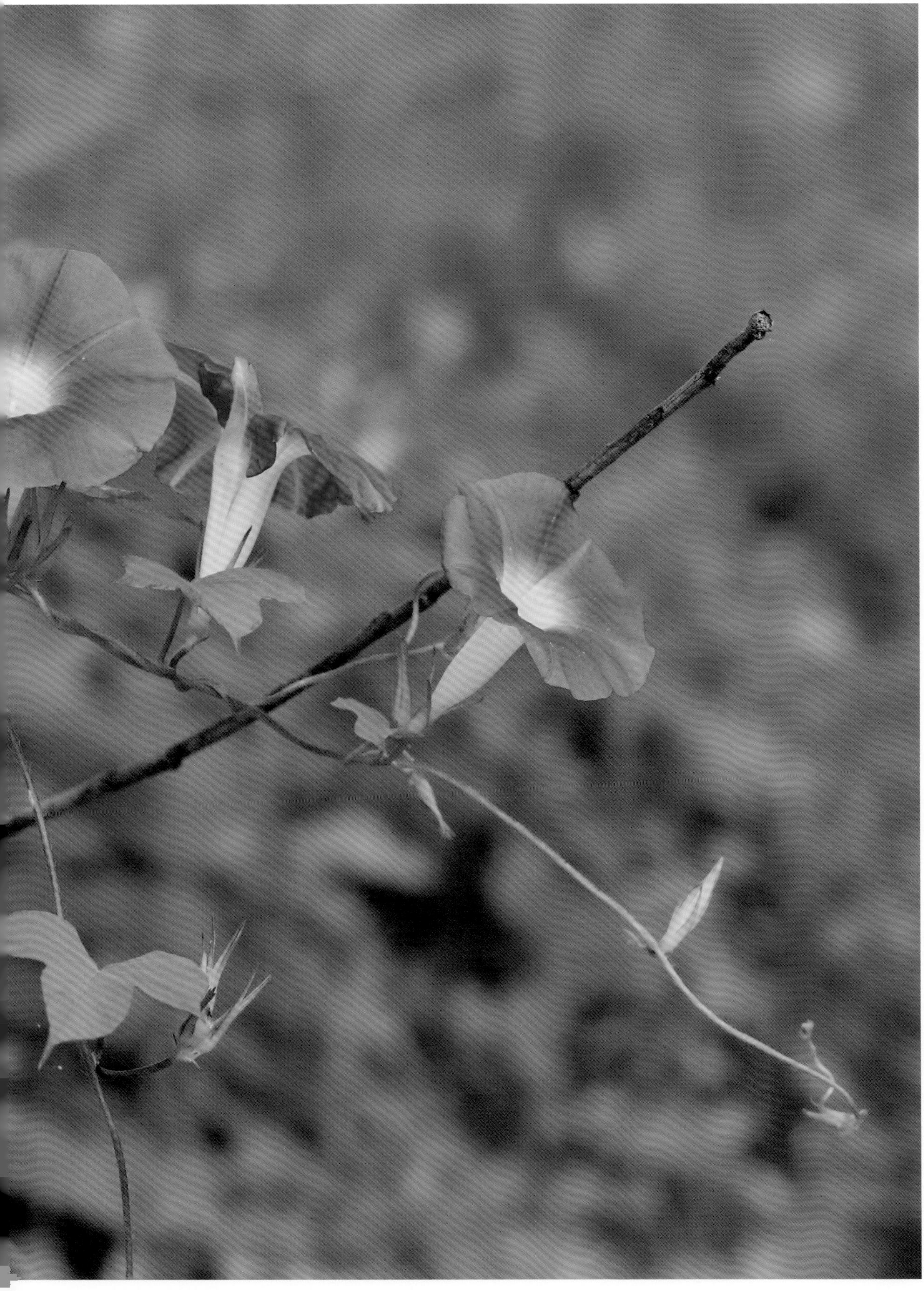

裂叶牵牛

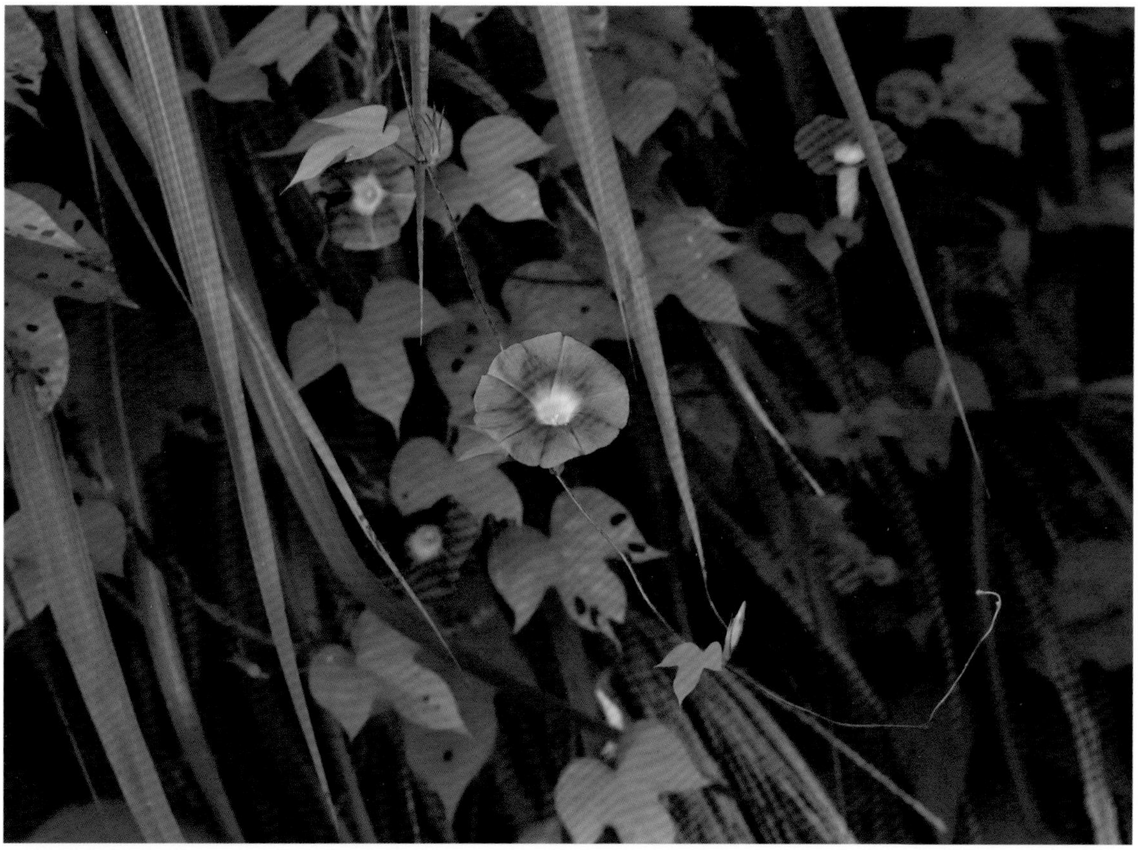

裂叶牵牛

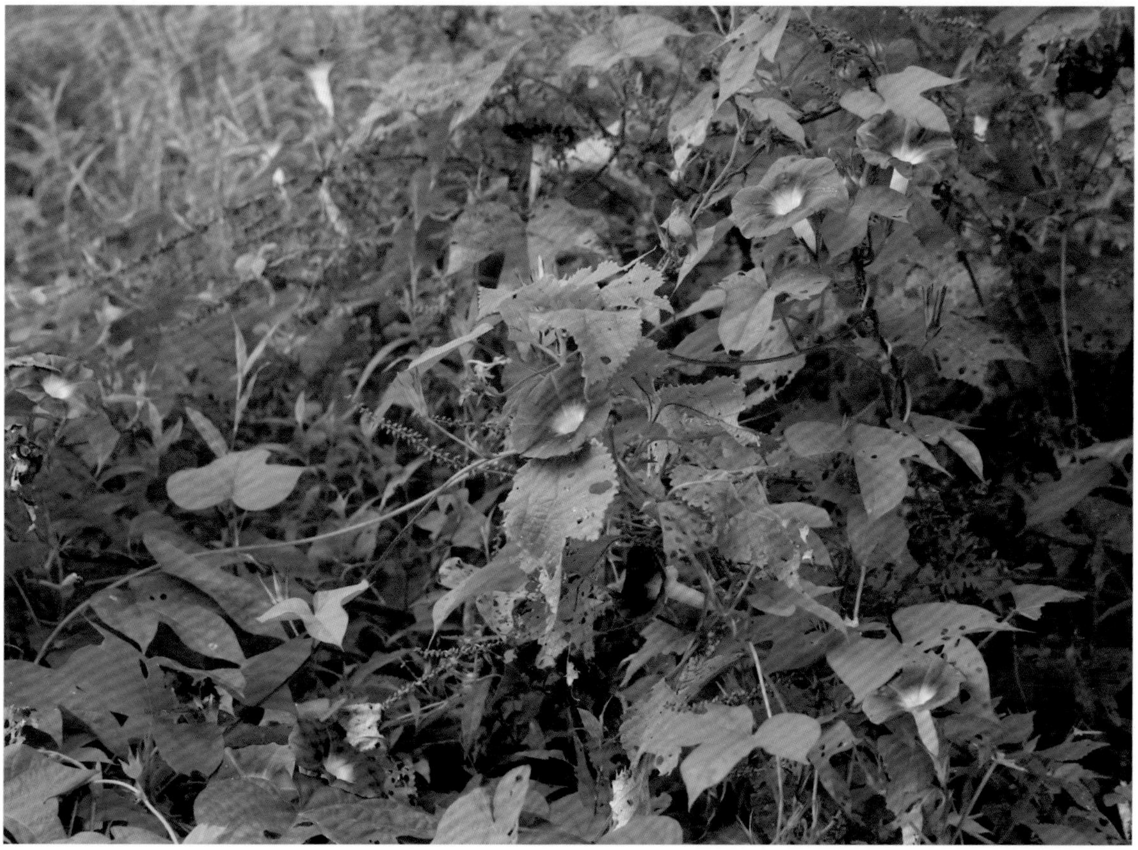

裂叶牵牛

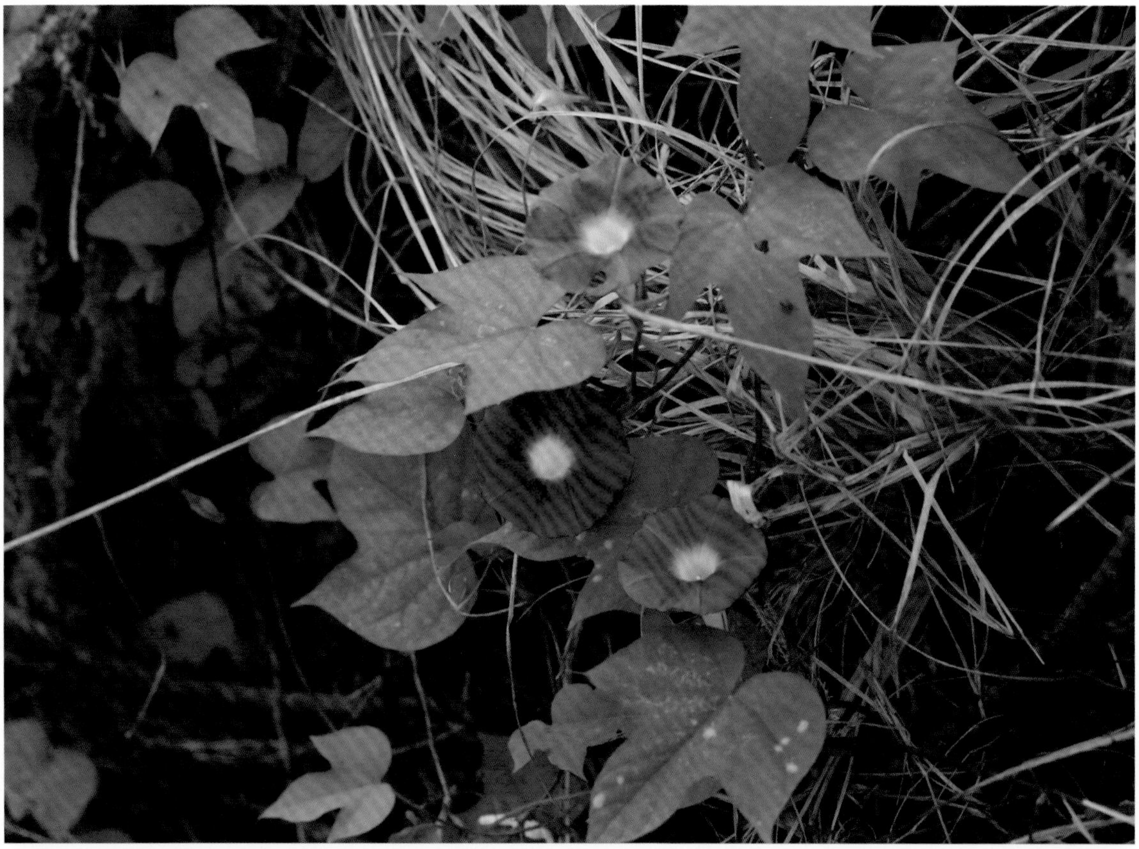

裂叶牵牛

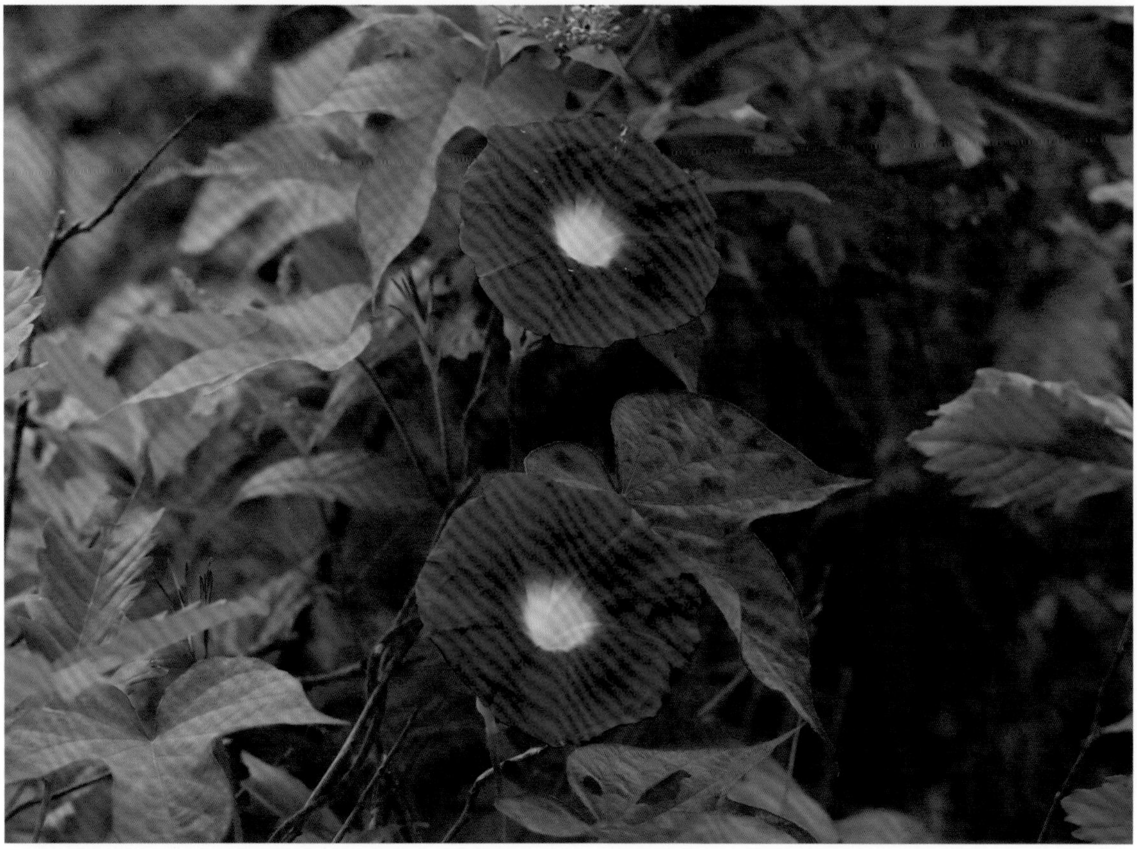

裂叶牵牛

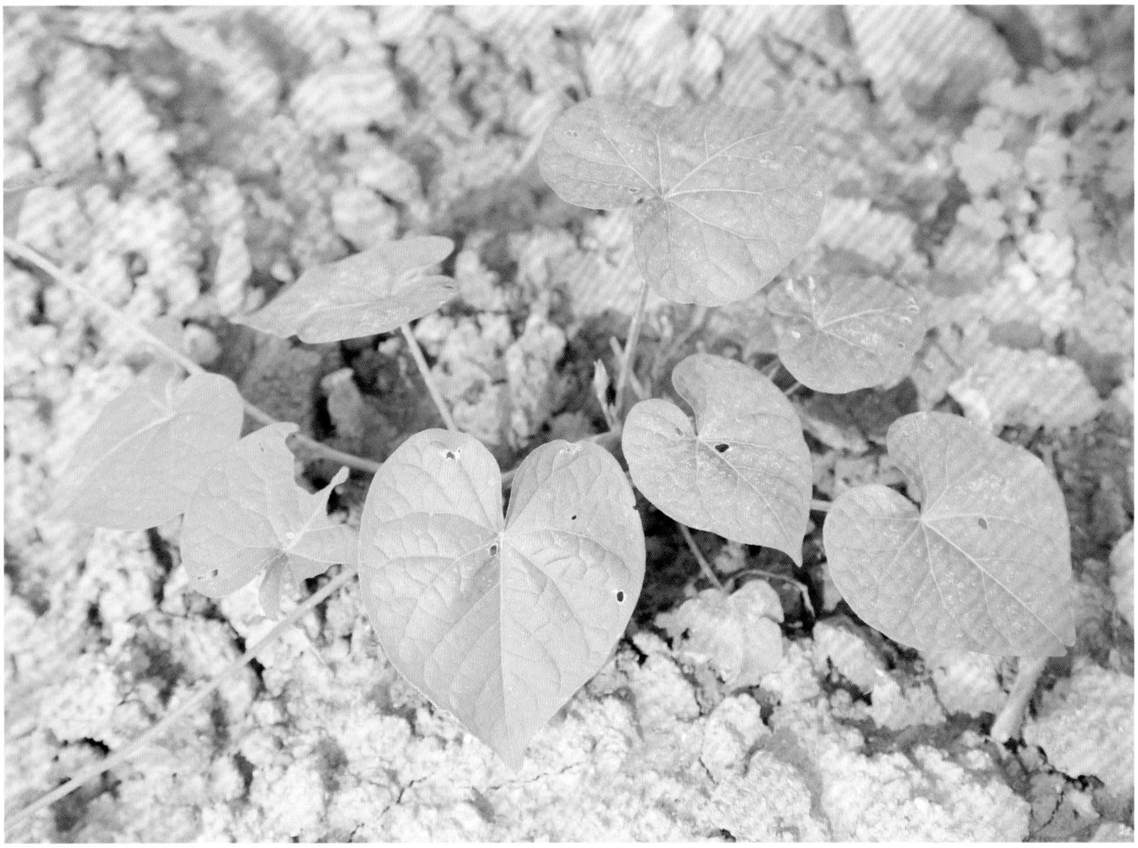

圆叶牵牛

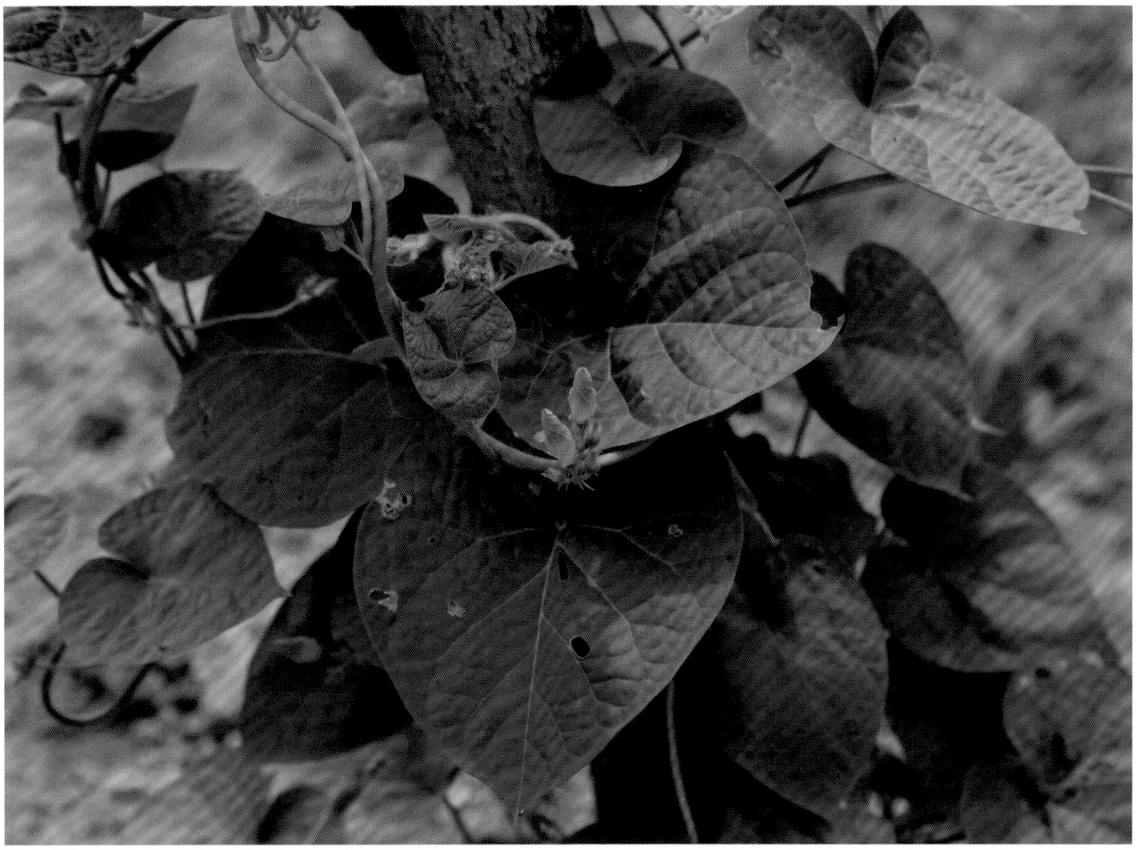

圆叶牵牛

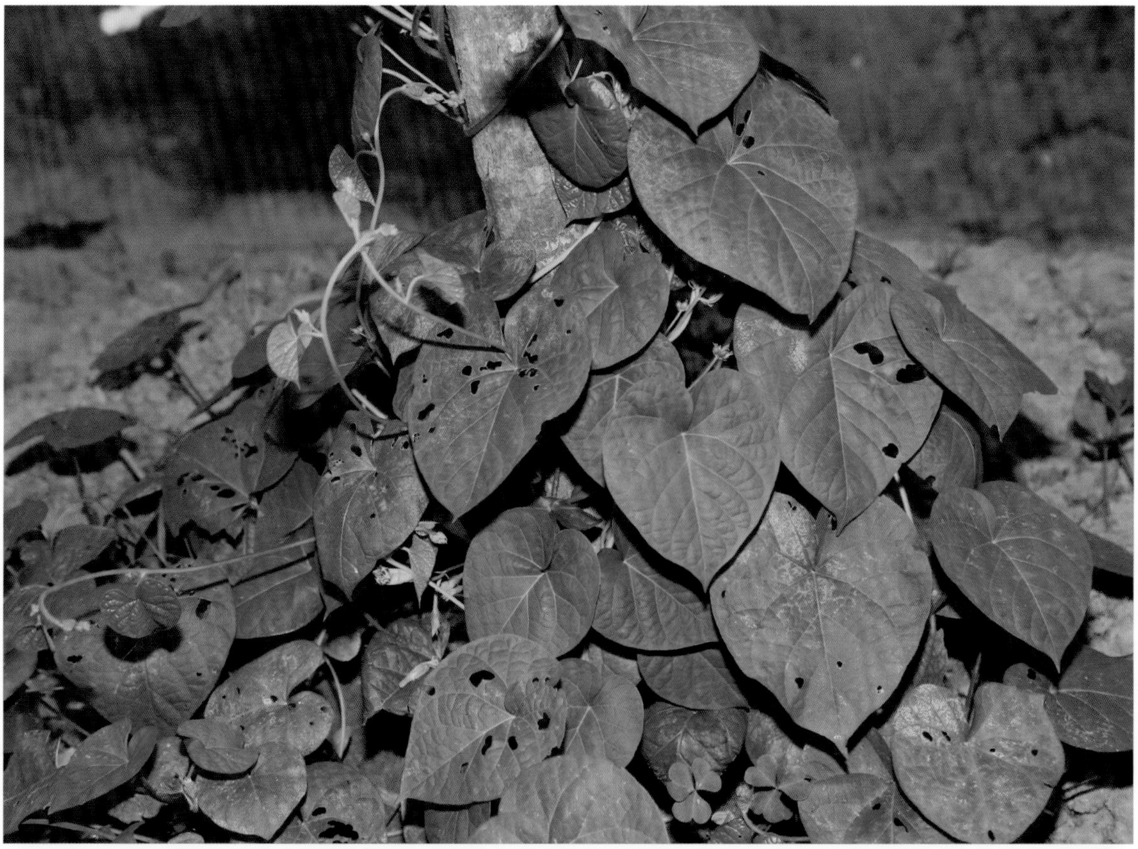

圆叶牵牛

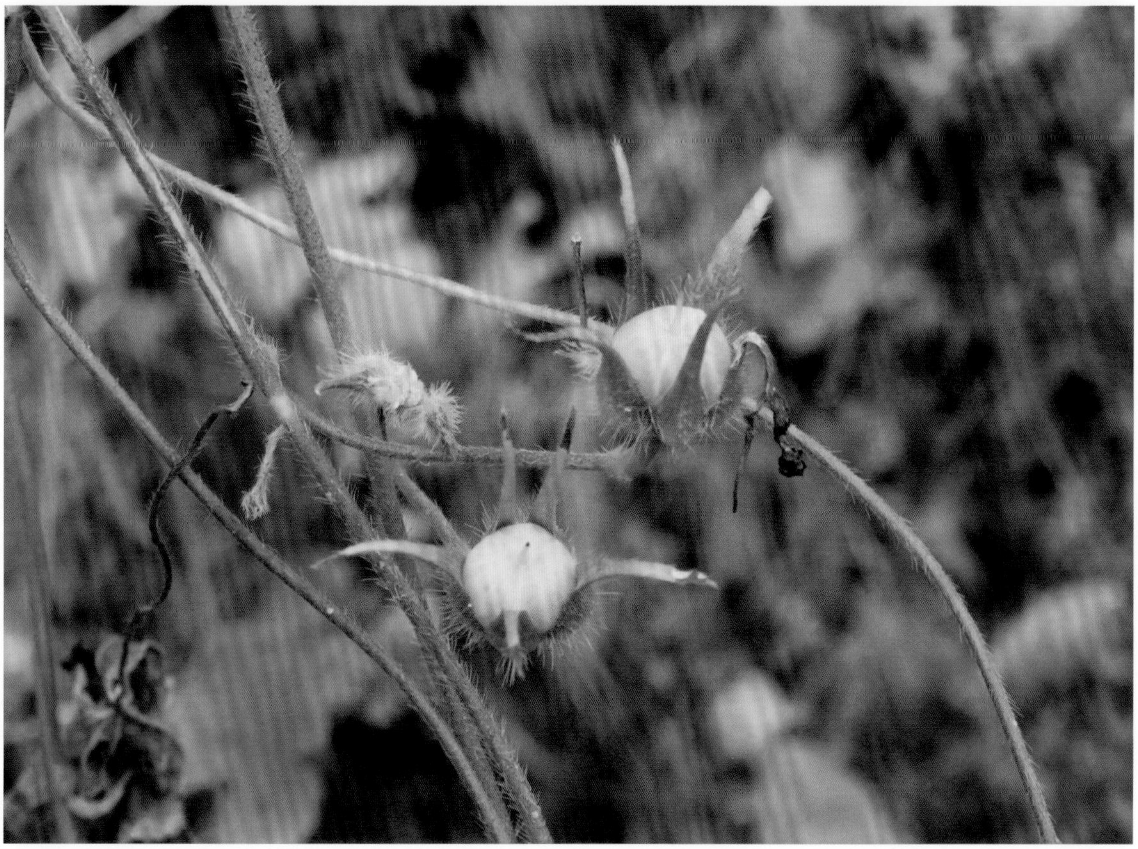

圆叶牵牛

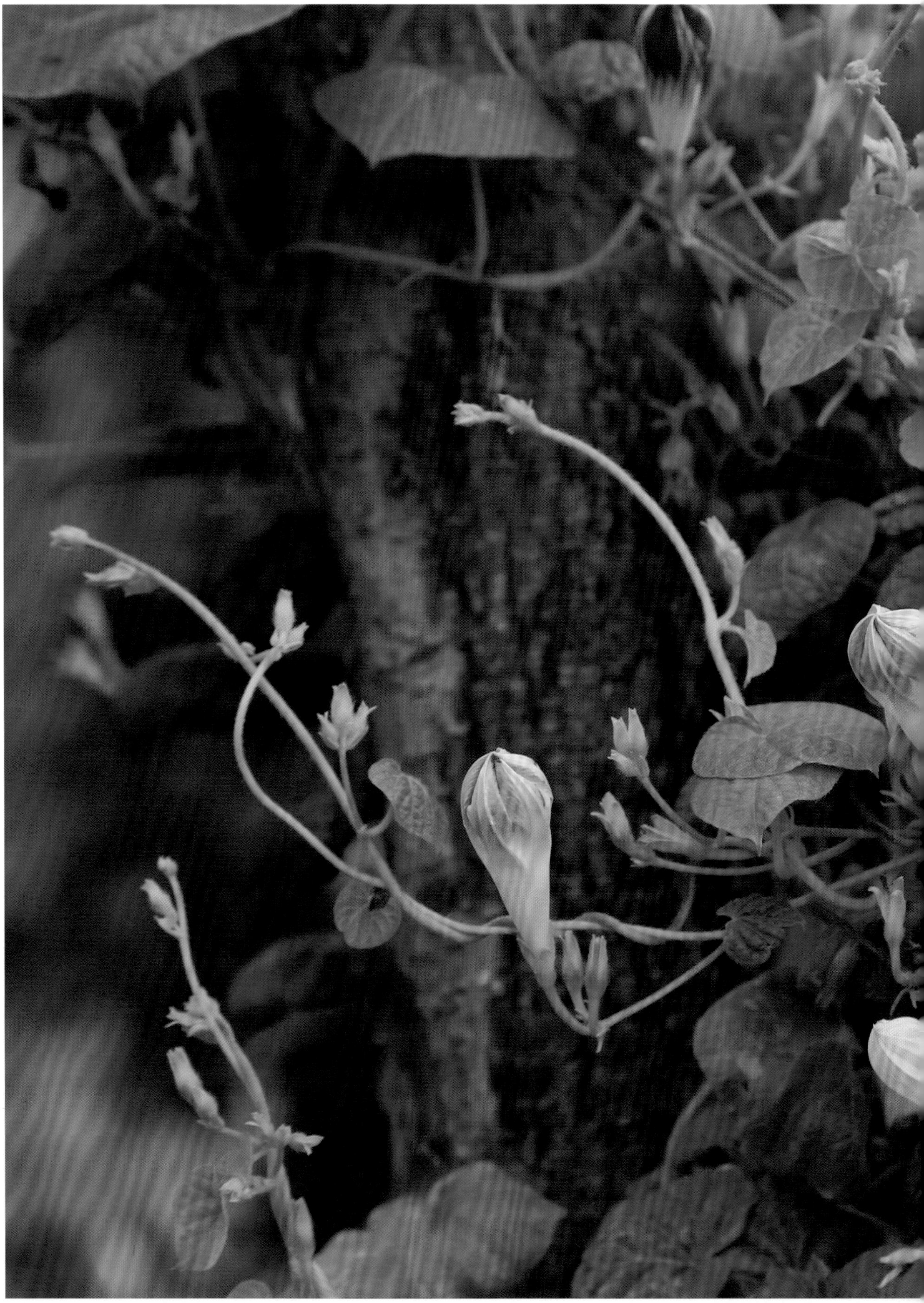

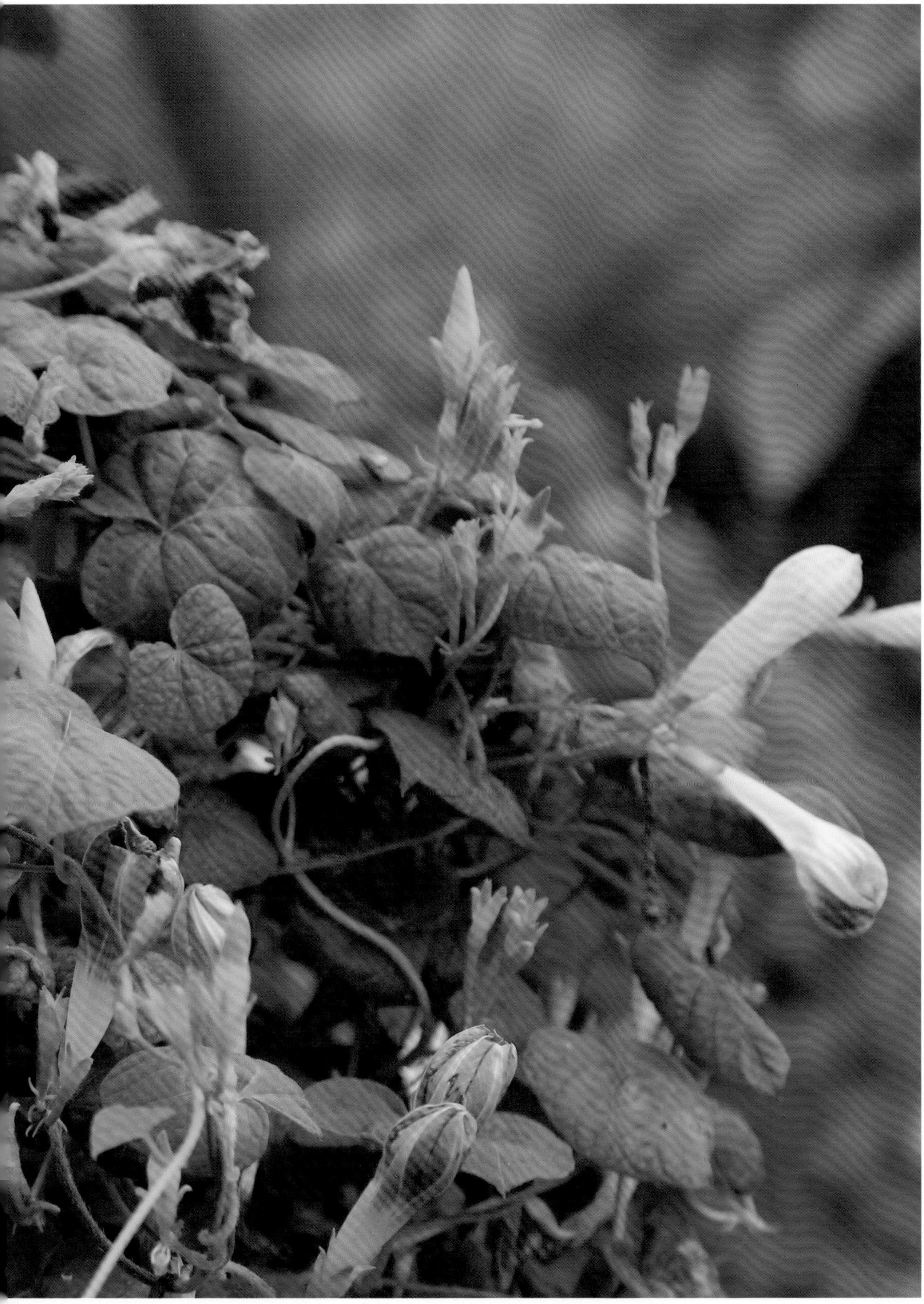

圆叶牵牛

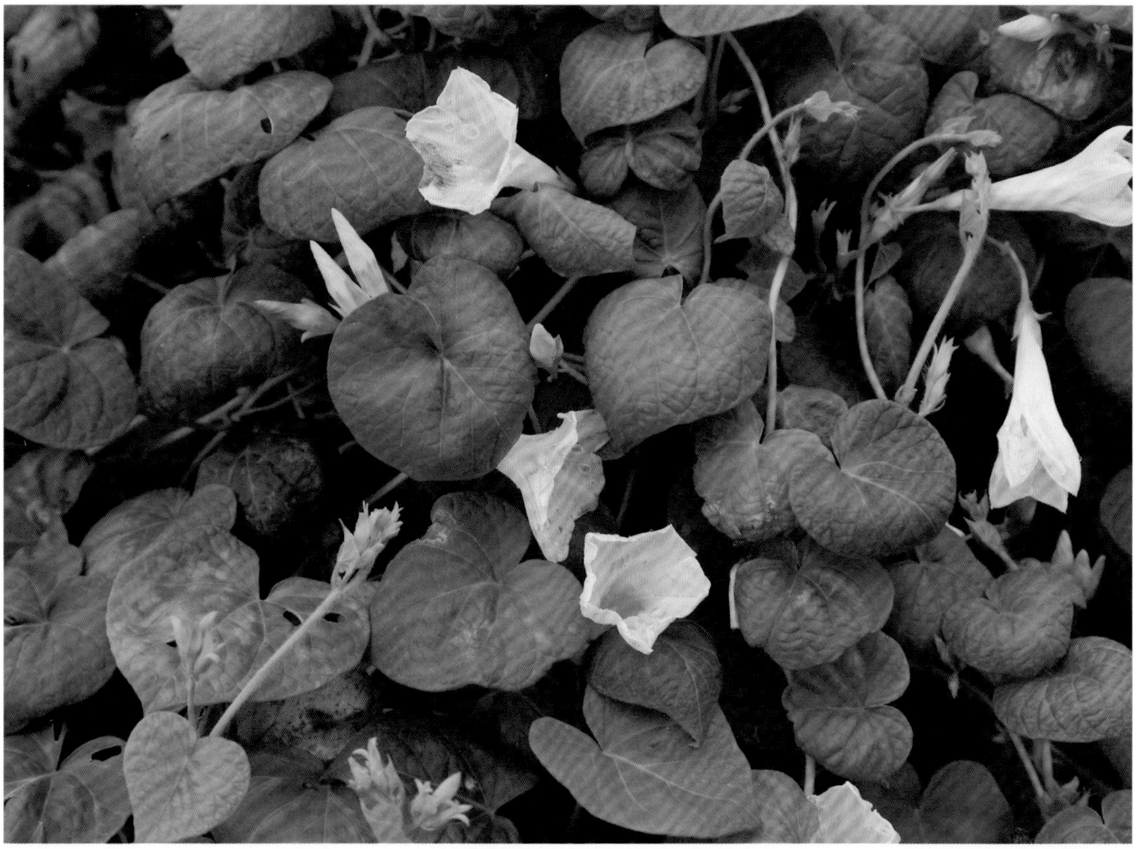

圆叶牵牛

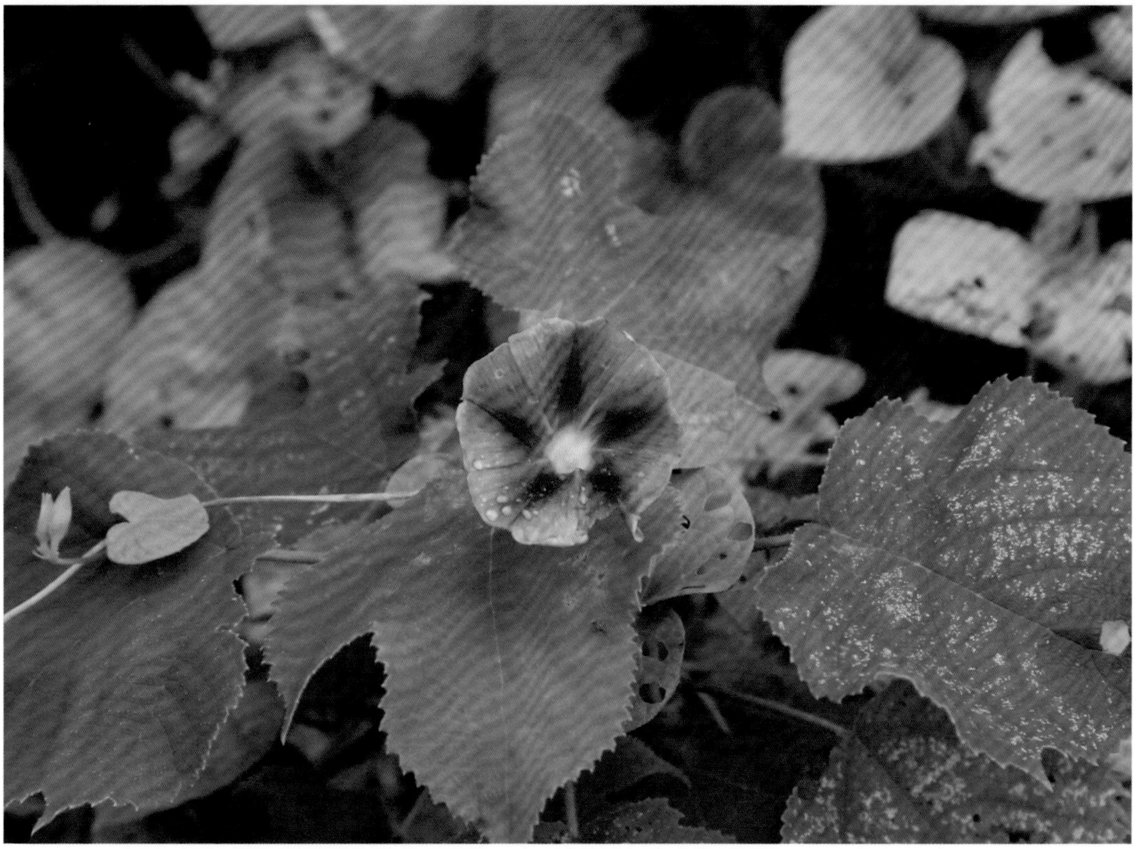

圆叶牵牛

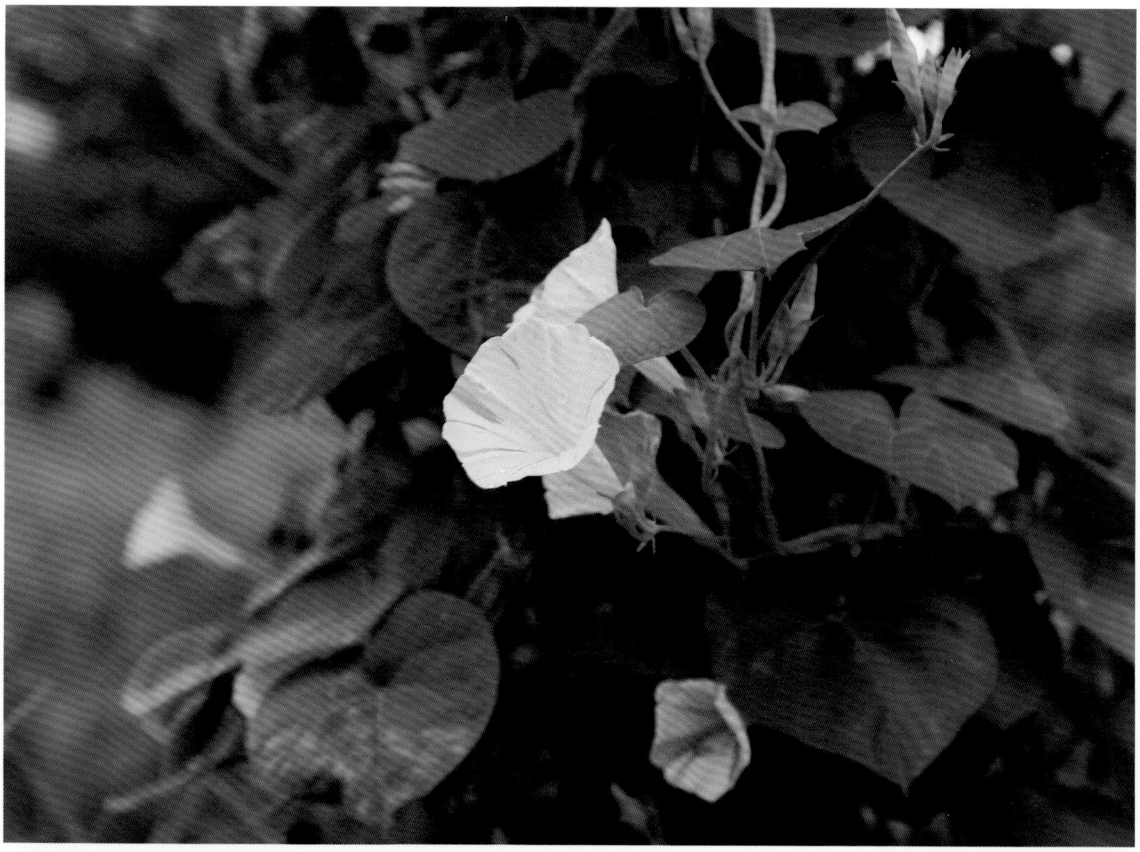
圆叶牵牛

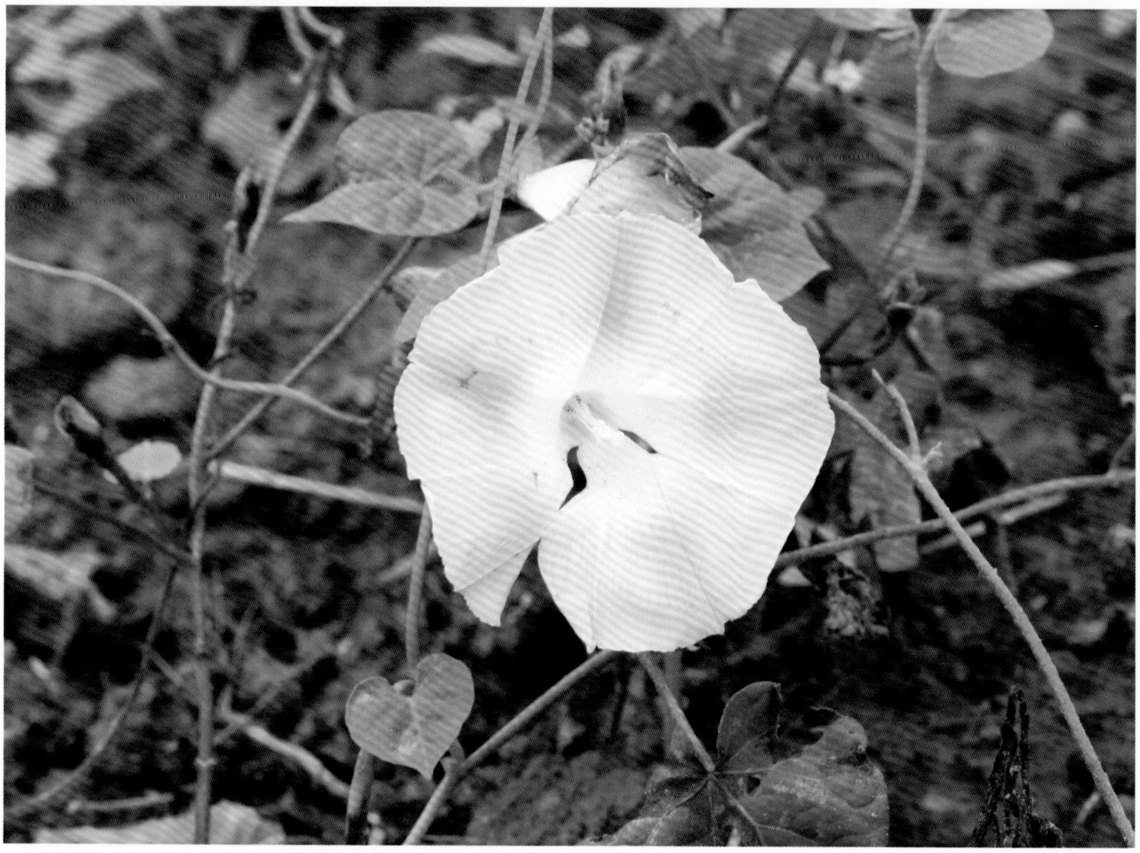
圆叶牵牛

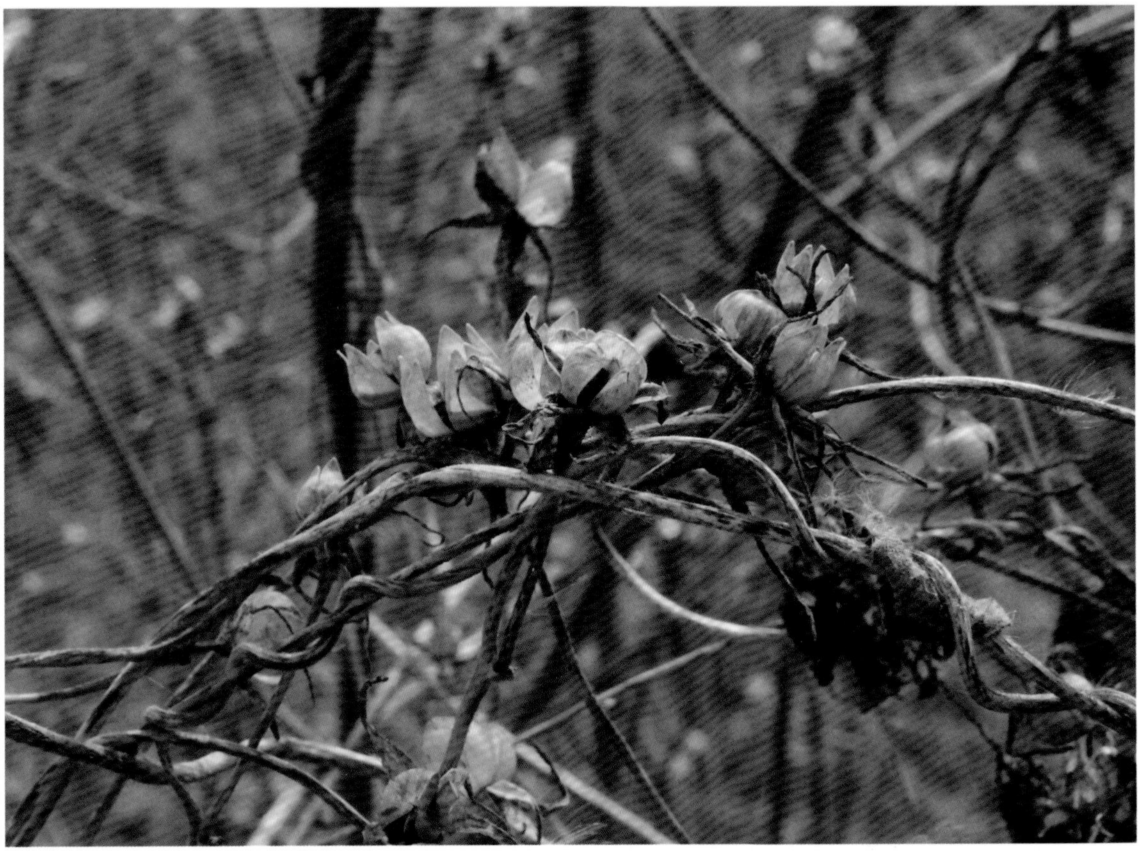

圆叶牵牛

采收加工

秋季果实成熟未开裂时将藤割下，晒干，种子自然脱落，除去果壳杂质。

药材鉴别

本品种子似橘瓣状，略具3棱，长5 ~ 7 mm，宽3 ~ 5 mm。表面灰黑色，或淡黄白色（白丑），背面弓状隆起，两侧面稍平坦，略具皱纹，背面正中有1条浅纵沟，腹面棱线下端为类圆形浅色种脐。质坚硬，横切面可见淡黄色或黄绿色皱缩折叠的子叶2片。水浸后种皮呈龟裂状，有明显黏液。气微，味辛、苦，有麻舌感。以颗粒饱满、无果皮等杂质者为佳。

功效主治

利水通便，祛痰逐饮，消积杀虫。主治水肿，腹水，脚气，痰壅喘咳，便秘，食滞虫积，鹤膝风，肠痈，腰痛，阴囊肿胀，痈疽肿毒，痔漏便毒。

用法用量

内服：3 ~ 10 g，煎汤；或入丸、散服，每次0.3 ~ 1.0 g，每日2 ~ 3次。炒用药性较缓。

民族药方

1. 腹水 牵牛子 3 g，土大黄 5 g。水煎服。

2. 鹤膝风 牵牛子、老姜各适量。捣烂外包。

3. 肠痈 牵牛子 9 g，大黄、制甲珠各 6 g，乳香、没药各 3 g。研细末，早、晚各服 6 g。

4. 大便秘结 牵牛子 6 g。水煎服，每日 2 次。

5. 癫痫 牵牛子制成的蜜丸（每丸重 6 g，含牵牛子 3 g）和粗提牵牛子苷制成的片剂（二丑片，每片 0.1 g，相当含生药 1.5 g，2 片相当于 1 蜜丸）。12 岁以下患者，每次 1/2 ~ 1 丸（或 1 ~ 3 片），每日 1 ~ 2 次；12 岁以上患者，每次 1 ~ 1.5 丸（或 1.5 ~ 4 片），每日 2 次。开始先用小剂量，以后逐渐增加用量，直至出现疗效。

6. 蛔虫病 牵牛子适量。研成粉末，然后用鸡蛋 1 个煎至成块时，把药粉撒在蛋上面，卷成筒状，待煎熟鸡蛋后，于早上空腹服食，成人每次 3.0 ~ 4.5 g，小儿 0.5 ~ 3.0 g，每隔 3 日 1 次，严重者可服 3 次，一般病者服 2 次。

7. 淋巴结结核 牵牛子 30 ~ 60 g，壁钱若干个（1 岁 1 个，成人 20 个），糯米 500 g。将糯米炒黄，壁钱、二丑在米炒烫后放入，等米冷后一同加工成粉。每次用粉 30 g，煮糊吃，每日 2 次，服完上药为 1 个疗程。

使用注意

孕妇及胃弱气虚者忌服。

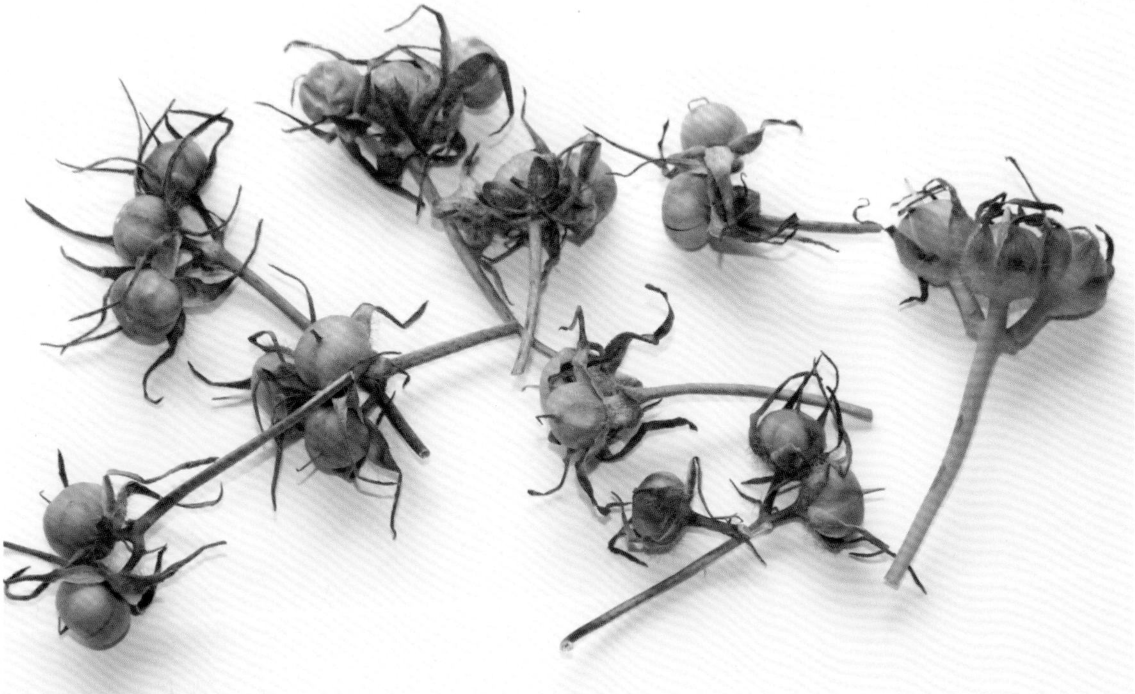

牵牛子药材

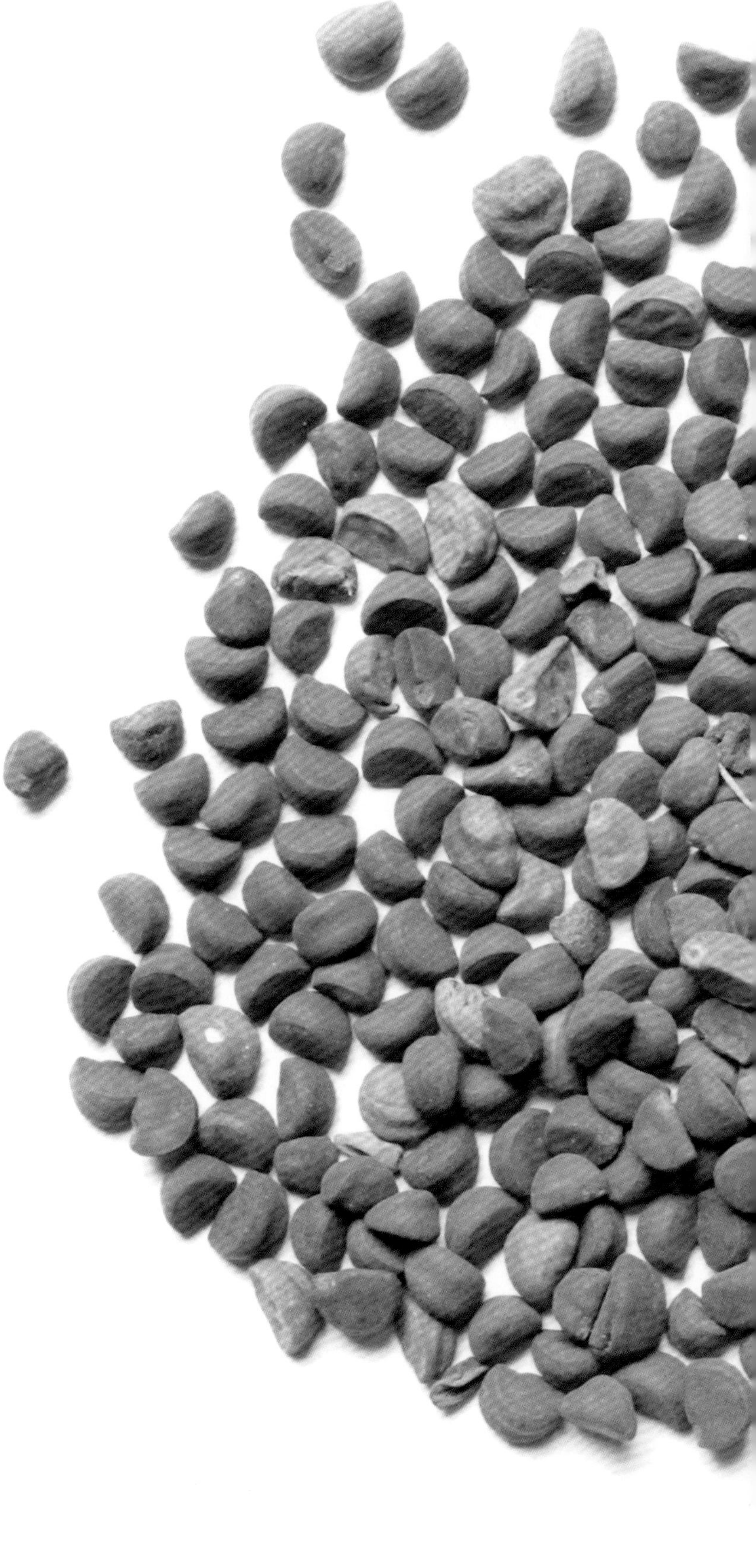

牵牛子

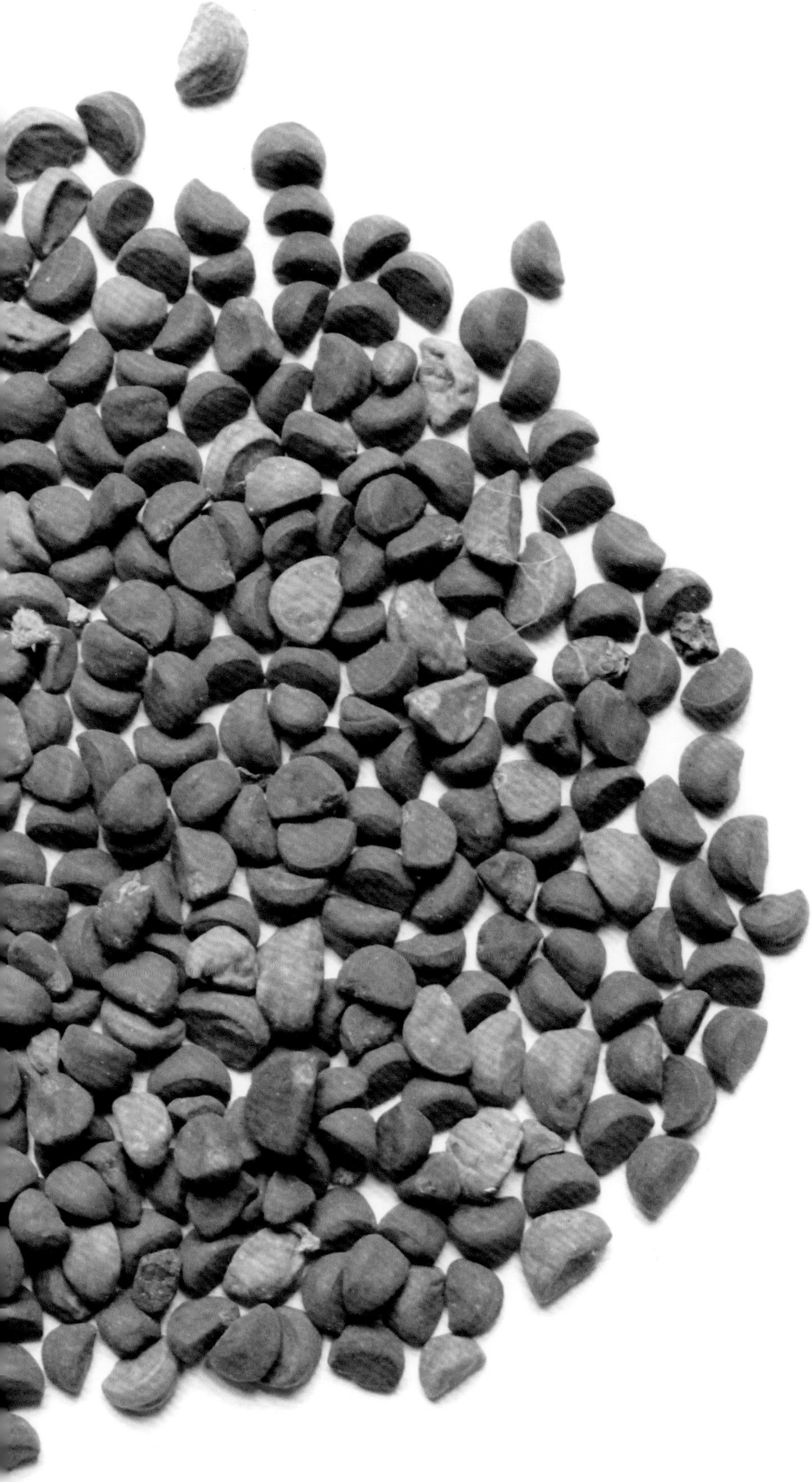

牵牛子饮片

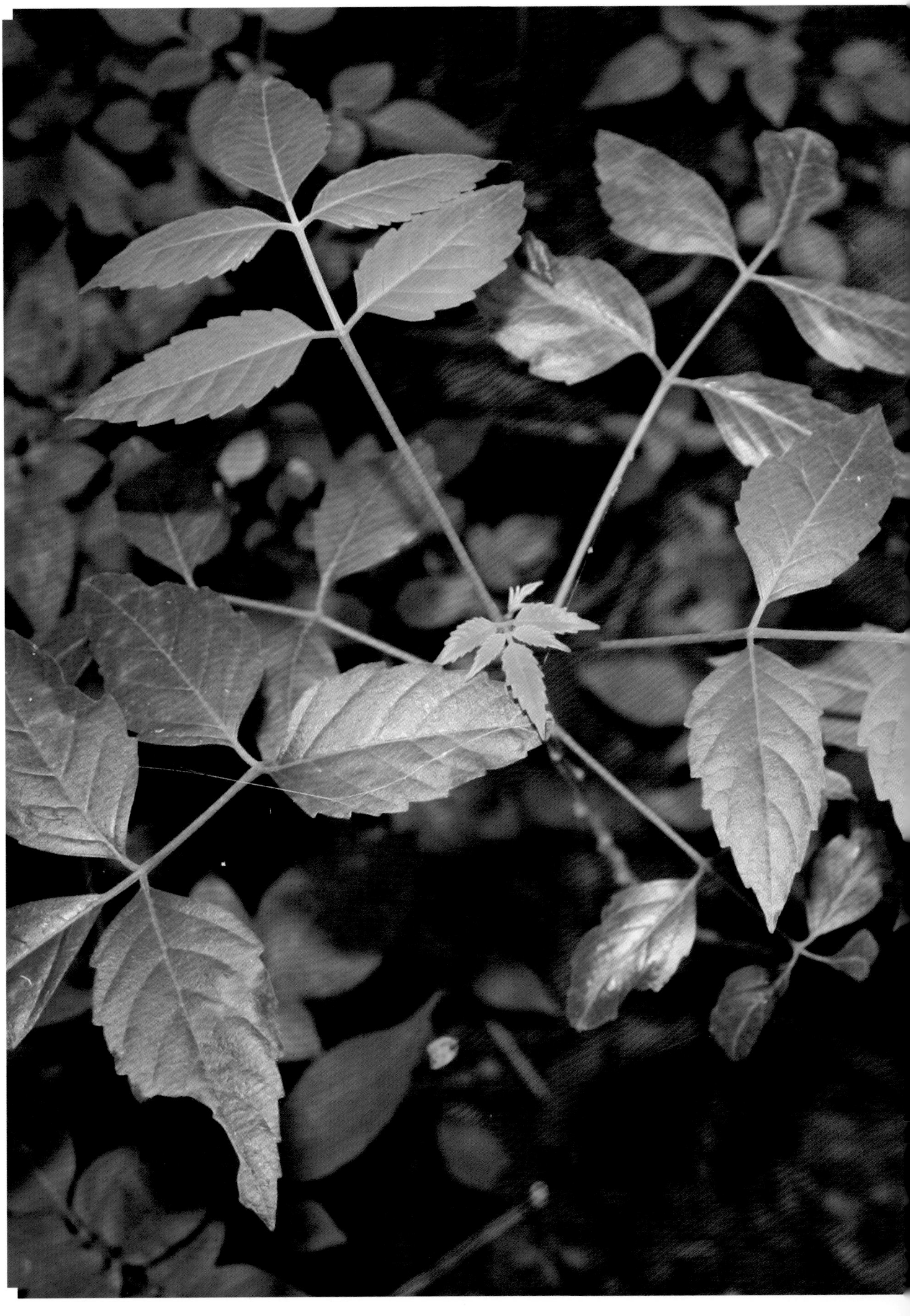

鸦胆子

【壮药名】勒霉啊。

【别　名】老鸦胆、小苦楝、雅旦子、鸭蛋子、苦榛子、苦参子。

【来　源】本品为苦木科植物鸦胆子 *Brucea javanica*（L.）Merr. 的干燥成熟果实。

【性味归经】苦，寒，有小毒。归大肠、肝经。

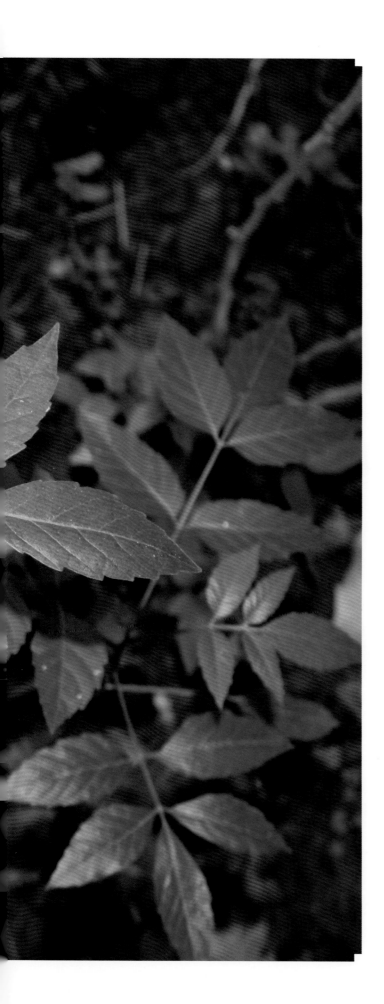

鸦胆子

识别特征

常绿大灌木或小乔木，高达 3 m，全株均被黄色柔毛。单数羽状复叶，互生，长 10 ~ 30 cm，有长柄；小叶 5 ~ 11 枚，对生，长卵状披针形，长 5 ~ 10 cm，宽 2 ~ 4 cm，先端渐尖，基部楔形或两侧不对称的斜圆形，边缘有三角形粗齿，上面绿色，下面淡绿色。圆锥聚伞花序腋生，雌雄异株，雄花序长 10 ~ 30 cm，雌花序长 4 ~ 18 cm；花极小，红黄色；雄花萼片 4，披针形，花瓣 4，线状披针形，雄蕊 4，着生在花盘下方，花盘 4 裂；雌花萼片 4，三角形，花瓣 4，长圆状披针形，子房由 4 心皮组成，大部离生，下部被花盘包围，花柱下弯，柱头长尖形。核果长卵形，先端略向外弯，成熟时黑色，具突起的网纹。花期 3—8 月，果期 4—9 月。

生境分布

生长于灌木丛、草地及路旁向阳处。分布于广东、广西、福建、云南、贵州等省区。

采收加工

秋季果实成熟时采收，除去杂质，晒干。

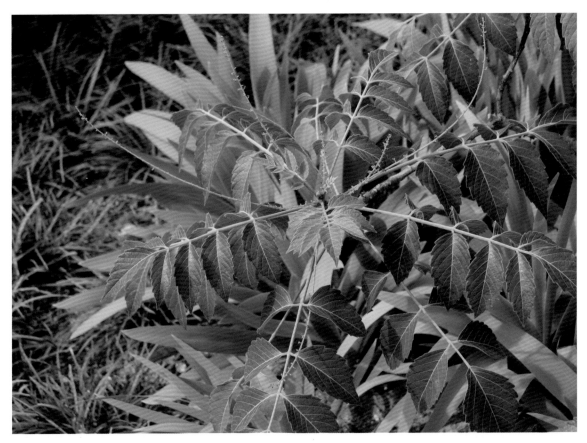

鸦胆子

鸦胆子

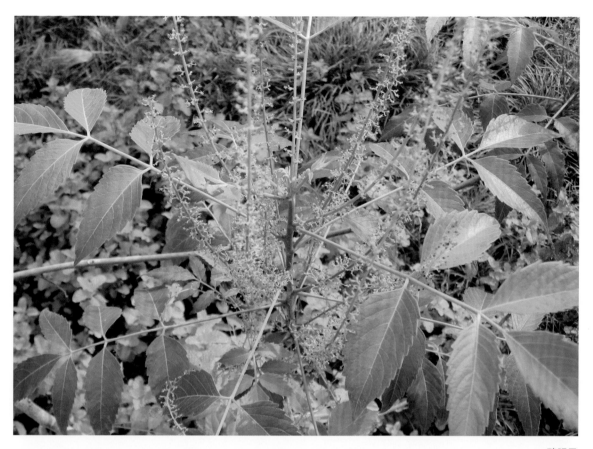

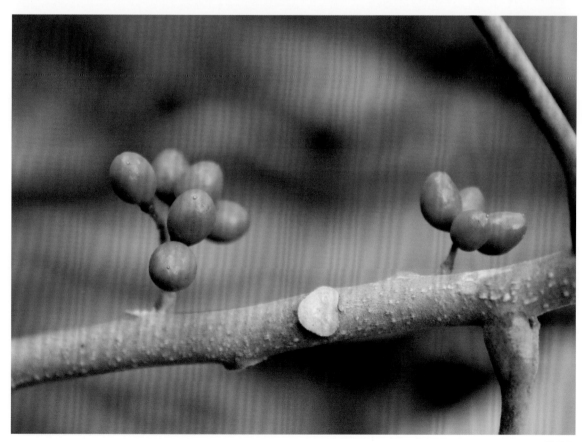

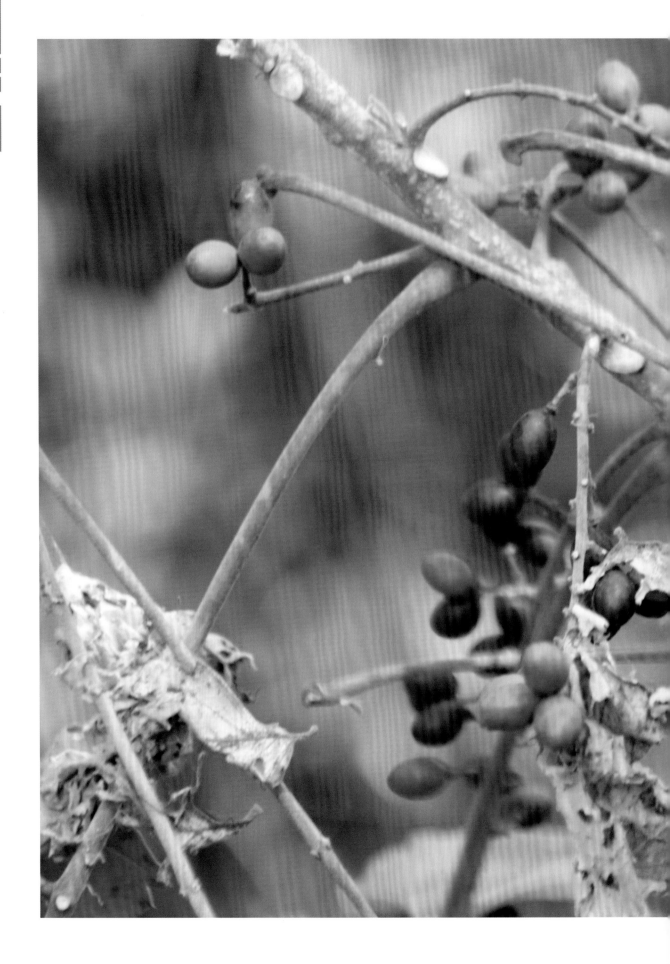

鸦胆子

鸦胆子

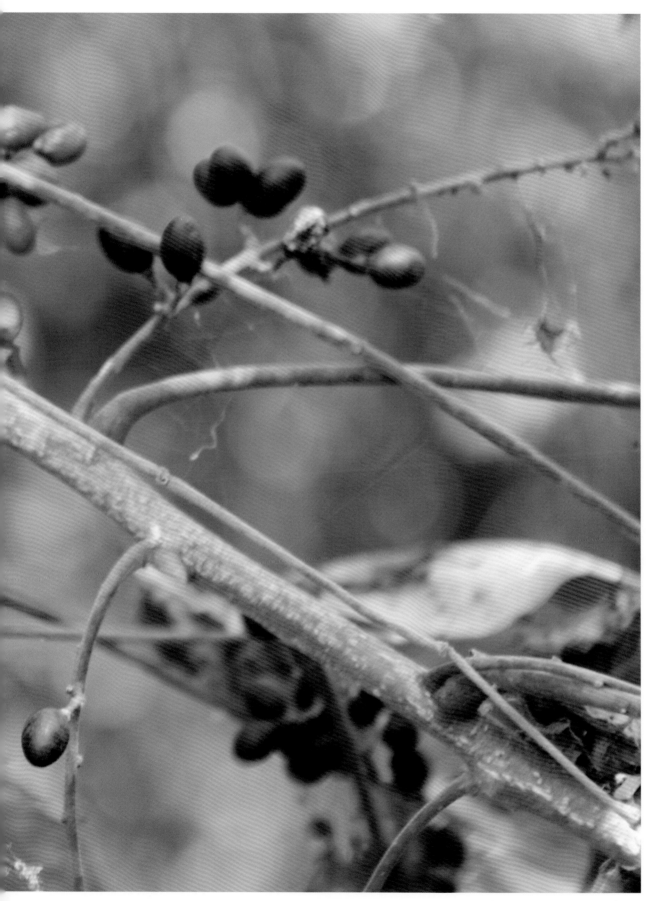

药材鉴别

本品呈卵形，长 6 ~ 10 mm，直径 4 ~ 7 mm。表面黑色或棕色，有隆起的网状皱纹，网眼呈不规则的多角形，两侧有明显的棱线，顶端渐尖，基部有凹陷的果梗痕。果壳质硬且脆，种子卵形，长 5 ~ 6 mm，直径 3 ~ 5 mm，表面类白色或黄白色，具网纹；种皮薄，子叶乳白色，富油性。气微，味极苦。

功效主治

清热解毒，截疟，止痢，腐蚀赘疣。主治痢疾，疟疾；外治赘疣，鸡眼。

用法用量

内服：用龙眼肉或胶囊包裹，饭后吞服，每次 5 ~ 20 粒，每日 3 次。外用：捣敷。

鸦胆子

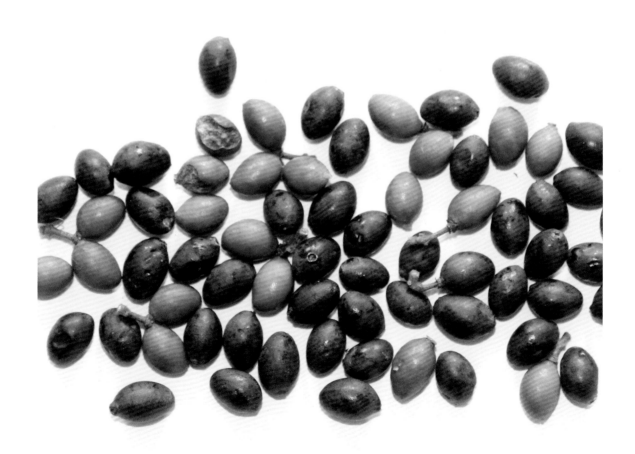

鸦胆子

民族药方

1. 疟疾　鸦胆子 10 粒，龙眼肉适量。鸦胆子入龙眼肉内吞服，每日 3 次，第三日后减半量，连服 5 日。

2. 早期血吸虫病　鸦胆子 20 粒。水煎服，每日 2 次，连服 4 ~ 5 日。

3. 慢性鼻炎　鸦胆子适量。榨油，将鸦胆子油涂于双鼻腔下、鼻腔黏膜前后端和游离缘，2 ~ 4 日 1 次。

4. 滴虫性阴道炎　鸦胆子 20 个。去皮，另加一茶杯半的水，用砂壶煎至半茶杯，倒入消毒碗内，用消过毒的大注射器将药液注射入阴道，每次注射 20 ~ 40 ml，轻者 1 次，重者 2 ~ 3 次。

5. 毒蛇咬伤　鸦胆子、半边莲、七枝莲、两面针各等份。捣烂敷患处。

使用注意

孕妇及小儿慎用，胃肠出血及肝肾病患者，应忌用或慎用。

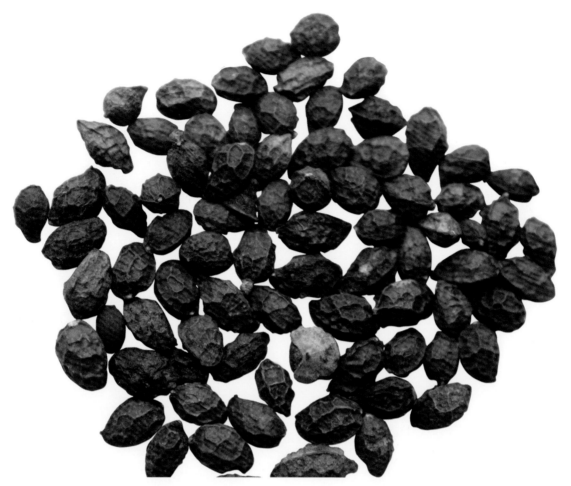

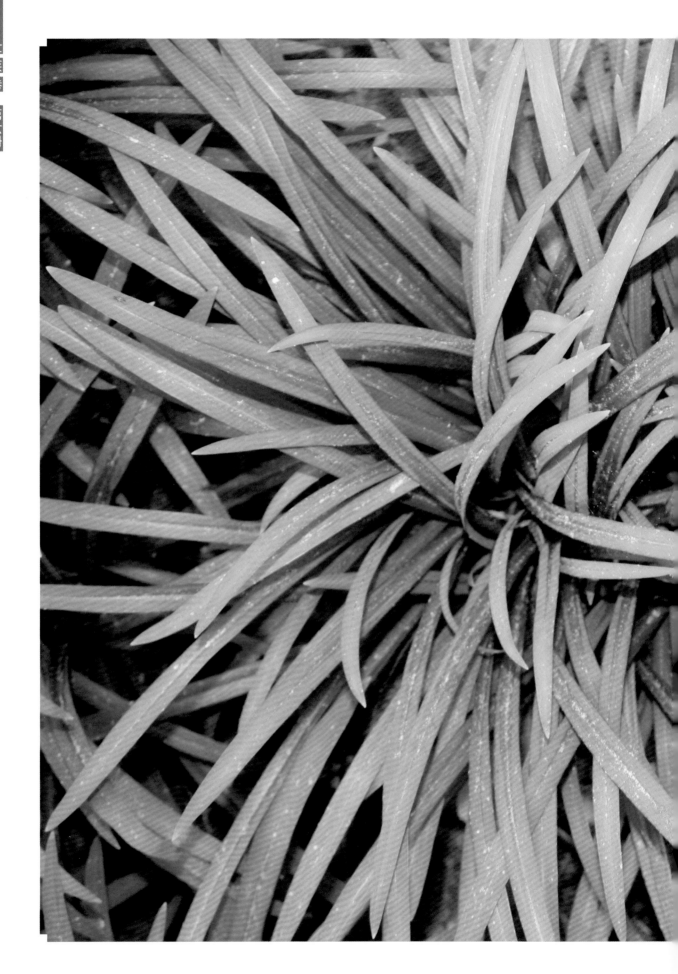

韭菜子

【壮药名】碰借。

【别　名】韭子、韭菜仁。

【来　源】本品为百合科植物韭菜 Allium tuberosum Rottl. ex Spreng. 的干燥成熟种子。

【性味归经】辛、甘，温。归肝、肾经。

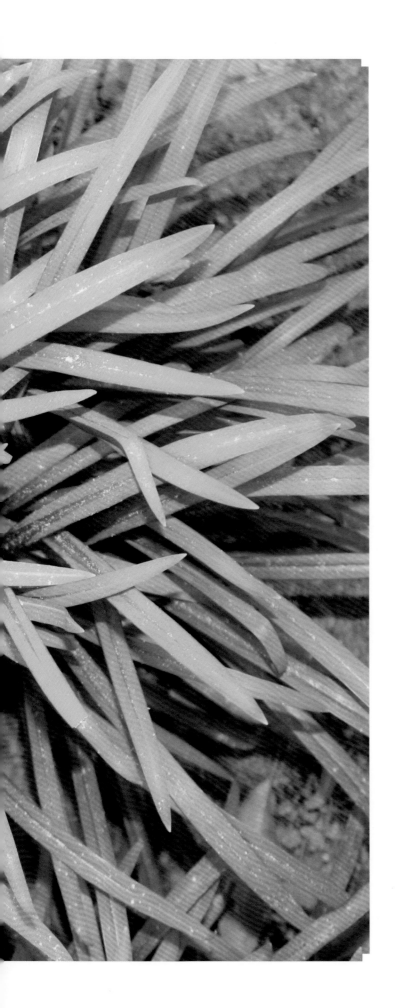

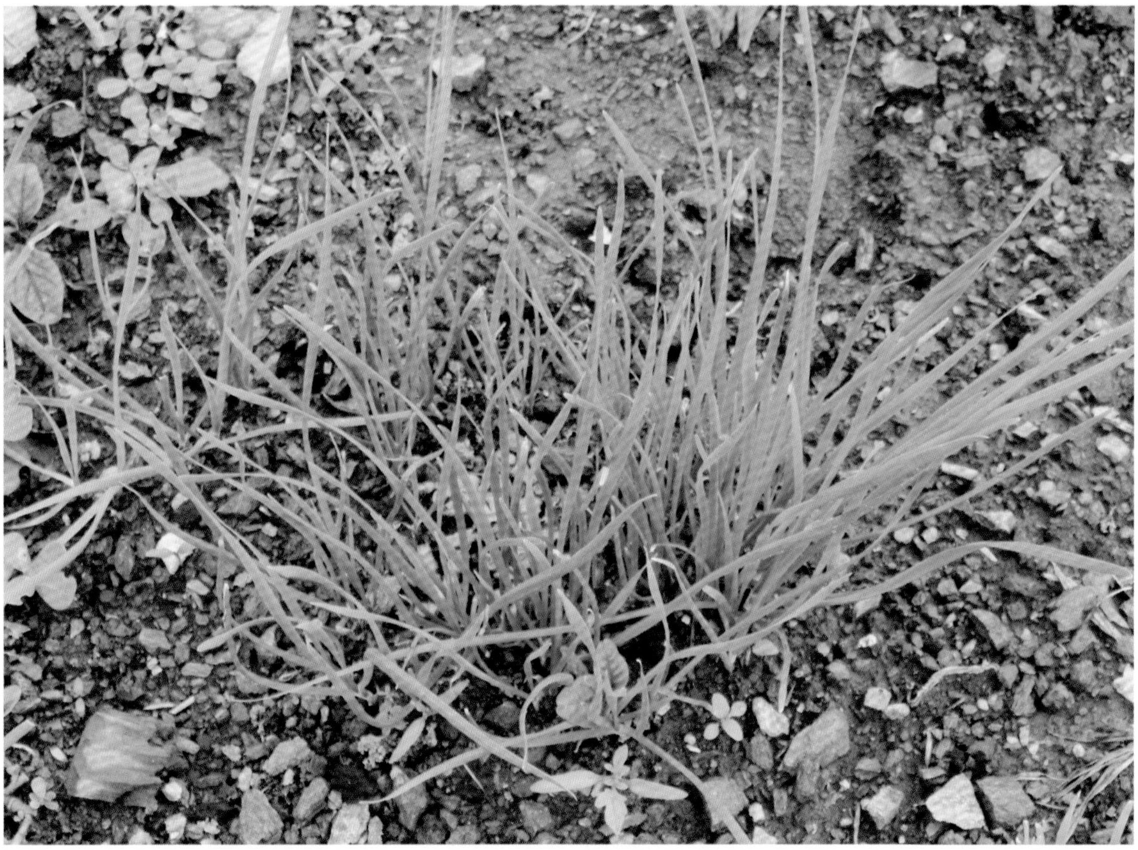

韭菜

识别特征

多年生草本，全草有异臭，鳞茎狭圆锥形。叶基生，扁平，狭线形，长 15 ~ 30 cm，宽 1.5 ~ 6 mm。花茎长 30 ~ 50 cm，顶生伞形花序，具花 20 ~ 40 朵；总苞片膜状，宿存；花梗长为花被的 2 ~ 4 倍；花被基部稍合生，裂片 6，白色，长圆状披针形，长 5 ~ 7 mm；雄蕊 6；子房三棱形。蒴果倒卵形，有三棱。种子 6，黑色。花期 7—8 月，果期 8—9 月。

生境分布

生长于田园，全国各地均有栽培。以河北、河南、山西、江苏、山东、安徽、吉林产量最多。

采收加工

秋季果实成熟时，收采果序，晒干，搓出种子，除去杂质及果皮。

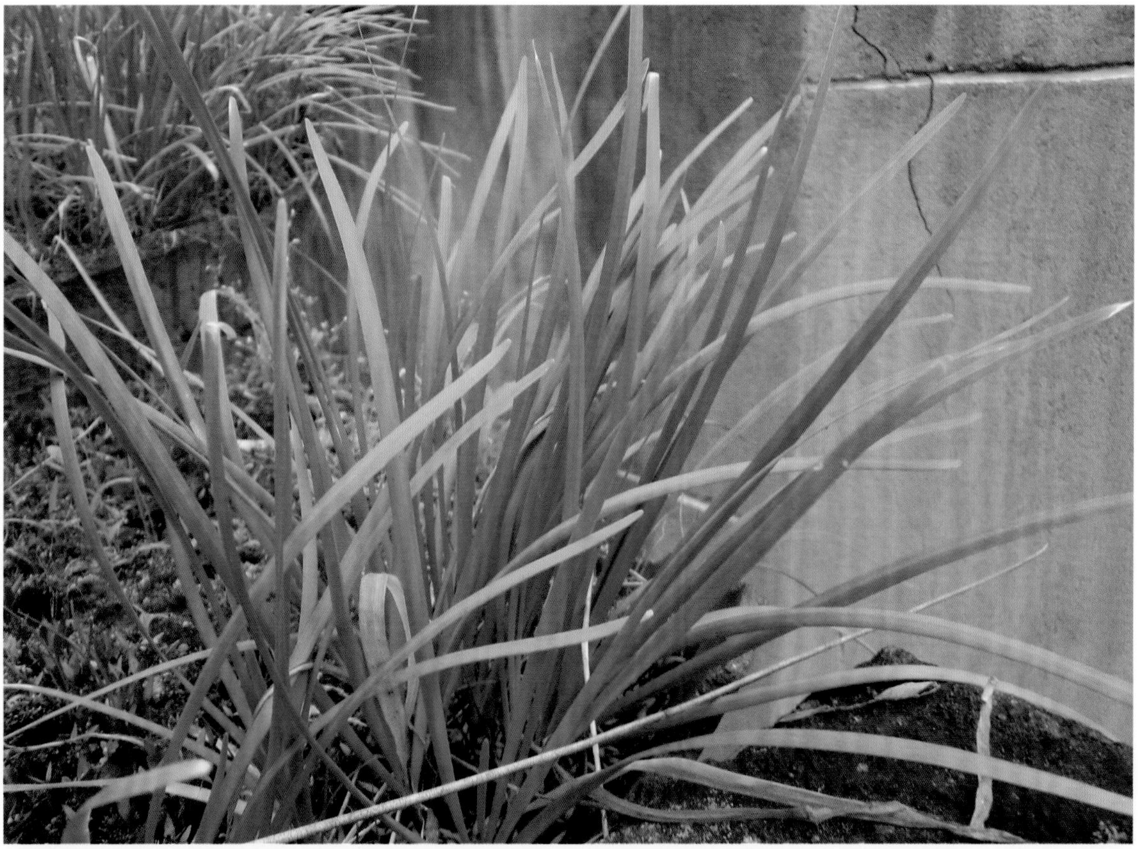

韭菜

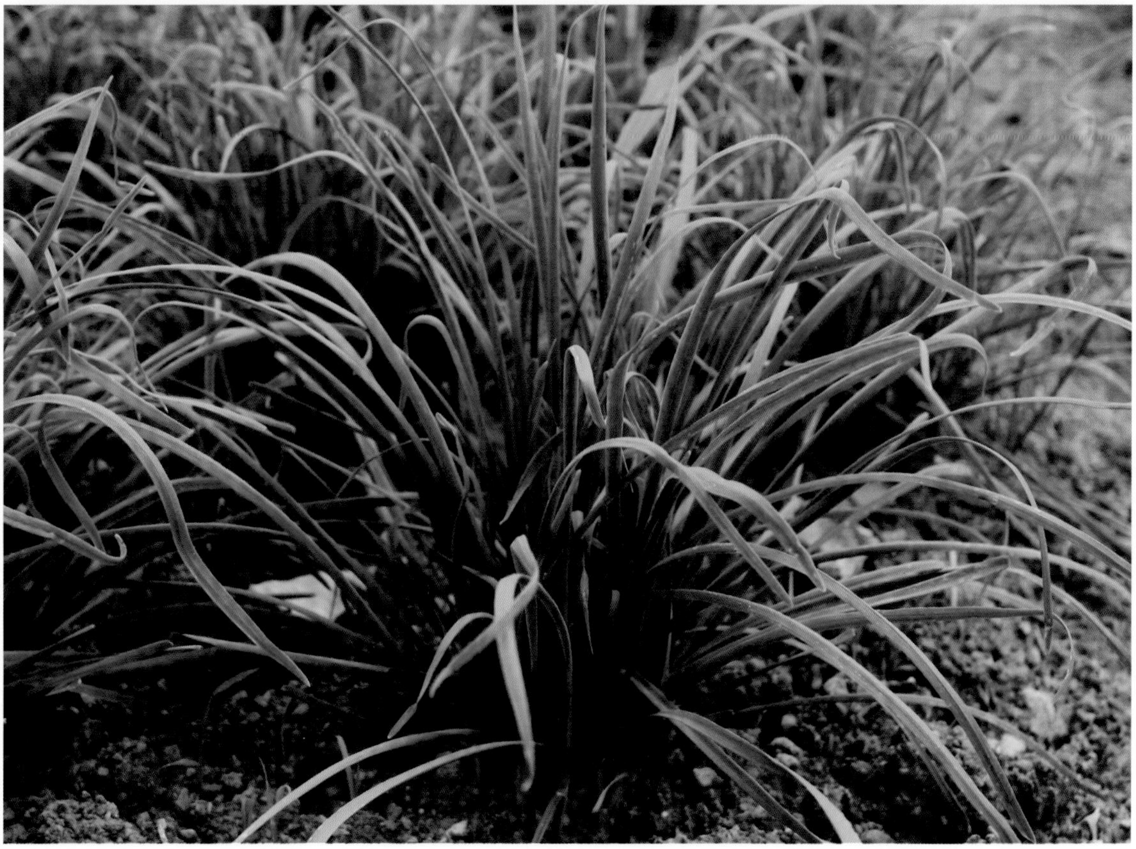

韭菜

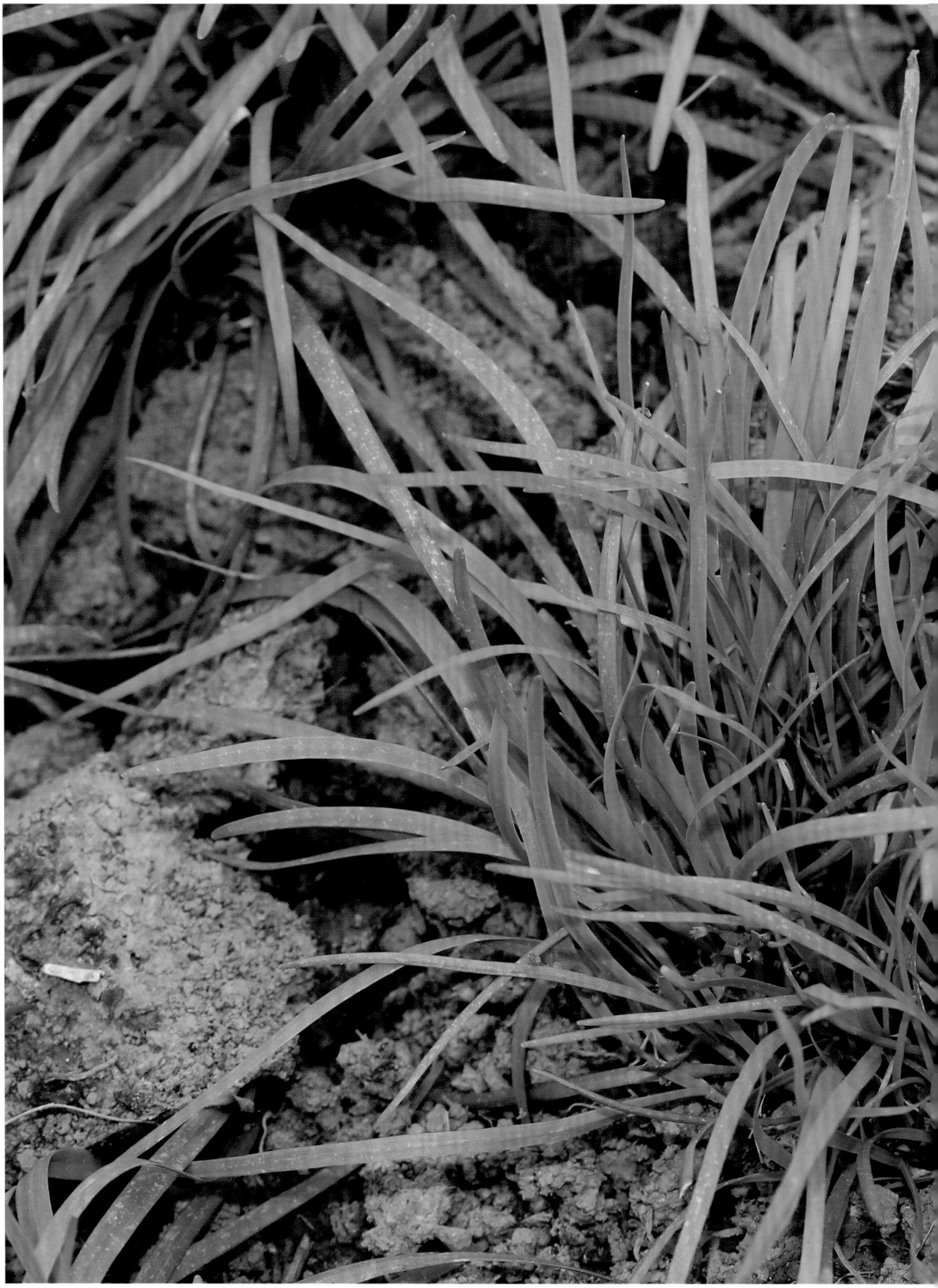

韭菜子

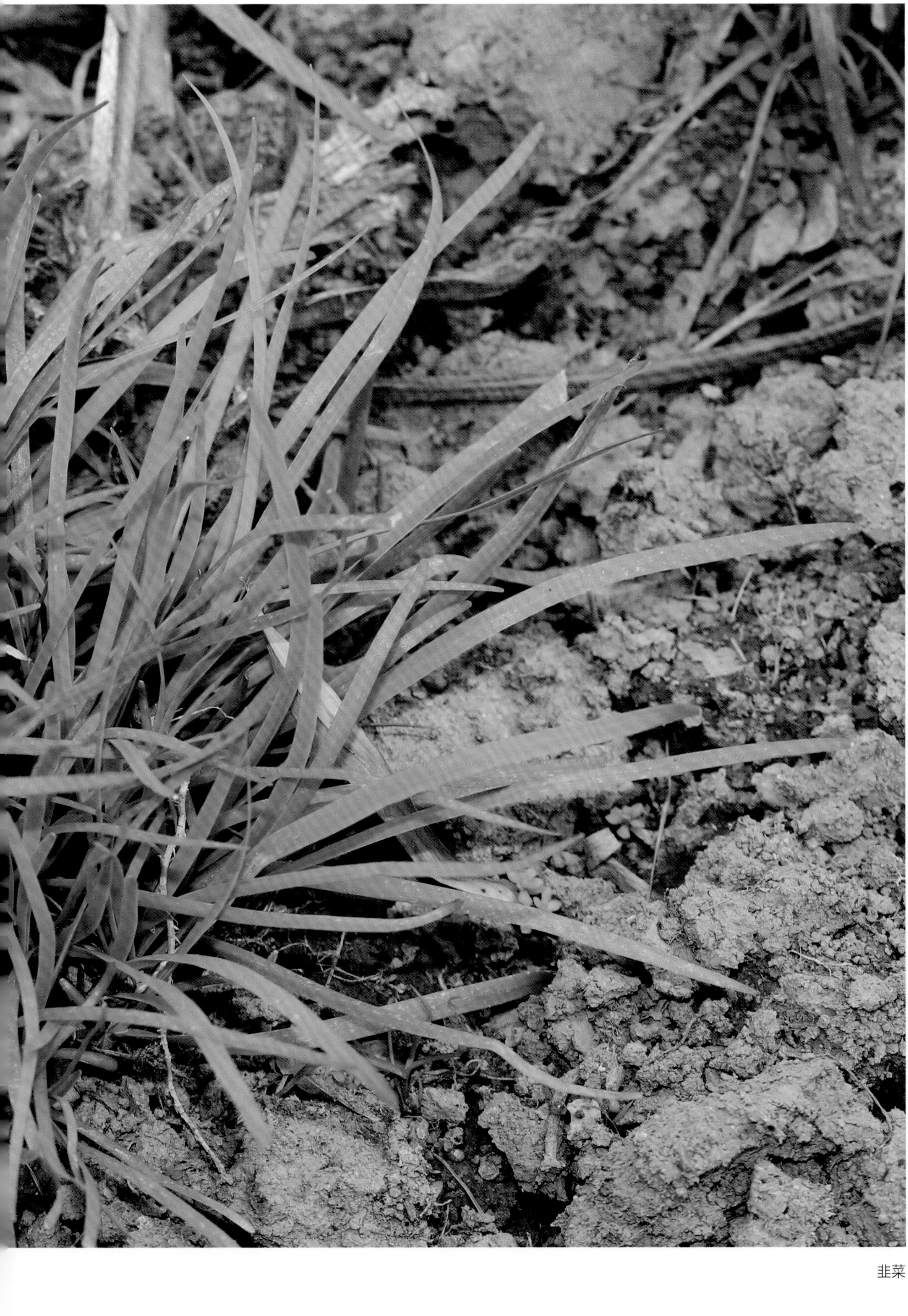

韭菜

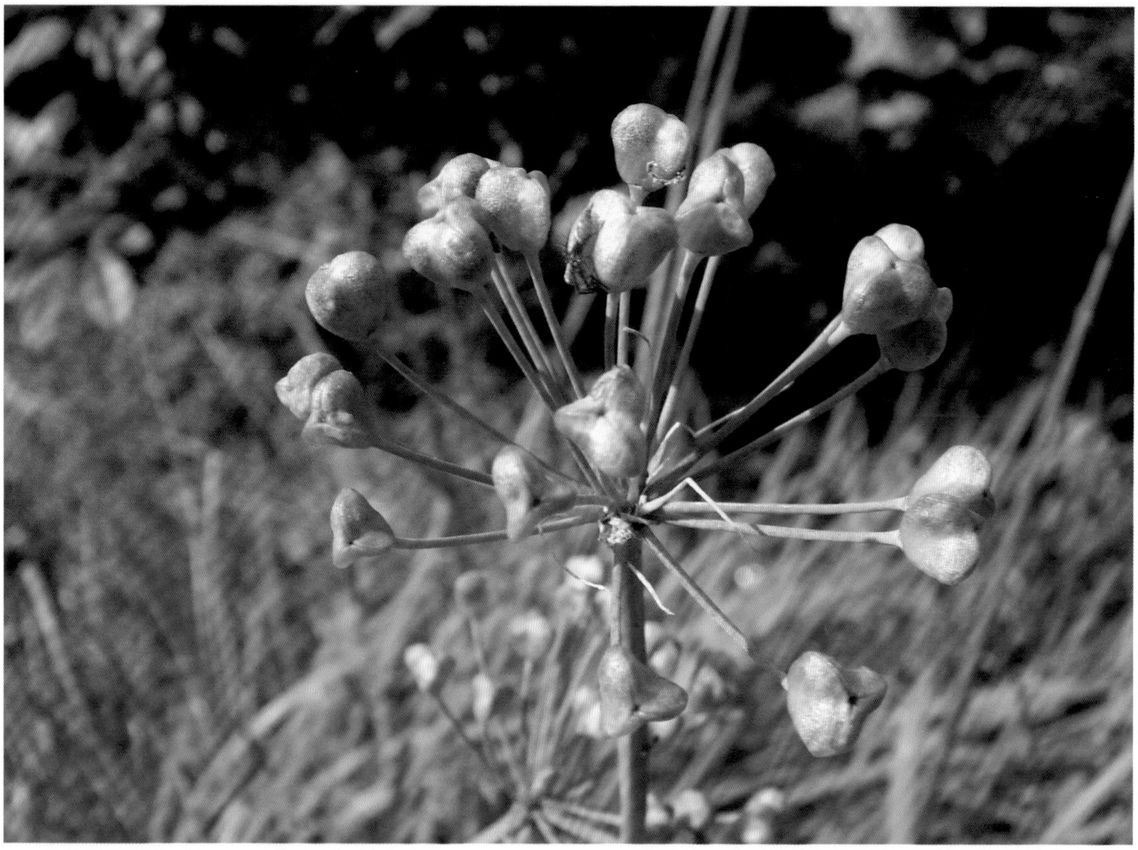

韭菜

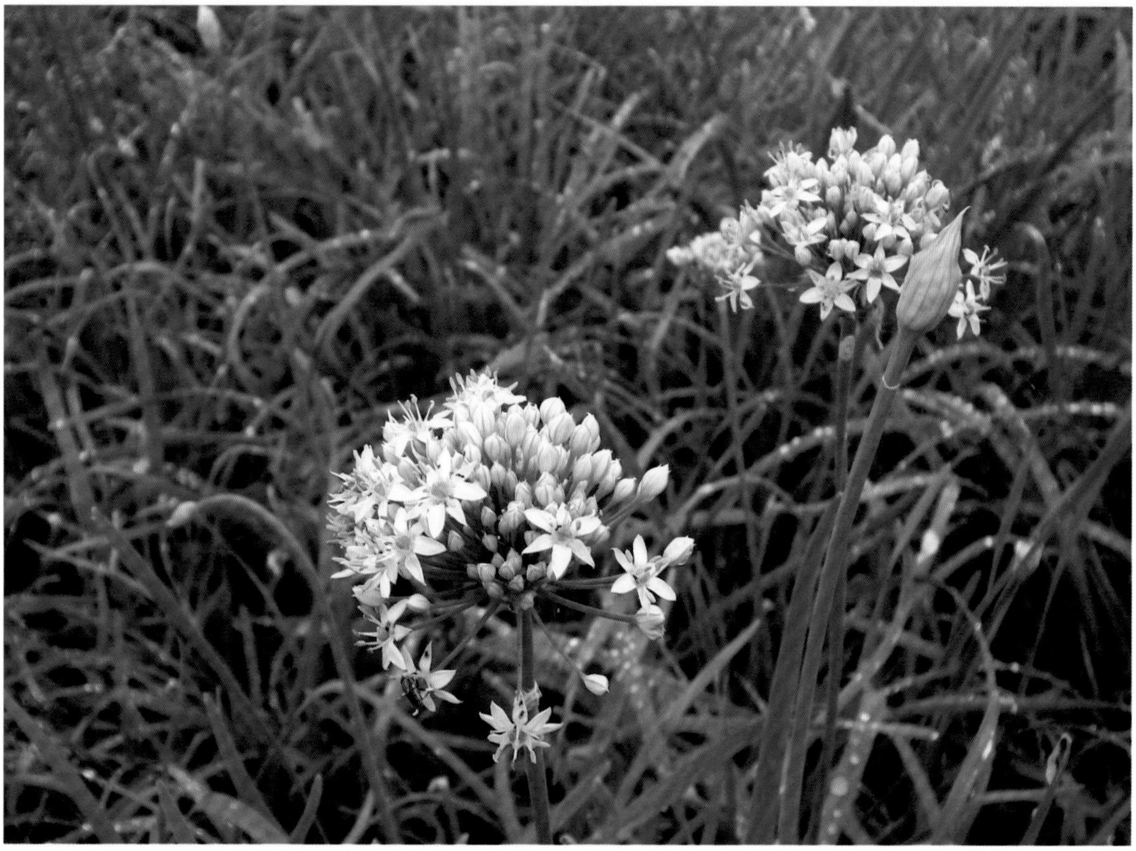

韭菜

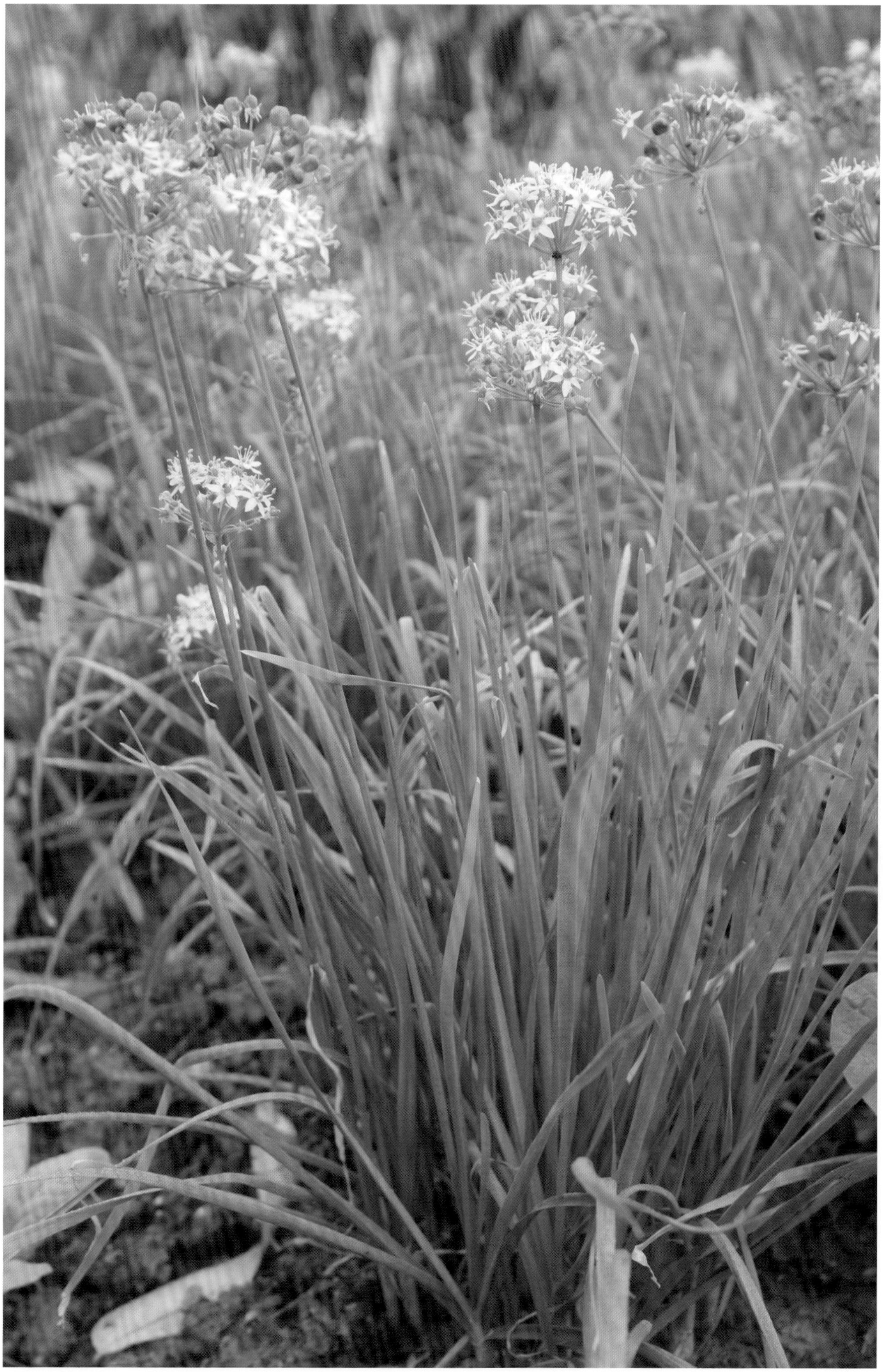

韭菜

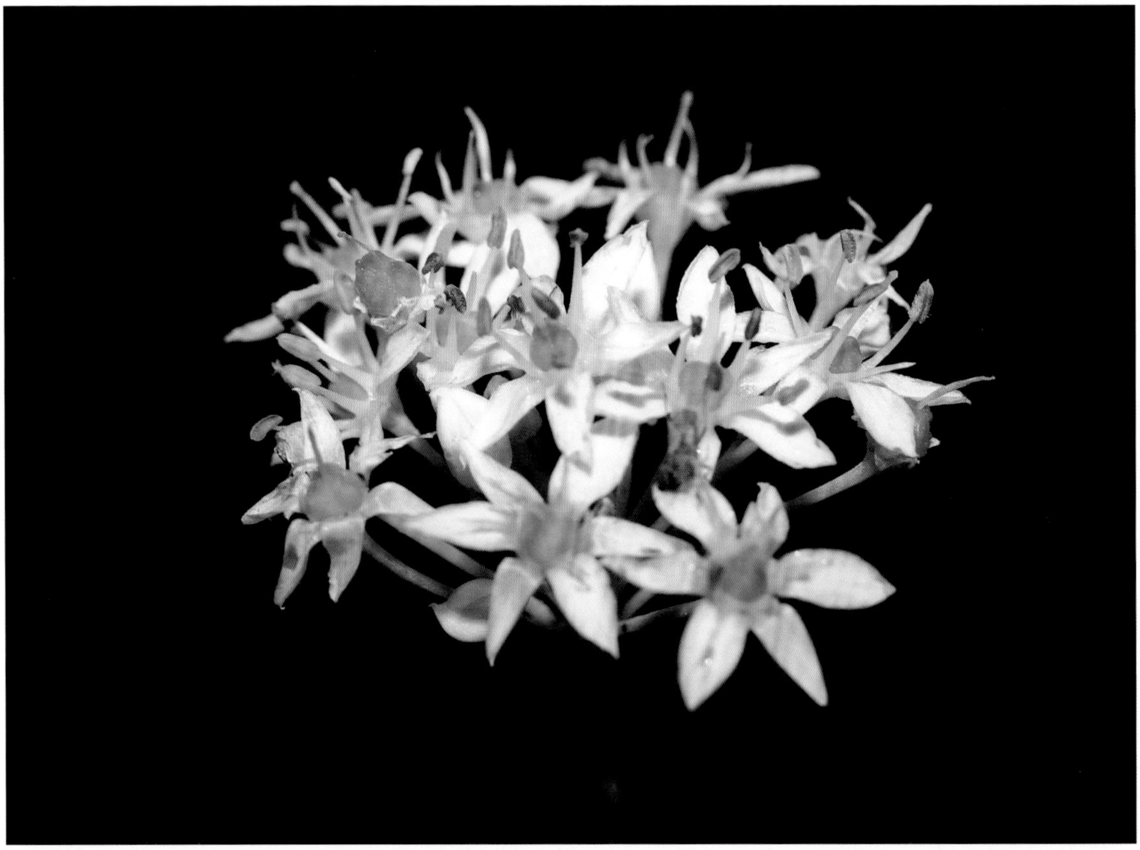

韭菜

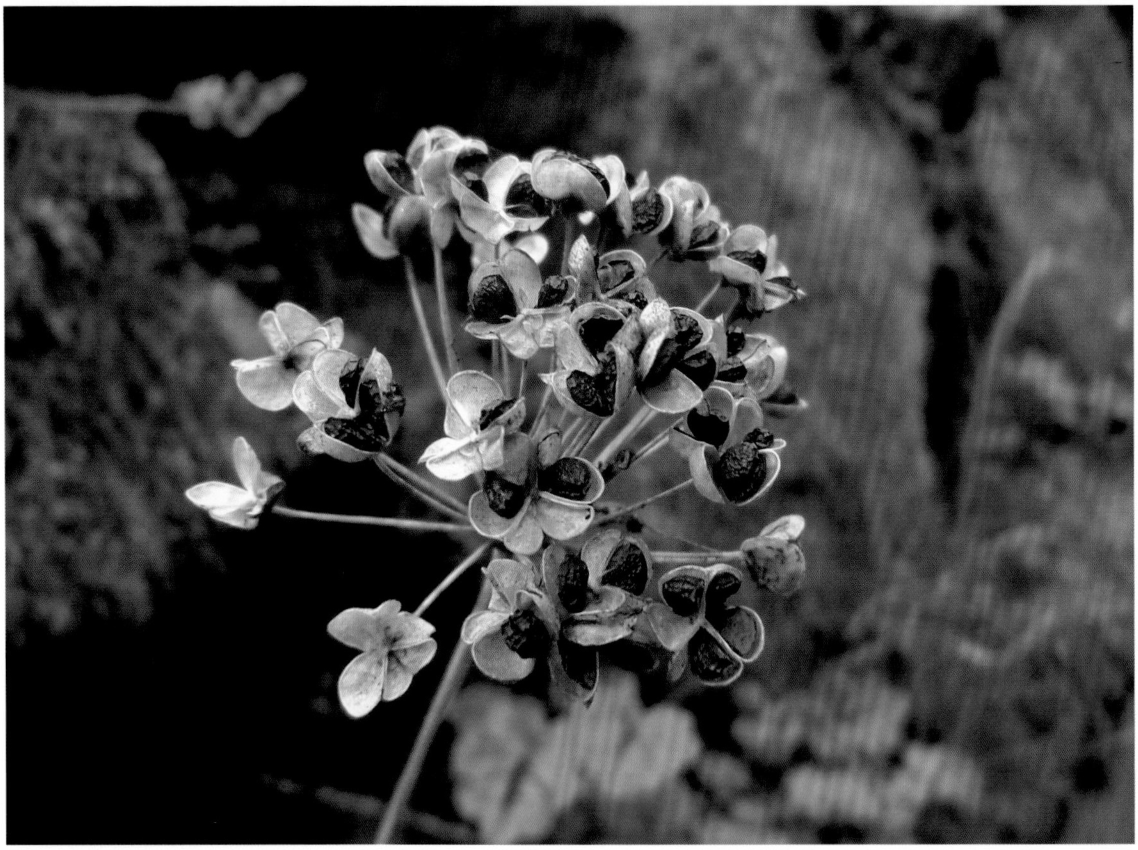

韭菜

药材鉴别

本品种子半圆形或卵圆形，略扁，长 3 ~ 4 mm，宽约 2 mm。表面黑色，一面凸起，粗糙，有细密的网状皱纹；另一面微凹，皱纹不甚明显，基部稍尖，有点状突起的种脐。质硬。气特异，味微辛。

功效主治

补肝肾，暖腰膝，助阳，固精。主治阳痿，遗精，遗尿小便频数，腰膝酸软，冷痛，白带过多。

用法用量

内服：6 ~ 10 g，煎服；或入丸、散服。

民族药方

1．遗精 韭菜子 25 g，牛鞭 1 根，淫羊藿、菟丝子各 15 g。水煎服。

2．重症呃逆 韭菜子适量。研为细末，口服，每次 3 ~ 6 g，每日 3 次，煎则无效。

3．阳痿 韭菜子 60 g。水煎服，每日 1 剂。

4．中老年人肾阳虚损、阳痿不举、早泄精冷之症 韭菜子、巴戟天、胡芦巴、杜仲各 10 g。水煎服。

5．肾虚遗精，小便频数 韭菜子 15 g，粳米 50 g。先煎韭菜子，去渣取汁，入米煮粥，空腹食用。

6．小儿遗尿 韭菜了、面粉各适量。韭菜子研细和面粉制成面饼，蒸熟，每日 2 次。

7．腰痛脚弱 韭菜子适量。研细粉，开水送服，每次 10 g。

8．慢性胃炎，消化性溃疡 韭菜子 12 g，猪肚 1 个。韭菜子洗净，纱布袋装好，放入猪肚内，隔水蒸至烂熟，取出药袋，取食猪肚。

9．男性不育、精子过少 韭菜子、车前子、女贞子各 10 g，附子、五味子各 9 g，枸杞子、覆盆子各 12 g，菟丝子 15 g。煎水取药汁，口服，每日 1 剂。

使用注意

阴虚火旺者忌服。

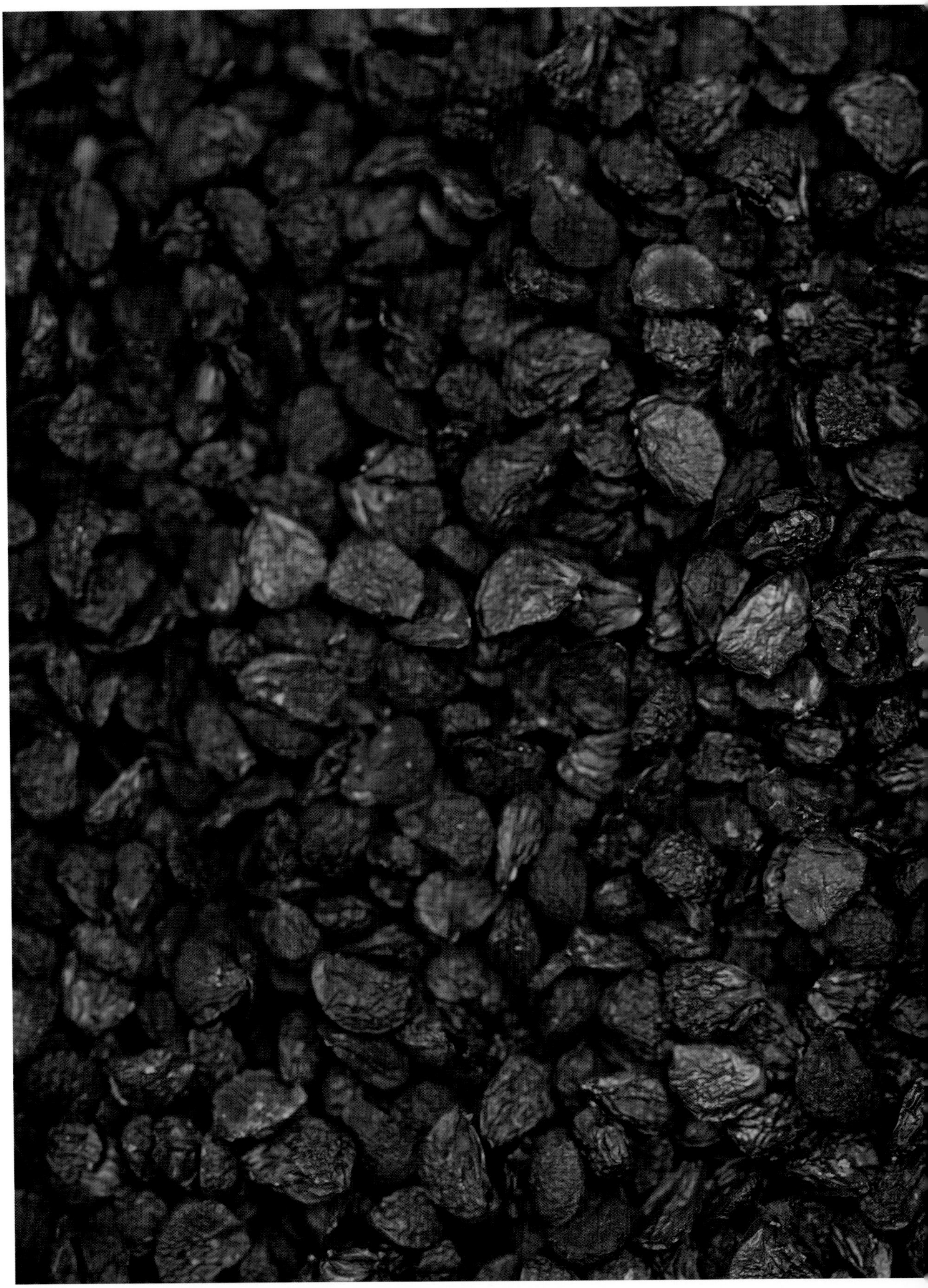

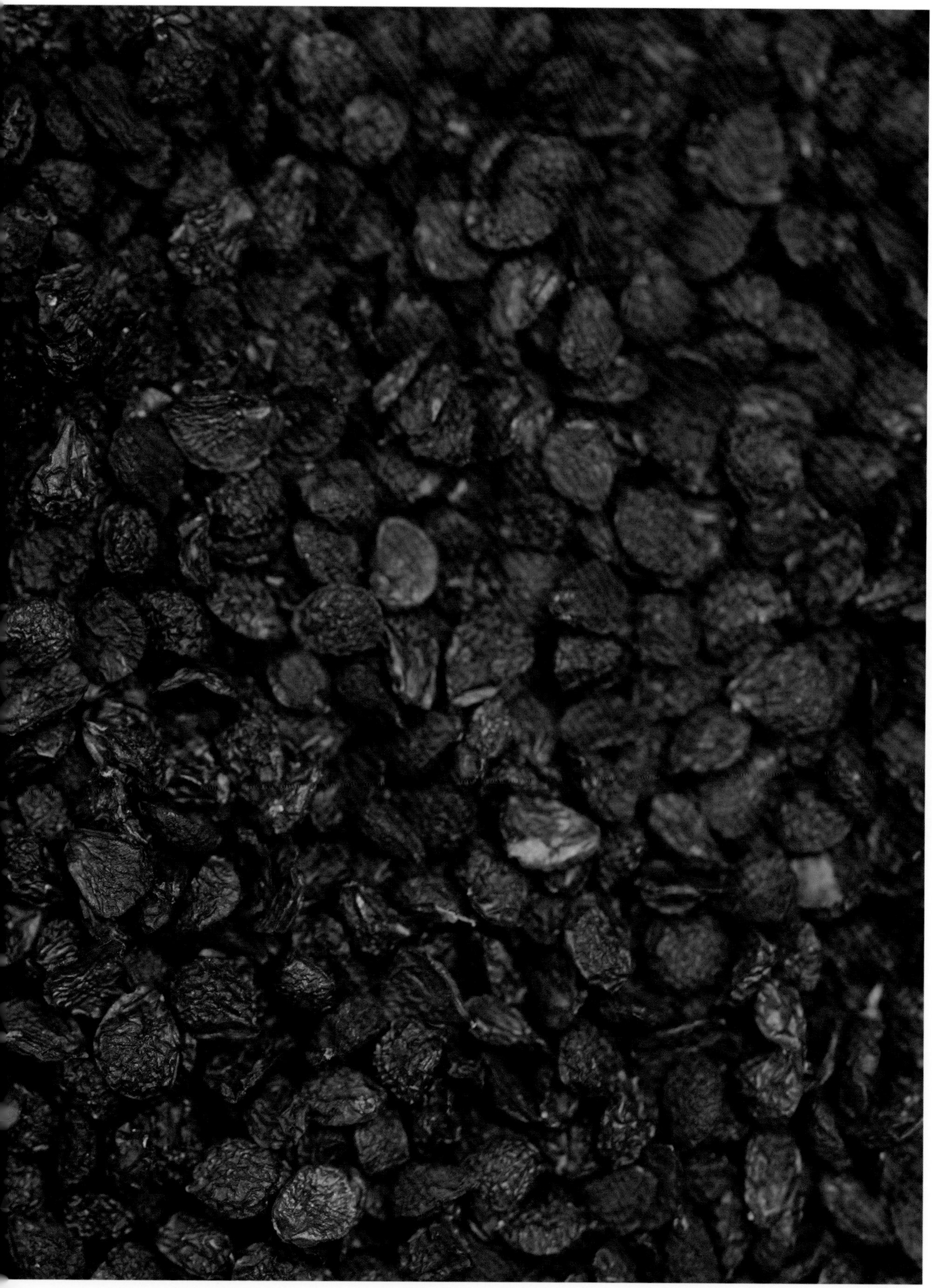

韭菜子饮片

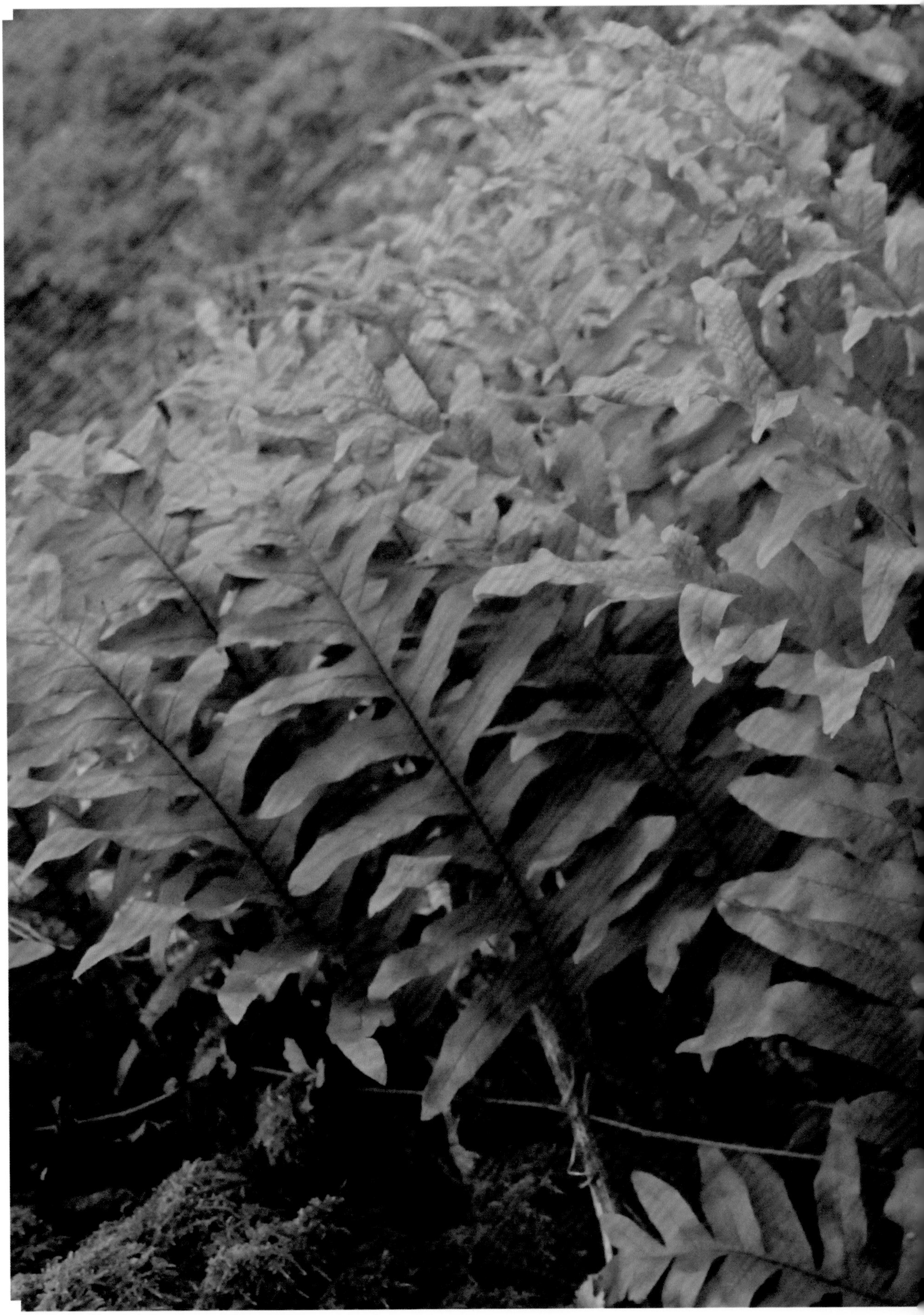

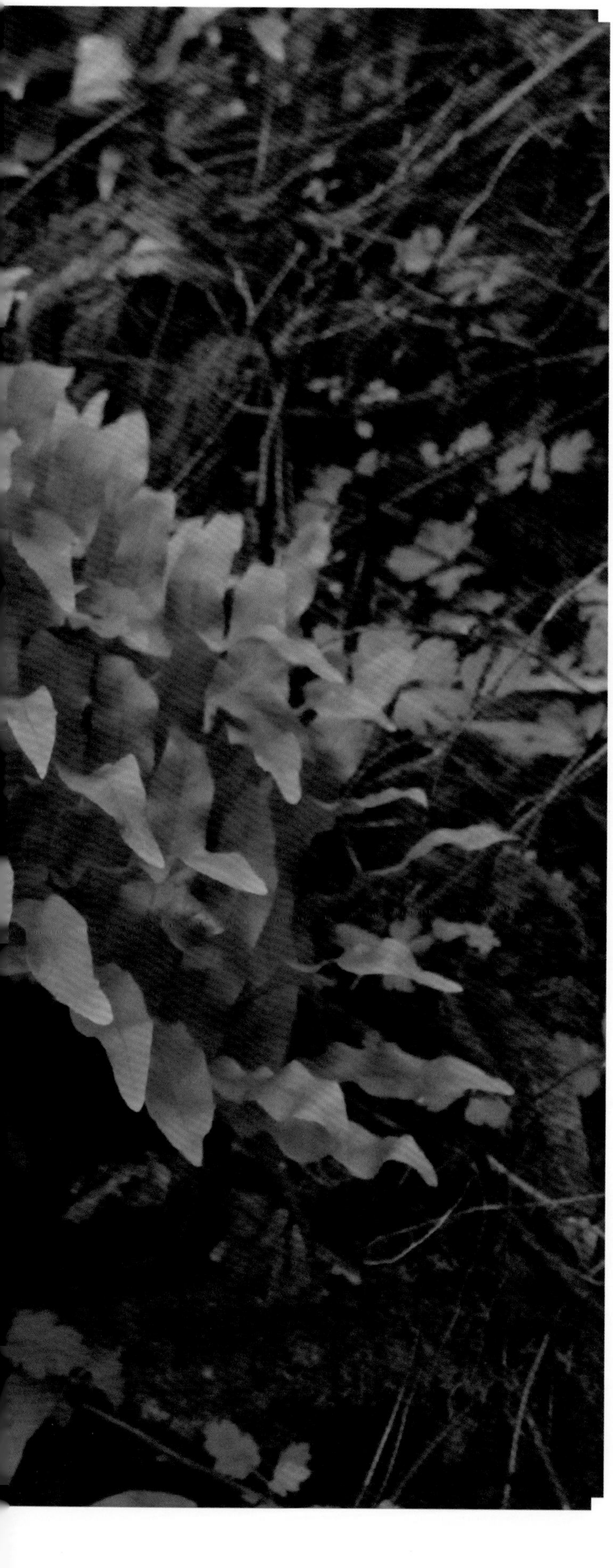

骨碎补

【壮 药 名】沽随布。

【别　　名】猴姜、石毛姜、过山龙、爬岩姜、石岩姜、碎补、树蜈蚣、地蜈蚣、肉碎补。

【来　　源】本品为水龙骨科植物槲蕨 *Drynaria fortunei*（Kunze）J. Sm. 的干燥根茎。

【性味归经】味苦、甘，性冷。归肝、肾经。

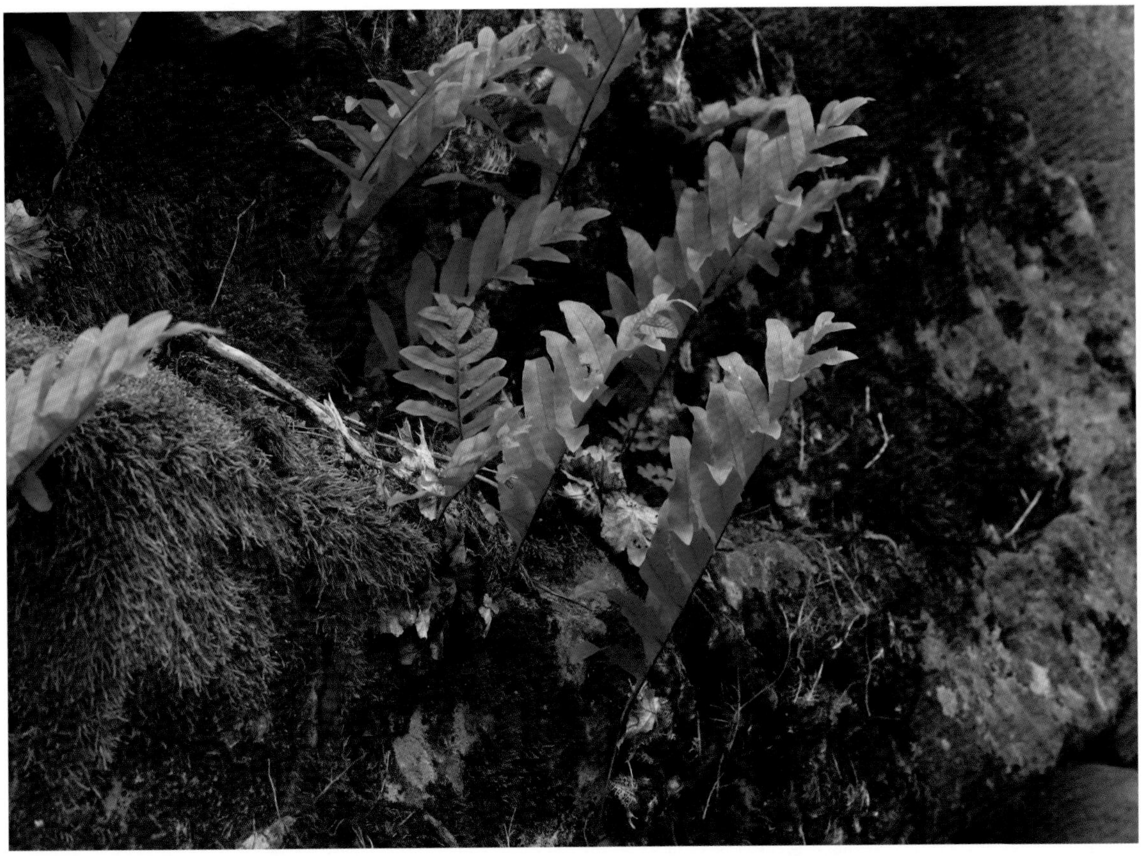

槲蕨

识别特征

附生草本植物，植株高达 25 ~ 40 cm，根状茎横生，粗壮肉质，密被钻状披针形鳞片，有绿毛。叶二型；槲叶状的营养叶灰棕色，卵形，无柄，干膜质，长 5 ~ 7cm，宽约 3.5 cm，基部心形，背面有疏短毛，边缘有粗浅裂；孢子叶高大，纸质，绿色，无毛，长椭圆形，宽 14 ~ 18 cm，向基部变狭而呈波状，下延成有翅膀的短柄，中部以上深羽裂；裂片 7 ~ 13 对，略斜上，长 7 ~ 10 cm，宽 2 ~ 3 cm，短尖头，边缘有不明显的疏钝齿；网状脉，两面均明显。孢子囊群圆形，着生于内藏小脉的交叉点上，沿中脉两侧排成 2 ~ 3 行，每个长方形的叶脉网眼中着生 1 枚，无囊群盖。

生境分布

生长于海拔 200 ~ 1800 m 的林中岩石或树干上。分布于西南及浙江、江西、福建、湖北、湖南、广东、广西、贵州等省区。

采收加工

全年均可采挖，除去泥沙，干燥，或燎去毛状鳞片。

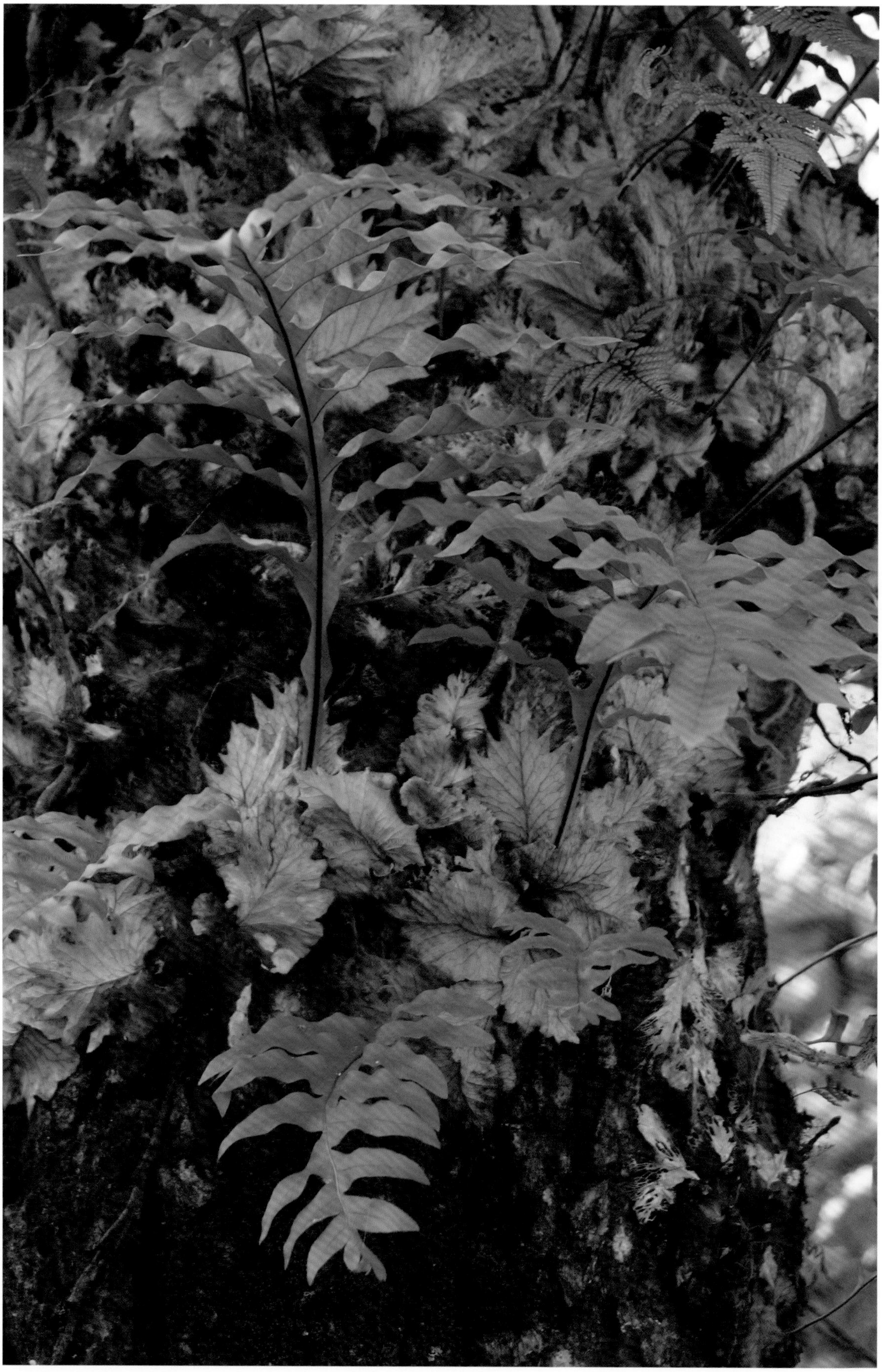

槲蕨

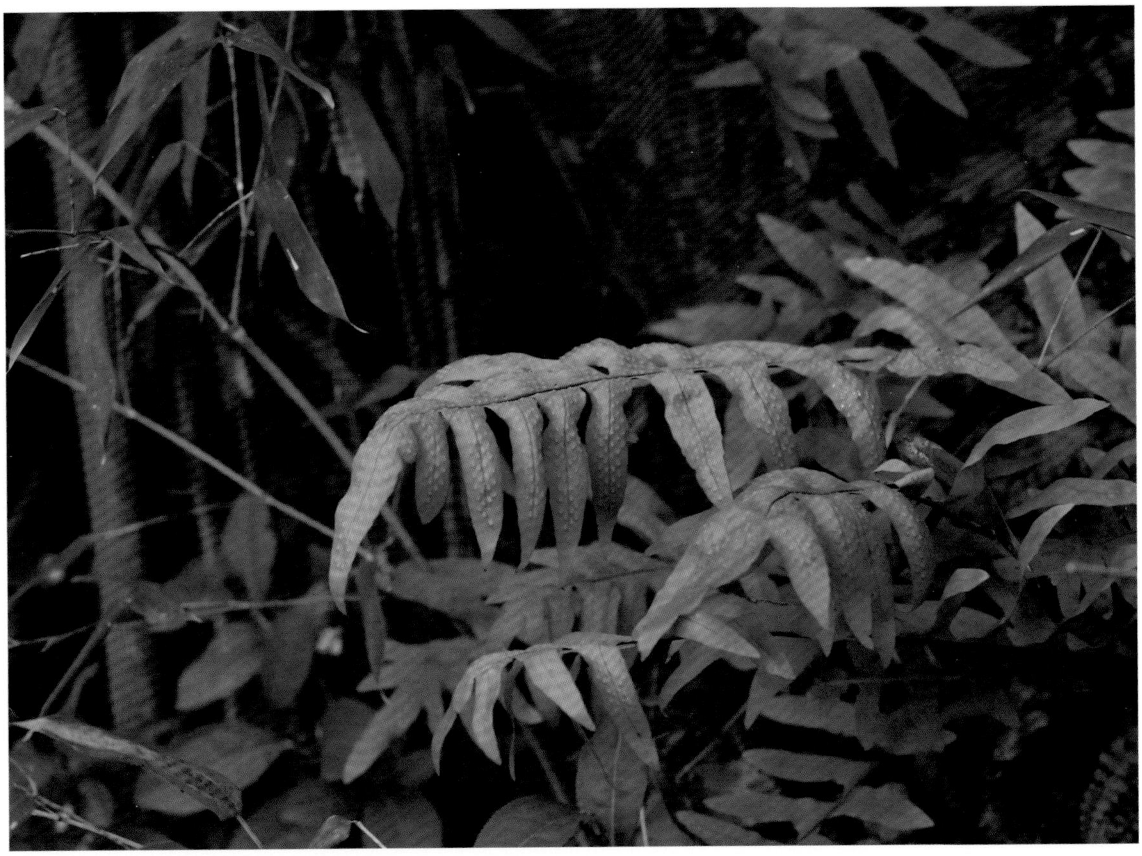

槲蕨

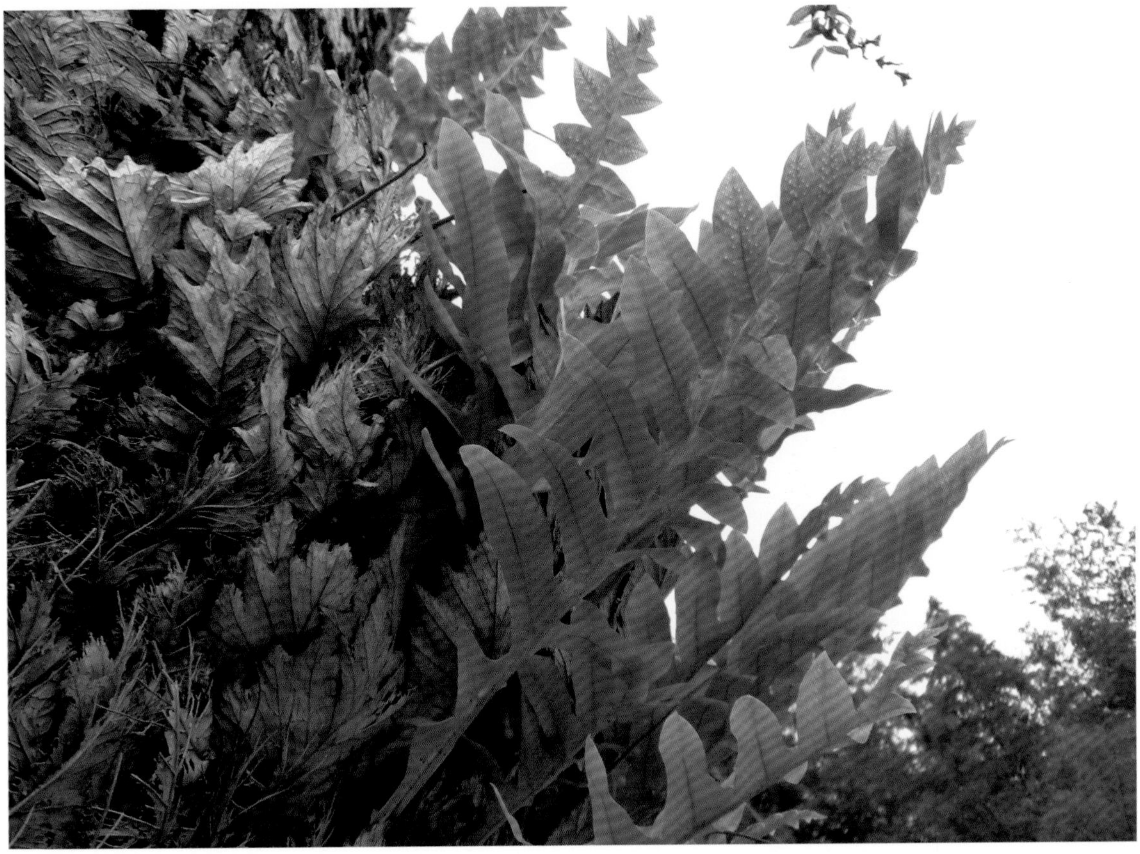

槲蕨

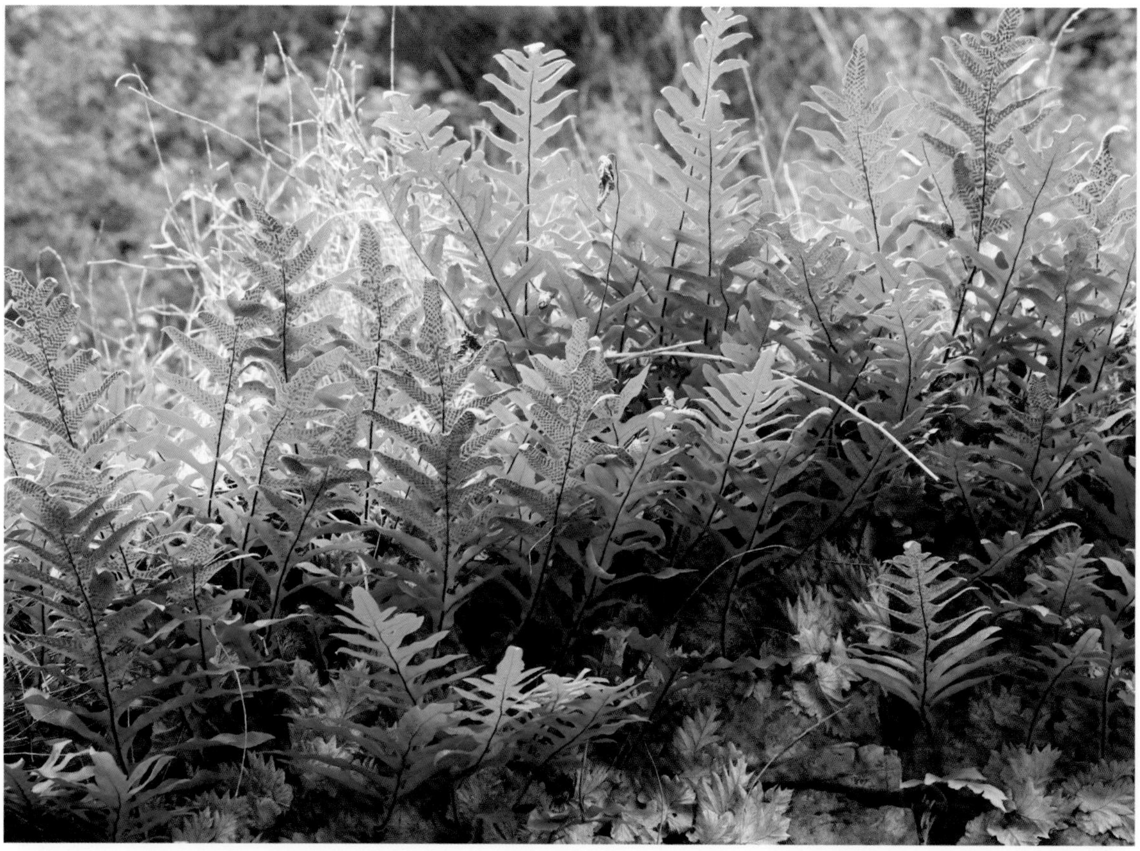

槲蕨

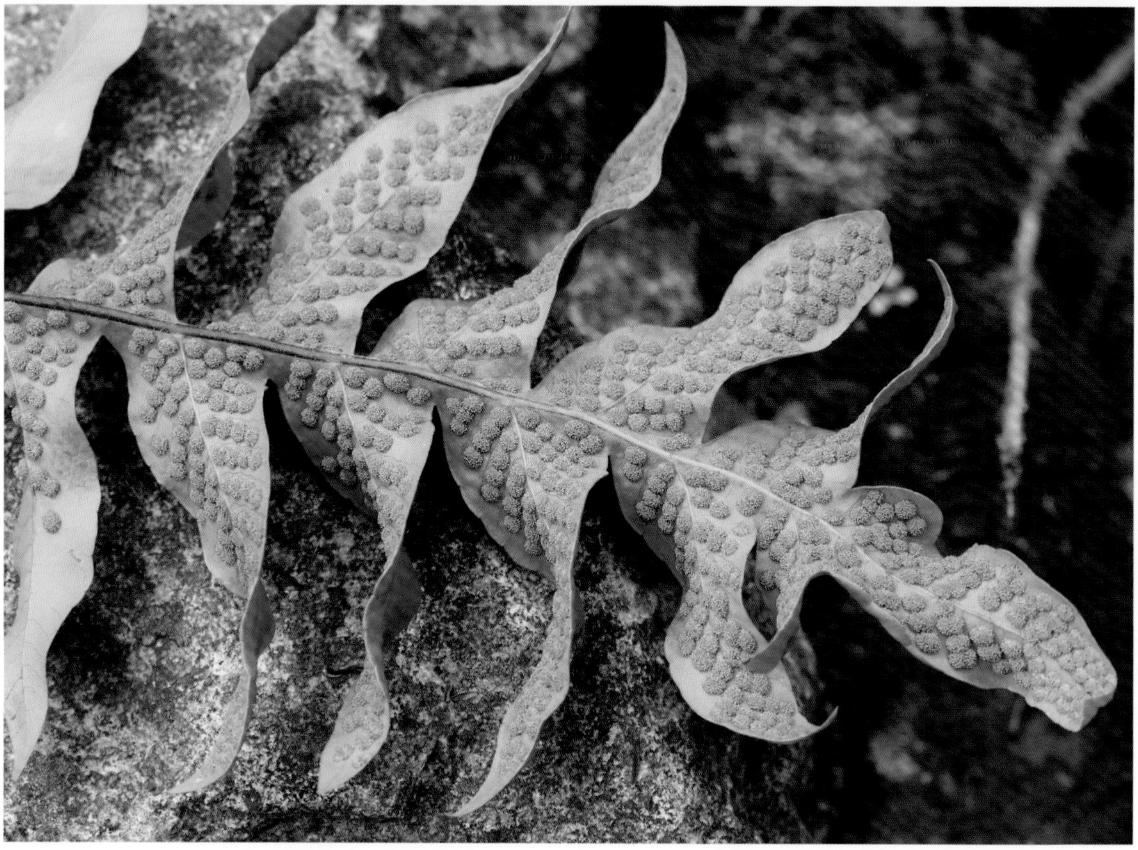

槲蕨

药材鉴别

本品根茎为不规则背腹扁平的条状、块状或片状，多弯曲，两侧常有缢缩和分枝，长 3 ~ 20 cm，宽 0.7 ~ 1.5 cm。表面密被棕色或红棕色细小鳞片，紧贴者呈膜质盾状；直伸者披针形，先端尖，边缘流苏状（睫毛），并于叶柄基部和根茎嫩端较密集。鳞片脱落处显棕色，可见细小纵向纹理和沟脊。上面有叶柄痕，下面有纵脊纹及细根痕。质坚硬，断面红棕色，有白色分体柱，排成长扁圆形。气香，味微甜、涩。以条粗大、棕色者为佳。

功效主治

强筋骨，活血止痛。主治腰痛，五劳七伤，伤风感冒，足膝痿弱，耳鸣耳聋，牙痛，久泻，遗尿，跌扑骨折及斑秃。

用法用量

内服：10 ~ 20 g，煎汤；或入丸、散服。外用：适量，捣烂敷或晒干研末敷；也可浸酒搽。

民族药方

1．强筋健骨 骨碎补 15 g，续断、淫羊藿各 10 g，熟地黄 8 g。水煎服。

2．伤风感冒 骨碎补 30 g，马兰 5 g。水煎服。

3．腰痛 骨碎补 30 g。炖肉吃，每日 2 次。

使用注意

阴虚及无瘀血者慎服。

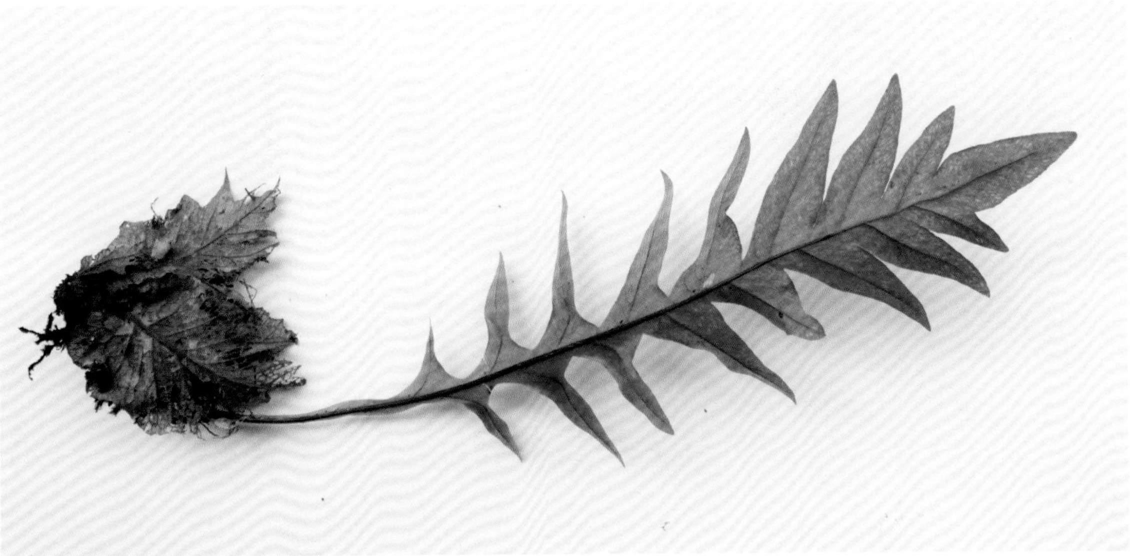

槲蕨

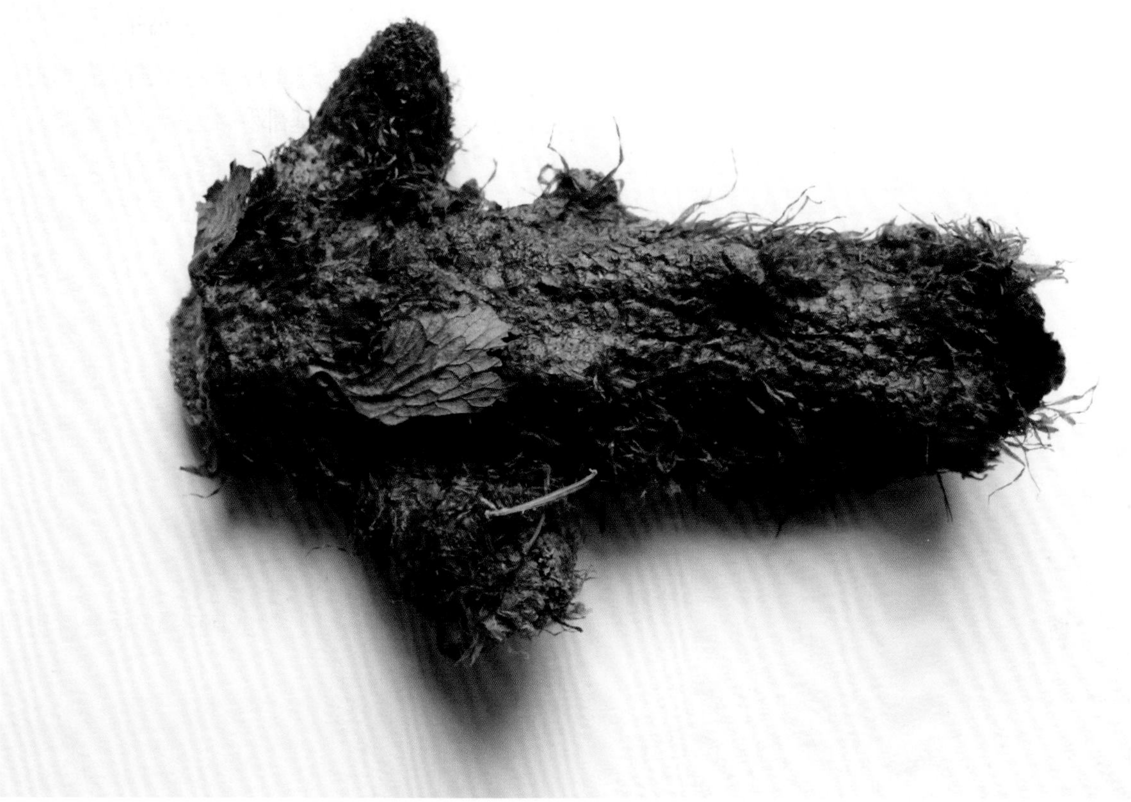

槲蕨

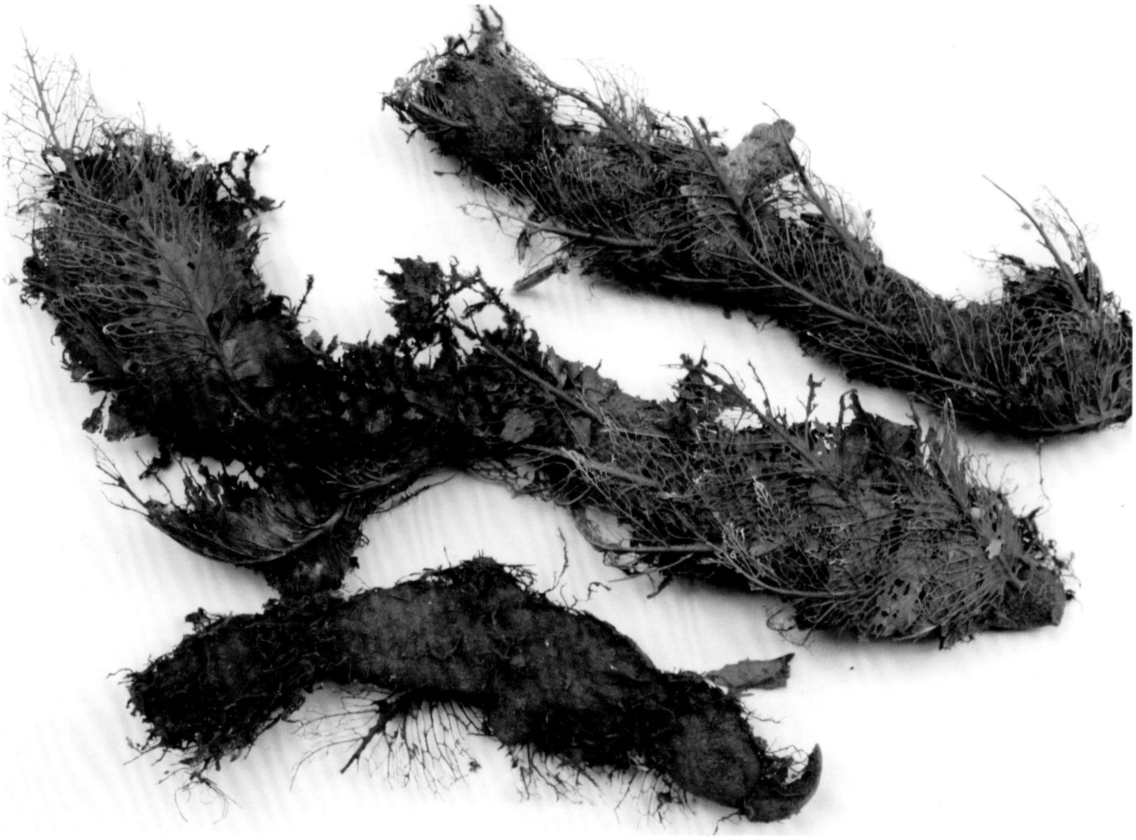

槲蕨

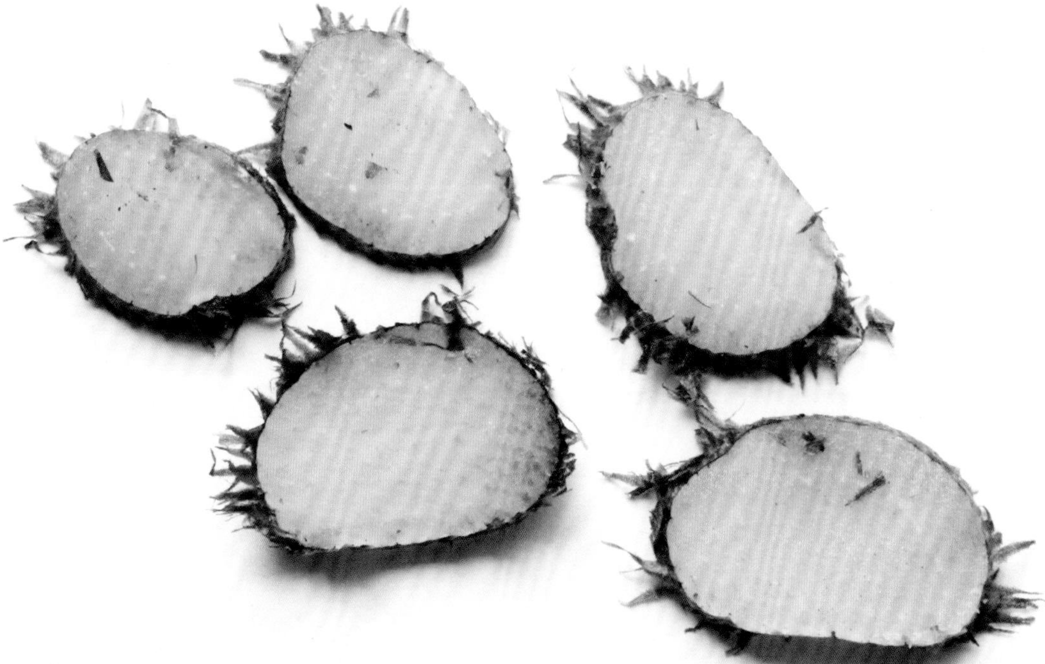

骨碎补药材

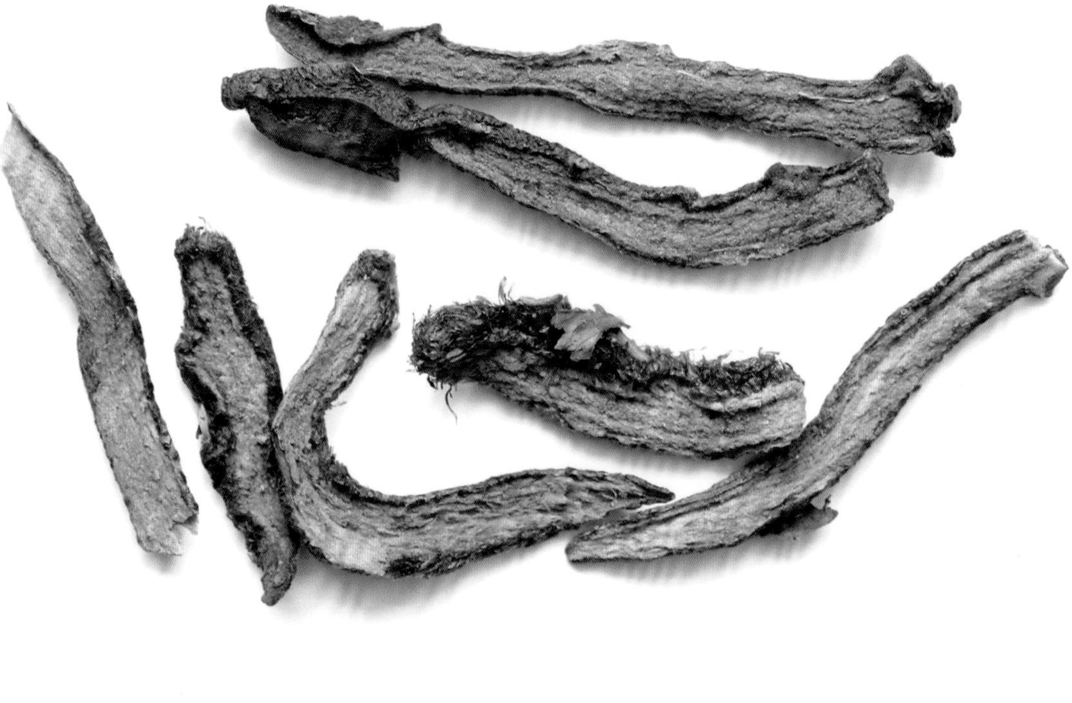

骨碎补饮片

图书在版编目（CIP）数据

中国民族药用植物图典. 壮族卷 / 肖培根, 诸国本总主编. — 长沙 : 湖南科学技术出版社, 2023.10
ISBN 978-7-5710-2532-8

Ⅰ. ①中… Ⅱ. ①肖… ②诸… Ⅲ. ①民族地区－药用植物－中国－图集②壮族－中草药－图集 Ⅳ. ①R282.71-64

中国国家版本馆CIP数据核字(2023)第196870号

"十四五"时期国家重点出版物出版专项规划项目
ZHONGGUO MINZU YAOYONG ZHIWU TUDIAN ZHUANGZUJUAN DI-LIU CE
中国民族药用植物图典 壮族卷 第六册
总 主 编：肖培根 诸国本
主 编：彭 勇 谢 宇 李海霞
出 版 人：潘晓山
责任编辑：李 忠 杨 颖
出版发行：湖南科学技术出版社
社 址：长沙市芙蓉中路一段416号泊富国际金融中心
网 址：http://www.hnstp.com
湖南科学技术出版社天猫旗舰店网址：
http://hnkjcbs.tmall.com
邮购联系：0731-84375808
印 刷：湖南省众鑫印务有限公司
（印装质量问题请直接与本厂联系）
厂 址：长沙县榔梨街道梨江大道20号
邮 编：410100
版 次：2023年10月第1版
印 次：2023年10月第1次印刷
开 本：889mm×1194mm 1/16
印 张：23.25
字 数：407千字
书 号：ISBN 978-7-5710-2532-8
定 价：1980.00元(共八册)